Luigi Stecco – Carla Stecco



# FASCIAL MANIPULATION®

Practical Part • Second level

*Second edition*

Luigi Stecco – Carla Stecco

제2판

# 근막도수치료®

## 실습편 • 레벨 II

대한근골격계초음파학회 근막통증연구회 옮김

# FASCIAL MANIPULATION®

## Practical Part • Second level

Second edition

Foreword by
LING GUAN, MD PhD Professor
*Director*
*of Acupuncture & Moxibustion Department,*
*Chinese PLA General Hospital*
*President*
*of non-Medicamentous Therapy Association,*
*TCM Promotion and Research Society*

영 문 출 판 사

■ 옮긴이 (가나다 순)

연세이음정형외과 원장 **목영준**
현) 대한근골격계초음파학회 학술이사
현) 대한근골격계초음파학회 근막통증연구회

서울선정형외과 원장 **박광선**
현) 대한근골격계초음파학회 학술이사
현) 대한근골격계초음파학회 근막통증연구회

서울선정형외과 원장 **박신후**
현) 대한충격파치료학회 학술이사
현) 대한근골격계초음파학회 근막통증연구회

안수정형외과 원장 **소안수**
현) 대한근골격계초음파학회 학술이사
현) 대한근골격계초음파학회 근막통증연구회

강남베드로병원 신경외과 원장 **정윤교**
현) 대한근골격계초음파학회 학술이사
현) 대한근골격계초음파학회 근막통증연구회

서울아산신경과 원장 **정종필**
현) 대한근골격계초음파학회 학술이사
현) 대한근골격계초음파학회 근막통증연구회

연세수재활의학과 원장 **정호익**
현) 대한근골격계초음파학회 학술이사
현) 대한근골격계초음파학회 근막통증연구회

# FASCIAL MANIPULATION®

Practical Part • Second level *Second edition*
by Luigi Stecco – Carla Stecco



## 〈제2판〉 근막도수치료®

**실습편 • 레벨 II**

2023년 5월 10일 초판인쇄
2023년 5월 17일 초판발행

지은이 : Luigi Stecco – Carla Stecco
옮긴이 : 대한근골격계초음파학회 근막통증연구회
발행인 : 박 병 조
발행처 : 도서출판 영문출판사
등 록 : 1987년 12월 21일 제2-419호
주 소 : 서울시 강남구 삼성동 69-2
전 화 : (02) 514-5590, 776-5590
팩 스 : (02) 756-8943
E-mail: yeongmunsa@empas.com
홈페이지 : www.ymsbook.net
정 가 : 35,000 원
ISBN 978-89-7224-552-0 93510

※ 파본은 교환해 드립니다.

# 서문 Foreword

근막의 세계는 무한하고 경이로워 장기와 조직을 연결하고 기능과 구조를 변화시킵니다. 다양한 분야 교수들의 연구는 다양한 치료 방식을 연결할 뿐만 아니라 동서양의 의학을 이해할 수 있게 합니다. 최근의 연구에서 얻은 새로운 지식은 동-서양과 현대-고대를 잘 이해할 수 있게 해주고 있습니다.

저는 Stecco 가족의 논문과 책을 읽고 번역하여 중국에 소개하게 된 것을 영광으로 생각합니다. 저는 Stecco 가족의 연구와 기여가 중국 선조들의 개념과 기술을 지지하고, 추가적인 혁신과 발전을 보인다는 사실에 놀랐습니다. 고대 중국의 의료 종사자들은 침술의 임상 실습을 안내하는 데 매우 효과적인 경선(Merdian)과 상응하는 모델을 만들었습니다. 그럼에도 불구하고 오랜 세월이 흘러 현대에서 고대어를 제대로 이해하지 못해 서로 다른 시각을 갖게 되었습니다.

Stecco 가족은 침술에 대한 이해와 열정을 가지고 해부학과 임상의 관점에서 효과를 검증하는 Fascial Manipulation이라는 생체역학 모델을 구축했습니다. 이는 중국 전통 의학과 현대의학 모두에 엄청난 기여를 하는 것입니다.

현대의학은 인체 내 각각의 병리학을 강조하고, 동양의학은 전체에 관심을 기울입니다. 현대의학은 각각의 해부학적 구조를 강조하고, 동양의학은 이러한 구조들 사이의 연결에 중점을 둡니다. 따라서 동양의 침술 이론은 해부학적 모델을 구축하고 공식을 구성하며 상호 관계를 마스터하는 것을 목표로 하는 경향이 있습니다.

이 책의 저자들은 생체역학의 관점에서 출발하여 움직임의 관계를 명확하게 발전시키고 치료의 복잡성을 단순화하였습니다. 이러한 새로운 발견은 레벨 2 Fascial Manipulation 최신판인 이 책을 포함하여 일련의 출판물로 편집되었습니다.

저는 전세계 Fascial Manipulation 입문자들에게 이 책을 읽어볼 것을 강력히 추천합니다.

Ling Guan, MD PhD Professor
*Director of Acupuncture & Moxibustion Department, Chinese PLA General Hospital*
*President of non-Medicamentous Therapy Association, TCM Promotion and Research Society*

# 추천사

근골격계 질환에 대한 진단과 치료에서 근막에 대한 관심이 높아진 것은 그리 오래 전 일은 아닙니다. 뼈, 인대, 연골, 근육, 힘줄 등을 근골격계 질환의 주요한 원인으로 보고 오랜 기간 연구와 치료가 이루어져 왔습니다. 하지만 근골격계 질환의 완벽한 치료를 추구하는 임상가들은 이 컨셉만으로는 원하는 바를 달성하기에 부족함이 있다는 것을 느껴온 것이 사실입니다. 근막은 오랜기간 등한시되어 왔던 구조물이었지만, 점차 근골격계 질환의 주요한 원인으로써 관심이 고조되고 있고, 현재는 근골격계 통증에서 근막의 중요성이 널리 알려지고 있습니다.

본 서의 저자인 Luigi Stecco와 Carla Stecco는 가족으로서, 대를 이어 열정적으로 근막에 대한 연구를 수행하며 근막 도수치료(Fascial Manipulation)의 개념을 정립했습니다. 그들은 '근막 도수치료'라는 개념을 통해, 통증이 발생한 해당 신체 부위만을 고려하는 것이 아니라, 서로 이어져 있는 주위 구조물들 간의 상호 관계에서 통증의 원인을 이해하려 노력했습니다. 뿐만 아니라 이 책을 통해서 인체의 복잡한 움직임 문제를 어렵지 않고 효과적으로 치료할 수 있는 방법을 상세히 기술하여 독자들이 이해하기 쉽게 배려하고 있습니다.

이 분야의 근거 중심 문헌이 아직까지는 부족한 것은 사실이지만, 많은 임상가들의 경험을 바탕으로 유추해 보건대, 향후 점진적인 연구와 검증 단계에서 긍적적인 평가가 이루어 질 것으로 기대됩니다.

이 책을 통해 독자분들이 근막에 대한 심도 있는 이해를 하고, 근골격계 질환의 치료 성과를 더욱 높이며, 치료 영역을 넓힐 수 있는 계기가 되기를 바랍니다. 충격파 치료에 있어서도 Stecco의 새로운 시각으로 접근하여 훌륭한 치료 성과를 내고 있는 바, 충격파 현장에 있는 선생님들께도 필독을 권합니다.

좋은 책을 찾아 우리말로 번역해 주신 대한근골격계초음파학회 근막통증연구회 소속 역자 분들께 감사한 마음을 전하며, 이 책이 근골격계 통증 환자들에게 더 나은 치료 결과를 가져다 줄 수 있게 되기를 기원합니다.

대한충격파치료학회 회장 **정 진 영**
(가톨릭대학교 성빈센트병원 정형외과)

# 역자서문

저희 대한근골격계초음파학회는 고 김광해 원장님의 뜻을 기리며 다양한 분야의 전문의들이 모여 2014년 창립된 이래 시리악스 정형의학의 이학적 검사와 근골격계 초음파를 통한 정확한 진단을 바탕으로 비수술적 통증치료를 선도해 왔습니다.

환자들의 고통을 줄여주고자 하는 마음과 고뇌는 끊임없는 연구의 자세로 연결되어 근골격계 초음파 진단 및 초음파 유도하 주사치료, prolotherapy, hydrodissection 등의 새로운 치료법을 발빠르게 소개하고 이끌어왔으며 이제는 근막통증 시대의 문을 열며 또 한번 새로운 도약을 이루고자 합니다. 통증을 하나의 질병의 아닌 결과물로 바라보며 영상 기반 진단이 이루어지던 과거에는 무시해왔던 다양한 질환들이 최근 그 원인이 밝혀지며 새로운 치료법들이 제시되고 있습니다. 마찬가지로 근막은 과거 통증의 주요한 원인으로 생각되지 않았으나 일련의 연구 결과 현대인의 해결되지 않은 통증의 주범으로 근막이 주목받고 있으며 특히 영상검사로 설명이 되지 않는 만성통증에 대한 하나의 해법으로 근막에 대한 관심은 점점 더 커져가고 있습니다.

이 책에서는 근막을 단순히 각각의 근육을 둘러싼 조직이 아니라, 서로 유기적으로 연결되어 인간의 동작과 통증을 조절하는 능동적이며 독립된 기관으로 설명하고 있습니다.

이 책을 통해 친숙한 신체의 일부이지만 미지의 세계였던 근막을 공부함으로써 지금까지의 전통적인 접근으로 해결할 수 없는 환자 치료에 많은 도움이 되기를 기대합니다. 또한 이 책을 통해 저희 학회가 초기부터 강조해왔던 정확한 해부학적 지식과 이학적 검사의 중요성을 다시 한번 되새기는 계기가 되기를 바랍니다.

Stecco 가족의 대를 이은 노력이 깃든 소중한 결과물인 이 책을 저희 대한근골격계초음파학회 근막통증연구회에서 번역하여 출간할 수 있음을 영광으로 생각합니다. 번역작업을 하며 최대한 독자들이 편안하게 읽을 수 있도록 가독성에 초점을 맞추어 작업을 하였습니다. 한글로 번역이 어색한 단어는 원문 단어 또는 한영 병용표기를 시행하였고 이 책에 나오는 고유개념을 이해하기 위한 단어는 원문 그대로 표기하려 노력하였습니다. 번역 작업에 다소 부족한 점이 있더라도 너그러이 이해해주시고 적극적인 피드백을 주시길 바라겠습니다.

근막 도수치료(Fascial Manipulation)라는 긴 여정을 이 책과 함께해 주셔서 감사하고 새로운 치료법이 독자 여러분들과 환자들이 겪는 어둠의 길을 밝힐 수 있는 등불이 되길 기원하겠습니다.

감사합니다.

대한근골격계초음파학회 회장 **소 안 수**

# 들어가는 말 Introduction

해부학자들은 건막성 근막(aponeurotic fascia) 내의 콜라겐 섬유를 설명합니다. 손목과 발목의 지대(retinacula)에서 시작하여 종방향 및 사선방향으로 배열되어 있습니다.

이 섬유는 사지를 따라서 근복 위를 활주하는 반면 관절 주변에서는 다양한 방식으로 힘줄과 연결됩니다.

사지 움직임의 패턴에 따라 다양한 콜라겐 섬유 다발이 늘어나 다양한 근육들을 작동시킵니다.

손과 발의 작은 근육은 지대(retinacula)에 부착합니다. 따라서, 사지가 다양한 복잡한 움직임(gesture)을 수행함에 따라 지대는 늘어납니다. 사지에 연장된 콜라겐 섬유는 운동 계획(motor scheme)과 근위 분절의 복잡한 움직임을 구성합니다.

즉, 우리는 손이나 발을 사용할 때마다 우리가 수행하는 최종 동작을 생각합니다. 결과적으로 전체 사지의 근위부는 이러한 사지 움직임의 요구 사항에 적응합니다.

손과 발의 움직임은 원위-근위 방향으로 사지의 운동 계획(motor scheme)과 복잡한 움직임을 구성하는 반면, 근막 배열(mf sequence)은 근위-원위 방향으로 단방향 움직임을 구성합니다.

따라서, 신체 움직임은 세 가지 범주로 요약할 수 있다:

- 3차원적 공간 평면에서 수행되는 움직임: 많은 생명체에서 발견되는 인간의 이러한 움직임은 주로 직립 자세 관리에 관여합니다. 그것들은 3차원적 공간 평면을 인식하는 기관이 위치한 머리(이석 및 눈)에서 시작하는 근막 배열(mf sequence)로 구성됩니다.
- 2차원 공간 평면 사이에서 움직임: 이것을 운동 계획(motor scheme)이라고 하며, 예를 들어, ante-lateral(굴곡-외전) 또는 retro-medial(신전-내전) 운동을 포함합니다. 근막 대각선(mf diagonal)은 단일 분절에서 또는 모든 사지와 체간 분절에서 동시에 수행될 수 있는 운동 계획(motor scheme)을 구성합니다.
- 다양한 신체 분절에서 반대 방향을 포함하는 움직임: 동작(gesture) 또는 복잡한 최종 움직임(complex finalised movements or praxes)에 관여합니다.

숙련(praxis)은 중요하고 완결된 행동으로 이어지는 일련의 협응 운동을 수행하는 능력으로 정의할 수 있습니다. 인간의 경우 스포츠를 할 때 손과 발의 미세한 움직임은 전형적인 숙련(praxes) 또는 완결된 움직임이다. 이러한 유형의 사지 움직임은 뇌에 의해 조직되며, 근막 나선(mf spiral)은 근위 분절의 움직임을 손과 발의 움직임에 적응시킵니다.

스포츠, 음악, 조각 등과 같은 모든 분야에서 인간은 일부 신경계, 근막계와 관련된 특별한 능력을 습득합니다. 실제로, 운동 동작은 근막 구조 내에서 기억될 때만 힘들이지 않고 조화롭게 수행할 수 있습니다.

이 책의 첫 번째와 여섯 번째 장은 운동 계획(motor scheme)과 복잡한 움직임과 관련된 이론적 개념을 제시하고, 다른 장에서는 근막 대각선(mf diagonal)과 근막 나선(mf spiral)을 따라 융합 중심(center of fusion, CF)의 위치를 제시합니다.

이 책의 의도는 이론적인 개념을 광범위하게 탐구하는 것이 아니라 근막 도수치료 과정에 참여하는 학생들에게 기억에 남는 참고 자료를 제공하는 것입니다.

학생들은 이론적 학습과 함께 이를 지속적인 임상 실습에 연결해야 합니다. 치료하는 동안 단순히 힘을 증가시켜 기저 물질(ground substance)의 과밀도화(densification)를 해결하려고 시도하기보다 학생들은 근막에 대한 마찰을 발생시키는 데 필요한 최소한의 압력을 가한 다음 기저 물질이 겔(gel)에서 졸(sol)로 통과하는 순간을 침착하게 기다려야 합니다. 이 방법을 통해 발전하기 위해서는 학생들은 첫 번째 부분적인 성과에 만족해서는 안 됩니다. 대신, 그들은 환자가 원하는 문제를 해결하는 것을 목표로 해야 합니다.

학생들은 초기 통증을 감소시키려는 시도로 환자의 신체에 형성된 장력 보상(tensional compensation)을 고려해야 합니다. 따라서 환자 증상의 시간적 순서와 공간적 분포를 바탕으로 치료계획(가설)을 세우는 것이 중요합니다.

학생들이 처음에 이 책에 제시된 가이드라인을 따라하면 나중에 자신의 임상 경험을 통합할 수 있습니다.

# 목차 Contents

# 감사의 글 Acknowledgements

근막 도수치료의 발전과 보급을 위해 매일 노력하는 근막 도수치료의 모든 선생님들에게 감사의 말을 전합니다. 또한 디지털 형식과 함께 제공되는 이 두 번째 판에 적용된 변경사항도 그들의 의견이 반영된 덕분입니다. 특히, Alessandro Pedrelli의 협력 덕분에 이번 영문판에서는 생체 역학 모델과 근막의 해부학, 생리학 사이의 상관 관계를 개선하기 위해 나선의 일부 경로가 변경되었습니다.

영문 개정에 도움주신 Larry Steinbeck에게도 특별히 감사드립니다.

# 약어 Abbreviations

| | |
|---|---|
| **an** | Antemotion, foreward movement(전굴) |
| **an-ca** | CC of the ante-carpus mf unit |
| **An-la-ca** | CF & scheme of ante-latero-carpus |
| **An-la-cl** | CF & scheme of ante-latero-collum |
| **An-la-cp** | CF & scheme of ante-latero-caput |
| **An-la-cu** | CF & scheme of ante-latero cubitus |
| **An-la-cx** | CF & scheme of ante-latero-coxa |
| **An-la-di** | CF & scheme of ante-latero-digiti |
| **An-la-ge** | CF & scheme of ante-latero-genu |
| **An-la-hu** | CF & scheme of ante-latero-humerus |
| **An-la-lu** | CF & scheme of ante-latero-lumbi |
| **An-la-pe** | CF & scheme of ante-latero-pes |
| **An-la-pv** | CF & scheme of ante-latero-pelvis |
| **An-la-sc** | CF & scheme of ante-latero-scapula |
| **An-la-ta** | CF & scheme of ante-latero-talus |
| **An-la-th** | CF & scheme of ante-latero-thorax |
| **An-me-** | CF and scheme of ante-medio- |
| **bi** | Bilateral(양측), right and left(좌우) |
| **ca** | Carpus, wrist(손목) |
| **CC** | Centre of coordination of the mf unit (근막 단위의 협응중심) |
| **CF** | Centre of fusion(융합중심) |
| **cl** | Collum, cervical region(경부) |
| **cont.** | Constant or continuous pain (지속적인 통증) |
| **CP** | Centre of perception and site of pain (인지중심, 통증 지점) |
| **cp** | Caput, cranium and face(머리와 얼굴) |
| **CT** | Connective tissue(결합조직) |
| **cu** | Cubitus, elbow(팔꿈치) |
| **cx** | Coxa, hip and thigh(고관절) |
| **d** | Distal, in the podalic part(원위부) |
| **di** | Digits, I-II-III-IV-V(손 또는 손가락) |
| **er** | Extrarotation, supination(외회전, 회외) |
| **FNE** | Free nerve endings(자유신경종말) |
| **ge** | Genu, knee(무릎) |
| **GTO** | Golgi tendon organ(골지건 기관) |
| **hu** | Humerus, glenohumeral(상와) |
| **ir** | Intrarotation, pronation(내회전, 회내) |
| **la** | Lateromotion, movement to one side(외굴) |
| **lu** | Lumbi, lumbar region(요부) |
| **lt** | Left(왼쪽) |
| **me** | Mediomotion, in the middle(내굴) |
| **mf** | Myofascial(근막) |
| **nm** | Neuromuscular(신경근의) |
| **pe** | Pes, foot or forefoot(발) |
| **pv** | Pelvis(골반) |
| **Q** | Quadrant of the superficial fascia (표층 근막의 사분면) |
| **re** | Retromotion, backwards movement(후굴) |
| **Re-la-** | CF and scheme of retro-latero- |
| **Re-me-** | CF and scheme of retro-medio- |
| **rt** | Right(오른쪽) |
| **sc** | Scapula, shoulder girdle(견갑) |
| **ta** | Talus, tibiotarsal(발목) |
| **th** | Thorax(흉부) |

### Abbreviations of the acupuncture meridians

| | | |
|---|---|---|
| **LU** | Lung(폐) | |
| **PC** | Pericardium(심낭) | |
| **HT** | Heart(심장) | |
| **LI** | Large Intestine(대장) | |
| **SI** | Small Intestine(소장) | |
| **TE** | Triple Energizer(삼초경) | |
| **ST** | Stomach(위) | |
| **SP** | Spleen(비장) | |
| **KI** | Kidney(신장) | |
| **BL** | Bladder(방광) | |
| **GB** | Gallbladder(담낭) | |
| **LV** | Liver(간) | |
| **VC** | Conception Ves | ren |
| **GV** | Governor Vessel | du |
| **JJ** | Jing Jin Meridian | Tendinomuscular meridians |
| **JJ** | Jia sheath; Ji ve | Paravertebral points |

"중국어로 JJ(Jing Jin)라고 하는 TMM(Tendinomuscular Meridians)은 주요 경선(principal merdians)보다 더 표면적인 에너지 경로입니다. TMM은 밴드로 정의할 수 있는 특정 경로를 따릅니다. 이런 식으로 그들은 주요 경선이 교차하지 않는 지역에 에너지를 공급할 수 있습니다.
TMM은 관절에 위치한 지점(points of insertion)을 통해 주요 경선과 문합됩니다" (Trattato diagopuntura e di medicina cinese, Di Concetto et al. 1992).
둔부 영역에 도달하면 방광의 TMM은 척추의 측면을 따라 목까지 올라갑니다. 이 길을 따라 특별한(Ex) 또는 Huatuojiaji points가 있습니다. 이 점들은 경추 7개, 흉추 12개, 요추 5개, 천골 4개로 나뉩니다. 그들은 추간 관절(intervertebral joint)에 해당합니다. 따라서 우리는 그것들을 방광의 TMM의 지점으로 간주하고 이를 척추주위 융합지점(fusion point)와 연관시킵니다(그림 4.45 참조).

# 융합중심의 생리, 근막 대각선과 운동 계획: 근막 대각선의 치료

## Physiology of Centres of Fusion, Diagonals and Motor Schemes: Treatment of the Diagonals

인간의 몸은 세 개의 회로(circuit)를 통해 움직인다.

***중심 회로(Central circuit):*** 뇌는 근방추(muscle spindle) 내 추내근섬유(intrafusal muscle fiber)에 자극을 직접 보내서, 원하는 움직임이 일어나도록 한다. 근내막(endomysium), 근주막(perimysium), 근외막(epimysium) 같은 근육내 근막 구조물들이 정상이면, 근방추의 구심신경섬유(spindle afferent fiber: Ia and IIa)에서 출발한 자극이 알파섬유(alpha fiber)를 자극해서, 추외근섬유(extrafusal muscle fiber)를 수축시킨다. 어떤 하나의 움직임을 일으키는 운동 단위의 근섬유들(muscle fiber of motor units)이 다양한 근육에 분포해 있는 경우가 흔하다. 이 근섬유들은 서로 떨어져 있기 때문에, 어떤 한 점을 기준으로 근섬유들이 동시에 수축해서 하나의 움직임을 일으킨다. 이때 기준이 되는 점을 협응중심(Center of Coordination : CC)이라고 부르며, 추내근섬유가 수축할 때 견인력을 받는 부위로서 근주막에 위치해 있다. 근주막이 탄력성을 유지할 때만, 근방추의 구심신경섬유(고리나선신경종말: annulospiral ending)가 활성화된다. 이 추내근섬유가 먼저 활성화되면서 근육, 근막, 힘줄의 배열상태를 검사한다.

***말초 회로(Peripheral circuit):*** 이 회로는 근방추가 수동적으로 늘어날 때 단일연접회로(monosynaptic circuit)를 통해 작용하기 때문에 뇌의 관여 없이 작용한다. 이 근고유감각반사(myotatic reflex) 또는 신장반사(stretch reflex)가 작용하기 위해서는, 근방추가 근주막 그리고 근외막과 연결되어 있어야 한다. 일반적으로 근고유감각반사는 항상 같은 움직임을 만들어낸다. 예를 들어, 아킬레스 건을 해머로 타진할 경우 언제나 발의 족저굴곡(plantar flexion)이 발생한다. 이 의미는 아킬레스 건을 자극하면 족관절 후굴(retro-talus)을 일으키는 운동단위(motor unit)의 근방추가 늘어난다는 뜻이다. 즉, 가자미근(soleus), 내측 및 외측 비복근(gastrocnemius) 근육에 위치한 운동단위가 동시에 작용하고 이로 인해 하퇴삼두근 건(triceps surae tendon)에 집중되는 벡터 힘이 발생하여 retro-talus의 움직임이 발생한다. 이때, 근방추들과 연결된 근막의 벡터가 한점에서 출발해야 하는데, 이 한점이 바로 협응중심(CC)이다. 협응중심(CC)을 바탕으로 발생한 합성 운동은 힘줄을 중심으로 한 합성 운동과 거울상 관계(mirrored relationship)를 이루고 있다.

***역-근육고유감각반사(Inverse myotactic circuit):*** 만약에 근방추만 있다면, 하나의 건은 항상 하나의 움직임만 일으키고 그 결과 우리 몸은 3개의 공간 평면에서만 움직일 것이다. 그렇지만, 우리는 서로 다른 공간 평면 사이를 다양한 각도로 움직일 수 있다. 이런 공간 평면 사이 움직임은 골지건기관(Golgi tendon organ; GTO)을 통한 단일 연접회로(monosynaptic circuit)를 통해 만들어낼 수 있다. 이 회로는 척수를 통과한다. 역-근고유감각반사(inverse myotatic reflex)라고도 부르는 이 회로는 뇌의 조절을 받지 않고 골지건기관, 척수 그리고 근육사이 상호작용에 의해 작동한다. 예를 들어, 하퇴삼두근의 건섬유들(tendon fibers)이 나선형(spiral form)으로 배열되어 있는 것은 잘 알려진 사실이다(Kamina P. 2014). 일반적으로 보행시 매 발걸음마다 발은 나선 운동(helicoidal movement)을 한다. 이것은 보행 단계마다 아킬레스 건이 다르게 작용한다는 의미이다. 이런 움직임을 조절하는 것은 골지건기관로서, 나선형으로 배열되어 있는 건섬유 사이에 위치한 각 골지건기관의 축삭들(axon of GTO)이 발목 관절의 각도에 따라 압박을 받는 정도가 달라지기 때문에 가능한 움직임이다. 근막과 그 지대는 힘줄들과 연결되어 있다. 이 지대들은 자주 사용하는 운동계획(motor scheme)에 관여하는 힘줄들을 서로 연결하고 있다. 이들 근막, 지대, 힘줄들이 융합중심(Center of Fusion : CF)을 형성한다.

발목과 손목의 지대에는 손과 발의 작은 근육들이 붙기 때문에, 발목과 손목의 지대는 다른 부위보다 더 발달되어 있다. 뇌는 손과 발의 운동 계획(motor scheme)을 프로그램 한다. 그리고 손발의 작은 근육들이 수축하면서 대각선(diagonals)과 나선(spirals) 방향으로 배열된 지대와 융합중심(CF)에 장력이 가해진다. 융합중심(CF)은 서로 콜라겐 섬유를 통해 연결되어 있고, 이들 콜라겐 섬유들은 건막성 근막(aponeurotic fasciae)과 연결되어 있다. 건막성 근막들은 여러 층으로 된 콜라겐 섬유들로 이루어져 있다. 콜라겐 섬유의 일부는 세로방향으로 배열되어 있고(myofascial diagonals), 다른 일부는 사선 방향으로 배열되어 있다(myofascial spirals). 각 관절 주위에서는 vincula tendina가 대각선과 나선으로 배열된 콜라겐 섬유를 힘줄과 연결하고 있다. 이런 구조를 통해 융합중심(CF)이 운동 계획이나 복잡한 운동(운동 동작: motor gesture)을 수행할 때, 두세 개의 근막 단위들(myofasical units)과 서로 상호작용을 할 수 있다.

# 생리 : 융합중심
## PHYSIOLOGY: CENTRES of FUSION

이 장은 다음으로 구성되어 있다:

- 운동 계획의 진화
- 근방추부터 골지건기관까지
- 협응중심(CC)부터 융합중심까지(CF)
- 융합중심(CF)의 이름과 위치

## 생리 : 융합중심
### PHYSIOLOGY: CENTRES of FUSION

**근막에 대한 용어들**

- Level에 대한 용어들
  - 표층근막(피하조직)
  - 심부근막(또는 근육 근막)
  - 내부근막(내장, 혈관...)
- Region에 대한 용어들
  - 흉요근막(thoracolumbar fascia)
  - 종아리근막(crural fascia)
  - 족저근막(plantar fascia)
- 형태와 구조
  - 대퇴근막(fascia lata)
  - 골간막(interosseus membrane)
  - 근사이 중격(intermuscular septum)
- 기능과 관련된 용어들
  - 피복 근막(investing fascia)
  - 부착 근막(insertional fascia)
  - 부착 윤상인대(investing annular ligaments)
- 조직학적 용어들
  - 소성 결합조직(loose connective tissue)
  - 치밀 결합조직(dense connective tissue)
  - 불규칙 결합조직(irregular connective tissue)

## 운동 계획의 진화
### Evolution of motor schemes

**그림 1.1.** 근막과 관련된 용어들

근막을 정의할 때, 해부학적, 지형적, 지역적 위치 등에 따라 많은 용어들을 사용하고 있다(Adstrum S. 2017).

좌측 차트에 있는 용어로는 충분하지 않다. 근막을 관찰해보면, 이것이 근외막(epimysium), 근주막(perimysium), 근내막(endomysium)으로 구성되어 있는 것을 볼 수 있다. 그래서, 이 조직을 명료하게 하나로 정의하는 것은 사실 불가능한 것을 알 수 있다.

**근막내 섬유들**

- 횡방향 섬유 (horizontal fibers)
  - 횡방향 섬유와 탄성 섬유(elastic fiber)는 감싸는(containment) 역할을 한다.
- 종방향 섬유 (longitudinal fibers)
  - 종방향으로 배열된 콜라겐 섬유는 mf sequence에 의해 장력을 받는다.
- 지대 (retinacula) 내 섬유들
  - 관절 근처의 콜라겐 섬유는 융합중심(CF)를 형성한다.
- 근사이중격 (intermuscular septa) 내 섬유들
  - 근막 사이에서 융합선(line of fusion)을 따라 배열된 콜라겐 섬유는 근막 대각선(diagonal)을 형성한다.
- 사선방향 (oblique) 섬유들
  - 건막성 근막 내에서 사선으로 배열된 콜라겐 섬유는 근막 나선(spiral)을 형성한다.

**그림 1.2.** 근막의 콜라겐 섬유

건막성 근막(aponeurotic fascia)은 콜라겐 섬유의 배열방식에 따라 다음과 같이 나눌 수 있다:

- 근막 대각선(mf diagonals), 이것은 근막 세 개층(lamina)의 융합선을 따라 서로 주동적 움직임에 관여하는 융합중심(CF)을 결합한다.
- 근막 나선(mf spirals), 이것은 사선 방향으로 가해진 장력을 따라 서로 길항적 움직임에 관여하는 융합중심(CF)을 결합한다.

## 생리 : 융합중심
## PHYSIOLOGY: CENTRES of FUSION

## 운동 계획의 진화
## Evolution of motor schemes

**간질조직(Interstitial), 기질조직(stromal), 중간엽 조직 (mesenchym. tissue)**

결체 조직(connective tissue)은 실질조직세포의 기능을 도와준다. 기관의 기능을 수행하는 세포를 실질세포(parenchymal cell)라고 한다: 기질의 기저물질의 종류는 다양하다: 섬유, 지방, 골 ...

근막의 기질에는 다음과 같은 것이 있다.
- 섬유모세포, 콜라겐 섬유를 합성한다.
- 말단세포, 긴 돌기(telopode)를 갖고 있으며 세포간 신호전달역할을 한다.
- 근막세포, 섬유모세포와 유사한 세포이며 히알루론산을 합성한다.

**그림 1.3.** 근막의 기질(Stroma of the fascia)

종류와 상관없이 모든 기관의 근막에, 섬유모세포(fibroblast), 근막세포(fasciacyte), 말단세포(telocyte)가 존재한다.
섬유모세포는 콜라겐 섬유를 합성하고, 이 콜라겐 섬유는 지지하는 섬유성 골격(supporting fibrous 'skeleton')을 형성한다.
말단세포는 세포 사이의 신호전달을 담당한다.
근막세포는 변형된 섬유모세포로서 (Stecco C. 2011) 히알루론산(hyaluronic acid or hyaluronan)을 만든다.

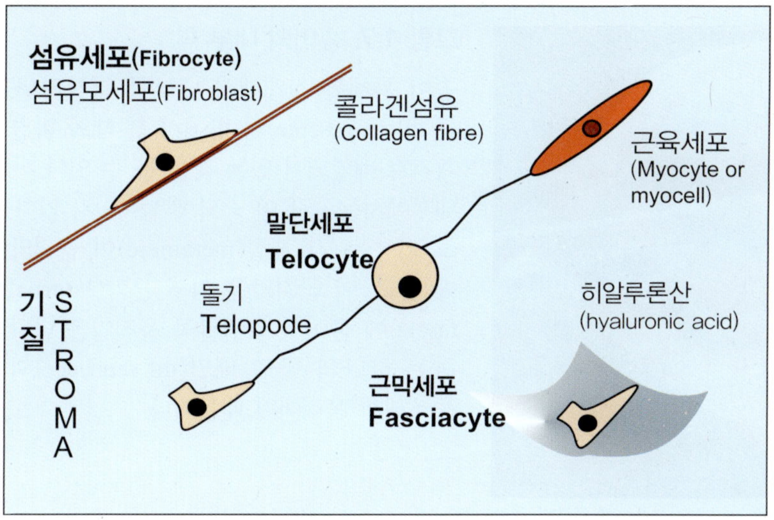


**그림 1.4.** 근막의 세포들

말단세포는 근막에서 주위 세포들과 연결되어 있다.
"말단세포에는 핵이 있으며 두 개 이상의 돌기(telopode)가 뻗어 있다. 이 돌기는 다른 돌기나 섬유모세포 그리고 신경과 연결되어 있다. 이들은 견인선(line of traction)을 따라 배열되어 있다." (Dawidowicz J. 2016).

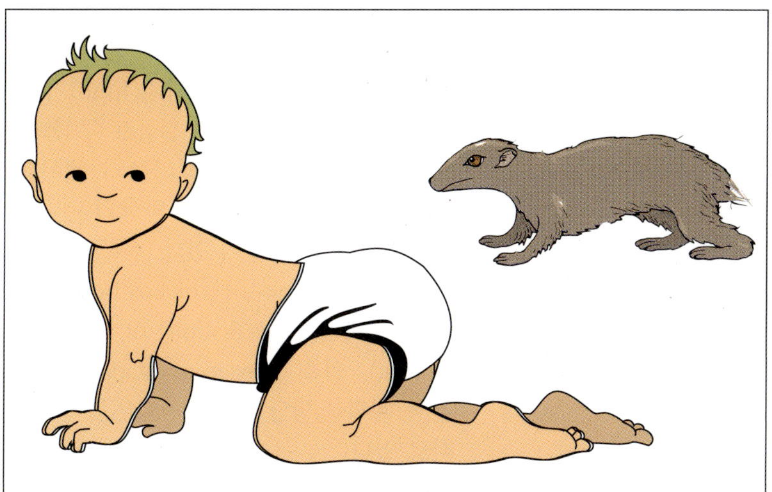

**그림 1.5.** 운동 계획의 진화

아이들은 운동발달 과정에서 다른 동물들에서 보이는 진화과정을 볼 수 있다.
근방추(muscle spindle)는 물고기에는 없다. 그러나, 근육이 여러 기능을 하는 육상동물에서는 있다.
골지건기관(GTO)은 ante와 latero 사이 같이 서로 다른 면의 중간을 움직일 수 있는 능력이 발달하면서 같이 발달했다.

## 생리 : 융합중심
## PHYSIOLOGY: CENTRES of FUSION

## 운동 계획의 진화
## Evolution of motor schemes

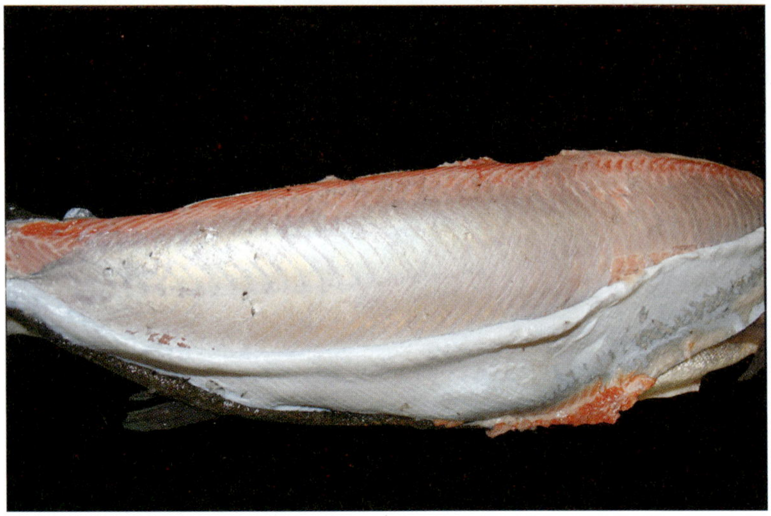

**그림 1.6.** 물고기에서 측면 굴곡 움직임 (lateral flexion)

송어의 피부를 벗겨낸 사진에서 근육 근막은 하얗고 빛나는 막의 형태이며 바로 아래 근격막(myosepta)을 덮고 있다.
근막만으로도 송어 몸통 한 분절의 측면 굴곡(lateral flexion)을 동조(synchronize)해서 움직일 수 있기 때문에, 근섬유 사이에 근방추가 존재하지 않는다.

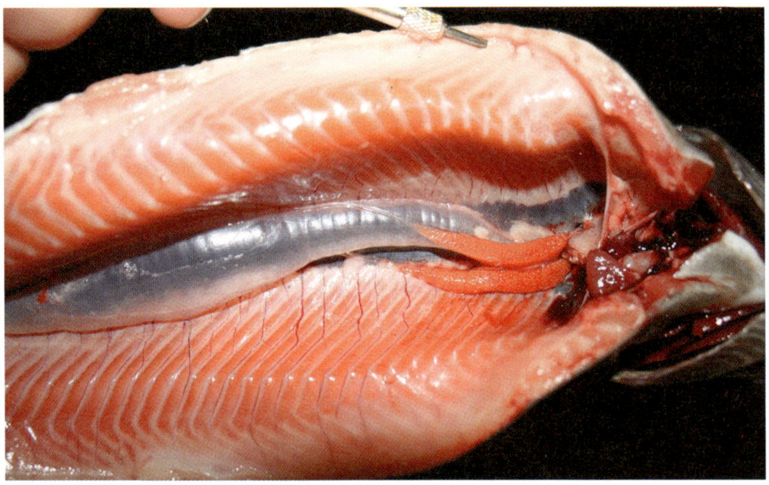

**그림 1.7.** 송어의 내부 벽

송어 몸체를 절개해서 내부를 관찰하면, 근격막(myosepta)이 밖에서 볼 때와 마찬가지로 배열되어 있는 것을 볼 수 있다.
내부에서는 근육이 근막에 덮여있지 않다. 그 이유는, 각 체절(metamere)이 근격막에 붙고, 이 근격막은 외부 근막(external fascia)에 붙어서, 측면굴곡 움직임을 담당하는 하나의 근막 배열(mf sequence)과 동조해서 움직이기 때문이다.

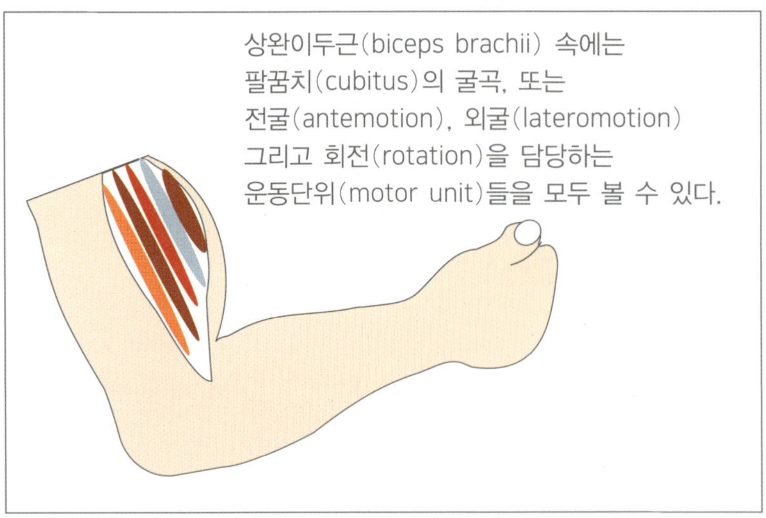


**그림 1.8.** 각각의 근육은 운동 계획을 수행하는데 참여한다.

육상 동물에는 대부분 사지(limb)가 있으며 각각 사지는 여러 분절들로 구성되어 있다. 각 분절의 방향이 다르기 때문에, 각 근육에는 특정 방향을 담당하는 운동단위(motor unit)들이 있다.
예를 들어, 상완이두근(biceps brachii)에는 팔꿈치의 굴곡(flexion), 외굴(latreo-motion), 외회전(external rotation) 같은 운동 계획을 담당하는 운동단위들이 따로 있다.

## 생리 : 융합중심
### PHYSIOLOGY: CENTRES of FUSION

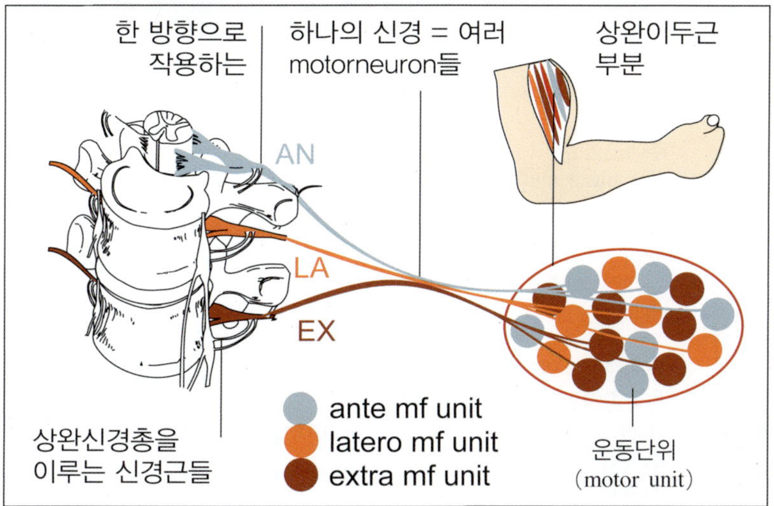


## 근방추부터 골지건기관까지
### From m. spindles to Golgi tendon organs

**그림 1.9.** 운동단위(motor unit)로부터 근막단위(myofascial unit)까지

한 방향으로 움직이는 운동단위들(motor units)은 모여있지 않고 서로 떨어져 있는 경우가 흔하다. 그래서, 이들 운동단위들이 작용할 때 기준이 되는 하나의 구조물이 있어야 한다.

물고기의 근격막(myosepta)처럼, 사람의 근막은 한 방향으로 향하는 운동단위들을 서로 연결하는 조직이다. 이들 운동단위들은 모여서 근막 단위(myofascial unit: mf unit)를 형성한다.

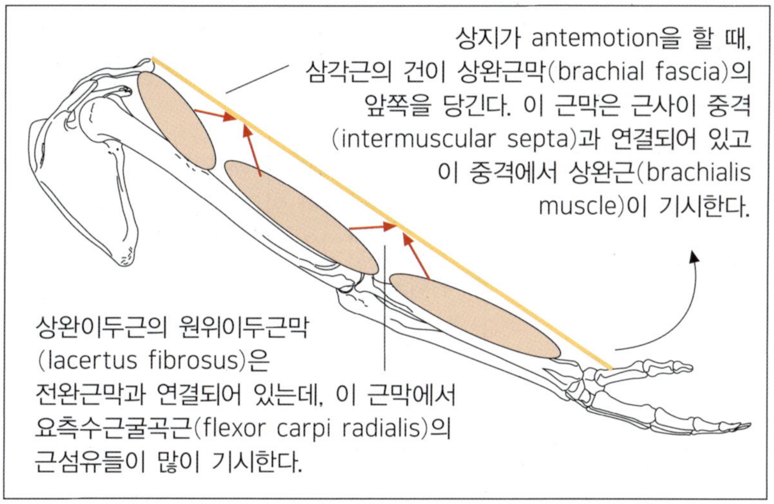


**그림 1.10.** 근막 단위(mf unit)부터 근막 배열(mf sequence)까지

근육은 건막성 근막(aponeurotic fascia)에서도 기시한다.

몸통 근육에서는 건막성 근막이 층층이 배열되어 있다. 반면에 상하지 근육에서는 이 근막이 연속해서 이어져 있다.

만약 상지 전굴(antemotion)을 할 경우, 상지 전방구획(anterior compartment)내 antemotion을 담당하는 근막 단위들(mf units)을 같이 작용한다.

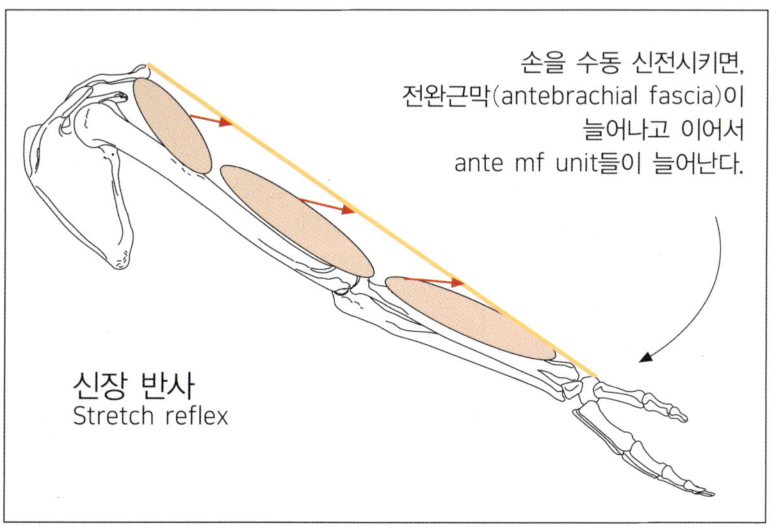


**그림 1.11.** 수동 신장반사(passive stretch reflex)

근육이 그 위를 덮는 근막에 붙어 있기 때문에, 몸통이나 팔다리가 움직이면 근막 단위(mf unit)로 당기는 힘이 전달될 수 있다.

예를 들어, 손이 움직이면 근막 배열(mf sequence)을 따라 놓인 근막 단위들의 근방추가 당겨진다. 늘어난 근방추로 인해 수동 신장반사(passive stretch reflex)가 발생하여 연달아 놓인 근막 단위들(mf units)이 한 방향으로 수축한다.

## 생리 : 융합중심
## PHYSIOLOGY: CENTRES of FUSION

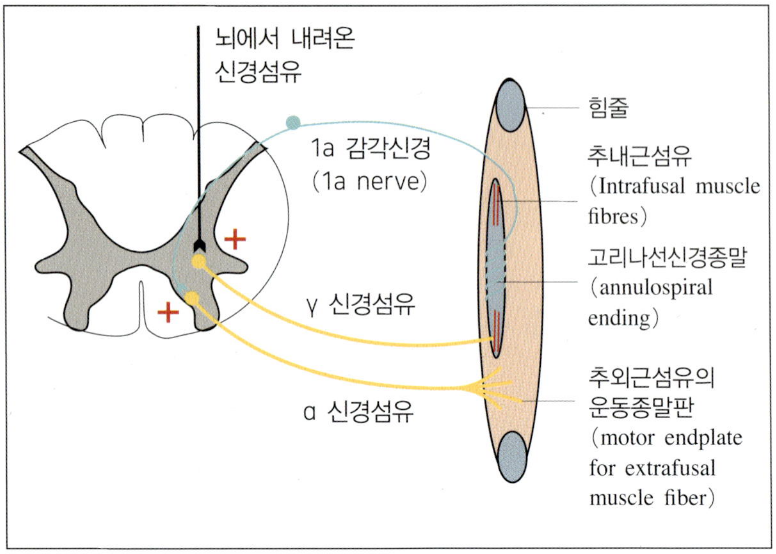


## 근방추부터 골지건기관까지
## From m. spindles to Golgi tendon organs

**그림 1.12.** 첫 번째: 근방추 회로 또는 신경계로부터 능동 자극 (active stimulation)

각 운동단위에는 근섬유 내 근방추가 있으며, 근방추는 뇌로부터 발생한 자극이 감마 신경(gamma fiber)을 통해 전달되어 흥분한다. 근방추에서 나오는 Ia와 IIa 신경은 알파 신경(alpha fiber)을 자극하고, 알파 신경은 추외근섬유(extrafusal fiber)를 수축시킨다. 근방추의 끝은 근주막(perimysium)에 연결되어 있으며 이것은 근외막(epimysium)과 연결되어 있다.

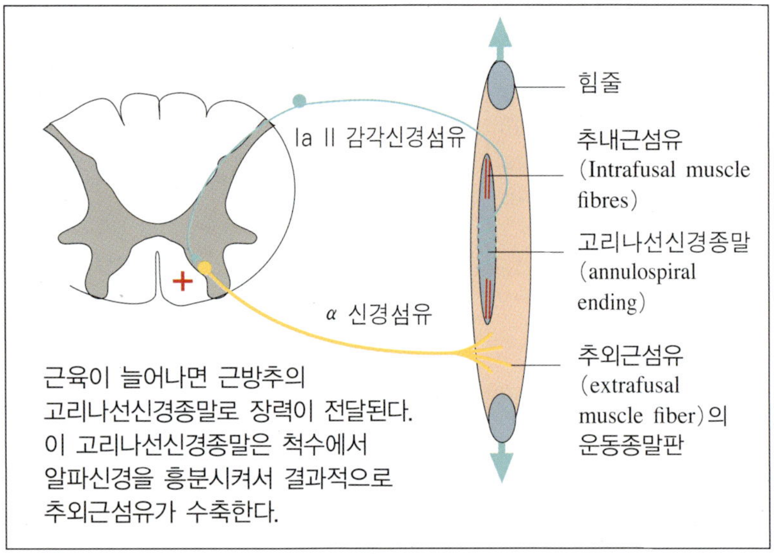


**그림 1.13.** 두 번째 : 신장 반사(stretch reflex)에 따른 근방추의 수동 자극 (passive activation)

손과 발 근육이 수축하면 지대(retinacula)가 늘어나면서 이로 인한 힘이 전완(forearm)과 하퇴(lower leg)의 근육으로 전달된다.

Hagert E.(2008)는 이 회로를 언급하면서 마치 감각운동 기능(sensorimotor function) 같다고 말한다.

"감각운동 기능은 관절주변 구조에서 출발한 감각정보와 같은 관절주변 근육활동 사이의 상호작용을 일컫는다."

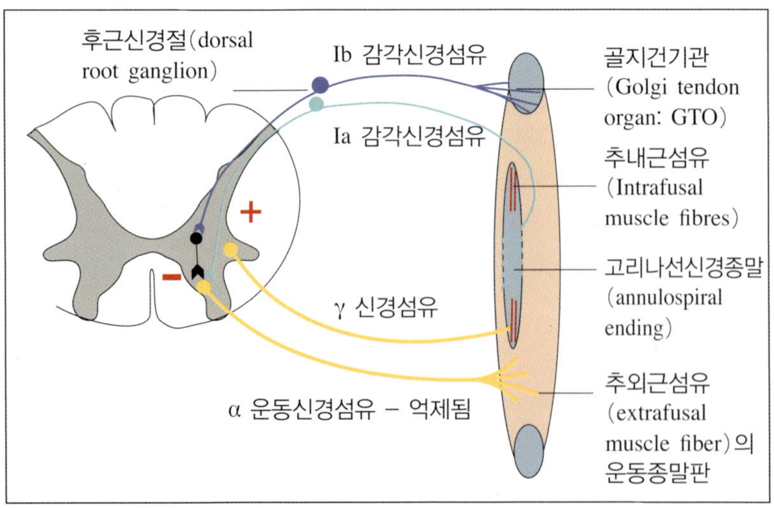


**그림 1.14.** 세 번째 : 근방추와 골지건기관(GTO) 사이 상호작용

중추로부터의 자극과 신장반사(stretch reflex)를 통해 근막단위(mf unit)에 있는 모든 운동단위(motor unit)들이 활성화된다. 관절 각도에 따라 골지건기관(GTO)이 작용하는데, 골지건기관은 척수의 개재뉴런(interneuron)을 통해 수행되는 운동계획에 불필요한 근섬유의 수축을 억제한다.

# 생리 : 융합중심
## PHYSIOLOGY: CENTRES of FUSION

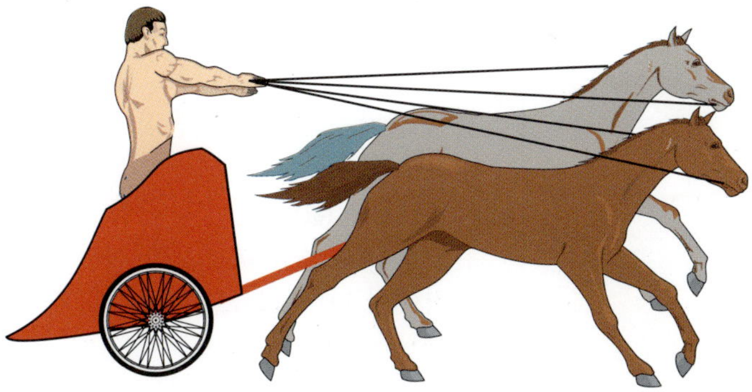


## 협응중심(CC)부터 융합중심(CF)까지

**그림 1.15.** 협응중심(center of coordination: CC)과 융합중심(center of fusion: CF)

뇌는 아래 방법을 통해 운동 변수에 적응하여 방향을 갖는 움직임을 계획한다:

- 근방추는 각 근막단위(mf unit)의 협응중심(CC)에 해당한다.
- 골지건기관(GTO)은 지대(retinacula)에 위치한 융합중심(CF)에 해당한다.

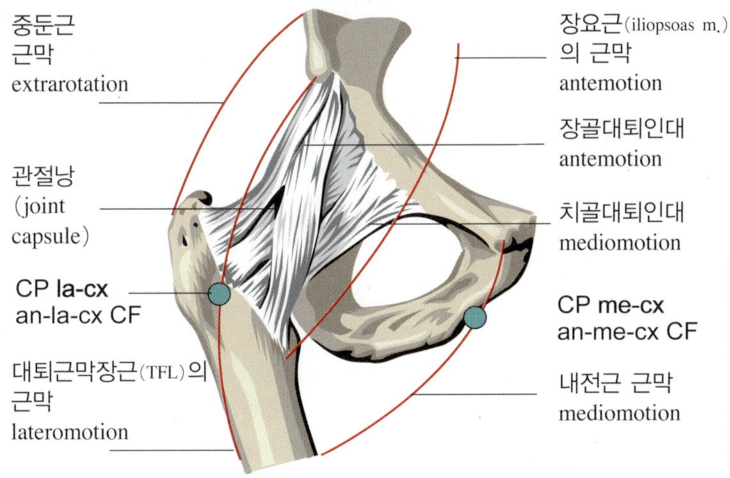


**그림 1.16.** 협응중심(CF)과 인지중심(Center of perception: CP)

우리는 관절 움직임을, 관절낭에서 오는 구심성 신경을 통해서가 아니라, 근육-힘줄을 둘러싸는 근막과 관절 주변 인대로부터 오는 구심성 신경을 통해 인지한다. 이러한 이유로, 인지중심(CP)은 융합중심(CF)과 겹친다.

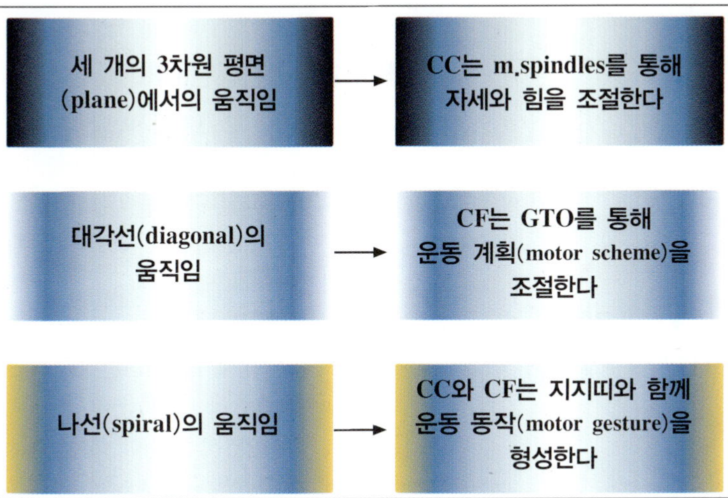


**그림 1.17.** 움직임의 말초 조절 (Peripheral management of movement)

근방추와 골지건기관(GTO)은 단순한 수용체가 아니다. 이들은 말초 운동조절에 있어 근본적인 역할을 한다.

추내근섬유가 사전-활성화(pre-activation)해서, 근육의 힘과 힘줄의 방향 사이에 거울상관계(mirrored relationship)가 있는지 확인한다.

"단일연접 알파-감마 회로(monosynaptic alpha-gamma circuit)를 통해 관절에 작용하는 근육을 사전-활성화할 수 있다." (Carlsen A.N. 2008)

# 생리 : 융합중심
## PHYSIOLOGY: CENTRES of FUSION

## 협응중심(CC)부터 융합중심(CF)까지

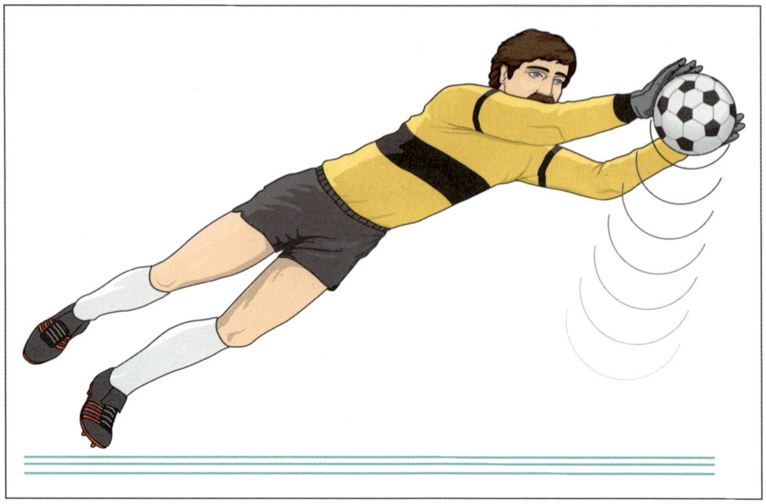

**그림 1.18.** 전반적인 말초 운동 조절 (Global peripheral motor coordination)

축구에서 골키퍼가 공을 향해 뛰어야 할 때마다, 그는 그의 손에 주로 집중하며 다른 신체 부위는 이에 따라 움직이게 된다. 이렇게 짧은 시간에 뇌는 이들을 조화롭게 다룰 수 없다. 근막과 근방추 및 건기관의 상호작용을 통해서만 이런 복잡한 동작에서 나타나는 모든 변수를 다룰 수 있다.

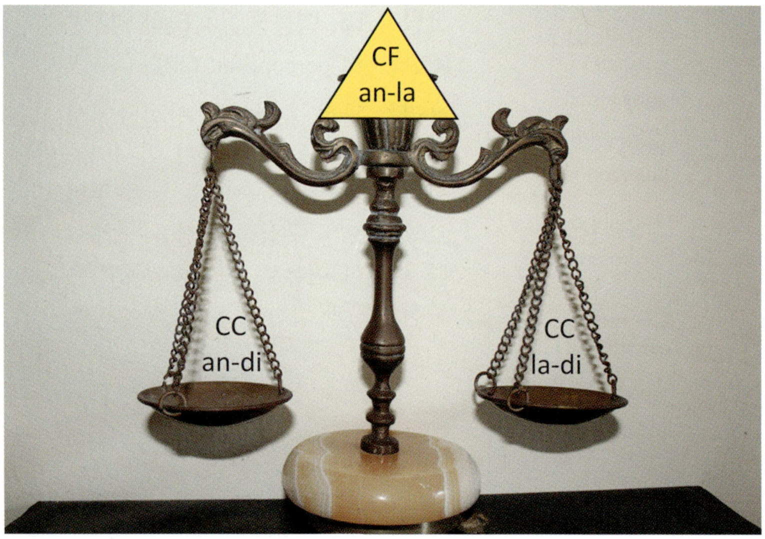


**그림 1.19.** 융합중심(CF)의 역할

융합중심은 한 근막단위(myofascial unit)의 힘을 증가시키고 동시에 다른 근막단위의 힘을 감소시키는 역할을 한다. 즉, 이것은 어떤 근막단위에서 다른 근막단위로 저울의 추를 기울일 수 있다는 뜻이다.
예를 들어, 엄지손가락을 외전(abduct)할 때, an-la-di CF는 단수무지굴근의 운동단위(motor unit of flexor pollicis brevis)를 점진적으로 억제하고 동시에 무지외전근(abductor pollicis)의 운동단위를 점진적으로 동원(recruitment)한다.

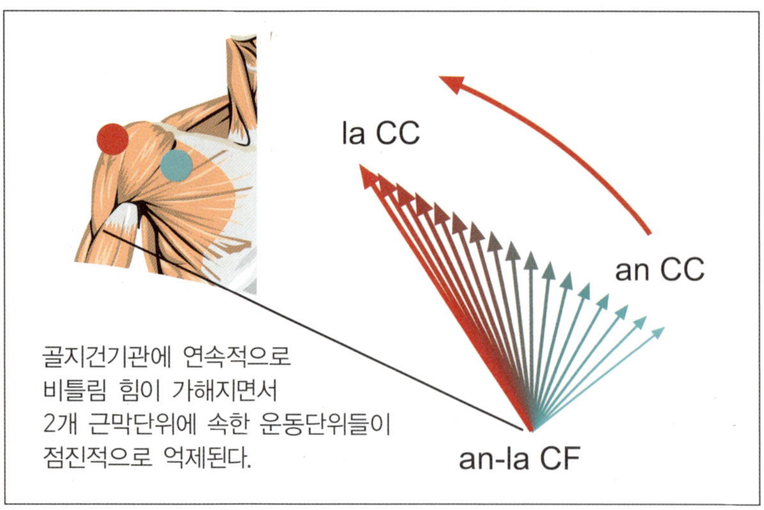


**그림 1.20.** 융합중심(CF)

융합중심(CF)은 2~3개 근막단위 힘줄에 가까이 있다. 골지건기관(GTO)을 통해, 융합중심은 하나의 근막단위(mf unit)의 활동을 증가시키고 다른 근막단위의 활동을 감소시킨다.
예를 들어, 상완골(humerus)을 앞쪽에서 외측으로 움직이기 위해서 골지건기관이 전굴(antemotion)에 대한 근막단위를 점진적으로 억제하면서 동시에 외굴(lateromotion)에 대한 근막단위의 근섬유를 활성화시킨다.

# 생리 : 융합중심
## PHYSIOLOGY: CENTRES of FUSION

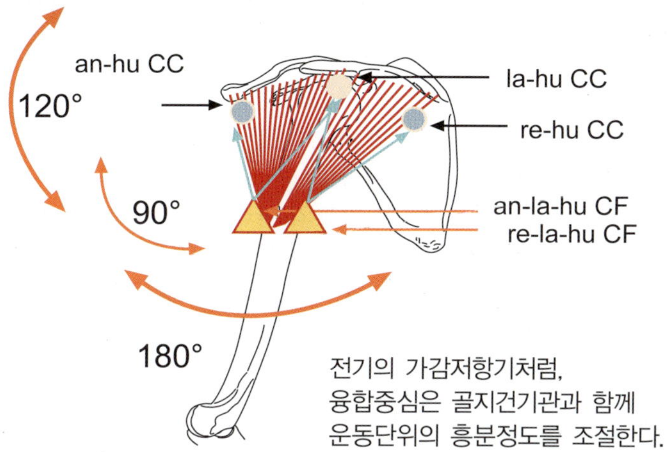


전기의 가감저항기처럼, 융합중심은 골지건기관과 함께 운동단위의 흥분정도를 조절한다.

## 융합중심(center of fusion)의 이름과 위치

**그림 1.21.** 다양한 각도의 운동에서 융합중심(CF)의 작용

하나의 융합중심(CF)은 두 면(two planes) 사이에서 하나의 관절이 90° 움직이는 것을 조절한다; 두 개의 인접한 CF는 한 관절에서 180°의 왕복 움직임을 조절하는데, 어깨 관절이 그 예가 된다.

또한, 융합중심(CF)은 하나의 근막 단위 속 운동단위들의 활성 감소를 조절해야 한다. an-hu mf unit 속 모든 운동단위들이 동시에 흥분하지만, 골지건기관은 그들이 대략 120°의 antemotion을 움직이도록 조절한다.

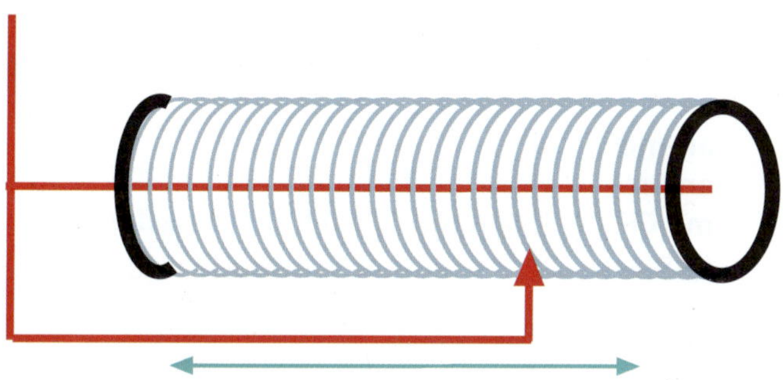

가감저항기 : 슬라이딩 접점이나 와이퍼가 있는 원형의 가변 전기저항기로서 와이퍼가 코일 내로 들어가면 전기 저항이 변하게 된다.

**그림 1.22.** 가감저항기 같은 역할을 하는 근육들

삼각근(deltoid), 대흉근(pectoralis major), 광배근(latissimus dorsi) 같은 근육의 근섬유들은 가감저항기의 코일처럼 배열되어 있다. 하나의 운동 계획(motor schemes)을 수행하는 동안, GTO가 이 근육들 중 일부 운동단위를 억제하며, 그동안 α 섬유가 다른 근섬유들을 흥분시킨다.

이런 점진적인 간섭활동이 없다면, 잭나이프 효과(jack-knife effect)가 발생하여 팔 또는 다리는 하나의 면에서 다른 면으로 순식간에 움직이게 된다.

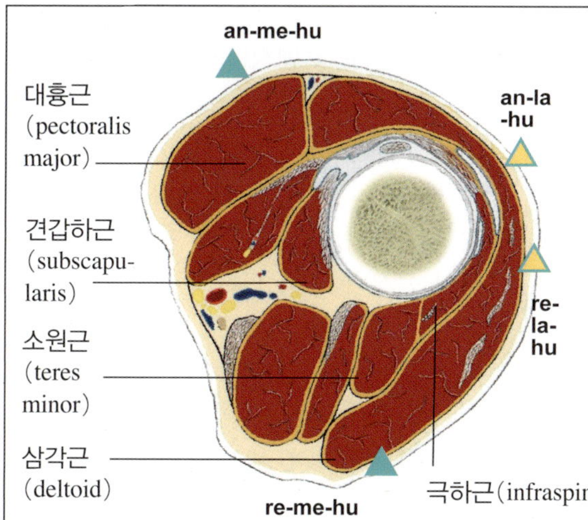


극하근 근막은 견갑하근의 intrarotator 구성요소를 소원근의 근막이나 심부의 extrarotator 구성요소와 연결하고 있다.

**그림 1.23.** 운동 계획(motor schemes)과 회전 구성요소(rotator component)

좌측은 관절와(glenoid cavity)를 중심으로 한 어깨 단면으로, re-me-hu, re-la-hu, an-la-hu, an-me-hu의 융합중심(CF)을 보여주고 있다.

이들 융합중심(CF)은 상완골의 intrarotation과 extrarotation을 연결하는 근막에 붙어 있다.

이는 회전근개 구성요소가 융합중심(CF)에 항상 존재하는 방식을 보여준다.

# 생리 : 융합중심
PHYSIOLOGY: CENTRES of FUSION

## 융합중심(center of fusion)의 이름과 위치

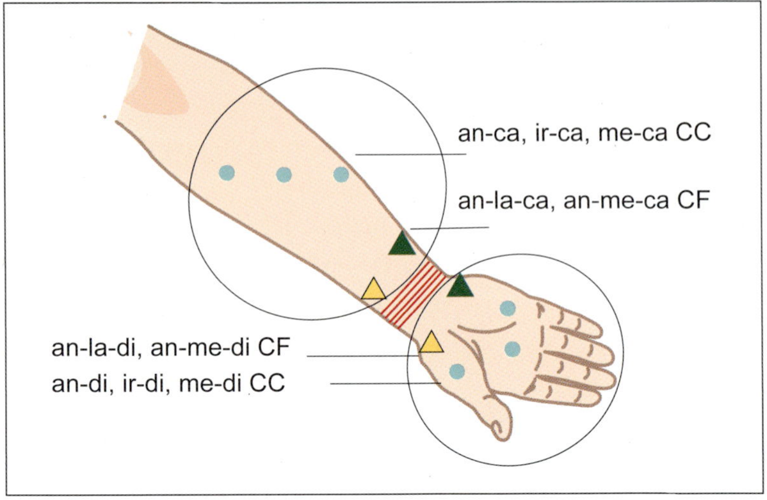


**그림 1.24** 융합중심(CF)의 위치

손과 발의 융합중심(CF)은 손목과 발목의 지대(retinacula)의 원위부(distal part)에 위치하며, 협응중심(CC)은 근복(muscle belly) 위에 위치한다.
전완부와 아래다리의 융합중심(CF)은 손목과 발목 지대의 근위부(proximal part)에 위치하며, 협응중심(CC)은 근복 위에 위치한다.

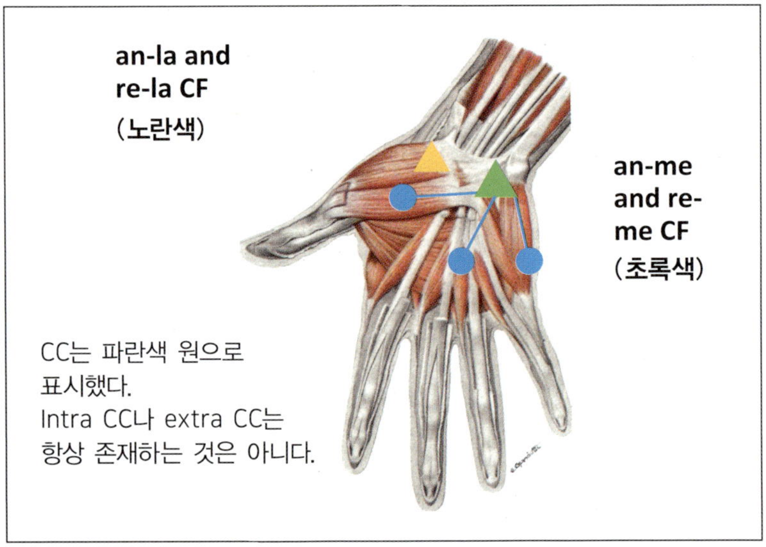


**그림 1.25.** 융합중심(CF)의 표시

이 책에서는, 융합중심(CF)이 세 개 근막단위(mf unit)의 개입을 조절하기 때문에 삼각형으로 표시한다.
노란색 삼각형은 ante-lateral CF와 retro-lateral CF(an-la and re-la)를 의미하고, 초록색 삼각형은 medial CF (an-me and re-me)를 의미한다.
파란색 원은 융합중심(CF)에 의해 조절되는 두 개 내지 세 개 근막단위의 협응중심(CC)를 가리킨다.

*(Modified from G. Chiarugi and L. Bucciante, Istituzioni di anatomia dell'uomo. Piccin)*

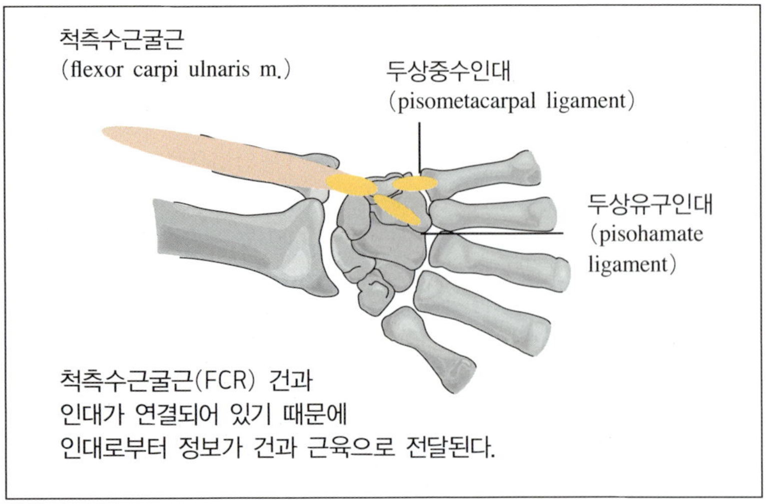


**그림 1.26.** 손에서 융합중심(CF)의 원위부-근위부 협력(distal-proximal coordination)

손의 인대에는 골지건기관(GTO)과 유사한 감각기관이 있다. 이들이 척수신경에서 알파 섬유와 연결되어 있다는 점은 전완부 근육에서 손 근육의 원위부-근위부 운동 협력을 의미한다.
"근전도 검사를 통해, 손목 인대를 자극 시 전완부 근육이 수축하는 것을 확인할 수 있다." (Hagert E. 2008)

# 생리 : 융합중심
## PHYSIOLOGY: CENTRES of FUSION

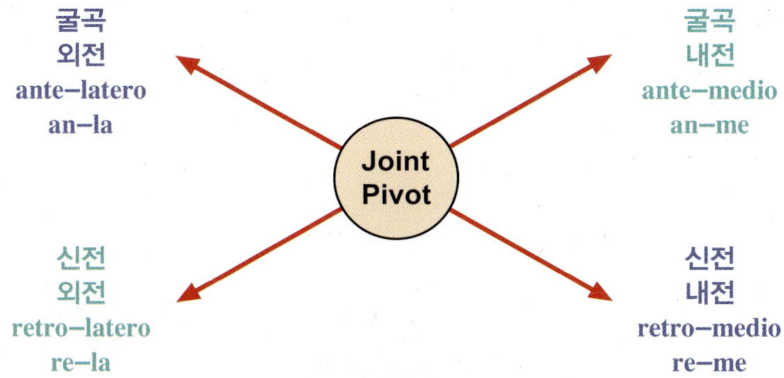


PNF(proprioceptive neuromuscular facilitation: 고유수용성 신경근육 촉진법)과 FM(fascial manipulation: 근막도수치료)
모든 운동 계획들은 intra와 extra를 통해 이행될 수 있다.

## 융합중심(center of fusion)의 이름과 위치

**그림 1.27.** 신경근육 촉진법(Neuromuscular Facilitation)부터 근막도수치료(fascial manipulation)까지

운동 계획이나 그 패턴은 이미 1971년 H. Kabat이 언급하였다.
그는 대각선(diagonals)과 나선(spirals)으로 수행되는 움직임이 조사(irradiation)와 회복을 더 효율적으로 촉진한다는 점에 주목했다.
근막도수치료(FM)는 3차원 공간에서 방향을 언급하는 용어를 사용하여 Kabat의 직관을 통합하고, Kabat 패턴의 이름을 수정하였다.

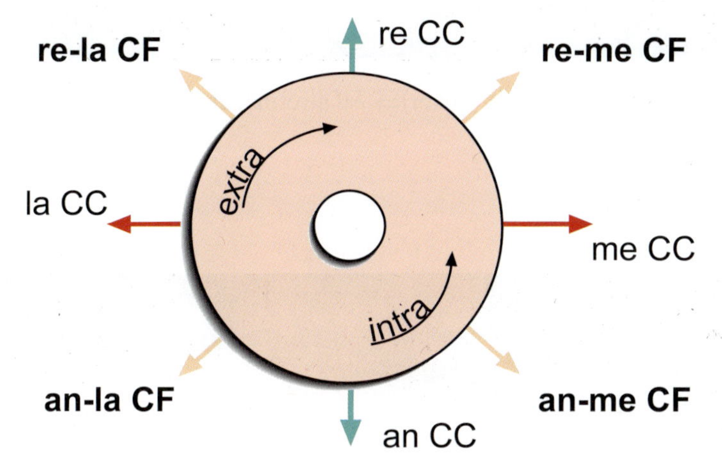


**그림 1.28.** 사지에서 융합중심(CF)의 명명법

팔과 대퇴의 단면을 생각할 때, 협응중심(CC)은 완전히 반대위치에 있다.
융합중심(CF)은 협응중심(CC)의 중간에 위치해 있으며, CF의 양 옆에 있는 두 개 CC의 이름을 이용하여 CF를 명명한다.
시상면에서의 CC 이름을 앞에 놓고, 이후 관상면에서의 CC 이름을 뒤에 위치시킨다.
수평면(horizontal plane) 내 CC(ir & er)는 명명하지 않는다.

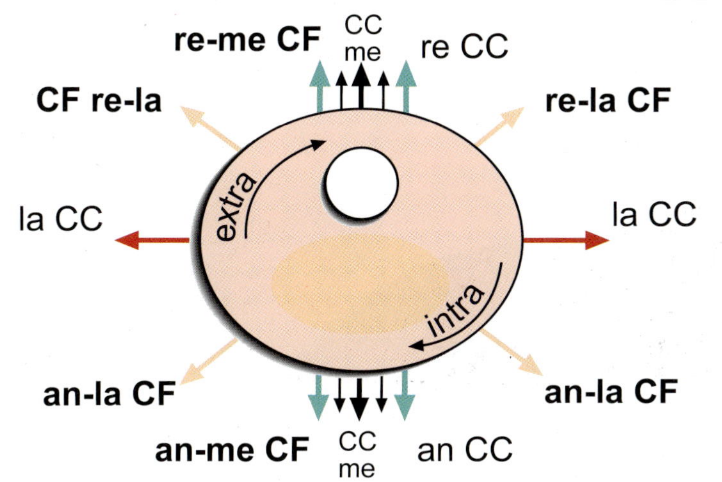


**그림 1.29.** 몸통에서 융합중심(CF)의 명명법

몸통의 우측은 우측 상하지와 연결되어 있고, 좌측은 좌측 상하지와 연결되어 있다. 그래서, 몸통에서는 우측에는 4개의 융합중심(CF)들이 있으며, 이들은 좌측 4개의 융합중심과 대칭을 이루고 있다.
이런 식으로, an–la CF와 re–la CF는 우측과 좌측에서도 존재하며, re–me CF와 an–me CF 역시 우측과 좌측에 존재한다.

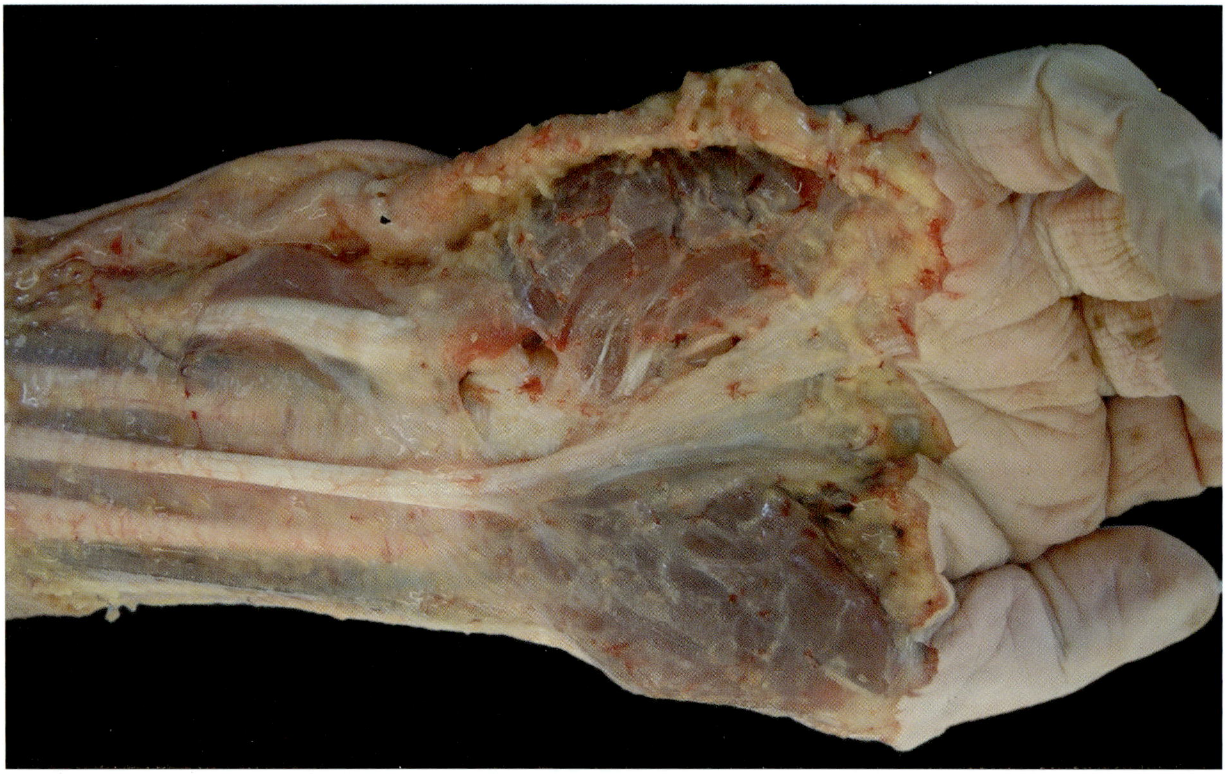

**그림 1.30.** 장장근(palmaris longus) 건의 심부에 위치한 굴곡근들(flexor)의 지대(retinaculum).

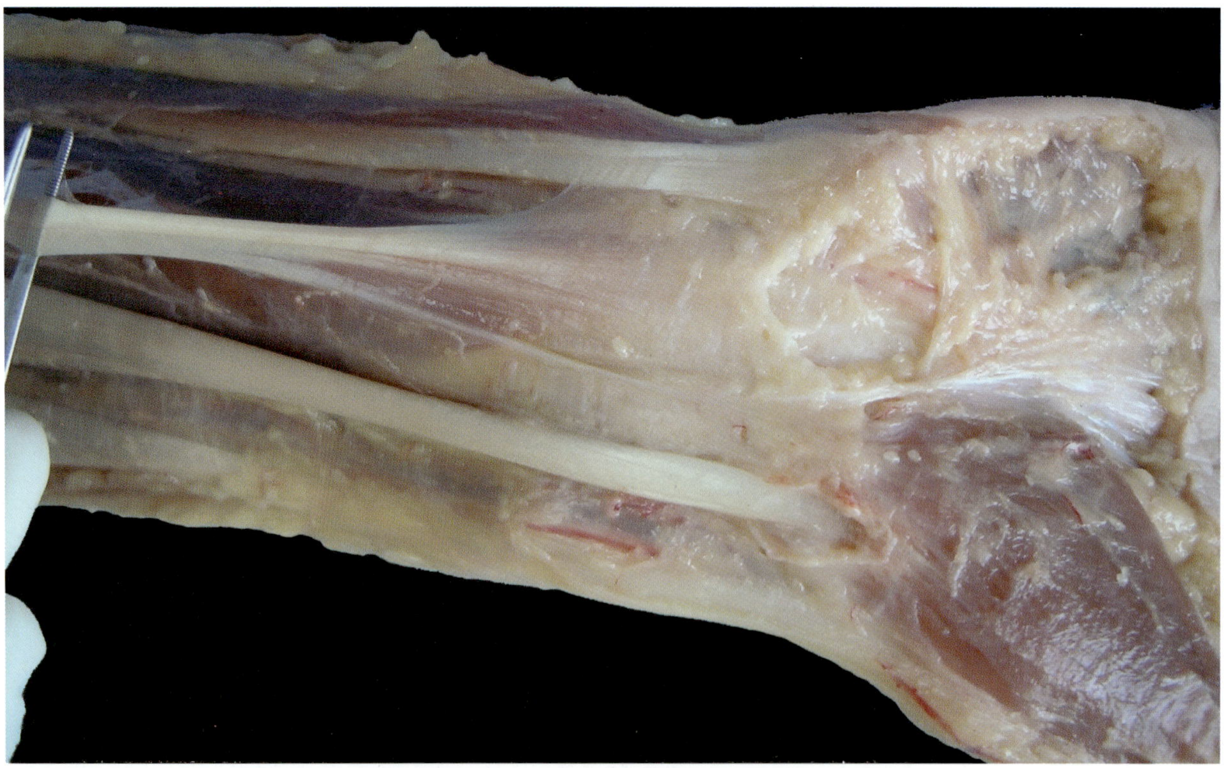

**그림 1.31.** 장장근(palmaris longus) 건의 변이. 여기서는 굽힘근지대(flexor retinaculum)의 긴장근(tensor)이 되어 있다.

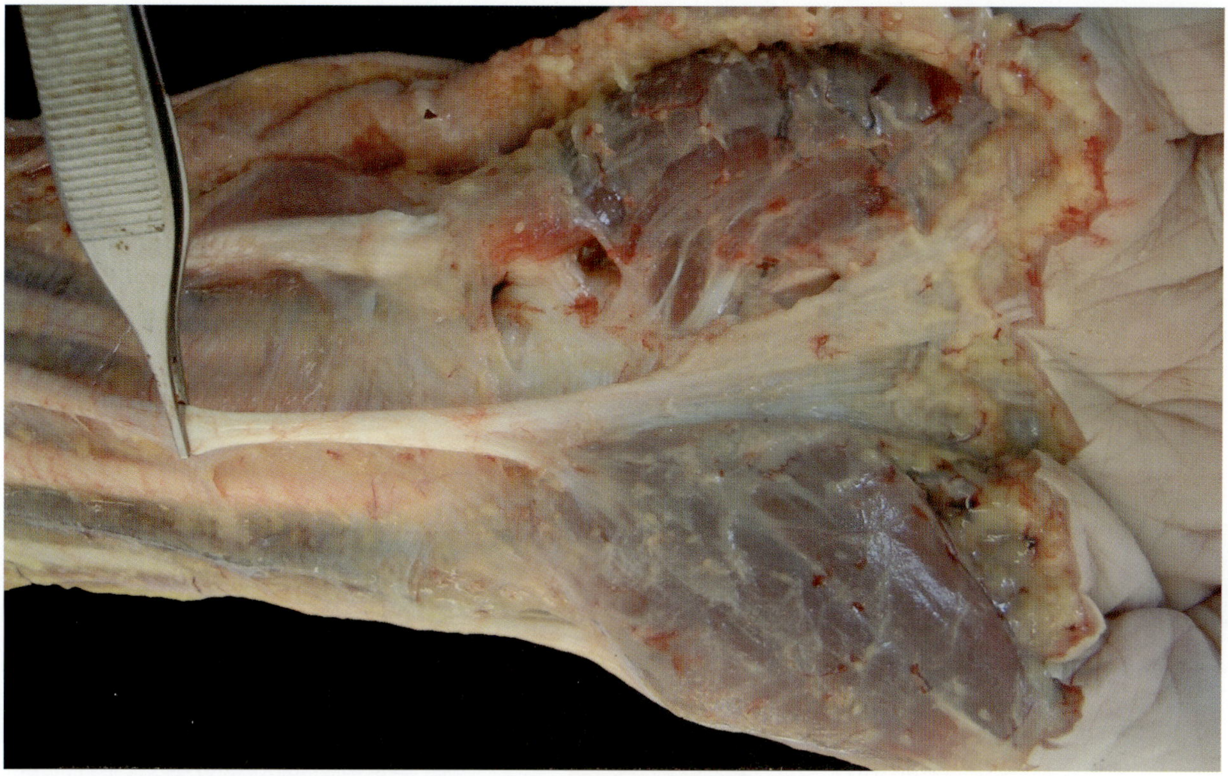

**그림 1.32.** 장장근(palmaris longus) 건을 당기면, 무지구(thenar eminence)의 근막에 견인력이 작용한다.

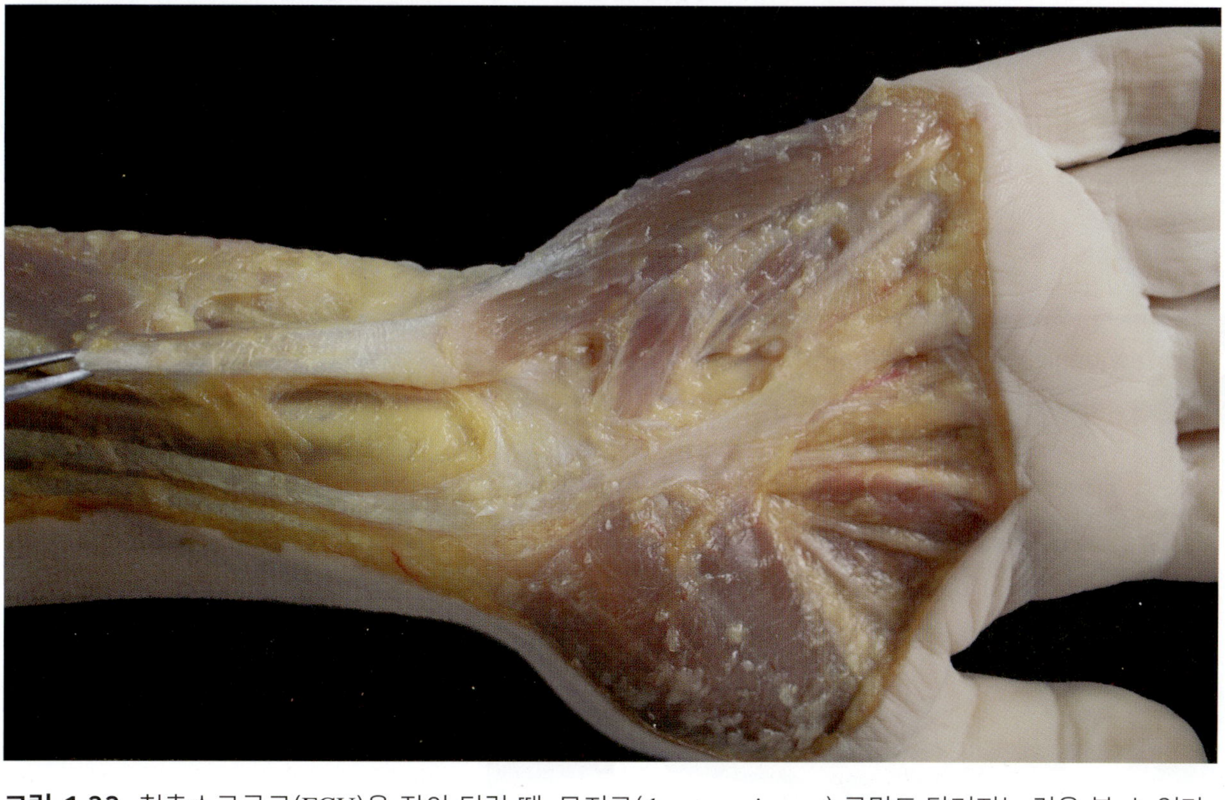

**그림 1.33.** 척측수근굴근(FCU)을 잡아 당길 때, 무지구(thenar eminence) 근막도 당겨지는 것을 볼 수 있다.

# 근막 대각선과 운동 계획
## DIAGONALS and MOTOR SCHEMES

이 장은 다음으로 구성되어 있다 :

- 근막 대각선의 해부학
- Kabat의 운동 계획과 근막 대각선
- 반사 통증과 대각선
- 침술과의 비교

## 근막 대각선과 운동 계획
DIAGONALS & MOTOR SCHEMES

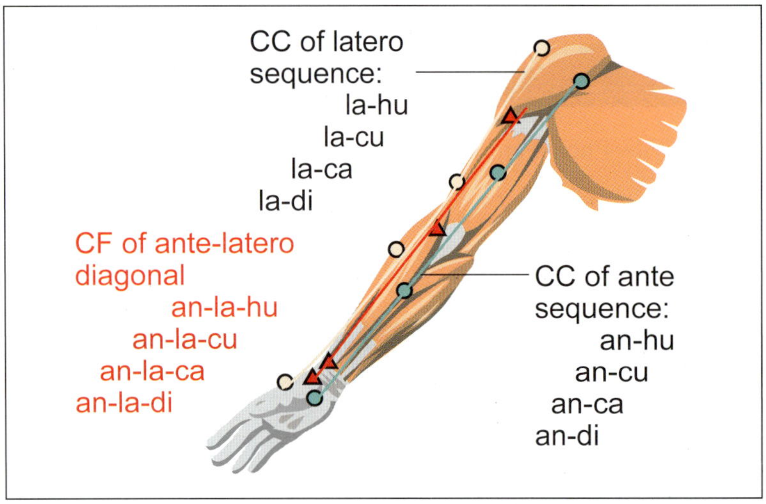


## 근막 대각선의 해부학
Anatomy of the diagonals

**그림 1.34.** 단일 분절에서 통합분절로

단일 관절(segmental motor scheme: 분절별 운동 계획)에서 융합중심(CF)과 그의 능동적인 역할은 이전 페이지에서 분석되었다.

사지와 몸통에서 통합 운동 계획(global motor scheme)을 수행하기 위해 근막 대각선(diagonal)에 의해 합쳐진 CF에 대해서 이제 분석하고자 한다.

Diagonal은 두 개의 배열(sequence) 사이로 확장되는 경로를 따라간다.

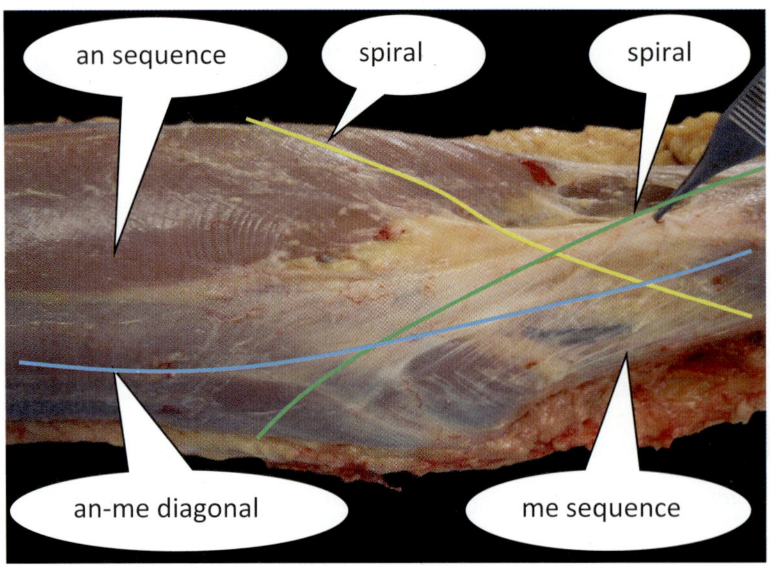


**그림 1.35.** 배열(Sequence), 대각선(diagonal), 나선(spiral)의 생리

근위-원위 신장(proximal-distal stretch)을 통해 mf sequence는 단방향 근막단위의 협응중심(the CC of the unidirectional mf units)의 움직임을 동기화(Synchronise)한다.

Diagonal은 원위-근위 신장(distal-proximal stretch)을 통해 여러 단방향 융합중심(several unidirectional CF)의 움직임을 동기화한다.

Spiral은 관절의 작용근 융합중심(agonist CF)과 인접 관절의 길항근 융합중심(antagonist CF)을 동기화한다.

## 근막 대각선과 운동 계획
## DIAGONALS & MOTOR SCHEMES

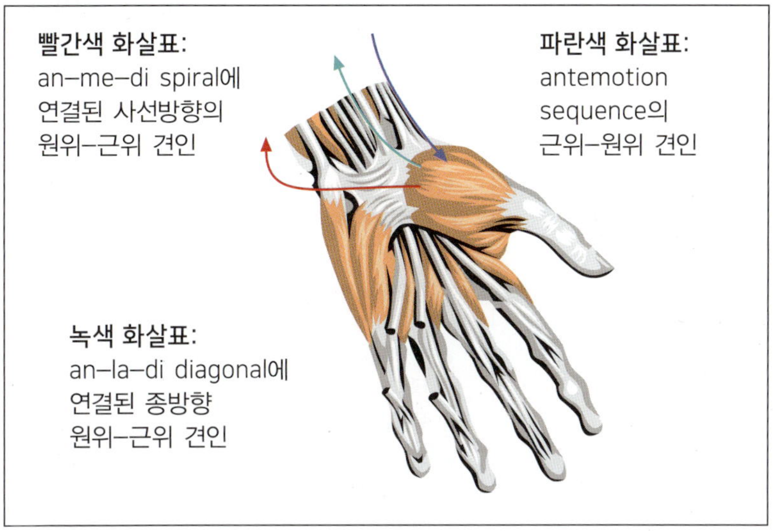


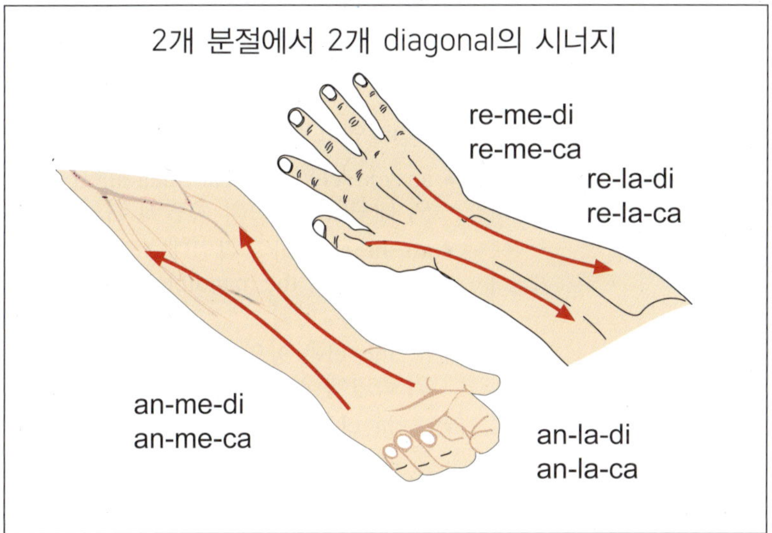


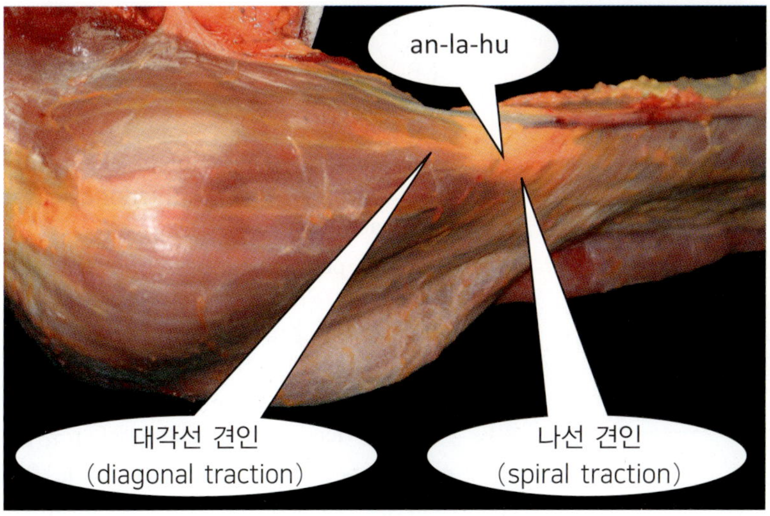


## 근막 대각선의 해부학
## Anatomy of the diagonals

**그림 1.36.** 무지구(thenar eminence)의 근육

무지구(thenar eminence)의 근육은 다음과 같이 관련되어 있다.

- antemotion sequence(파란색 화살표): 단무지굴곡근(flexor pollicis brevis)의 superficial head
- ante–latero–digiti의 diagonal(녹색화살표): 단무지외전근(abductor pollicis brevis)
- ante–medio–digiti의 spiral(빨간색 화살표): 무지대립근(opponens pollicis).

**그림 1.37.** 2개 분절에서 2개 diagonal의 시너지

많은 운동 계획에서 두 개의 diagonal이 함께 작동한다.
예를 들어, 손가락을 구부릴 때는 ante–latero–digiti와 ante–latero–carpus의 diagonal이 ante–medio–digiti와 ante–medio–carpus의 diagonal과 함께 작용하게 된다.
손가락을 펼 때는 retro–latero–digiti와 retro–latero–carpus의 diagonal이 retro–medio–digiti와 retro–medio–carpus의 diagonal이 동시에 작용하게 된다.

**그림 1.37.** 융합중심(Center of fusion)과 융합선(the lines of fusion)의 해부학

융합중심(CF)은 2개 또는 3개의 근막 단위(mf unit)의 힘줄 근처에 위치한다.
근막 대각선(mf diagonal)은 근막 단위(mf unit)를 포함하는 근육을 둘러싸고 있는 2개 또는 3개의 근막이 융합된 선이다.
예를 들어, an–la–hu CF는 삼각근 힘줄에 위치하는데 이는 an–hu 및 la–hu의 근막 단위(mf unit)와 연결되어 있다.
이 CF는 종축 방향(longitunidal direction: diagonal)과 사선 방향(oblique direction: spiral)으로 늘어날 수 있다.

## 근막 대각선과 운동 계획
DIAGONALS & MOTOR SCHEMES

## 근막 대각선의 해부학
Anatomy of the diagonals

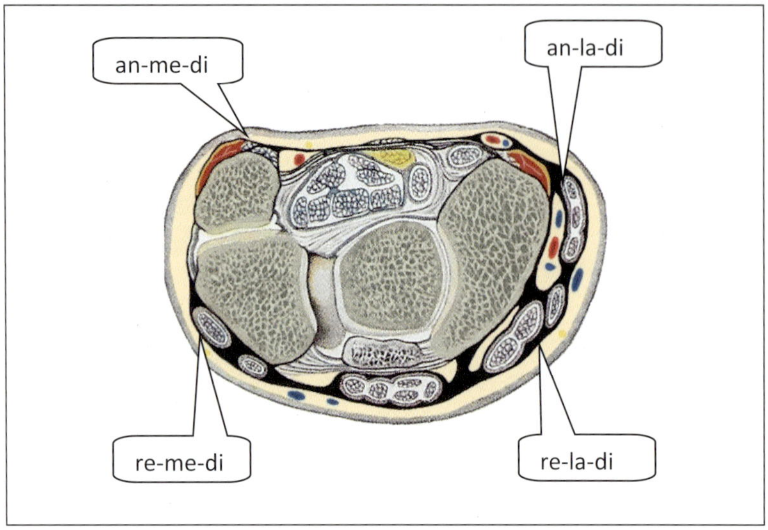


**그림 1.39.** 상지의 diagonal은 손에서 시작된다.

다음 융합선 또는 diagonal은 손에서 시작된다:

- an-la-di: 무지외전근(abductor pollicis) 근막과 무지 굴곡근(flexor pollicis) 근막의 융합
- an-me-di: 소지굴근(flexor digiti minimi)과 지대(retinaculum)의 융합
- re-la-di: 신전근(extensor) 근막과 무지외전근(abductor pollicis) 근막의 융합
- re-me-di: 척측 신근(extensor ulnaris) 근막과 소지외전근(abductor digiti minimi) 근막의 결합

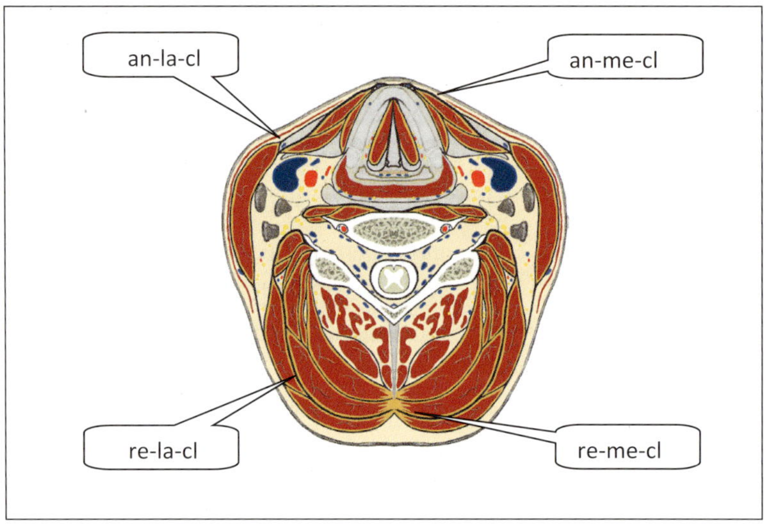


**그림 1.40.** 체간(trunk)의 diagonal은 두부-경부(head-neck)에서 시작된다.

다음 융합선 또는 diagonal은 목(경추: collum)에서 시작된다:

- an-me-cl은 cervical linea alba(근막의 내측 융합선)의 측면에 위치한다.
- an-la-cl은 하악 각인대(angular ligament of the mandible)의 융합점 앞에 위치한다.
- re-me-cl은 항인대(nuchal ligament)의 측면에 위치한다.
- re-la-cl은 표층판(superficial lamina) 중간판(middle lamina)의 융합점에 위치한다.

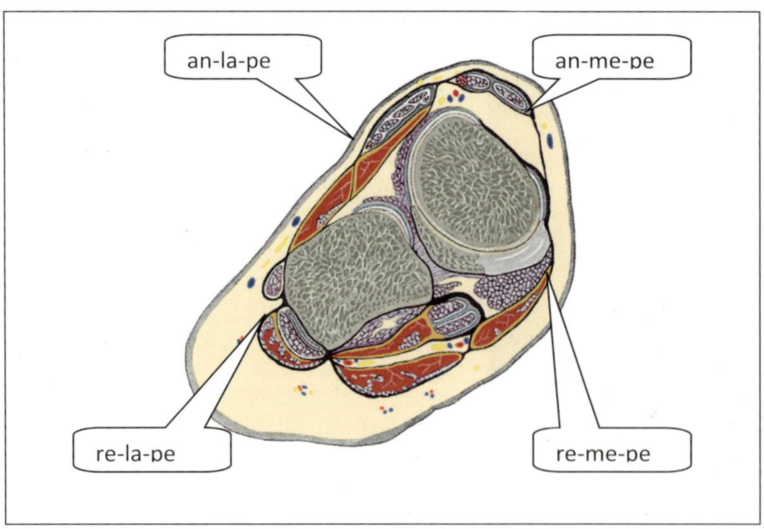


**그림 1.41.** 하지의 diagonal은 발에서 시작된다.

다음 융합선 또는 diagonal은 발에서 시작된다:

- an-me-pe: 전경근(tibialis anterior) 근막과 하부 신근지대(inferior extensor retinaculum)
- re-me-pe: 굴근지대(laciniate retinaculum)와 굴근건(tendon of the flexors)의 융합
- an-la-pe: 신근지대의 외측 가지(lateral branch of the retinaculum)와 신근건(tendon of the extensor)의 융합
- re-la-pe: 비골근(peroneal muscle)의 지대과 소지외전근(abductor digiti minimi)의 근막

# 근막 대각선과 운동 계획
## DIAGONALS & MOTOR SCHEMES

## 근막 대각선의 해부학
### Anatomy of the diagonals

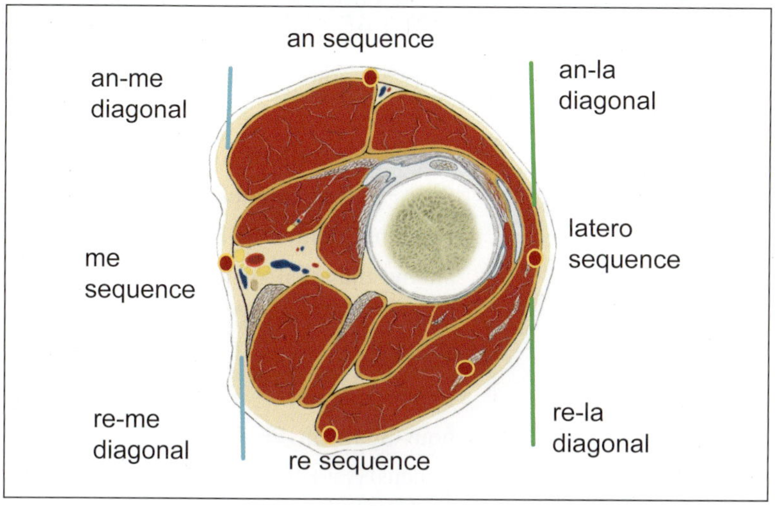


**그림 1.42.** 어깨 diagonal의 해부학

an-me-hu의 diagonal은 대흉근과 견갑하근의 힘이 모이는 곳에 위치한다.

an-la-hu의 diagonal은 삼각근의 전굴(antemotion) 수행 섬유와 외굴(lateromotion) 수행 섬유 사이에 위치한다.

re-la-hu의 diagonal은 삼각근의 후굴(retromotion) 수행 섬유와 외굴(lateromotion) 수행 섬유 사이에 위치한다.

re-me-hu의 diagonal은 re-hu 및 me-hu의 CC와 연결된다.

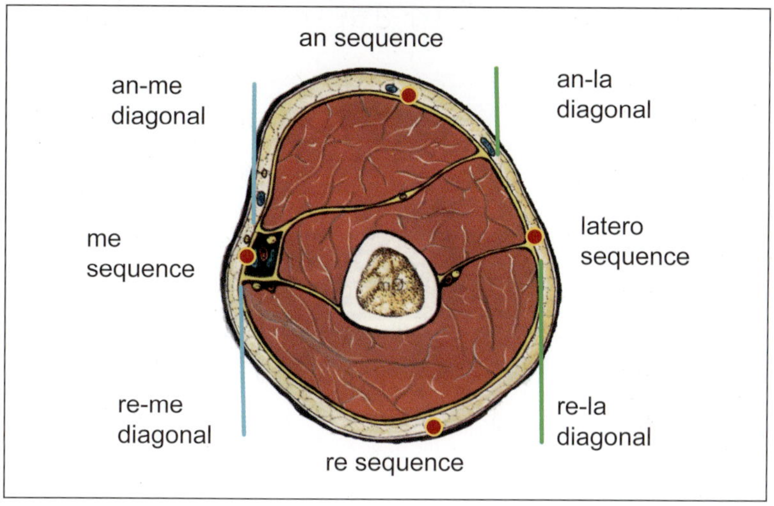


**그림 1.43.** 상완부 diagonal의 해부학

an-la의 diagonal은 이두근 힘줄의 측면에 위치한 an-la-cu CF를 따라서 팔꿈치까지 연결된다. 따라서 그 연결은 상완이두근과 상완근을 분리하는 격막이다.
re-la의 diagonal은 삼두근이 삼두근의 lacertus fibrosis에 이를 때까지 삼두근과 함께 주행한다: re-la-cu.
an-me의 diagonal은 이두근이 이두근의 lacertus fibrosis에 이를 때까지 이두근과 함께 주행한다: an-me-cu.
re-me diagonal은 내측 상과까지 삼두근과 함께 주행한다: re-me-cu

*(Modified from G. Chiarugi and L. Bucciante, Istituzioni di anatomia dell'uomo. Piccin)*

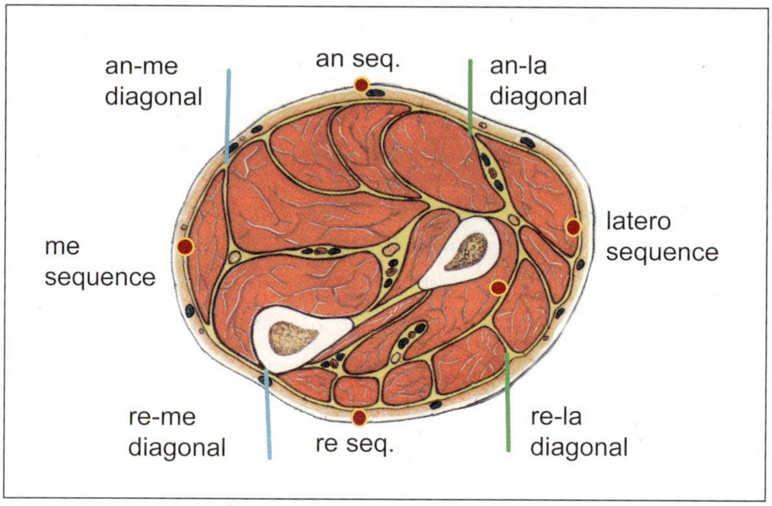


**그림 1.44.** 전완부 diagonal의 해부학

an-la diagonal은 상완요근(brachioradialis)과 원형 회내근(pronator teres) 사이의 격막을 따라 주행한다.
an-me diagonal은 척측수근굴근(Flexor Carpi Ulnaris)과 천수지굴근(Superficial Flexor Digitorum) 사이의 격막을 따라 주행한다.
re-me diagonal은 내측 상과에서 척측수근신근(Extensor Carpi Ulnaris)으로 통과한다.
re-la diagonal은 요측수근신근(extensor carpi radialis)과 수지신근(extensor digitorum)을 분리하는 sulcus(고랑)을 따라 주행한다.

*(Modified from G. Chiarugi and L. Bucciante, Istituzioni di anatomia dell'uomo. Piccin)*

## 근막 대각선과 운동 계획
DIAGONALS & MOTOR SCHEMES

## 근막 대각선의 해부학
Anatomy of the diagonals

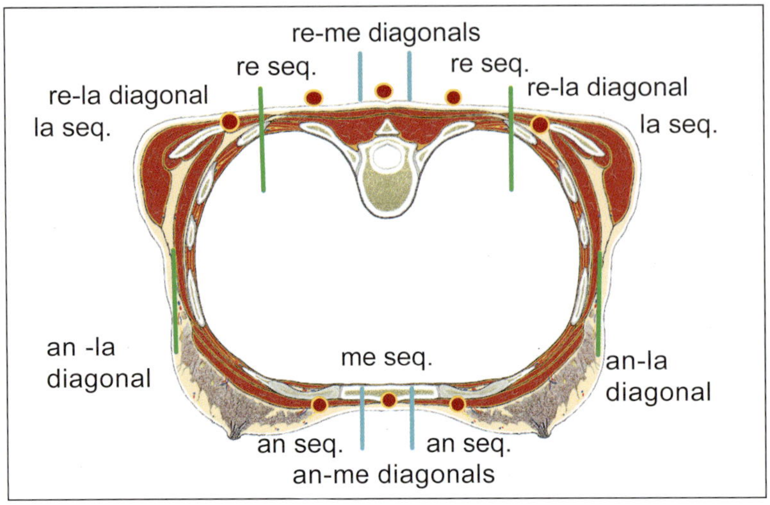


**그림 1.45.** 흉부 diagonal의 해부학

흉부에서, ante-lateral diagonal은 체간의 양 측면을 따라 주행하는데, 겨드랑이선(axillary line) 앞쪽, 그리고 전거근(serratus anterior)과 외복사근(external oblique) 사이에 위치한다.
an-me diagonal은 흉늑인대 위(over the sternocostal ligament), 흉골 측면에 위치한다.
re-me-diagonal은 극상 인대(supraspinous ligament)와 기립근 사이의 고랑(sulcus)을 따라 주행한다.
re-la diagonal은 견갑골의 내측 경계를 따라 진행한다.

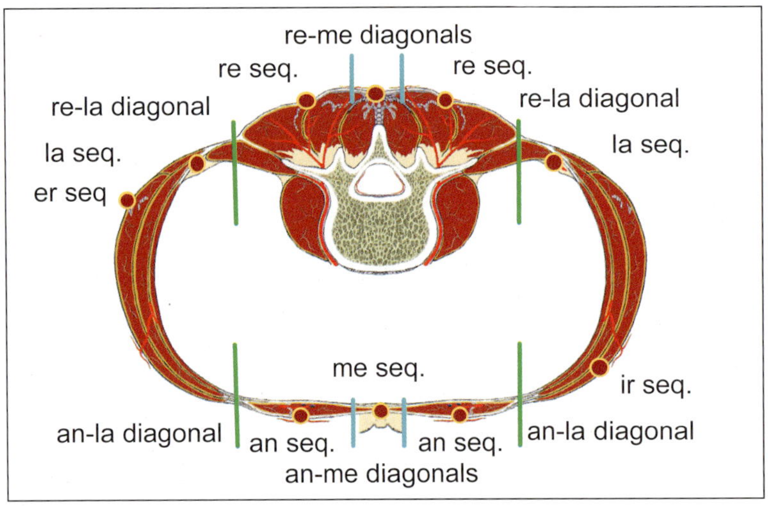


**그림 1.46.** 요추 diagonal의 해부학

요추부에서 diagonal은 전후, 좌우 완벽한 대칭을 나타낸다.
이 완벽한 신체 구조는 대각선의 방향(diagonal direction)으로 이동 후 길항 대각선(antagonist diagonal)을 통해 시작 위치로 돌아갈 수 있게 한다.

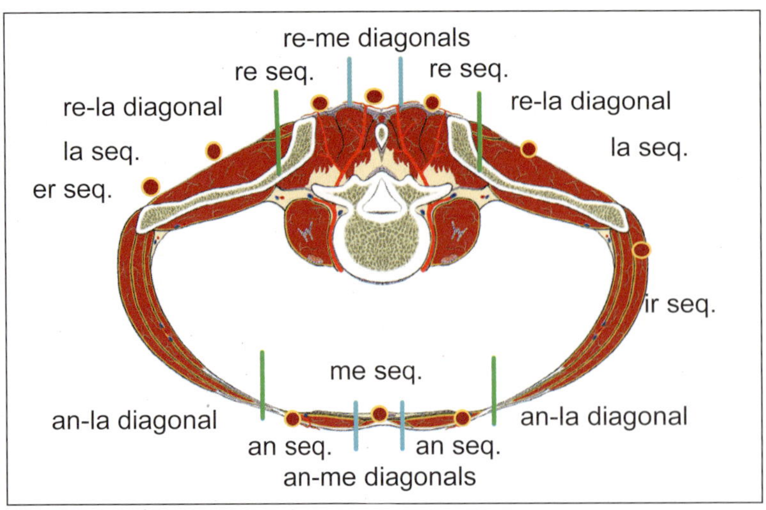


**그림 1.47.** 골반(pelvis) diagonal의 해부학

골반의 diagonal은 요추의 diagonal의 연속 선상에 위치한다.
골반 오른쪽의 diagonal은 오른쪽 하지의 diagonal로 이어지며,
골반 왼쪽의 diagonal은 왼쪽 하지의 diagonal로 이어진다.

## 근막 대각선과 운동 계획
DIAGONALS & MOTOR SCHEMES

## 근막 대각선의 해부학
Anatomy of the diagonals

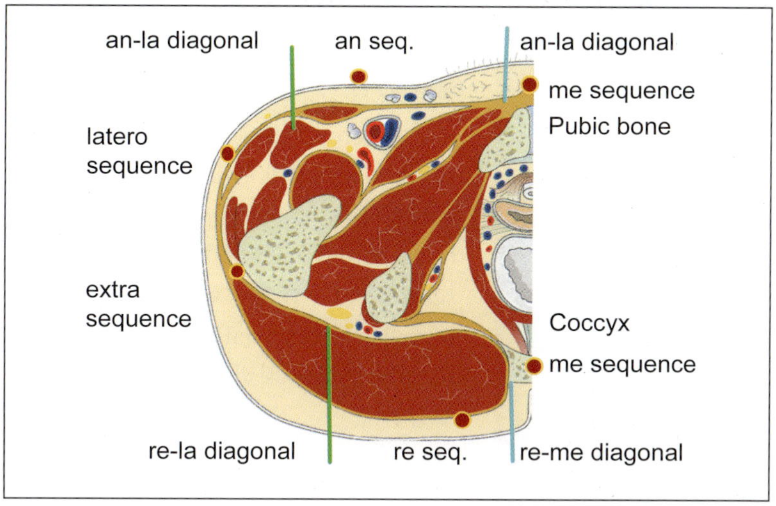


**그림 1.48.** 대퇴부 diagonal의 해부학

하지의 an-me diagonal은 내전근의 치골 부착부에서 시작된다.

an-la diagonal은 봉공근(sartorius), 대퇴근막장근(tensor fascia latae) 및 대퇴직근(rectus femoris) 사이에서 시작된다.

re-la diagonal은 좌골(ischium)과 대전자(greater tuberosity) 사이의 대퇴 방형근(quadratus femoris)에서 시작된다.

re-me diagonal은 미골(coccyx)의 측면에서 시작된다.

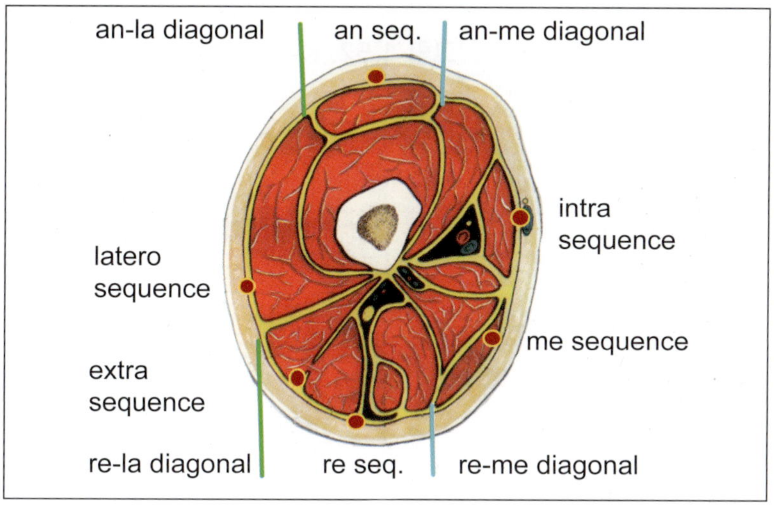


**그림 1.49.** 무릎 diagonal의 해부학

an-la diagonal은 대퇴직근과 외측광근을 분리하는 중격(septum)을 따라 주행한다.

an-me diagonal은 대퇴직근과 내측광근을 분리하는 중격을 따라 주행한다.

re-me diagonal은 대퇴박근(gracilis)과 반막양근(semimembranosus) 사이의 중격을 따라 주행한다.

re-la diagonal은 외측대퇴근간중격(lateral intermuscular septum)을 따라 이어진다.

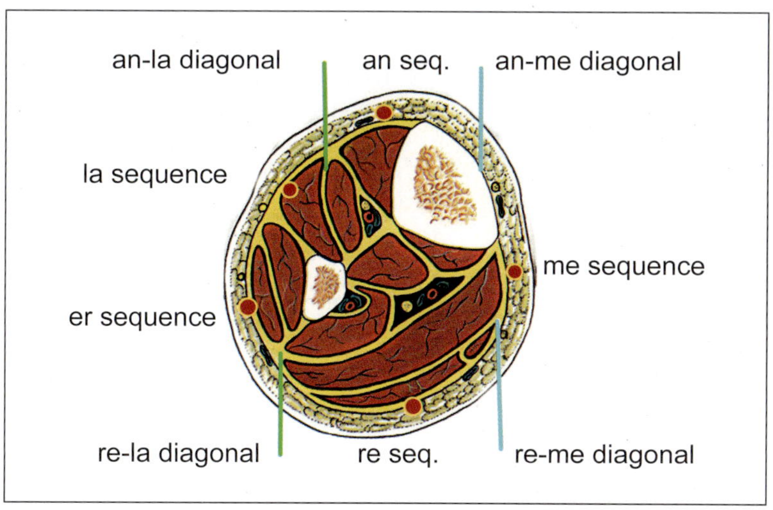


**그림 1.50.** 하지 diagonal의 해부학

re-la diagonal은 후굴(retromotion), 외회전(extrarotation), 외굴(lateromotion)의 배열(sequence) 사이에 있는 중격을 따라 주행한다.

re-me diagonal은 후굴(retromotion), 내굴(mediomotion)의 sequence 사이 중격을 따라 주행한다.

an-me diagonal은 전굴(antemotion)과 내굴(mediomotion)의 sequence를 연결하는 경골 골막(tibial periosteum)을 따라 주행한다.

an-la diagonal은 전굴(antemotion)과 외굴(lateromotion)의 sequence를 구분하는 중격에 위치한다.

# 근막 대각선과 운동 계획
DIAGONALS & MOTOR SCHEMES

## Kabat의 운동 계획과 근막 대각선
Kabat's motor schemes & diagonalss

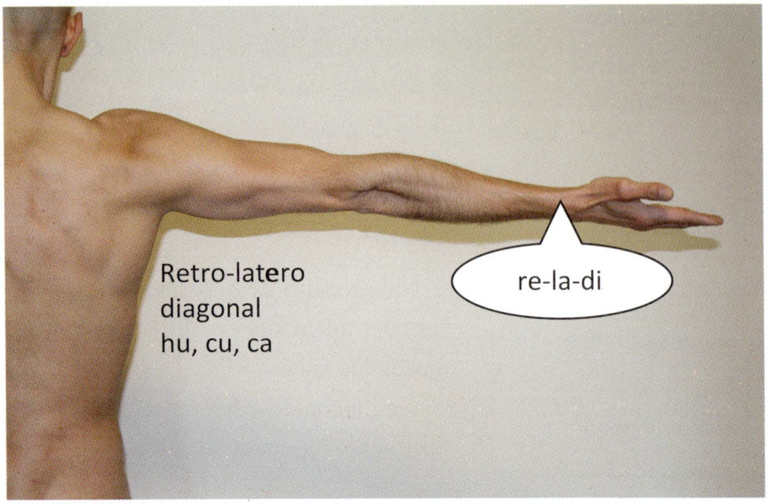


**그림 1.51.** 상지에서 retro-latero 통합 운동 계획(global motor schemes)

retro-latero-digiti CF에 대한 장력은 관련된 diagonal의 원위-근위 신장을 유발한다.
re-la-carpus, cubitus, humerus 및 scapula의 CF를 활성화하는 retro-latero diagonal의 관여는 운동 계획이 상지 전체를 따라 동시에 수행되도록 보장한다.

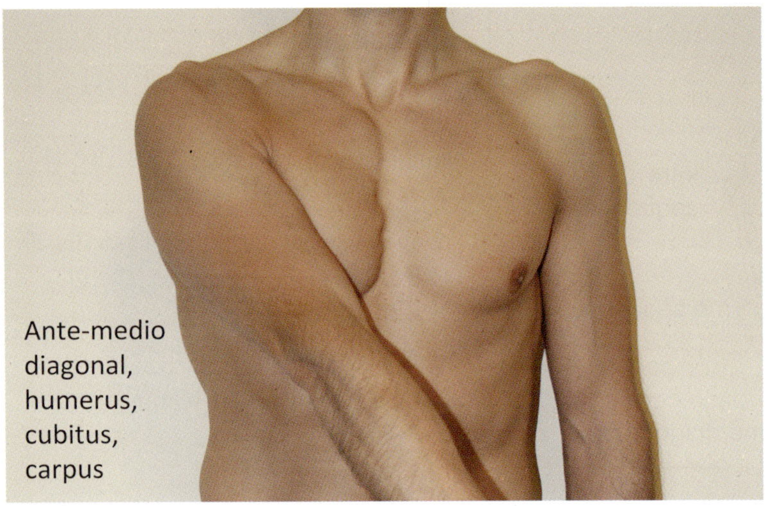


**그림 1.52.** Kabat 패턴과 diagonal

Kabat 및 Voss(1992)의 고유수용성 신경근육 촉진(PNF: Proprioceptive Neuromuscular Facilitation)은 diagonal과 spinal 운동 계획 또는 패턴을 사용한다.
따라서, 이러한 운동 계획은 근막 배열(mf sequence)의 기본 평면의 중간 방향을 따라 수행된다.
운동검증을 위해 통합 운동 계획이나 단일 분절 운동 계획을 사용할 수 있다.

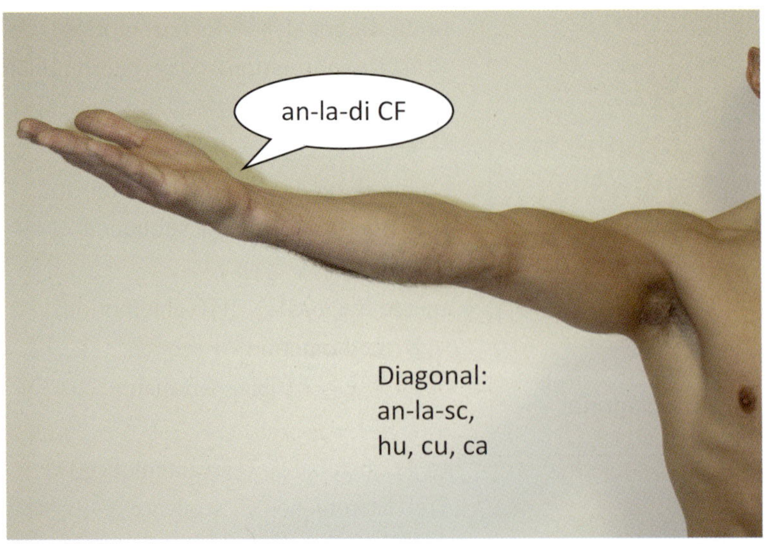


**그림 1.53.** 고유수용성 신경근육 촉진(PNF)과 운동 범위 증가

PNF는 관절의 움직임을 증가시키는 데 사용되는 방법이다.
이 기술은 작용제와 길항제 사이의 상호 억제와 수축 후 이완을 기반으로 한다.
Knott & Voss 제안에서 이러한 원리는 diagonal과 spiral을 따라 적용된다.

# 근막 대각선과 운동 계획
# DIAGONALS & MOTOR SCHEMES

## Kabat의 운동 계획과 근막 대각선
## Kabat's motor schemes & diagonalss

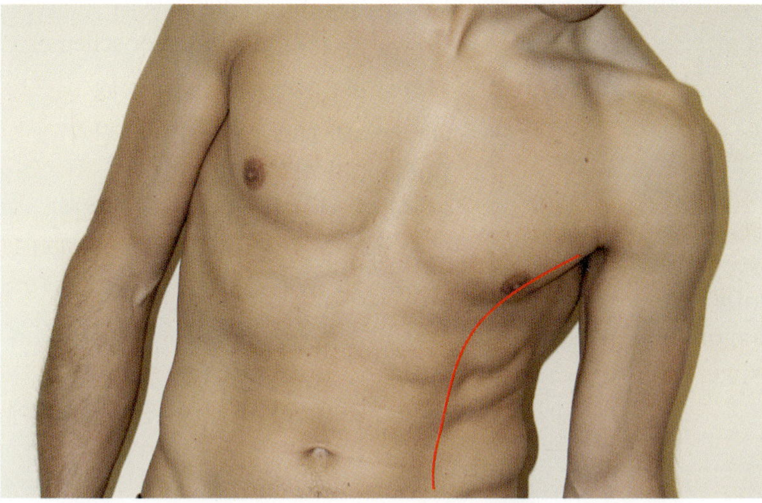

**그림 1.54.** 체간의 ante-latero 통합 운동 계획(global motor scheme)

Kabat에 따르면, 각각의 수의적인 움직임은 수많은 반사 신경을 이용한다.
FM(Fascial Manipulation : 근막 도수치료)에 따르면, 이러한 반사는 근막의 구조와 관련이 있다.
3개의 복부 근막의 융합선은 ante-latero 운동 계획을 촉진한다. 이 촉진은 시냅스 저항의 감소 때문이 아니라 훈련으로 강화된 근막 관계(myofacial relationship) 때문이다.

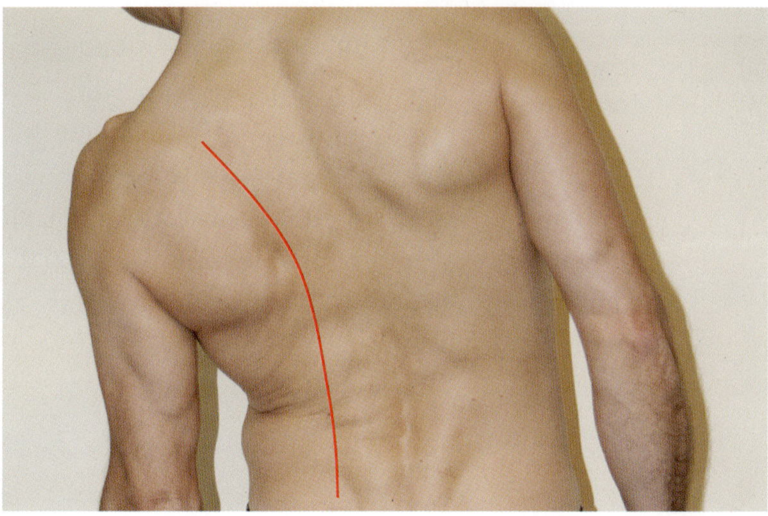

**그림 1.55.** 체간의 retro-latero 통합 운동 계획(global motor scheme)

Kabat은 대뇌 운동 피질의 한 지점에 대한 자극이 단일 근육이 아닌, 방사 패턴에 따라 배열된 많은 근육에서 반응을 일으킨다는 것을 보여주었다.
FM에서, 이러한 방사 패턴은 뇌에서 조직되는 것뿐만 아니라 sequence 또는 diagonal로 근육들을 결합하는 근막과도 일치한다.

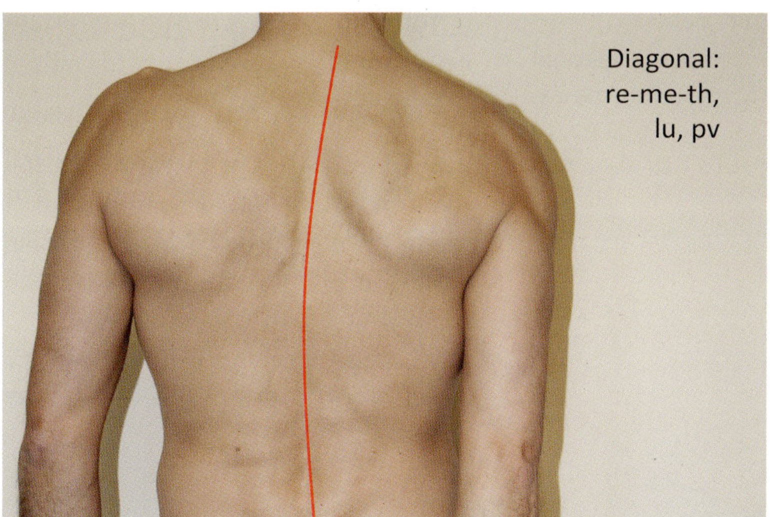


**그림 1.56.** 체간의 retro-medio 통합 운동 계획(global motor scheme)

"경험에 따르면, diagonal에서 방사 패턴이 더 효율적인 경우가 많다. 이러한 패턴이 반드시 전체를 사용할 필요는 없다는 점이 강조된다. 패턴의 일부만 사용하면 더 효과적이고 간단하게 수행할 수 있다."
(Kabat H, 1971)
이러한 이유로 FM 운동검증은 종종 두 개의 분절로 제한된다.

# 근막 대각선과 운동 계획
## DIAGONALS & MOTOR SCHEMES

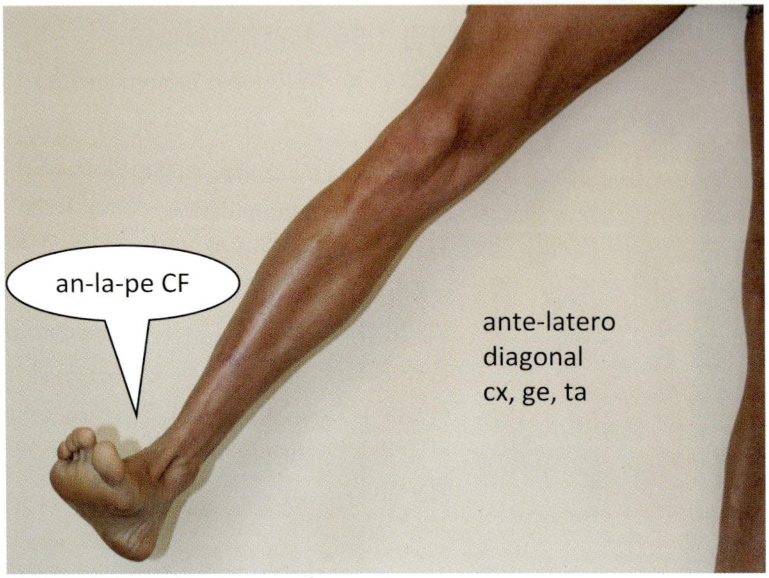


## Kabat의 운동 계획과 근막 대각선
### Kabat's motor schemes & diagonalss

**그림 1.57.** 하지의 ante-latero 통합 운동 계획(global motor scheme)

사람이 바깥쪽으로 차려고 할 때 ante-pes와 latero-pes의 근막 단위(mf unit)가 활성화된다.
2개의 근막 단위(mf unit)는 효율적인 킥을 위해 ante-latero-pes CF와 함께 동시에 움직이게 해야 한다.
차례로, 이 CF는 원위-근위 방향으로 an-la-ta, ge 및 cx CF를 신장시키고 하지 ante-latero diagonal 전체를 동시에 움직이게 한다.

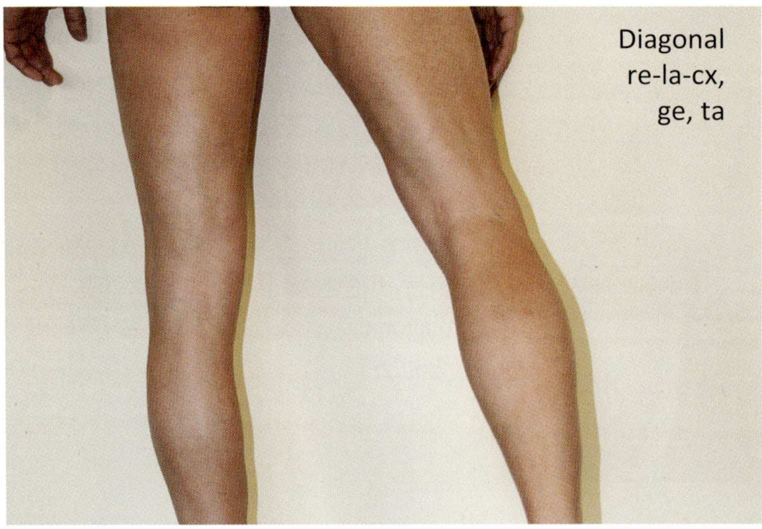


**그림 1.58.** 작용근-길항근 사이의 균형

작용근 diagonal이 활동하는 동안 콜라겐 섬유는 짧아지고 동시에 길항근 diagonal의 콜라겐 섬유는 늘어난다.
예를 들어, retro-latero-coxa, ge 및 ta의 운동 체계에서 re-la diagonal은 짧아지고 ante-medio-coxa, ge 및 ta의 길항근 diagonal은 길어진다.

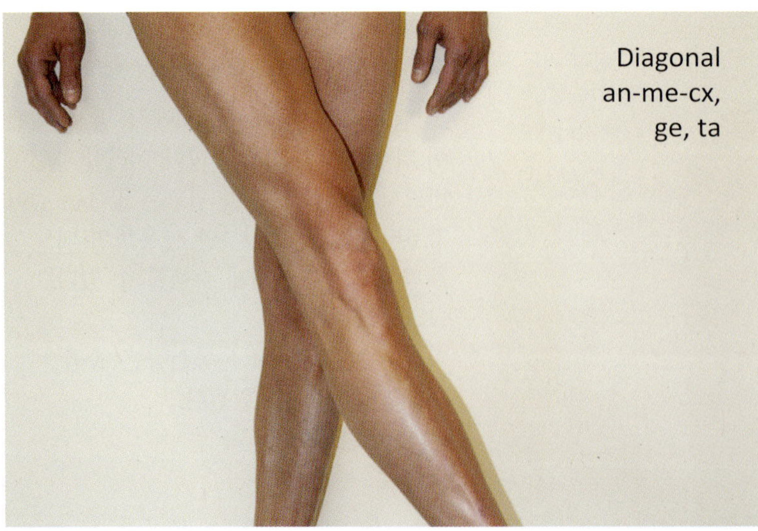


**그림 1.59** 고유수용성 신경근육 촉진법(PNF)의 원리

고유수용성 신경근육 촉진법은 사지(손, 발, 머리)에서 시작하여 diagonal과 spiral을 따라 저항에 대항하여 수행되는 움직임을 이용한다. 이 저항은 방사(irradiation)를 촉진하여 특정 운동 계획에서 협력 근육의 수축을 유발한다.
연속 유도(successive induction)는 길항근의 활성화를 촉진하는 작용근의 수축을 말한다.

## 근막 대각선과 운동 계획
DIAGONALS & MOTOR SCHEMES

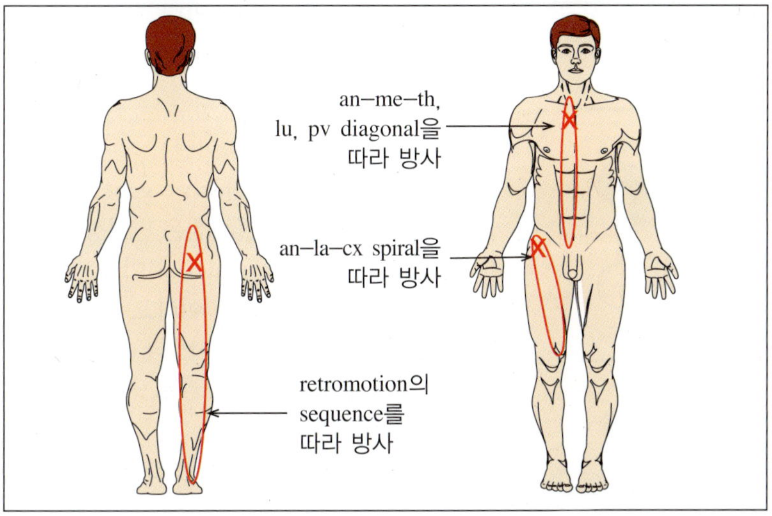


## 반사통증과 근막 대각선
Reflex pain and diagonals

**그림 1.60.** 반사 통증, 근막 분절 (fasciotome) 및 diagonal

근막 구획(fascial compartment) 또는 근막 배열(mf sequence)은 우리가 "근막 분절(fasciotome)"이라고 부르는 지각-구심 연속성(perceptive-afferent continuity)을 형성한다.

통증유발점(TP: trigger point)의 압박은 이것이 포함된 근막을 신장시키고 그 위치에 따라 mf sequence, diagonal, spiral을 따라 배열된 통각수용기(nociceptor)를 활성화시킨다.

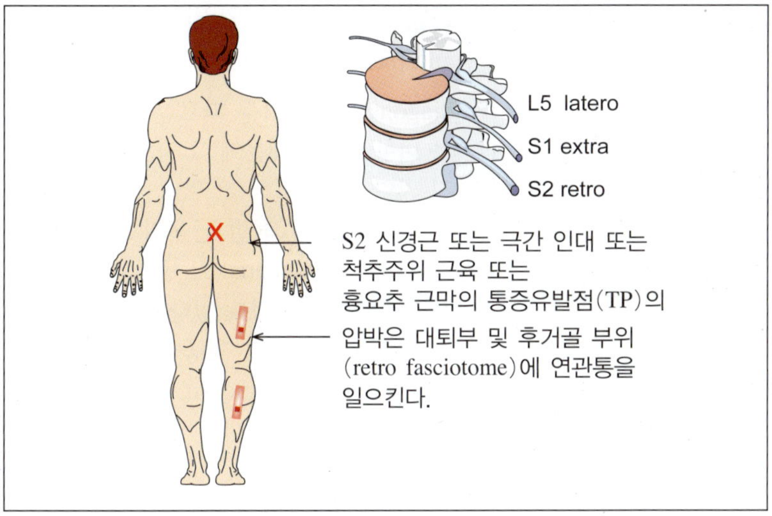


**그림 1.61.** 근위-원위부 연관통

"고립된 신경근의 압박은 사지의 피부절을 따라 통각과민(hyperalgesia)을 유발하며, 식염수 용액을 극간인대(interspinous ligament)에 주입할 때 동일한 효과가 나타난다." (Chusid 1968). 이러한 증상의 원인이 인대이든지 신경외막이든지, 연관통은 mf sequence나 근막분절(fasciotome)을 따라 분포된다.

각 mf sequence는 움직임의 방향을 인식하고 신경근에 연결된다.

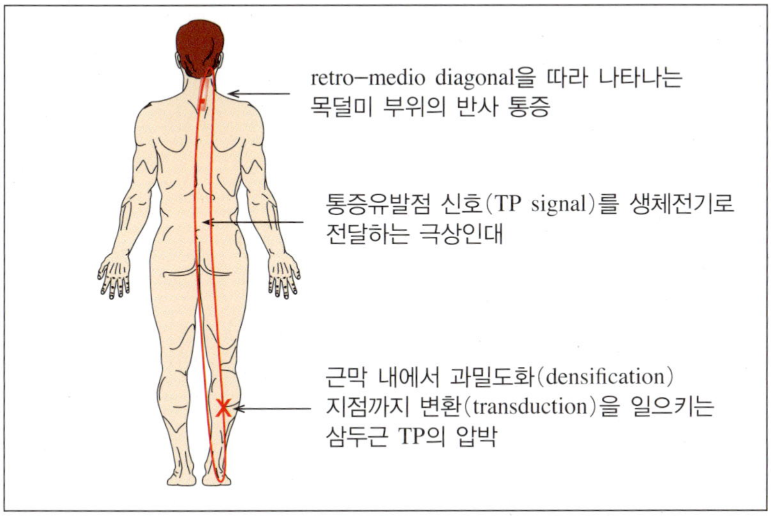


**그림 1.62.** 원위-근위부 연관통

원위-근위부 연관통은 신경근의 압박으로 인해 발생하지 않고 근막의 연속성으로만 설명할 수 있다.

Travell & Simons(1998)는 목덜미 부위(nuchal region)에 통증을 유발하는 하퇴 삼두근 통증유발점(TP) 압박의 예를 제시하면서 이 연관통은 생체전기 전달(bioelectic transmission)의 형태를 통해 retro-medio diagonal을 따라 연속된다.

## 근막 대각선과 운동 계획
DIAGONALS & MOTOR SCHEMES

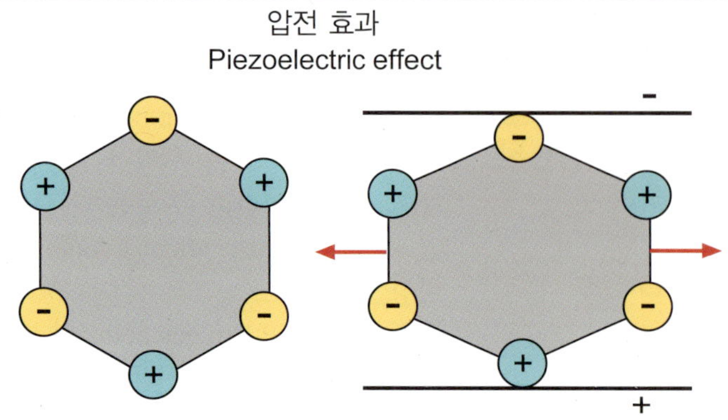


전달: 콜라겐 섬유의 신장 또는 압축은 근막의 섬유를
따라 전달되는 전류를 생성합니다.

## 반사통증과 근막 대각선
Reflex pain and diagonals

**그림 1.63.** 압전과 생리학 (Piezoelectricity and physiology)

근막과 특히 콜라겐 섬유는 전기전도체(electric conductors)이면서, 압전 효과에 의해 전기 발생체(electric generators)이기도 하다. 실제로 콜라겐은 반결정질 물질(semi-crystalline material)이다.
우리가 한 분절을 움직이려고 할 때 우리는 콜라겐 섬유를 신장시킨다. 이 스트레칭은 전류로 변환되어 차례로 근육 수축을 자극한다.

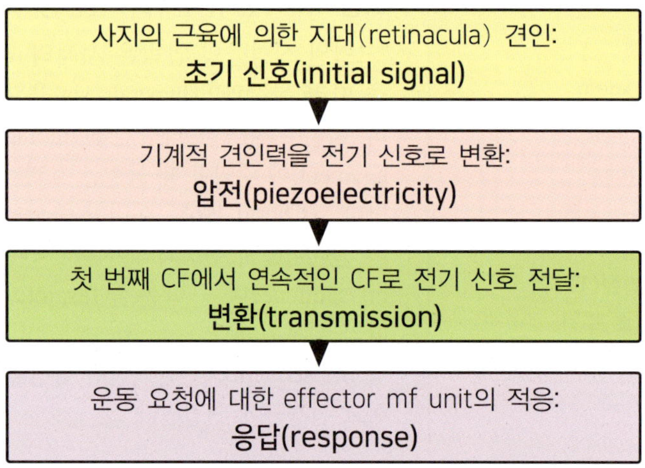


**그림 1.64.** 변환기와 압전(Transducers and piezoelectricity)

diagonal과 spiral을 따르는 기계적 전송은 너무 느리기 때문에 그 자체로는 충분하지 않다.
따라서, 작은 손과 발 근육의 초기 견인이 전위(electric potential)로 변환된다(piezo-electricity)는 가설도 있다. 그 후, 이러한 전위가 작용근이나 협동근의 근막 단위(effector or synergic mf unit) 심지어 길항근에 도달할 때까지 콜라겐 섬유를 따라 전파될 수 있다.

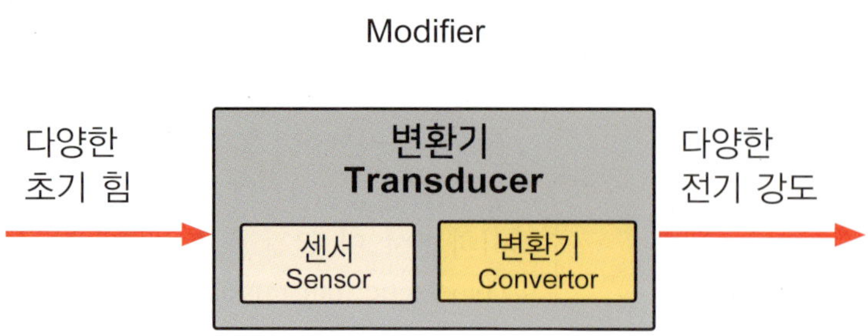


**그림 1.65.** 운동의 변환과 생리학 (Transduction and physiology of movement)

변환(transduction)은 다양한 분야에서 사용되는 용어이다.

- 생화학적, 생체전기 및 생체역학적 변환; 압전 변환기(piezoelectric transducer)는 전자 제품에서 언급된다.
- 생리학에서 청력은 음파가 전기 자극으로 변환되는 것을 의미한다.
- 지대(retinacula)의 콜라겐 섬유는 기계적 스트레칭을 다양한 강도의 전기적 자극으로 변환하는 센서이다.

## 근막 대각선과 운동 계획
DIAGONALS & MOTOR SCHEMES

근막은 불규칙한 결합 조직으로 정의됩니다. 실제로는 다층 조직이며 각 층은 단방향 콜라겐 섬유로 형성된다. 각 층 내에서 자유신경종말은 정확한 스트레칭 방향을 인식하는 방식으로 정렬된다.

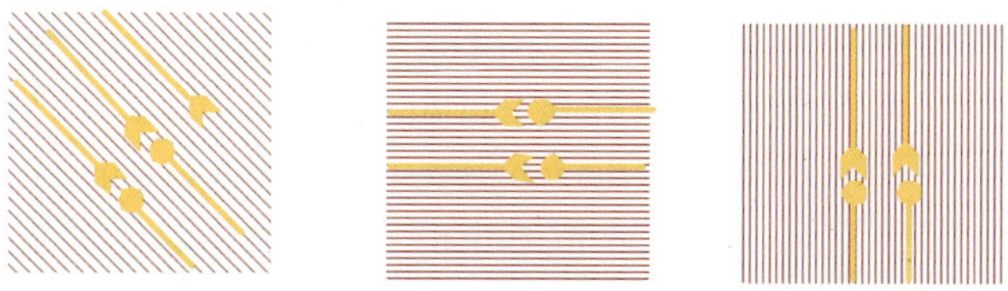

spiral에서 사선 방향의 콜라겐섬유와 FNE | mf unit에서 횡 방향의 콜라겐섬유와 FNE | mf diagonal에서 종 방향의 콜라겐섬유와 FNE

자유신경종말 뿐만 아니라 Ruffini 및 Pacini 기관 또한 근막외 지역(epifascial region)에서 발견되는데, 풍부한 소성결합조직(loose connective tissue)이 이러한 수용체를 신장되거나 압축되도록 한다.

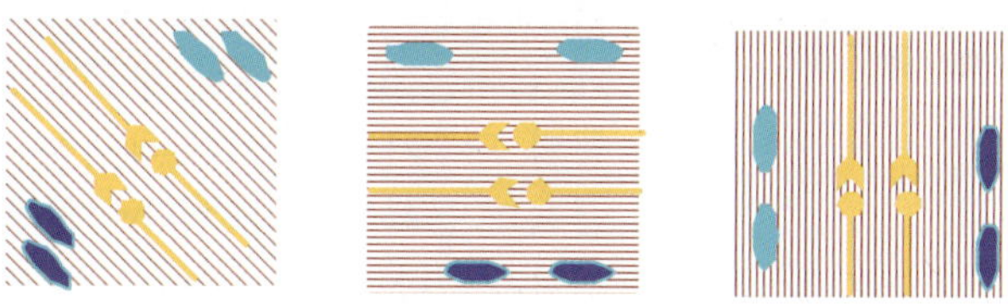

자유신경종말에 비해, Ruffini 및 Pacini 기관은 뇌에 구체적인 정보를 전달할 수 있는 그들만의 고유 구조를 가지고 있다.

**근막 신경**
**Myofascial nerves**

- 기계 수용체 (mechano–receptor)
  - 근육에서 muscle spindle(근방추), 힘줄에서 골지건기관
  - 신경근 조절(neuromuscular control)
- 자세고유감각 (postural proprioception)
  - 3개 면으로 스트레칭 되는 자유신경종말, Pacini and Ruffini
  - 세방향 인식(tridirectional perception)
- 고유운동감각 수용체 (kinaesthetic receptor)
  - diagonals: 운동 계획(motor scheme)
  - spirals: 운동 동작(motor gesture)
  - 감각운동 기능 (Sensorimotor function)

## 반사통증과 근막 대각선
Reflex pain and diagonals

**그림 1.66.** 시냅스 간 촉진 (Intersynaptic facilitation)

말단세포(telocyte)와 섬유모세포(fibroblast)가 근막 견인(myofascial traction)에 따라 정렬된다는 점을 감안할 때, 자유신경종말(FNE: free nerve ending) 사이에 시냅스 간 연결 또한 존재한다고 가정할 수 있다.
"장기강화작용(LTP: Long term potentiation)은 두 뉴런 사이의 신호 전달을 지속적으로 증가시키는 시냅스 가소성의 패턴을 말하며, 이는 뉴런을 동기 방식(synchronous manner)으로 자극하여 얻게 된다." (Zenke F. 2017).

**그림 1.67.** 신장 및 움직임 인식(Stretch and perception of movement)

근막의 신장(stretch of the fascia)은 다른 운동 감각 수용체의 활성화도 유발한다. 근막 내 Ruffini 및 Pacini 기관은 신장(stretch)에 민감하다.
따라서, mf sequence, diagonal, spiral로 연결된 근막의 세 층이 세 개의 말초수용체지도(peripheral receptor map)를 형성하기 때문에 한 방향으로 사지가 움직이는 것을 감지할 수 있다.

**그림 1.68.** 감각운동 기능

근방추와 골지건기관은 기계적 신장에 의해 자극되고 말초 운동을 조정한다.
신장되는 근막의 구조에 따라 자유신경종말(FNE)과 Ruffini 및 Pacini 기관은 자세고유감각(postural proprioception) 또는 수행되는 움직임의 고유운동감각(kinaesthetic sense)을 제공한다. 따라서 이미 암호화된 방향성 자극은 말초에서 뇌로 전달된다.

## 근막 대각선과 운동 계획
### DIAGONALS & MOTOR SCHEMES

**침술과 도수치료의 비교**
Comparison: Acupuncture & Manipulation

- 침점 (acupuncture points)
  - 통증 유발점
  - 협응 중심(Center of Coordination)
- 주요 경락
  - 근육 사슬
  - 근막 배열(mf sequence)
- TMM (건–근 경락)
  - kabat 운동 체계
  - Mf diagonal and CF
- 반대 TM 가지(branch)
  - 통합 운동 계획
  - spiral에 배열된 CF

## 침술과 비교
### Comparison with acupuncture

**그림 1.69.** 침술과 근막 도수치료

근막 도수치료의 기원은 침술에서 찾을 수 있으며, 이는 또한 근막 도수치료가 제안하는 요점의 유효성이 사실임을 보여준다.

근막 배열(mf sequence)와 주요 경락(main meridian) 사이, 그리고 대각선(diagonal)과 건–근 경락(tendinomuscular meridian) 사이에는 많은 유사점이 있다. 이 경락들에는 CF와 유사한 관절 주위에 부착 지점이 있다.

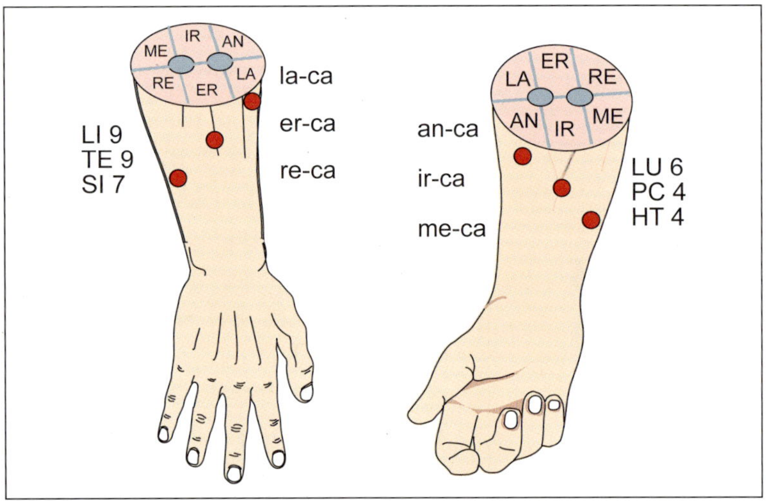


**그림 1.70.** CC와 상지의 경혈(acupuncture point)

상지에는 3개의 공간 평면에서 다양한 분절을 이동시키는 6개의 mf sequence가 있다. 침술은 6개의 mf sequence와 완벽하게 겹치는 6개의 경락 경로를 보여준다. 근막 도수치료의 CC에 해당하는 다양한 근육의 근복(muscle belly) 위에 몇 가지 경혈이 있다.

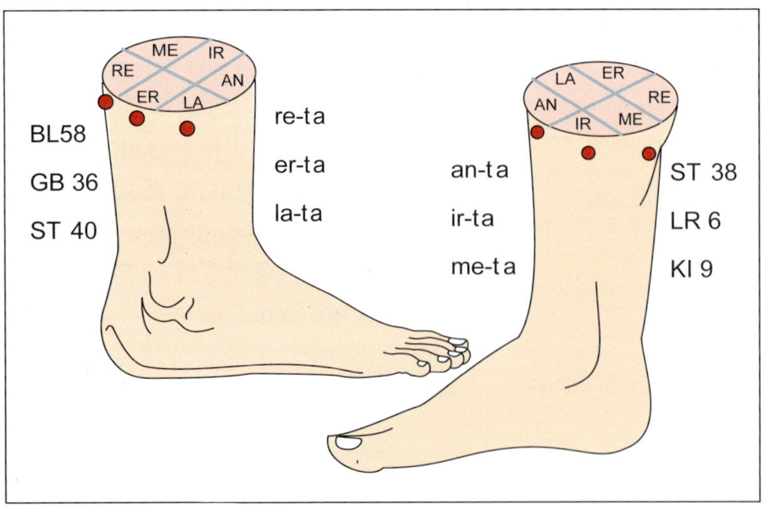


**그림 1.71.** CC와 하지의 경혈(acupuncture point)

하지에는 6개의 경락 경로와 겹치는 6개의 mf sequence가 있다.

침술에서 하지의 경락은 몸통의 경락의 연속선상에 있다.

생리학적 관점에서 하지의 mf sequence는 직립자세를 유지하기 위해 몸통의 mf sequence와 함께 작용한다.

# 근막 대각선과 운동 계획
DIAGONALS & MOTOR SCHEMES

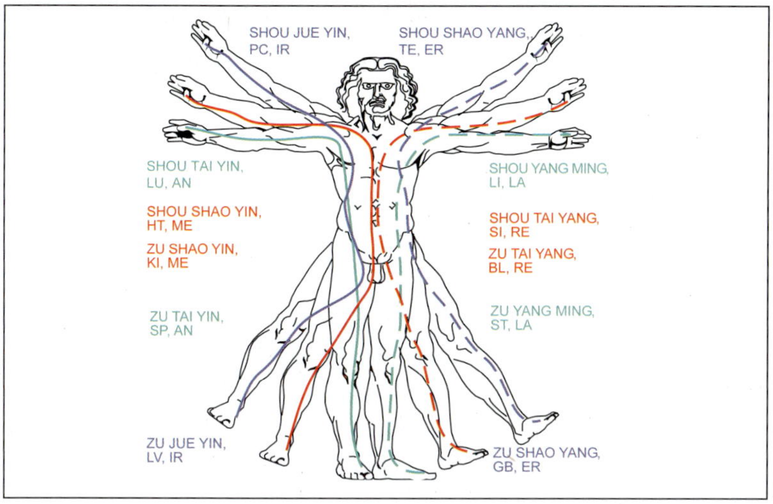


## 침술과 비교
Comparison with acupuncture

**그림 1.72.** 표준 또는 주요 경락

연관통은 종종 mf sequence를 따라 전파된다. 고대 중국의 침술사들은 표준 또는 주요 경락의 경로를 설명하기 위해 이러한 연관통 패턴을 따라왔다.
이 경락을 따라가면 CC에 해당하는 근복 위에 위치한 점이 있고, 근막 도수의 CF에 해당하는 관절 위에 위치한 점이 있다.

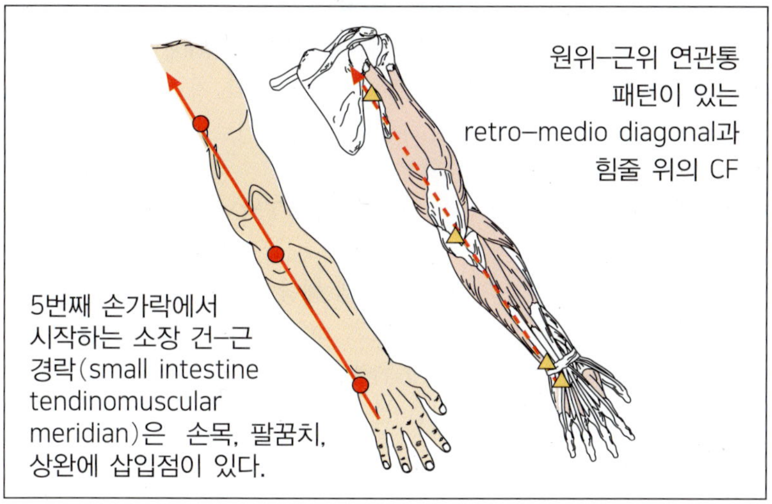


**그림 1.73.** 원위-근위 상호작용.

고대 중국의 침술사는 연관통 패턴이 항상 주요 경락 경로를 따르는 것은 아니라는 것을 깨달았다. 때때로 연관통 패턴이 더 넓은 경로를 따라 전파된다.
"TMM(건-근 경락, Tendinomuscular Meridians)의 에너지 경로는 주요 경락보다 더 표층에 있다." 또한, TMM은 주요 경락 연관 패턴과 반대 방향으로 원위-근위 연관통 패턴이 생기게 된다.

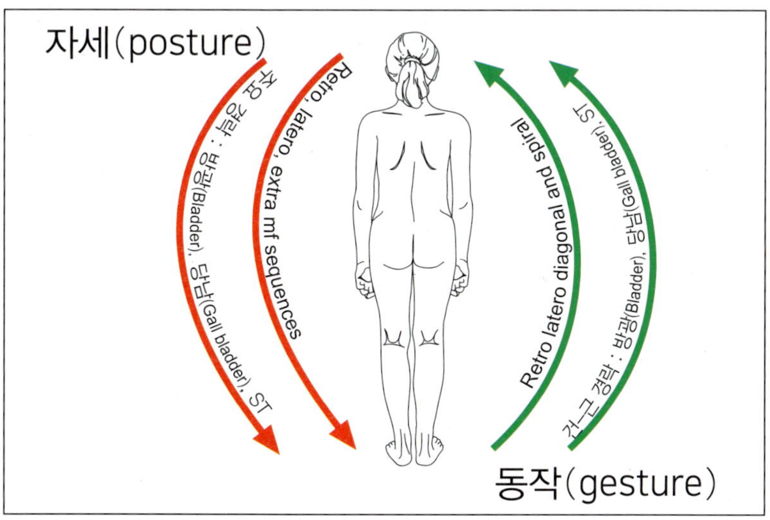


**그림 1.74.** 근막 배열(mf sequence)과 주요 경락(main meridian), 대각선(diagonal)과 건-근 경락(tendinomuscular meridian)

"TMM(tendinomuscular meridians) 경로는 손과 발에서 시작하여 올라가면서 하지(발목, 무릎, 엉덩이)와 상지(손목, 팔꿈치, 어깨)의 큰 관절을 포함한다).
TMM에는 광대역(wide band)과 같은 자체 경로가 있다."
(Manuale di Agopuntura 1979).

## 근막 대각선과 운동 계획
## DIAGONALS & MOTOR SCHEMES

## 침술과 비교
## Comparison with acupuncture

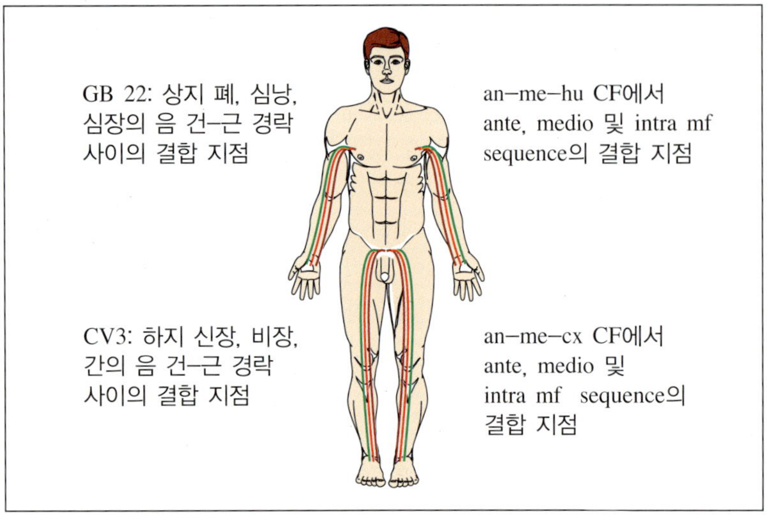


**그림 1.75.** 건-근 경락(tendinomuscular meridian)과 운동 계획(motor scheme)의 결합 지점

"하지의 세 개 음 경락은 CV 3에서 결합되고 상지의 세 개 음 경락은 GB 22에서 결합된다" (Manuale di Agopuntura 1979).

이러한 결합 지점은 Kabat이 상지·하지에 대해 제안한 대로 굴곡-내전-내회전(ante-medio-intra)의 diagonal과 운동 계획을 형성하는 세 개 sequence의 결합 지점에 해당한다.

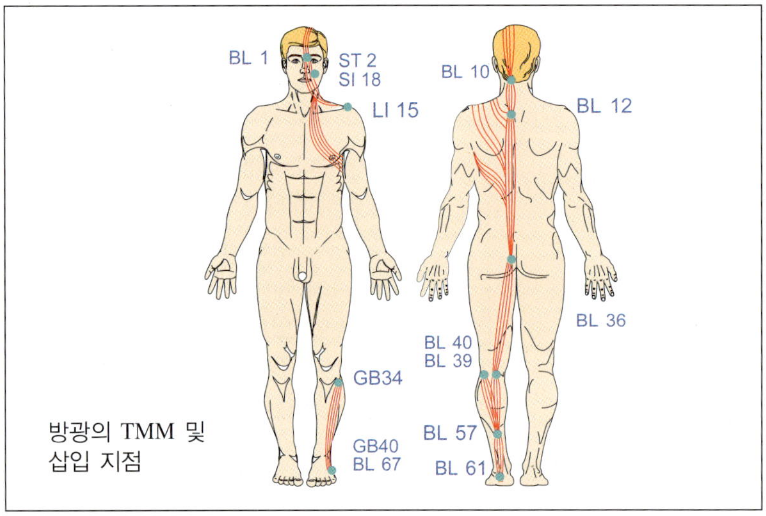


**그림 1.76.** TMM(건-근 경락)과 spiral

고대 침술사들은 TMM에 대한 두 가지 경로를 매핑했다. 종축 경로는 mf diagonal에 해당하고 사선 경로는 mf spiral에 해당된다.

이 그림은 방광 TMM의 경로이다.

여기에서 종축선은 retro-medio mf diagonal에 해당하는 일부 종축 선을 볼수 있고, mf spiral의 경로에 해당하는 몸체 뒤에서 앞쪽으로 지나가는 일부 선을 볼 수 있다.

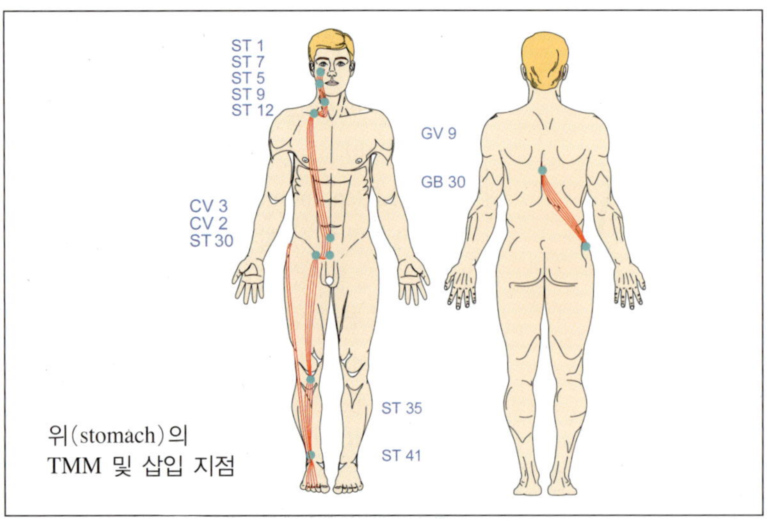


**그림 1.77.** TMM(건-근 경락)과 spiral의 부착 지점

jing jin 경락의 부착 지점과 마찬가지로, diagonal과 spiral은 CF 근처의 힘줄에서 결합한다.

"부착 지점을 통해 TMM(jing jin)은 12개 주요 경락의 기를 근육과 힘줄에 분배한다. 따라서 TMM의 이러한 경로는 규칙적인 상태에서 움직임을 유지하는 뼈와 관절 사이를 연결한다." (Manuale di Agopuntura 1979).

# 근막 대각선의 치료

## TREATMENT OF THE MF DIAGONALS

이 장은 다음으로 구성되어 있다 :

- 병력 청취
- 가설 및 치료 계획
- 운동검증과 촉진검증
- 치료와 결과

## 근막 대각선의 치료
TREATMENT OF THE MF DIAGONALS

## 병력 청취
History taking

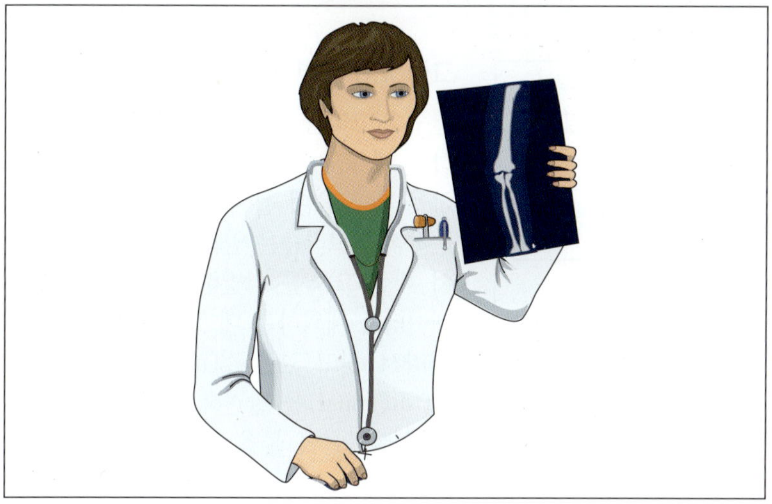

**그림 1.78.** 병력 청취

일반적으로 환자들은 치료사들이 그들의 x-ray나 MRI를 봐 주길 원한다. 왜냐하면 이러한 검사들이 어느 부위에 치료가 필요한지 대하여 표시를 해줄 수 있다고 기대하기 때문이다.

중대한 문제를 감별하기 위해 근막 치료사는 이러한 검사들을 고려한다. 그러나 그 다음엔 치료 계획을 정교하게 만드는데 있어서 보다 유용할 수 있는 질문으로 옮겨간다.

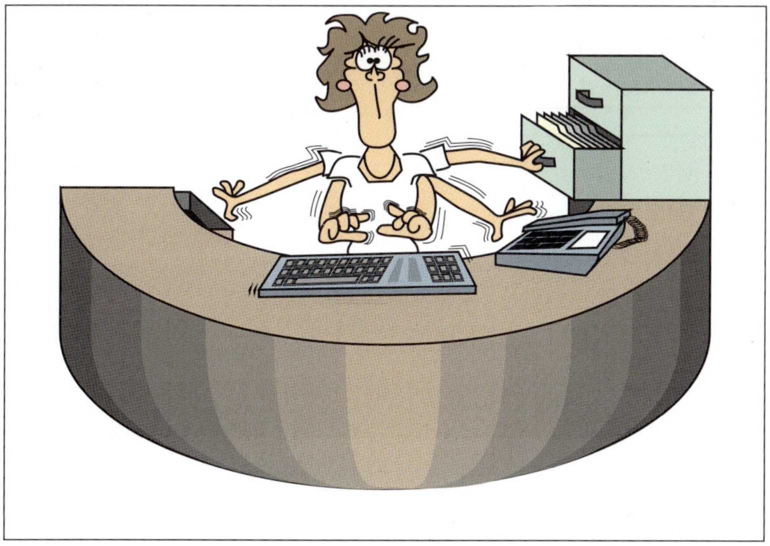

**그림 1.79.** 혼란스러운 정보

보여지는 문제가 흔하게 환자의 직업 또는 정기적으로 하고 있는 운동에 의해 유발된 과사용 증후군에 연관될 수 있다.

정확한 평면을 따라서 호소하는 아픈 동작은 특정한 근막 배열(mf sequence)에 관한 가설을 일으킬 수도 있다.

그러나, 아주 종종 통증은 넓게 퍼져 있으며 여러 가지 동작에 의해 심해진다. 이러한 미궁에서 방향을 잡기 위해서는 일련의 연구 알고리즘(research algorithms)을 통해 진행해야 한다.

# 근막 대각선의 치료
## TREATMENT OF THE MF DIAGONALS

## 가설 또는 치료 계획
### Hypothesis or treatment plan

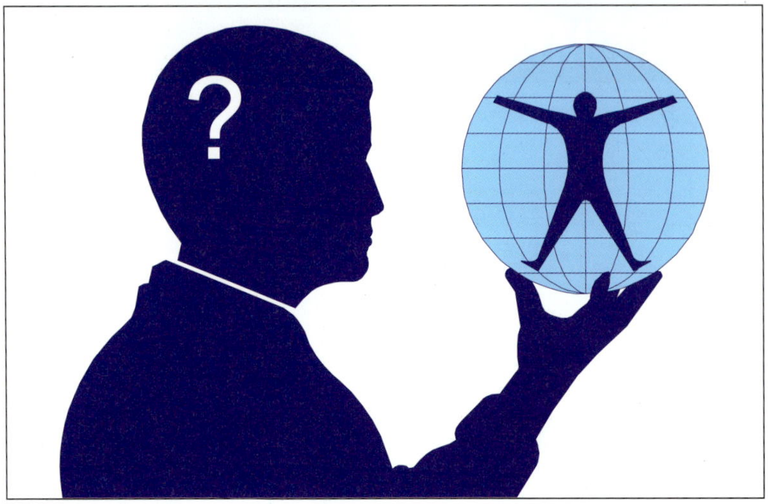

**그림 1.80.** 정보와 가설

치료사가 환자의 병력(정보)을 다루는 동안 스스로에게 지속적으로 다음과 같이 질문해야 한다:

- 환자의 몸은 어떻게 스스로 보정해왔는가?
- 환자가 호소하는 다양한 통증 부위들이 시간이 지남에 따라 어떻게 서로 연결되어 왔는가?

병력 청취 또는 정보 수집은 역동적 과정이 되어야 한다. 이를 각각의 개인 환자들에게 적용하기 위해 특정 알고리즘에 따라 변화를 가할 필요가 있다.

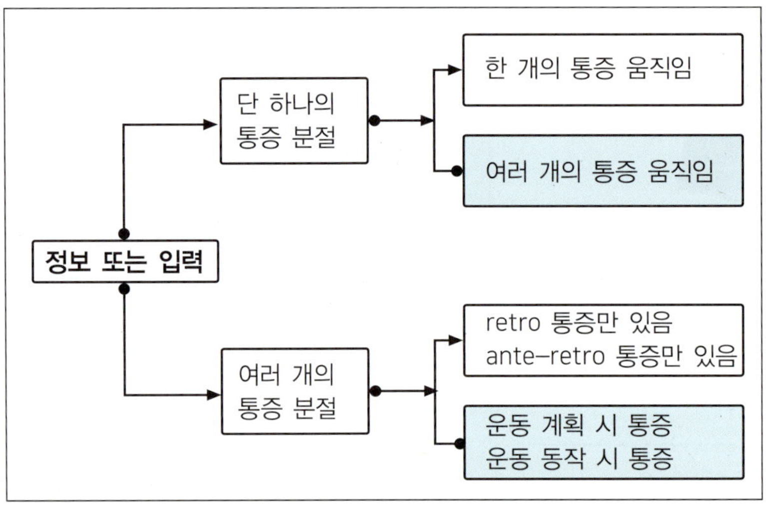


**그림 1.81.** 연구 알고리즘

연구 알고리즘은 환자의 통증을 설명하는 데 도움을 줄 수 있는 요소를 식별하는 데 도움이 될 수 있다.
순차적 알고리즘은 임의의 요소 그룹 내에서 핵심 요소를 식별하고 중요하지 않은 데이터를 제외하는 데 도움이 될 수 있다. 따라서, 찾고 있는 것(mf sequence 또는 mf diagonal)을 발견하는데 도움이 되는 특정 질문들을 물을 필요가 있다.

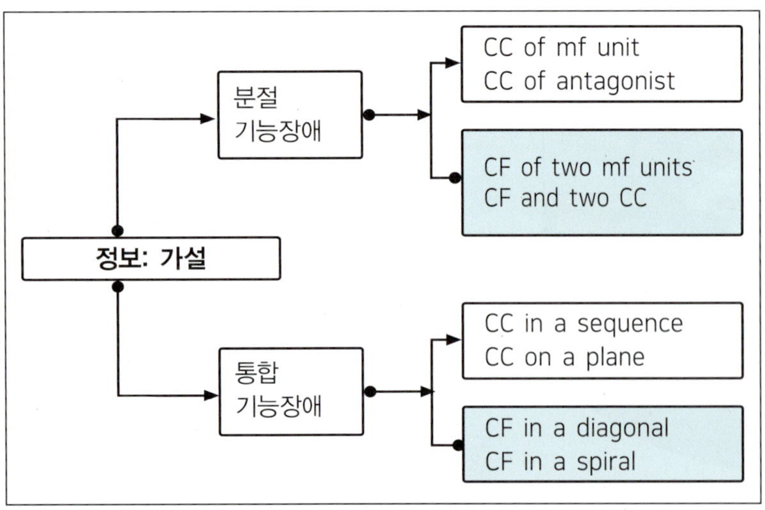


**그림 1.82.** 가설에 따른 데이터 수집

다양한 증상을 고려하여 생성된 가설은 데이터 수집 전반에 걸쳐 치료사를 안내한다.
치료사는 데이터에서 다음이 작동하고 있는지 여부를 파악해야 한다:

- 근막 배열(mf sequence)과 공간 평면(spatial plane)을 따르는 협응중심(CC)과 그들의 장력 보상(tensional compensation).
- 또는 근막 대각선(myofascial diagonal) 또는 나선(spiral)으로 따라가는 융합중심(CF)과 그것들의 장력 보상.

## 근막 대각선의 치료
## TREATMENT OF THE MF DIAGONALS

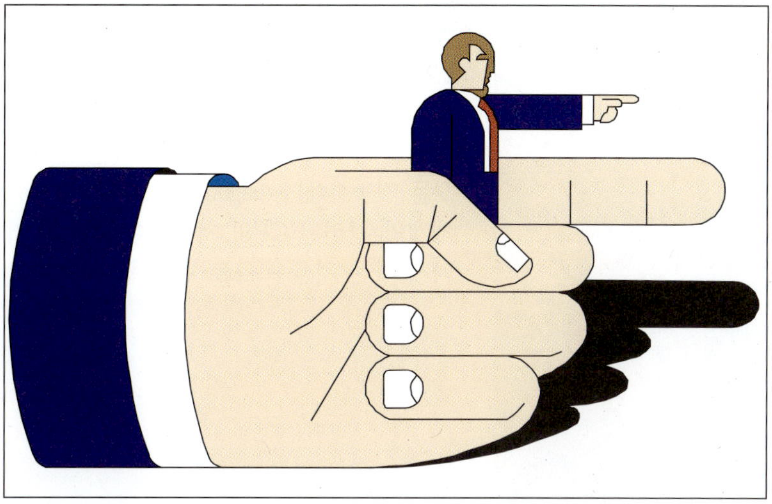

## 운동검증 및 촉진검증
## Movement and palpation verifications

**그림 1.83.** 가설에서 평가까지

치료사가 조사해 볼 단서 조차 없다면 환자의 증상에 대해 어떻게 조치를 취해야 하는지에 관한 어떠한 적응증(indication)도 가질 수가 없을 것이다.
정보를 통해 치료사는 다음을 포함하는 치료 계획을 개발할 수 있다:

- 검사할 분절들(segments)
- 환자가 수행해야 하는 운동검증 (movement verifications)
- 만져보고 치료해야 하는 지점

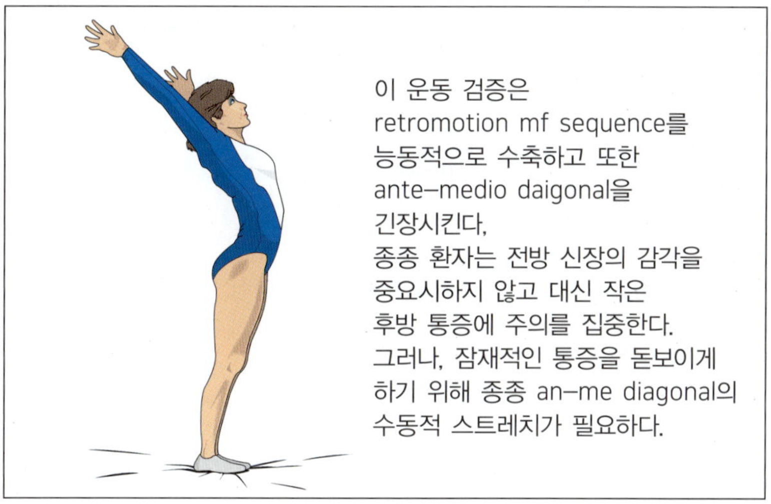


**그림 1.84.** mf sequence 및 mf diagonal에 대한 운동 검증

협응중심(CC)이 근방추와 상호 작용한다는 점을 감안할 때 능동적 근육 수축은 mf sequence에 포함된 CC의 운동검증(movement verification)에 사용한다.
diagonal CF에 대한 운동검증은 CF가 융합선(lines of fusion)을 따라 힘줄에 위치하기 때문에 대부분 수동적 스트레치를 통하거나 저항에 대항하여 시행한다.

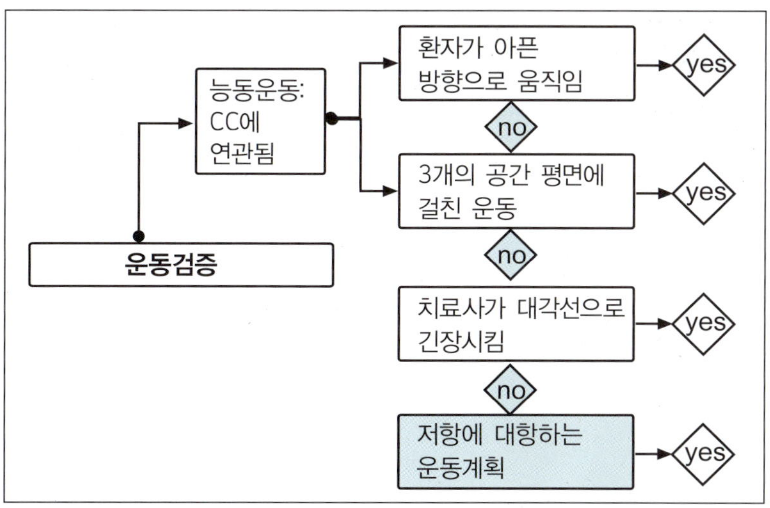


**그림 1.85.** 운동검증을 위한 다이어그램

통증이 하나 이상의 분절(segment)에만 있고 이 통증이 한 방향으로 유발된다면 치료사는 mf sequence를 따라 분포된 CC가 관련되었음을 가정할 수 있다.
통증이 3개의 공간 평면에서의 운동이나 운동 계획(motor scheme)에 따라 심해진다면 치료사는 mf diagonal을 따라 분포된 CF가 관련되었음을 가정할 수 있다.

## 근막 대각선의 치료
TREATMENT OF THE MF DIAGONALS

## 운동검증 및 촉진검증
Movement and palpation verifications

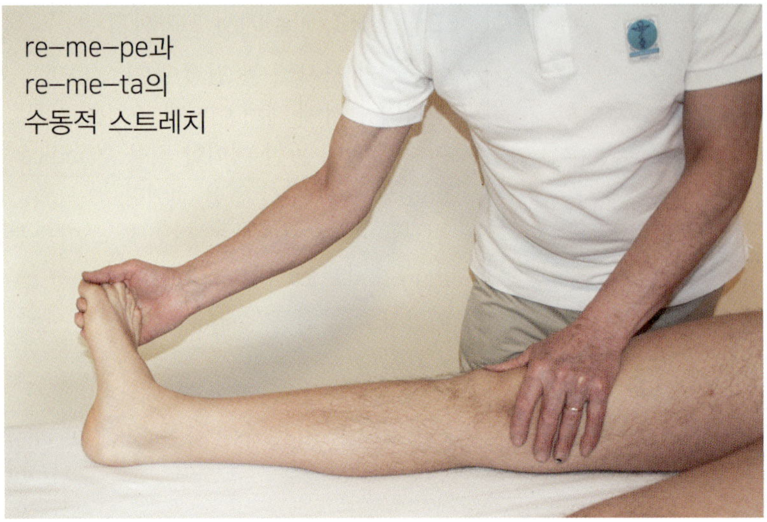


**그림 1.86.** 운동 계획과 수동운동검증

근막 대각선(diagonal)의 스트레치 반사는 수동운동검증에 사용할 수 있다.
이러한 유형의 수동적 스트레치는 근막의 모든 기능장애와 diagonal로 조정되는 운동 체계와 관련된 CF의 기능장애도 잘 드러나게 하는 것을 목표로 한다.

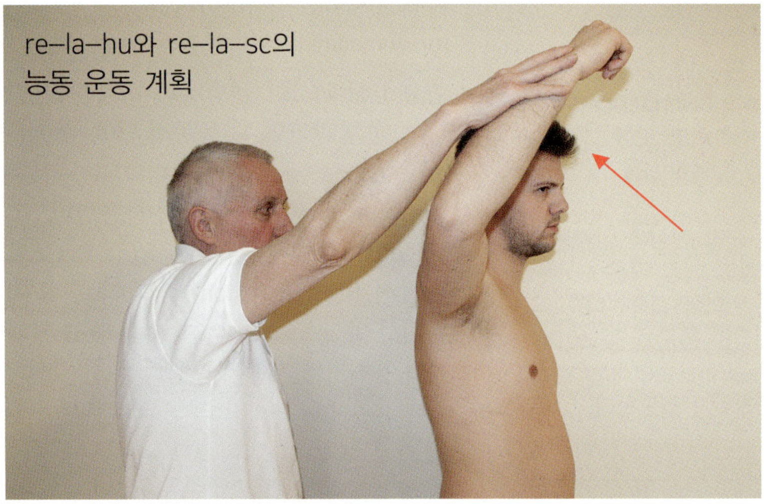


**그림 1.87.** 능동 운동 계획 및 운동검증

운동 계획 동안 동작에 적용되는 최대 저항은 특정 융합중심(center of fusion)과 연결된 근막 단위(mf unit)의 결집을 자극한다.
능동운동검증 중에 특정 diagonal을 테스트하려면 어떠한 나선형 운동(spiral movement)도 제외해야 한다.

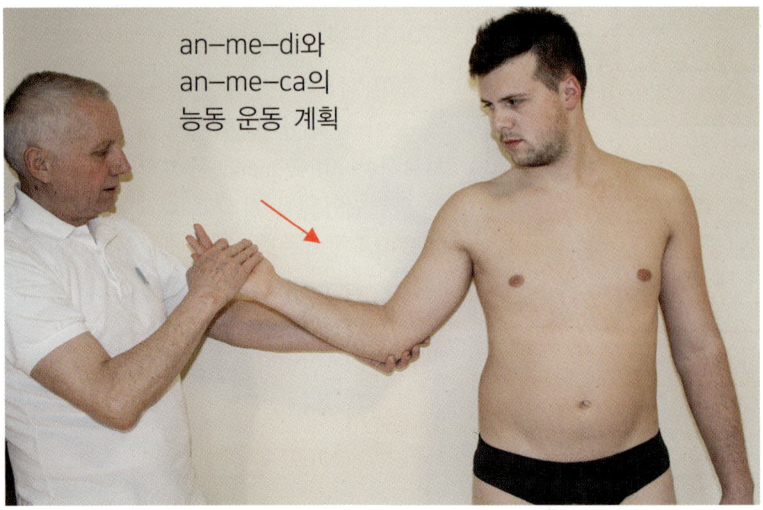


**그림 1.88** 두 분절(segment)의 운동검증을 위한 운동 계획

사지에서는 diagonal을 따라서 분포하는 모든 CF의 능동 및 수동 동작 평가를 수행하기가 어렵다.
따라서 최대 2개의 분절을 동시에 테스트하는 것이 좋다. 아래처럼 쌍으로 테스트하는 것을 추천한다:
digit–carpus, cubitus–humerus, pes–talus, genu–coxa, collum–caput 및 lumbi–pelvis.
이러한 검사들은 스트레치 또는 저항에 대응하는 방법으로 수행된다.

# 근막 대각선의 치료
## TREATMENT OF THE MF DIAGONALS

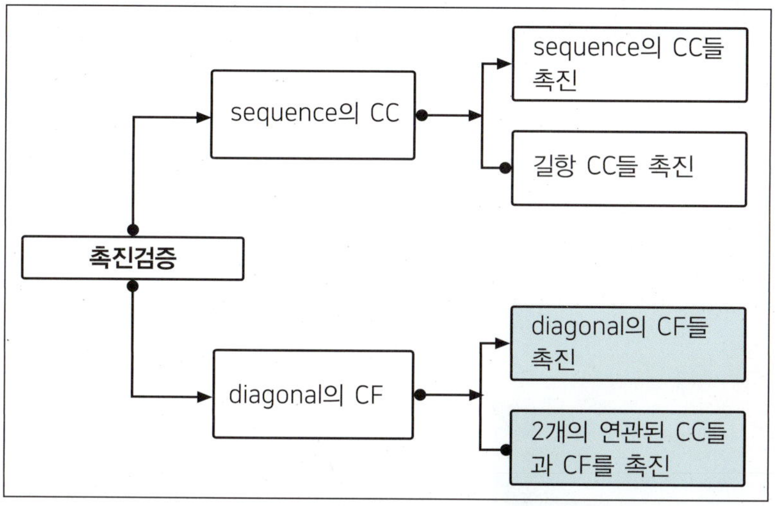


## 운동검증 및 촉진검증
### Movement and palpation verifications

**그림 1.89.** diagonal 에 대한 촉진 평가

환자의 정보와 운동 평가가 대각선의 기능 장애를 나타낸다면 다음 단계는 더 단단해진(dense) CF를 식별하는 것이다. 종종 이러한 CF는 대각선을 따라 연결된다.
어떤 경우에는 이 CF와 관련된 두 곳의 CC도 비활성화되지 않는 한 CF가 해결되지 않는다.
따라서 촉진 평가로 다양한 보상기전 어떻게 발달되어 왔는지를 판단하게 된다.

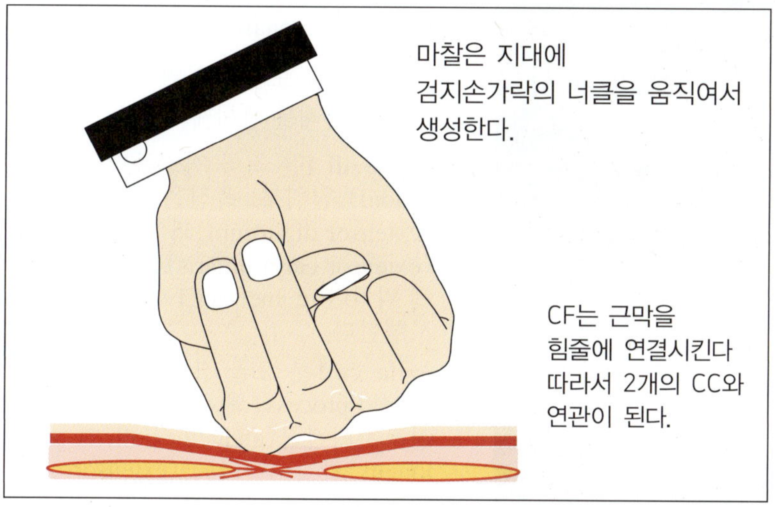


**그림 1.90.** 촉진의 방식(modality)

CF 촉진은 CC 촉진시 사용했던 동일한 두 매개변수를 알아내야 한다.

- 치료사는 근막 조직의 변화를 느껴야 한다(예: 거칠기, 강직도, 두꺼워짐: 과밀도화)
- 환자는 촉진되는 지점이 이전에 치료사가 촉진한 다른 지점보다 더 민감한지(또는 덜 민감한지) 알려줘야 한다.

CF와 CC의 차이점은 CF가 CC보다 더 표면에 위치한다는 것이다.

**촉진(Palpation)**

| 정형외과 의사 | 근막 치료사 |
|---|---|
| 견봉쇄골관절 | re-la-sc 2 CF |
| 흉쇄관절 | an-me-th CF 1 |
| 견갑상완관절 | re-la-hu CF |
| 관절낭-관절순 복합체 | re-me-hu CF |
| 인대 불안정성 | la-hu CC |
| 회전근개 건 | er-hu CC |
| 상완이두근 건의 장두 | an-la-hu CF |
| 견봉하 충돌증후군 | re-hu CC... |

**그림 1.91.** CF의 촉진 평가

정형외과 의사는 촉진을 사용하여 관절과 힘줄을 검사한다. 근막 치료사는 같은 곳을 촉진하지만 그들의 검사 목표는 근막이다.
견갑상완 관절 주위염을 예로 들어,
두 전문가 모두 같은 지점이 민감하다는 것을 알 수 있지만 이 과민성에 대한 해석이 다르다.

## 근막 대각선의 치료
## TREATMENT OF THE MF DIAGONALS

## 운동검증 및 촉진검증
## Movement and palpation verifications

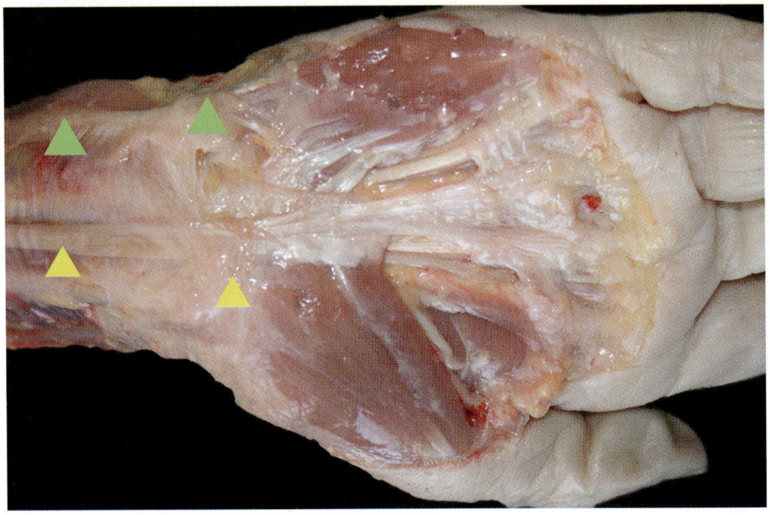

**그림 1.92.** 상지의 전방 근막 대각선 (anterior diagonal)에 대한 촉진검증

환자를 앙와위로 눕히고 손바닥이 위를 향하게 한다:

- 두상골(pisiform) 위 an-me-di; 촉진은 또한 척측수근굴근건(flexor carpi ulnaris tendon)의 내측에 있는 an-me-ca CF까지 연장하여 시행한다.
- 주상 결절(scaphoid tubercle) 위 an-la-di; 촉진은 요측수근굴근(flexor carpi radialis)과 상완요골근(brachioradialis)의 힘줄 사이에 위치한 an-la-ca CF 까지 연장하여 시행한다.

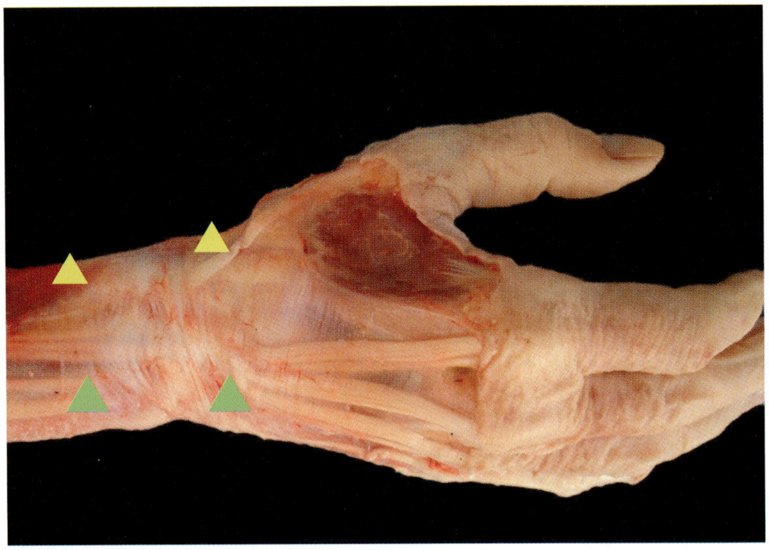

**그림 1.93.** 상지의 후방 근막 대각선 (posterior diagonal)에 대한 촉진검증

환자가 앙와위 또는 복와위 상태에서 손바닥이 아래를 향하게 한다:

- re-me-di 1은 척골 경상돌기(ulnar styloid) 원위부; 촉진은 또한 지신근 (extensor digitorum)과 척측수근신근 (extensor carpi ulnaris)의 힘줄 사이에 위치한 re-me-ca CF까지 연장하여 시행한다.
- re-la-ca 1은 요골 경상돌기(radial styloid process) 원위부; 촉진은 장무지외전근(abductor pollicis longus)과 단무지신근(extensor pollicis brevis) 사이에 위치한 re-la-ca CF까지 연장하여 시행한다.

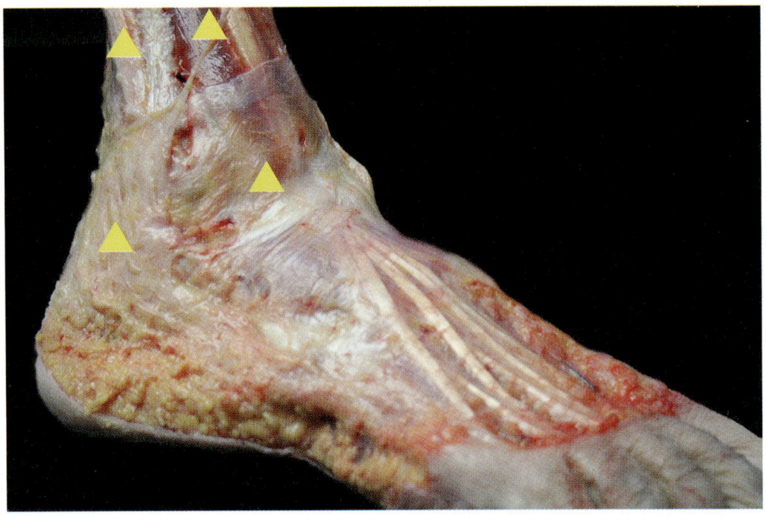

**그림 1.94.** 하지의 외측 근막 대각선 (lateral diagonal)에 대한 촉진검증

환자를 옆으로 누워 있게 한다:

- an-la-pe 1은 외측 복사뼈(lateral malleolus)와 지신근(extensor digitorum)의 힘줄 사이에 위치한다. 촉진은 또한 비골(fibula) 앞쪽에 위치한 re-la-ta 1, 2 CF까지 연장하여 시행한다.
- re-la-pe 1은 외측 복사뼈(lateral malleolus)와 하퇴삼두근(triceps surae)의 사이에 위치한다. 촉진은 비골근(peroneus muscle)의 힘줄 위에 위치한 re-la-ta 1, 2 CF까지 연장하여 시행한다.

## 근막 대각선의 치료
TREATMENT OF THE MF DIAGONALS

## 운동검증 및 촉진검증
Movement and palpation verifications

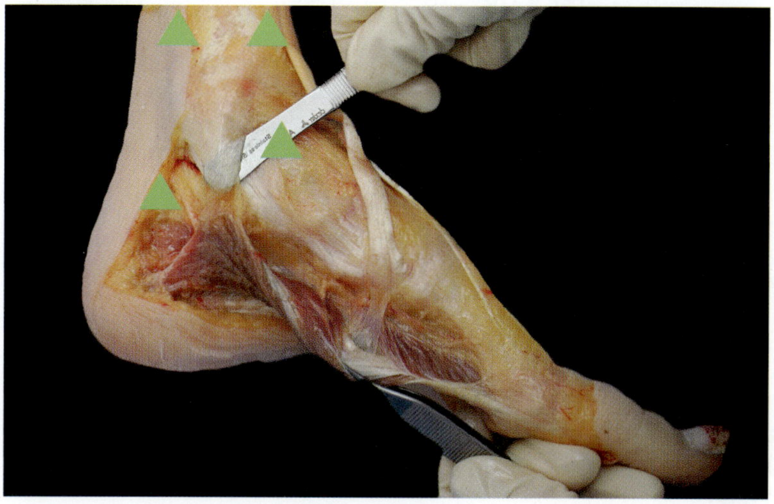

**그림 1.95.** 하지의 내측 근막 대각선 (medial diagonal)에 대한 촉진검증

환자를 옆으로 누워 있게 한다:

- an-me-pe 1은 내측 복사뼈(medial malleolus)와 전경골근건(tibialis anterior tendon) 사이에 위치한다. 촉진은 또한 an-me-ta 1, 2 CF까지 연장하여 시행한다.
- re-me-pe 1은 내측 복사뼈(medial malleolus)와 하퇴삼두근건(triceps surae tendon) 사이에 위치한다. 촉진은 굴곡근(flexor muscle)과 하퇴삼두근(triceps surae)의 힘줄 사이에 위치한 re-me-ta 1, 2 CF까지 연장하여 시행한다.

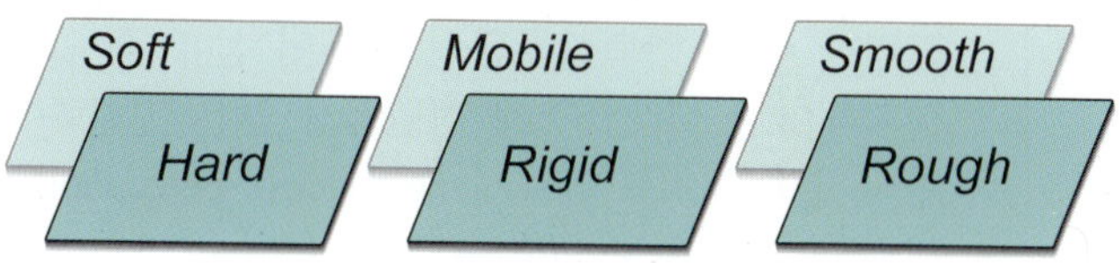


진피(dermis)와 피하조직(hypodermis)을 통과하여 근막을 검사하면서 경도(consistency)의 변화를 찾는다.

**그림 1.96.** 촉진검증을 시행하는 방법

1. 가장 통증이 심한 분절(Segment)의 CC/CF를 먼저 촉진하지 않는다. 모두 민감하기 때문이다.

이전에 통증이 있었던 분절(PaPrev)의 CC/CF를 먼저 촉진한다. 활동하지 않거나 잠재된 CC/CF를 식별한 후, 다음에 일어날 수 있는 보상작용에 대해 스스로에게 물어본다.

이전에 통증이 있었던 다른 분절에서 두 개의 잠재적으로 변경된 CC/CF를 비교 촉진한다.

평면(plane) 또는 대각선(diagonal)과의 상관관계가 발견되지 않으면 세 번째 CC/CF를 촉진한다.

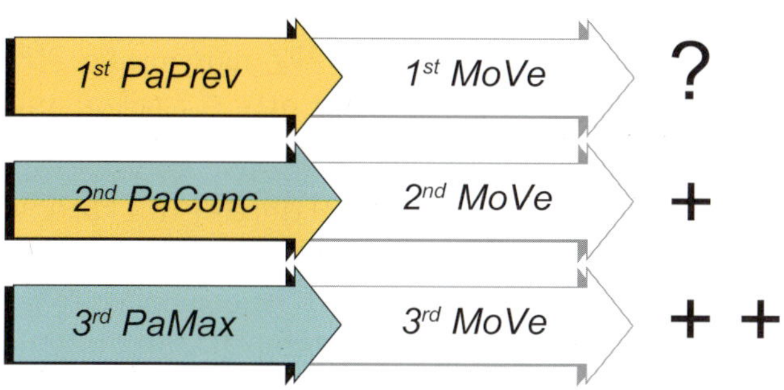


치료는 이전 통증 지점(PaPrev)에서 시작하여 현재의 통증 지점(PaConc)으로 옮긴다. 마지막으로 최대 통증 지점(PaMax)을 치료한다.

**그림 1.97.** 촉진에서 치료까지

1. 촉진검증(PaVe) 결과가 작용(agonist) CC만 나타난다면 sequence를 치료한다.

촉진검증(PaVe) 결과가 작용 CC와 일부 길항(antagonist) CC를 나타내면 plane을 치료한다.

촉진검증(PaVe) 결과가 CF를 나타내면 CF 및 관련 CC를 치료한다.

촉진검증(PaVe) 결과가 3개의 작용 CF를 나타내면 diagonal을 치료한다.

촉진검증(PaVe) 결과가 작용 및 길항 CF 모두를 나타내면 기능장애는 운동 동작과 관련이 있으며 spiral 치료가 적응증이 된다.

## 근막 대각선의 치료
## TREATMENT OF THE MF DIAGONALS

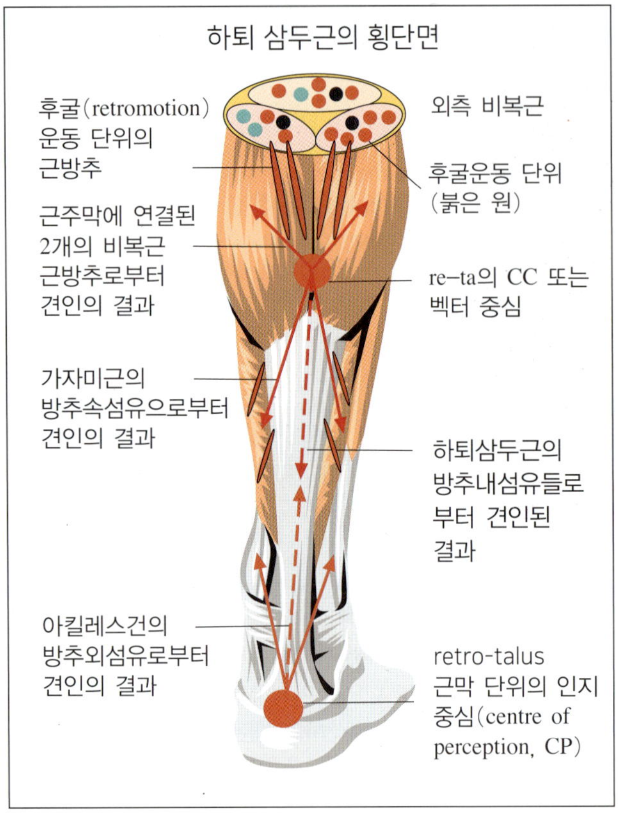


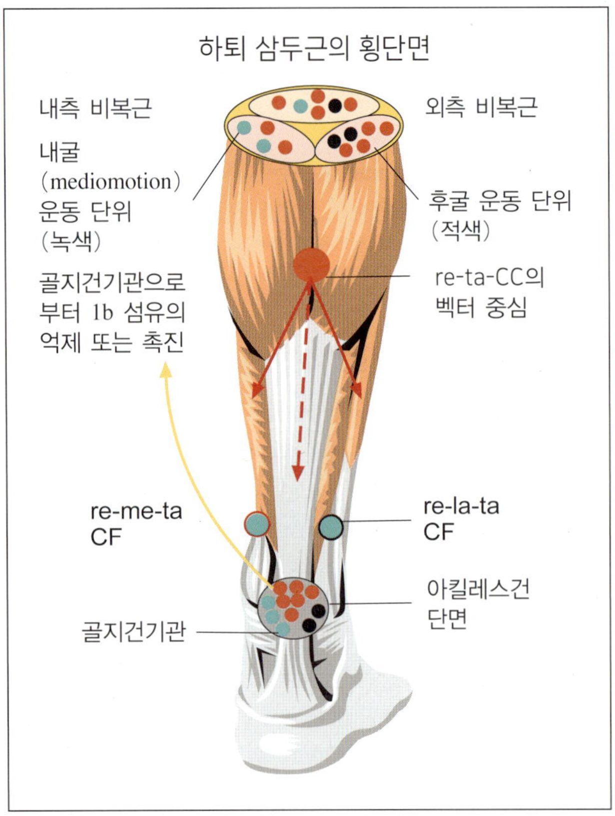


## 치료와 결과
## Treatment and results

**그림 1.98.** 근방추에 연결된 협응중심(CC): 치료

CC의 치료는 방추속 방추내 섬유들(intrafusal fiberes)의 견인력에 의해 형성된 벡터들이 수렴하는 지점에서 근주막(epimysial fascia)을 유동화(fluidify)하여 치료할 수 있다. 유동성(sol)을 회복함으로써, 근주막(perimysium)이 한 방향에 특화된 운동 단위(motor unit)와 연결되어 있는 근방추 유래의 견인력에 적응할 수 있게 된다.

CC는 하퇴삼두근의 세 근육인 가자미근과 두 개의 비복근에 분산되어 있는 이러한 운동 단위를 조정한다. 멀리 떨어져 있는 이 운동 단위 사이의 완벽한 동기화만이 이러한 힘들의 합이 아킬레스 건과 일직선으로 정렬되도록 만든다.

하나의 비복근 근주막이 과밀도화(densified)되면 연관된 근방추의 고리나선신경종말 섬유들(annulospiral fibres)이 활성화되지 않게 되며 따라서 알파-감마 회로가 방해를 받는다.

그러한 경우, 하퇴삼두근의 방추외 섬유 중 일부만 활성화되어 아킬레스건에 정렬되지 않은 견인력이 발생한다. 결과적으로 인지 중심(center of perception, CP)이 관절 통증 부위로 변형된다.

**그림 1.99.** 골지건기관에 연결된 융합중심(CF) 치료

CF의 치료는 CF가 힘줄의 서로 다른 콜라겐 섬유 다발의 슬라이딩과 상호 작용하는 지점에 있는 건외 근막(epitendinous fascia)을 유동화(fluidifies)하는 것이다.

건주막(peritenon)의 유동성을 회복하면 골지건기관이 1b 구심성 섬유를 통해 알파 섬유와 상호작용할 수 있게 만든다. 발을 밀어내는 단계(push-off phase) 동안 뇌는 모든 거골 후굴(retromotion) 운동 단위를 활성화하지만, 이 섬유들은 관절 움직임의 정도에 따라 적응해야 한다. 보행 시 발뒤꿈치는 retro-medio 위치에서 retro-latero 위치로 이동하고 이는 두 CF에 연결된 힘줄 묶음들(tendinous bundles)을 신장시킨다.

건주막이 탄력적이라면 골지건기관의 두 그룹이 교대로 활성화되어 결과적으로 관절 운동이 조화롭게 이루어진다. 따라서 뇌가 모든 후굴(retreomotion) 운동 단위에 신호를 전달하더라도 일부만 활성화되고 나머지는 1b 구심성 신경에 의해 억제된다.

만성 기능장애가 있을 경우, CF 근막의 변성은 종종 CC 근막의 과밀도화를 초래하며 그 반대의 경우도 마찬가지로 일어난다.

## 근막 대각선의 치료
TREATMENT OF THE MF DIAGONALS

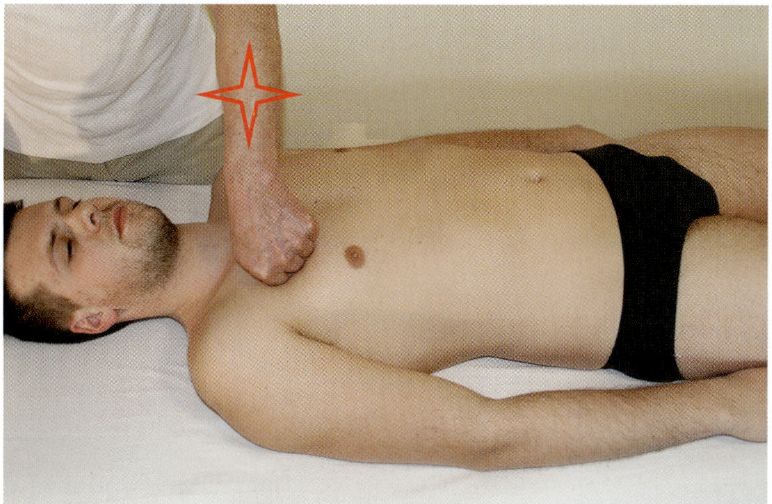

## 치료와 결과
Treatment and results

**그림 1.100.** 융합중심(CF)의 치료

일반적으로 CF의 치료에는 검지의 너클을 사용한다. 또한 압력의 정도는 항상 2에서 3까지이다(5까지 크기 중).
사실상, deep manipulation(도수치료) 보다 CF의 'mobilisation(가동치료)'이라고 지칭하는 것이 더 일반적이다.
이어지는 장(chapters)들에서 논의하는 촉진검증 또는 CF의 치료를 설명하면서 종종 하나의 그림만 사용한다.

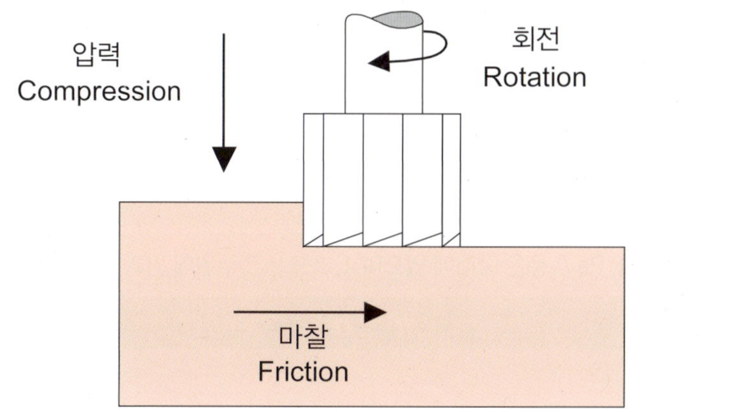


3개의 힘의 결과로 열이 발생한다.

**그림 1.101.** 치료 방식

도수 기술는 압력, 마찰 및 끌과 같은 회전 운동(chisel-like rotatory movement)*의 세 가지 구성 요소를 활용한다.
치료하는 동안 너클은 근막의 치밀화를 끌로 치듯이 없앤다.
경험을 통해 치료사는 근막의 기저 물질이 젤(gel)에서 졸(sol)로 어느 순간 이동하는 것을 감지할 수 있으며 동시에 환자가 치료 통증이 감소한다고 알려주는 것을 확인할 수 있다.

*주) chisel-like rotatory movement는 유튜브 https://www.youtube.com/watch?v=eyl-k3tf0Ql 을 참고하면 이해가 가능할 것이다.

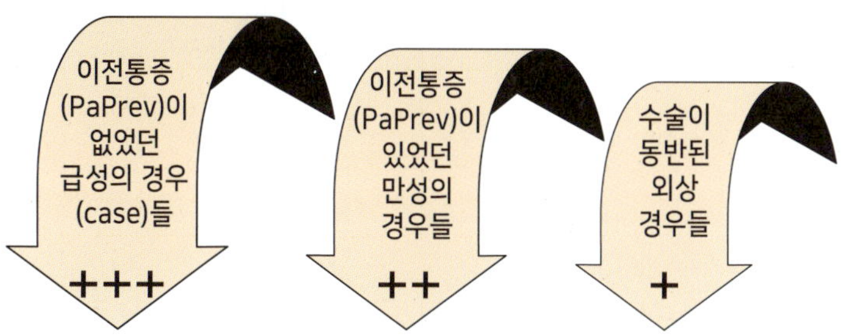


급성의 경우, 한 세션에서도 통증이 10에서 0으로 떨어질 수 있으며 추가 치료 약속은 필요하지 않다.
만성 또는 외상의 경우, 1주 후에 환자를 검토하는 것이 유용하다.

**그림 1.102.** 결과

1. 환자의 통증이 최근에 발생하고 이전에 보상이 없는 경우 VRS를 10에서 0으로 감소시켜 최적의 결과를 얻을 수 있다.
2. 현재 통증이 이전 통증으로 인해 발생한 경우 결과가 부분적일 수 있으며(10에서 3까지) 짧은 시간 후에 일부 보상이 나타날 수 있다.
3. 현재 통증이 해부학적 손상(골절, 수술)과 관련이 있는 경우 심한 통증이 제거된 후(10에서 5까지의 통증이 줄어든 후)에는, 신체가 생리적 상태를 재안정화할 수 있는 충분한 시간이 필요하다.

# 근막 대각선과 나선 치료를 위한 평가 차트
## Assessment chart for the treatment of diagonals and spirals

Fascial Manipulation® Stecco®

| **Name:** | **Diagnosis:** | **Date of birth:** |
|---|---|---|
| **Occupation:** | **Sport:** | **Date:** |

| **Segment:** | **Locat** | **Side** | **Durat (-)** | **T/?** | **VRS (m-M)** | **rec/con** | **Painful movement** |
|---|---|---|---|---|---|---|---|
| **Pa Max.** | | | | | | | |
| **Pa Conc.** | | | | | | | |
| | | | | | | | |
| **Pa Prev.** | | | | | | | **Posture/imaging:** |
| | | | | | | | **Medicine:** |
| **Surgery** | | | | | | | **Internal dysfunctions:** |
| | | | | | | | **CP:** |
| **Trauma Fracture** | | | | | | | **DI:** |
| | | | | | | | **PE:** |

**주의.** 아래 그리드에서 MoVe에 대한 별표는 위에서 보고되었다. PaVe용은 아래에 있으며 1, 2 또는 3 주위에 원과 함께 있다.

| MV & PV | *lt* | *rt* | | *lt* | *rt* | | *lt* | *rt* | | *lt* | *rt* |
|---|---|---|---|---|---|---|---|---|---|---|---|
| an-me-sc 1-2 | ** *** | | an-la-sc 1-2 | | | re-me-sc | | | re-la-sc 1-2 | | |
| an-me-hu | | | an-la-hu | | | re-me hu | | | re-la-hu | | |
| an-me-cu | | | an-la-cu | | | re-me-cu | | | re-la-cu | | |
| an-me-ca 1-2 | | | an-la-ca 1-2 | | | re-me-ca 1-2 | | | re-la-ca 1-2 | | |
| an-me-di | | | an-la-di | | | re-me-di | | | re-la-di | | |
| | | | | | | | | | | | |
| an-me-cx | | | an-la-cx | | | re-me cx | | | re-la-cx | | |
| an-me-ge 1-3 | | | an-la-ge 1-3 | | | re-me-ge 1-2 | | | re-la-ge 1-2 | | |
| an-me-ta 1-2 | | | an-la-ta 1-2 | | | re-me-ta 1-2 | | | re-la-ta 1-2 | | |
| an-me-pe 1-3 | | | an-la-pe 1-3 | | | re-me-pe 1-3 | | | re-la-pe 1-3 | | |
| | | | | | | | | | | | |
| an-me-cp 1-3 | | | an-la-cp 1-3 | | | re-me-cp 1-3 | | | re-la-cp 1-3 | | |
| an-me-cl | | | an-la-cl | | | re-me-cl | | | re-la-cl | | |
| an-me-th 1-3 | | | an-la-th 1-2 | | | re-me-th 1-3 | | | re-la-th | | |
| an-me-lu 1-3 | | | an-la-lu 1-2 | | | re-me-lu 1-2 | | | re-la-lu | | |
| an-me-pv 1-3 | | | an-la-pv 1-2 | | | re-me-pv 1-2 | | | re-la-pv 1-2 | | |
| | | | | | | | | | | | |

Treatment

| **Date** | **Points treated** | **Results after 1w** |
|---|---|---|
| | | |
| | | |
| | | |
| | | |

# 전-내측 근막 대각선

## The myofascial diagonal of ante-medio

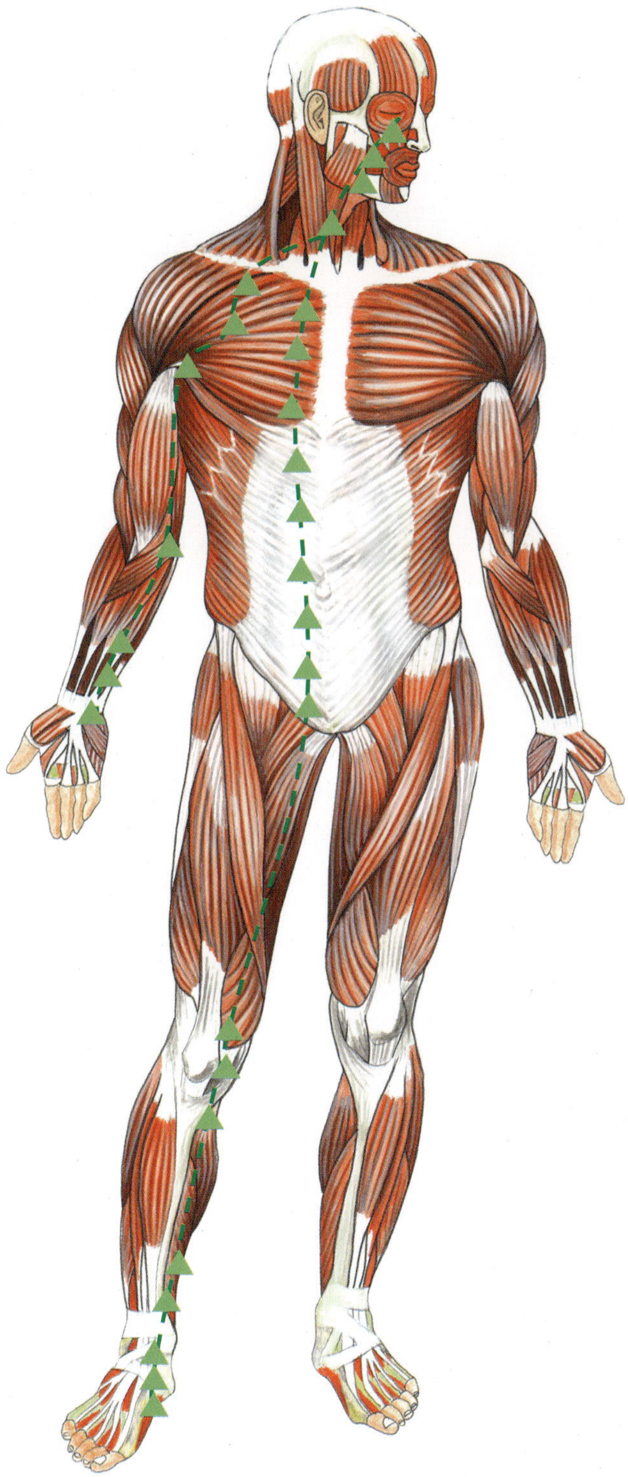

그림 2.1. 전-내측 대각선(diagonal)

전-내측 근막 대각선(ante-medio mf diagonal)은 신체 분절을 전방(forward)과 중앙선(middle line) 방향으로 움직이게 한다. 아래의 융합점들이 이에 포함된다.

### 상지(Upper limb)

| | |
|---|---|
| ante-medio-scapula 1, 2 | an-me-sc 1, 2 |
| ante-medio-humerus | an-me-hu |
| ante-medio-cubitus | an-me-cu |
| ante-medio-carpus 1, 2 | an-me-ca 1, 2 |
| ante-medio-digiti 1, 2 | an-me-di 1, 2 |

### 체간(Trunk)

| | |
|---|---|
| ante-medio-caput 1, 2, 3 | an-me-cp 1, 2, 3 |
| ante-medio-collum | an-me-cl |
| ante-medio-thorax 1, 2, 3 | an-me-th 1, 2, 3 |
| ante-medio-lumbi 1, 2, 3 | an-me-lu 1, 2, 3 |
| ante-medio-pelvis 1, 2, 3 | an-me-pv 1, 2, |

### 하지(Lower limb)

| | |
|---|---|
| ante-medio-coxa | an-me-cx |
| ante-medio-genu 1, 2, 3 | an-me-ge 1, 2, 3 |
| ante-medio-talus 1, 2 | an-me-ta 1, 2 |
| ante-medio-pes 1, 2, 3 | an-me-pe 1, 2, 3 |

다음에서 설명하는 융합중심(centres of fusion)은 손, 발, 머리와 같은 말단부에서부터 시작한다. 그 이유는 사지, 체간의 근위부 근육들은 손목, 머리, 발목 분절의 지대(retinacula)에 부착하는 근육의 장력에 적응해야 하기 때문이다.

# 상지의 전-내측 근막 대각선
## AN-ME DIAGONAL of the UPPER LIMB

### 융합중심 : 전-내측-손
Centre of fusion: ante-medio-digiti

### an-me-di

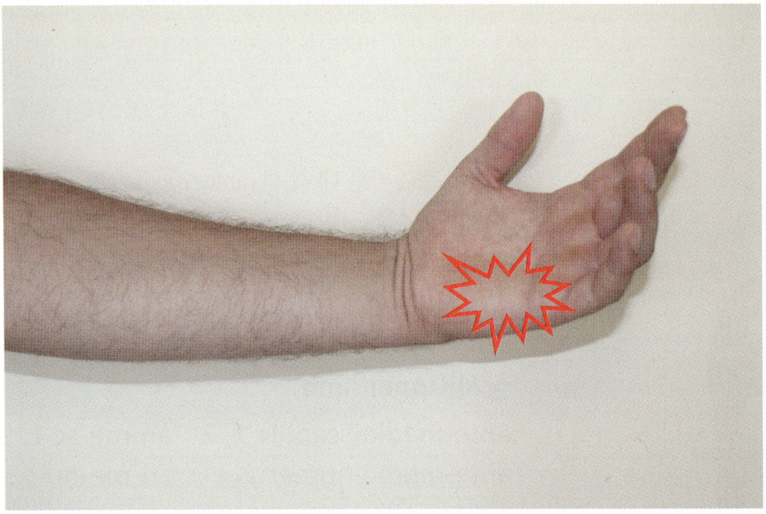

**그림 2.2.** 전-내측-손 융합중심 (an-me-di CF)의 기능장애

손과 손가락에 특히, 새끼손가락, 통증이 발생한다.
손가락의 움직임에 부조화가 발생한다.
악력 약화가 있다.
척측(unlar side) 손의 손가락에 바늘로 찌르는듯한 통증이 있다.

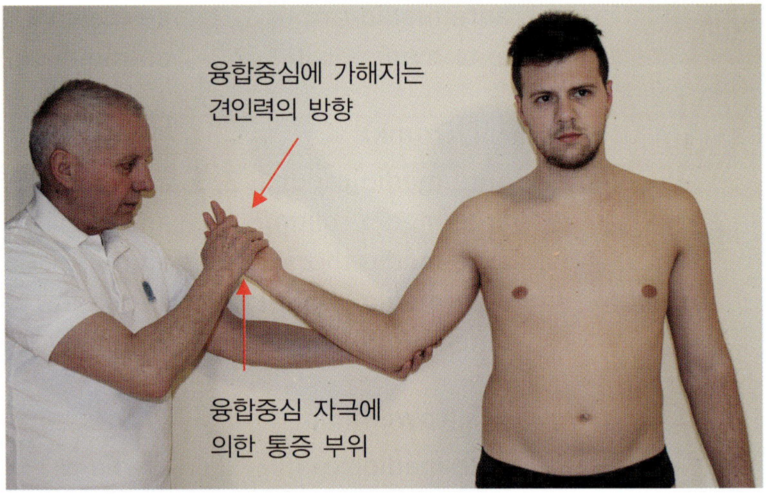


**그림 2.3.** an-me-di CF의 수동-능동 운동검증

환자는 서 있는 자세로,
치료사는 새끼손가락을 레버로 잡고 환자의 손가락을 운동범위 끝까지 편다.
이 자세에서, 치료사 척측(ulnar side)의 손가락에 저항을 주면서 환자에게 손을 안쪽-아래쪽 방향(an-me-ir)으로 움직이도록 지시한다.

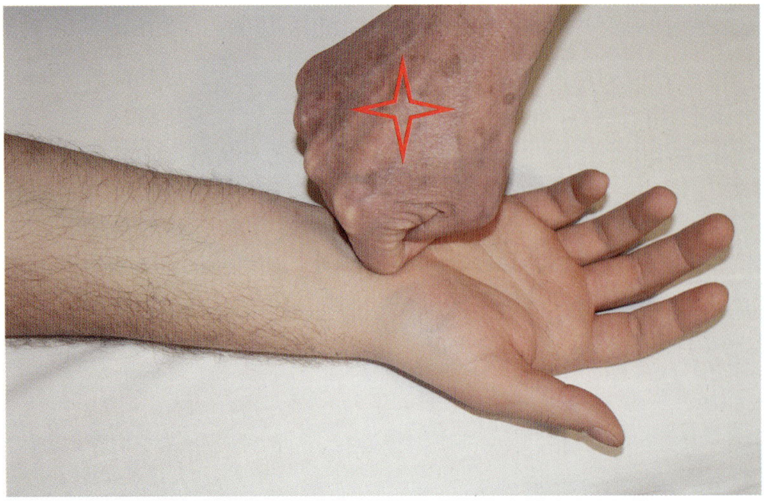

**그림 2.4.** an-me-di 1 CF의 촉진검증과 치료

환자는 앙와위 자세로,
치료사는 검지손가락 너클을 이용하여 척측 수근굴건(flexor carpi ulnaris)의 요측 지대(retinaculum on the radial side)를 촉진하고 가동치료한다(mobilise).
이 융합중심은 수소음심경(Heart meridian)의 6번째 경혈(acupuncture point)과 일치한다(HT5-6).

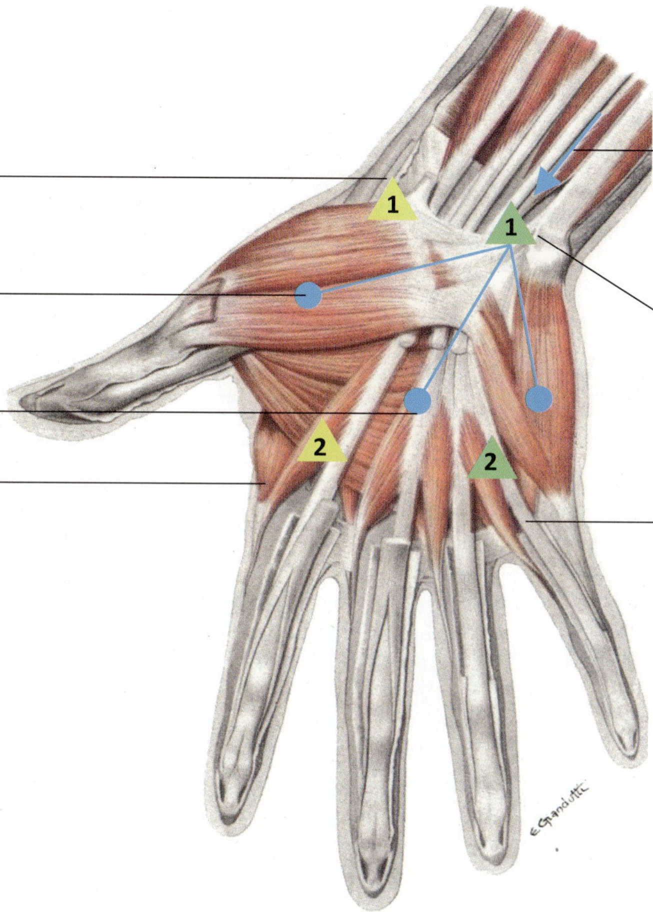


**그림 2.5.** 전-내측-손 융합중심(an-me-di CF)의 해부학적 위치

(그림 3.5 참조)

*(Modified from G. Chiarugi and L. Bucciante, Istituzioni di anatomia dell'uomo. Piccin)*

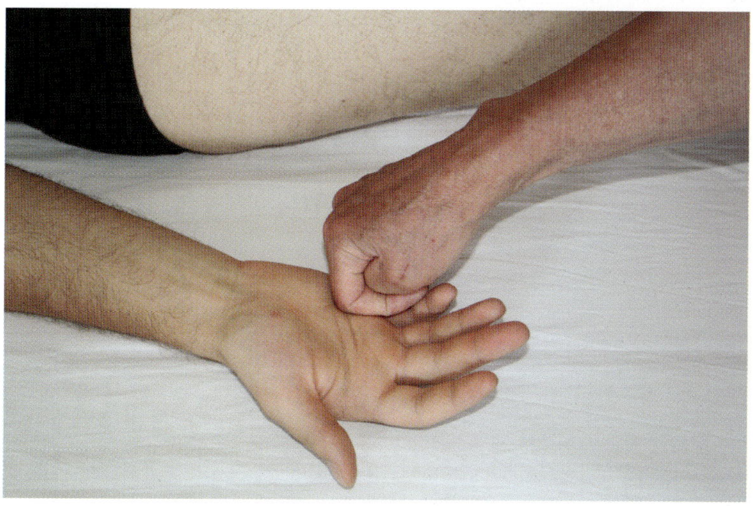

**그림 2.6.** an-me-di 2 CF의 촉진검증과 치료

환자는 앙와위 자세로,
치료사는 검지손가락 너클을 이용하여 이 융합중심을 찾는데, 이는 소지대립근(oppnens digit minimi) 위에 위치한다.
이 융합중심은 전-내측 나선(an-me spiral)의 시작점이다; 따라서 그림 2.5에 설명되지 않았지만 이것은 상지의 전-내측 대각선(an-me diagonal)과 연관되어 있다.

## 융합중심 : 전-내측-손목
Centre of fusion: ante-medio-carpus

## an-me-ca

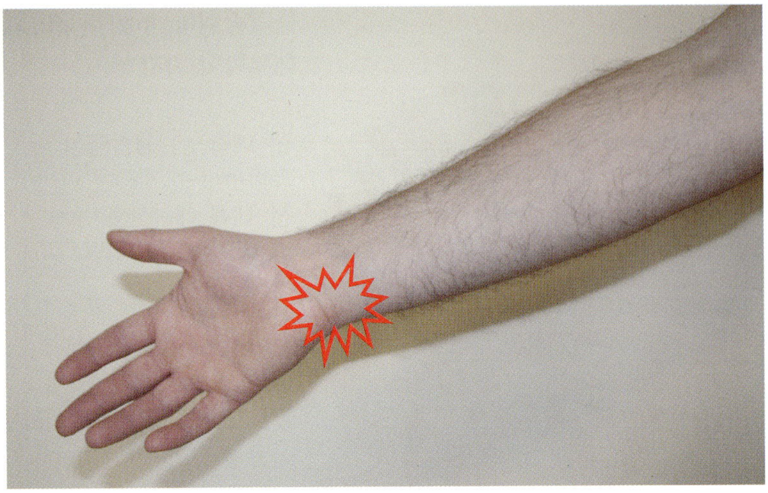

**그림 2.7.** 전-내측-손목 융합중심 (an-me-ca CF)의 기능장애

척측 손목의 긴장과 위약감.
손바닥의 열감.
손목 근위부에서 척골신경(ulnar nerve)의 피부가지가 표면으로 올라오는 지점에서 포착(entrapment)이 발생하여 척측 손가락이 경직되고 감각이상이 발생한다.
신경자극을 검사하기 위한 Phalen's Test가 양성일 수 있다.

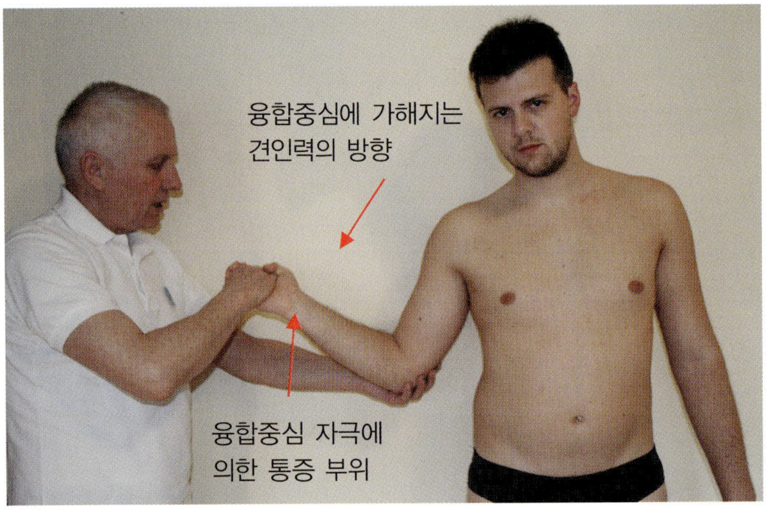


**그림 2.8.** an-me-ca CF의 운동검증

an-me-ca CF의 운동검증은 환자가 전완 근막, 특히 손목 부위에 통증과 긴장을 느끼는 것 외에 전-내측-손 융합중심(an-me-di CF)과 동일하다.
치료사는 능동운동 시 위약감을 느낄 수도 있다.

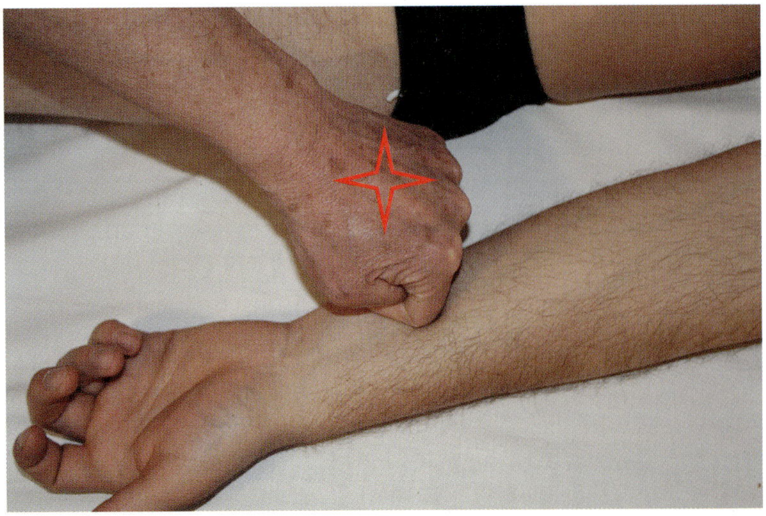

**그림 2.9.** an-me-ca 1 CF의 촉진검증과 치료

환자는 앙와위 자세로,
촉진검증과 치료는 장장근(palmaris longus)과 척측수근굴근(flexor carpi ulnaris)의 근건접합부 위로 연장된 근막에 시행한다.
이 융합중심은 수궐음심포경(pericardium meridian)의 5번째 경혈과 일치한다 (PC 5).

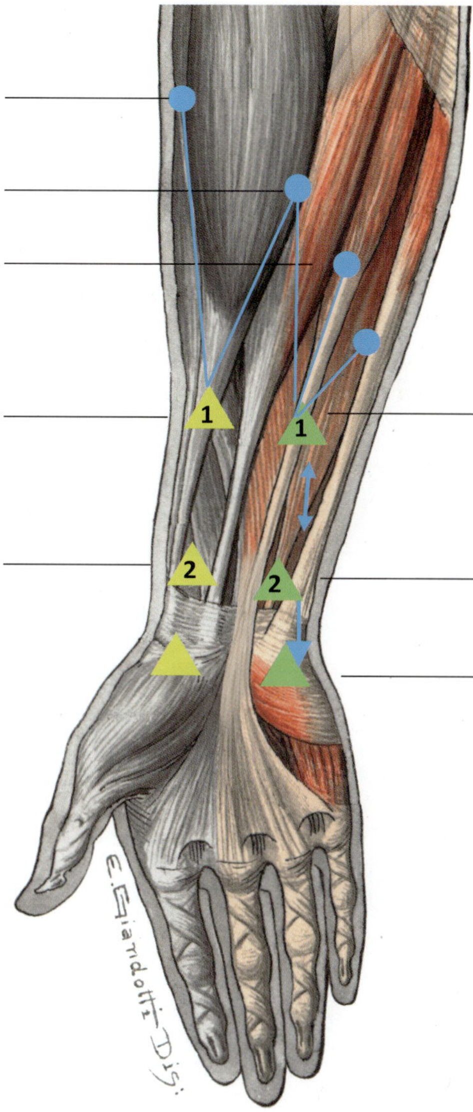


**그림 2.10.** 전-내측-손목 융합중심 1,2(an-me-ca 1,2 CF)의 해부학적 위치

(그림 3.10 참조)

*(Modified from G. Chiarugi and L. Bucciante, Istituzioni di anatomia dell'uomo. Piccin)*

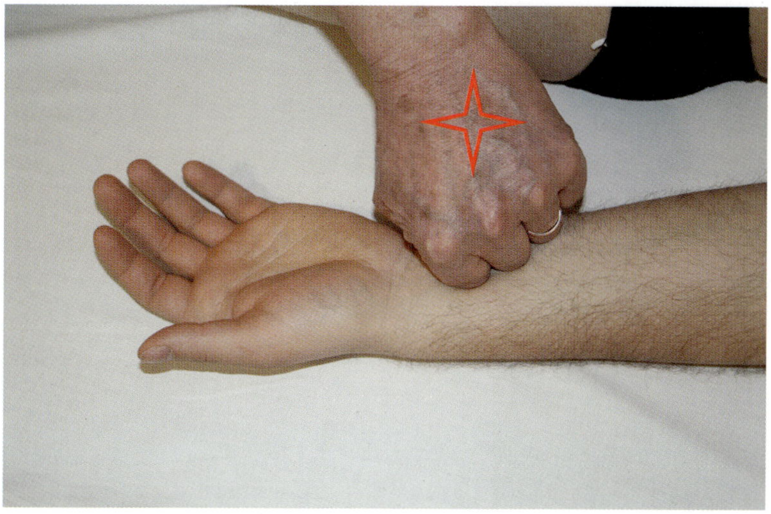

**그림 2.11.** an-me-ca 2 CF의 촉진검증과 치료.

환자는 앙와위 자세로, 치료사는 검지손가락 너클을 이용하여 장장근(palmaris lonus)과 척측수근굴근(flexor carpi ulnaris)의 힘줄 사이 근막을 가동치료한다(mobilise). 이 융합중심은 수궐음심포경(pericardium meridian)의 6번째 경혈과 일치한다 (PC 6).

## 융합중심 : 전-내측-팔꿈치
Centre of fusion: ante-medio-cubitus

## an-me-cu

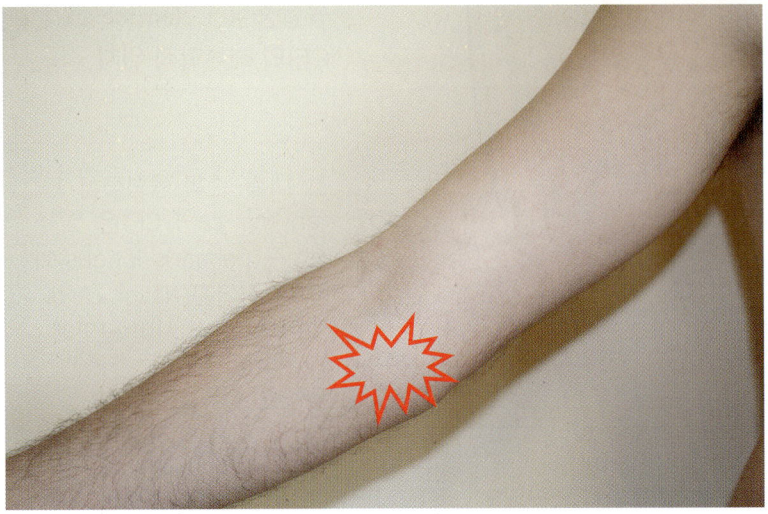

**그림 2.12.** 전-내측-팔꿈치 융합중심 (an-me-cu CF)의 기능장애

팔 운동이 어설프다.
전완부 척측에 감각이상(paraesthesia)이 느껴진다.
상지의 떨림, 연축, 경련.
내측상과(medial epicondyle)의 통증.

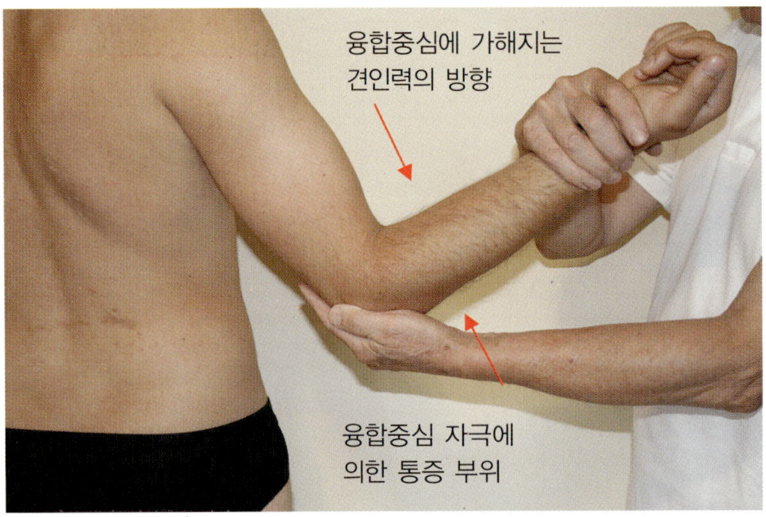


**그림 2.13.** an-me-cu CF의 수동운동검증

환자는 서 있는 자세로, 내측상과 근육에 긴장을 주기 위해 치료사는 한손으로 환자의 팔꿈치를 받치고 다른 손으로 손목에 지렛대 힘을 준다. 이 원회내근(pronator teres)과 굴곡근의 수동 스트레칭은 통증을 유발할 수 있다.

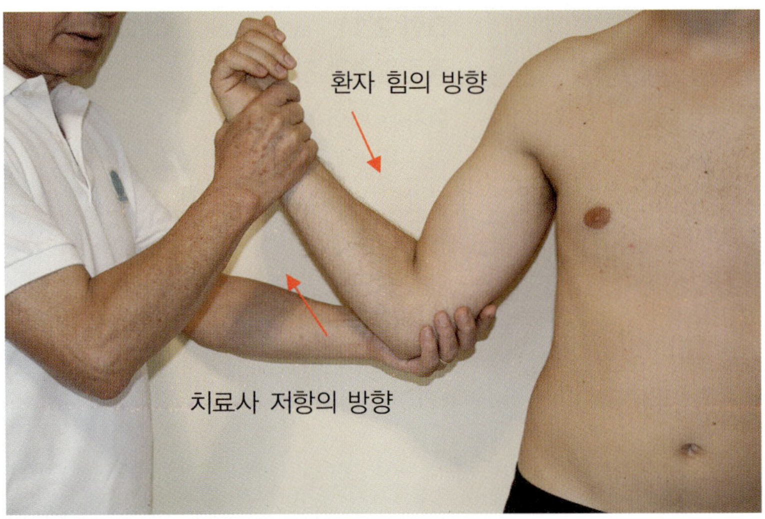


**그림 2.14.** an-me-cu CF의 능동운동검증

능동운동검증은 환자에게 전완부를 전-내측으로 힘을 주어 움직이도록 요구하고 치료사는 그에 대항하여 환자의 손목에 저항을 준다.

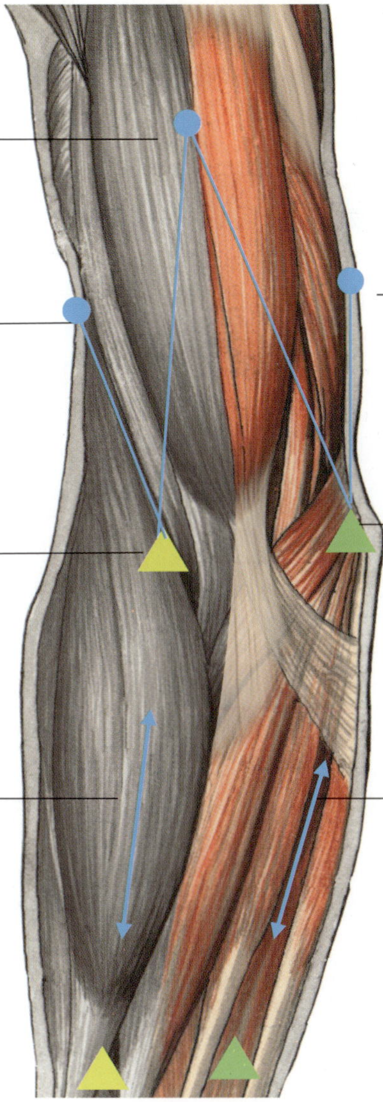


**그림 2.15.** 전-내측-팔꿈치 융합중심 (an-me-cu CF)의 해부학적 위치

(그림 3.15 참조)

*(Modified from G. Chiarugi and L. Bucciante, Istituzioni di anatomia dell'uomo. Piccin)*

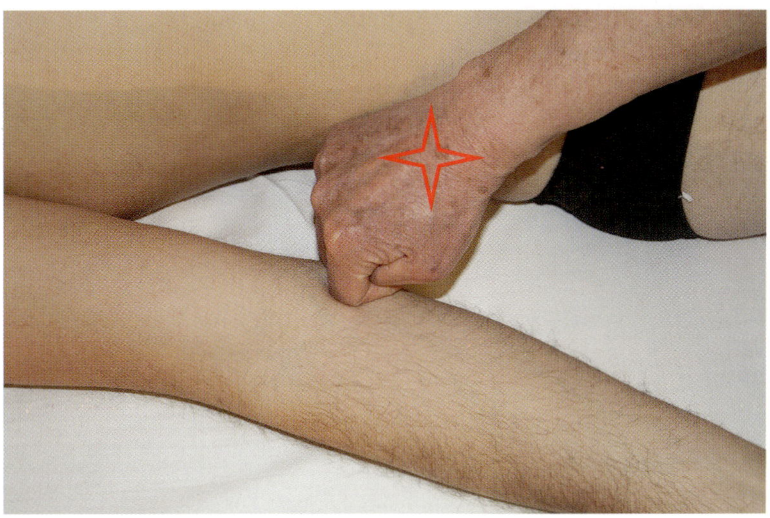

**그림 2.16.** an-me-cu CF의 촉진검증과 치료

환자는 앙와위 자세로, 치료사는 검지손가락 너클을 이용하여 팔꿈치의 전굴-내굴-내회전(ante-medio-intrarotation) 운동에 관여하는 근육의 공통건(common tendon) 위로 확장된 콜라겐 섬유의 지대를 가동치료한다(mobilise)(HT 3).

## 융합중심 : 전-내측-상완
## Centre of fusion: ante-medio-humerus

## an-me-hu

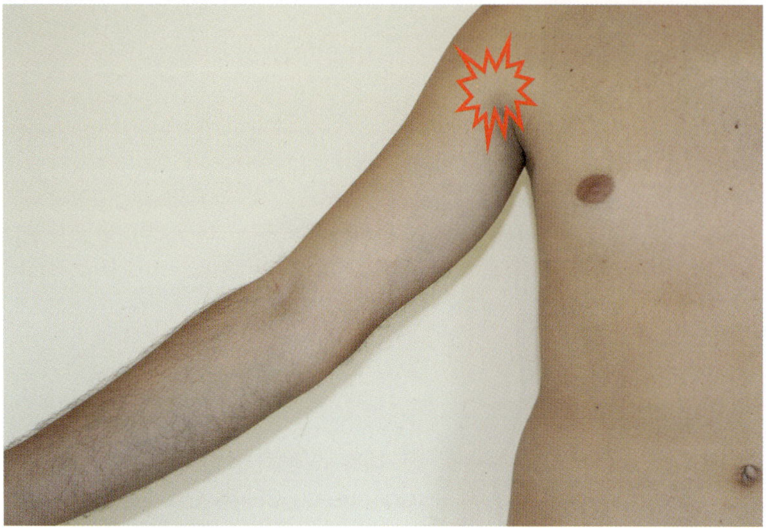

**그림 2.17.** 전-내측-상완 융합중심 (an-me-hu CF)의 기능장애

팔을 들어 올리기가 어렵다.
겨드랑이 부종 및 움직임 제한.
관절와상완관절(glenohumeral joint)의 불안정성.
재발성 아탈구 검사를 위한 검사가 양성일 수 있다.

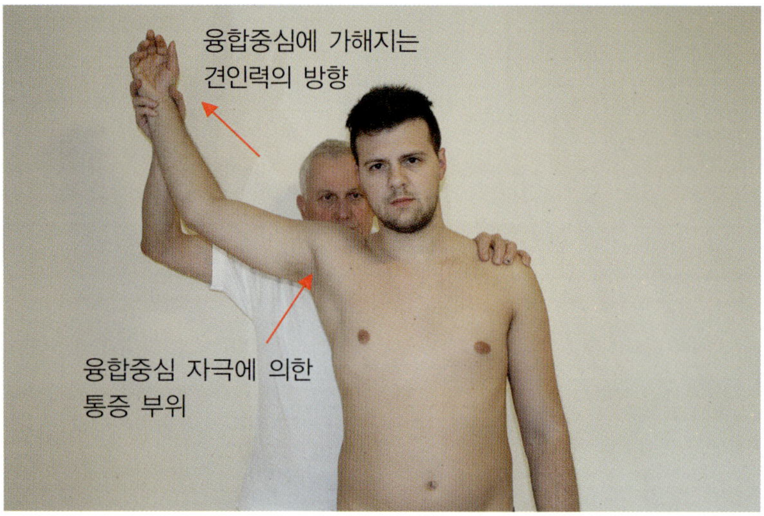


**그림 2.18.** an-me-hu CF의 수동운동검증

환자는 바로 선 자세로,
치료사는 환자의 팔을 상방-후방으로 당겨서 an-me-hu CF의 잘못된 기능을 검사한다.
겨드랑이 전벽부 근막의 탄성력(elasticity) 감소로 인해 관절와상완관절(glenohumeral joint)의 완전한 운동범위는 제한된다.

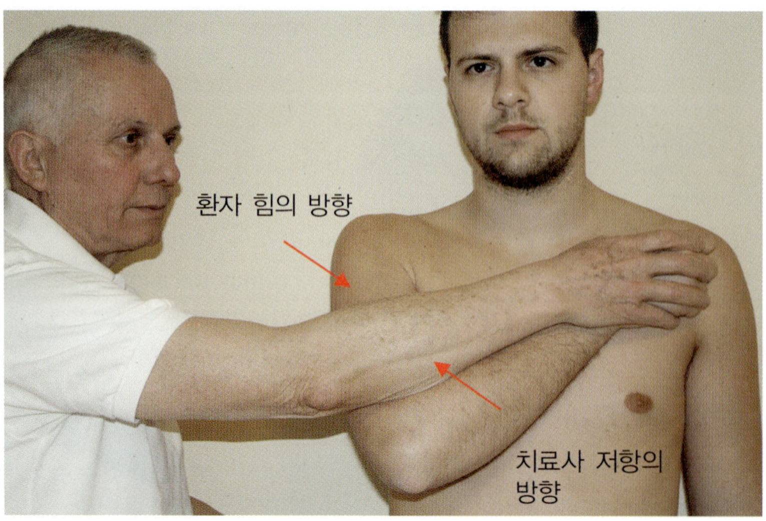


**그림 2.19.** an-me-hu CF의 능동운동검증

치료사는 환자의 손목을 잡고 환자의 손을 반대쪽 어깨를 향해 움직이도록 지시한다.
이 운동은 상완의 전-내측 운동계획 (the movement scheme of ante-medio-humerus)을 수행하는 근육의 수축을 유발한다.

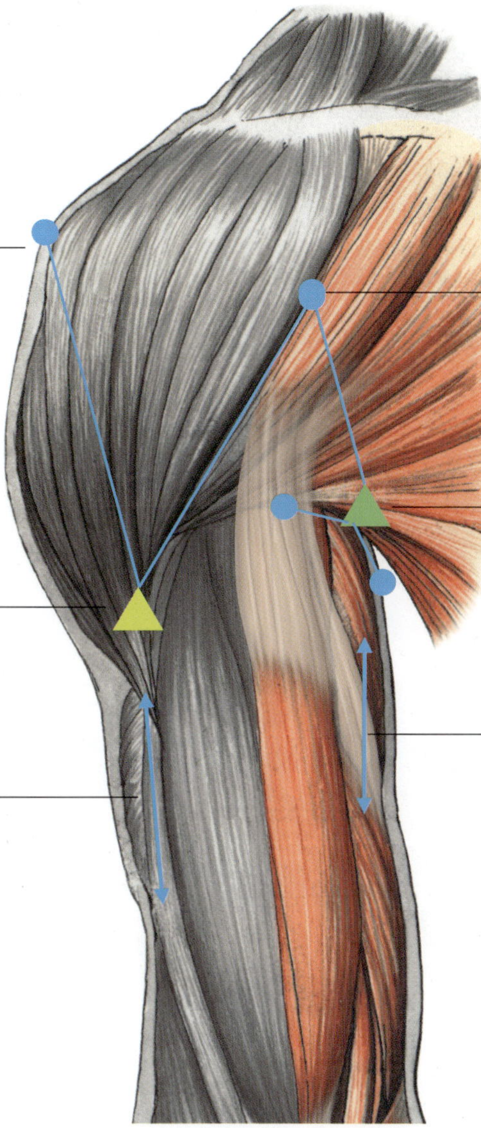


**그림 2.20.** 전-내측-상완 융합중심(an-me-hu CF)의 해부학적 위치.

(그림 3.20 참조)

*(Modified from G. Chiarugi and L. Bucciante, Istituzioni di anatomia dell'uomo. Piccin)*

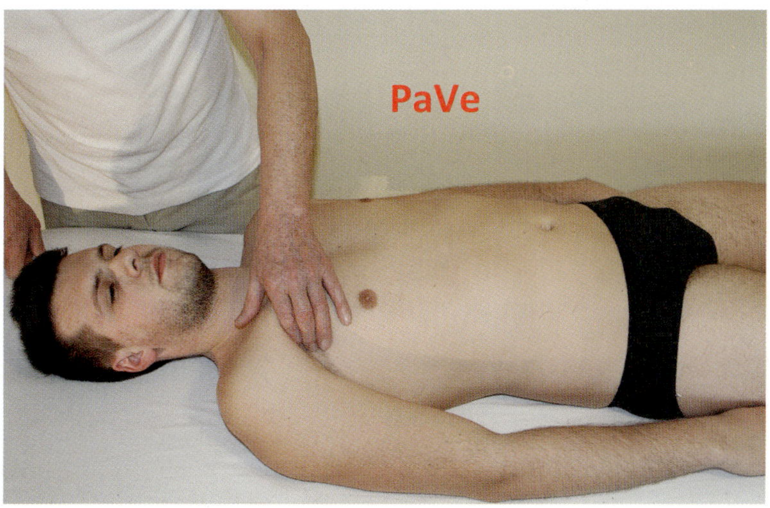


**그림 2.21.** an-me-hu CF의 촉진검증과 치료

환자는 앙와위 자세로,
치료사는 손가락 끝을 이용해서 촉진(촉진검증, PaVe)하고, 검지손가락 너클이나 팔꿈치를 이용하여 겨드랑이 전벽부 근육의 힘줄이 결합하는 근막을 치료한다 (GB 23).

## 융합중심 : 전-내측-견갑
Centre of fusion: ante-medio-scapula

## an-me-sc

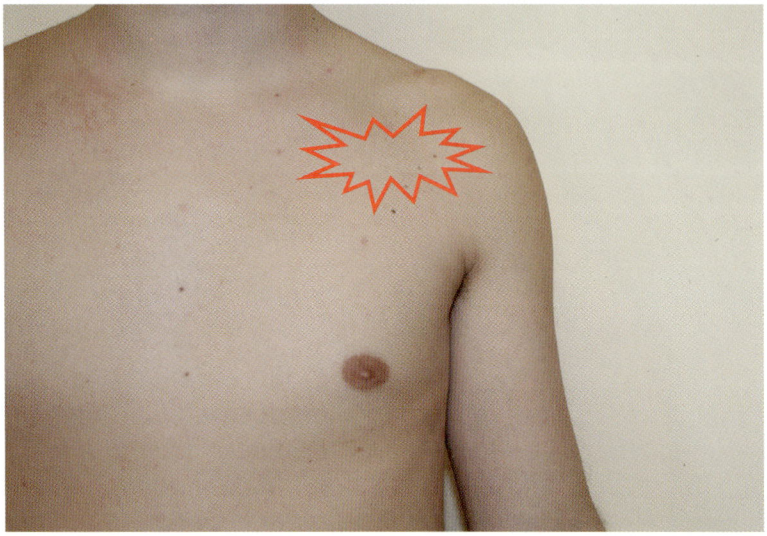

**그림 2.22.** 전-내측-견갑 융합중심 (an-me-sc CF)의 기능장애

상지는 쉽게 피로해진다(feel tired).
대흉근과 소흉근의 연축.
상지의 불완전마비(paresis).
어깨의 통증.
견봉하 충돌평가를 위한 Yocum test는 양성일 수 있다.

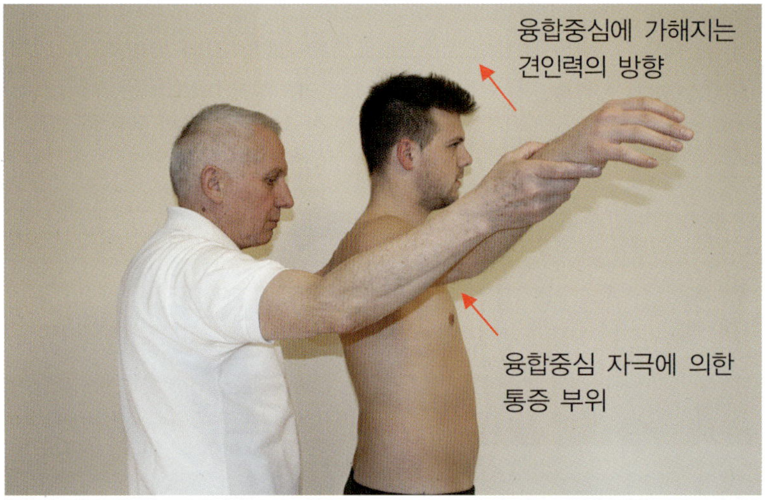


**그림 2.23.** an-me-sc CF의 운동검증

환자는 바로 선 자세로,
an-me-sc 1, 2 CF의 운동검증은 an-me-hu CF와 동일하다.
치료사는 팔을 위쪽과 바깥쪽으로 움직인 다음(수동 스트레칭), 환자에게 팔을 앞으로 움직이며 손을 반대 어깨 방향으로 움직이도록 지시한다(능동운동검증).

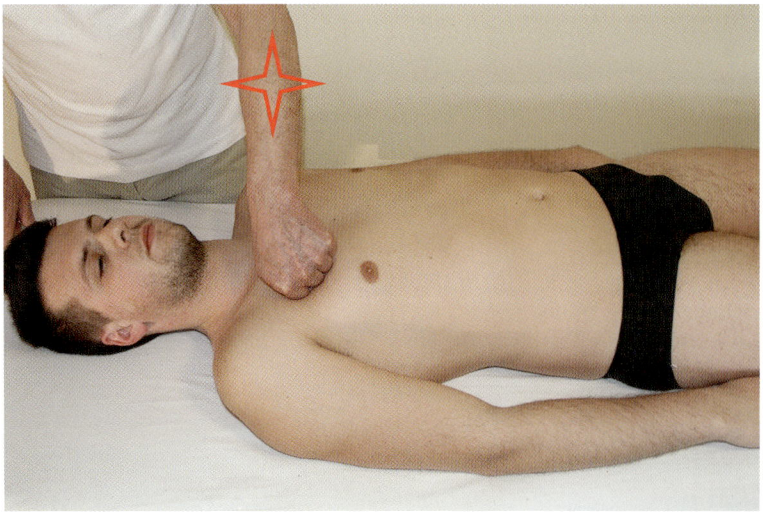

**그림 2.24.** an-me-sc 1 CF 촉진검증과 치료

환자는 앙와위 자세로,
치료사는 환자의 같은 방향이나 반대방향에 선다.
an-me-sc 1 CF의 촉진검증과 치료는 두 번째 늑간 공간의 가슴 근막에서 시행한다(ST 14, 15).

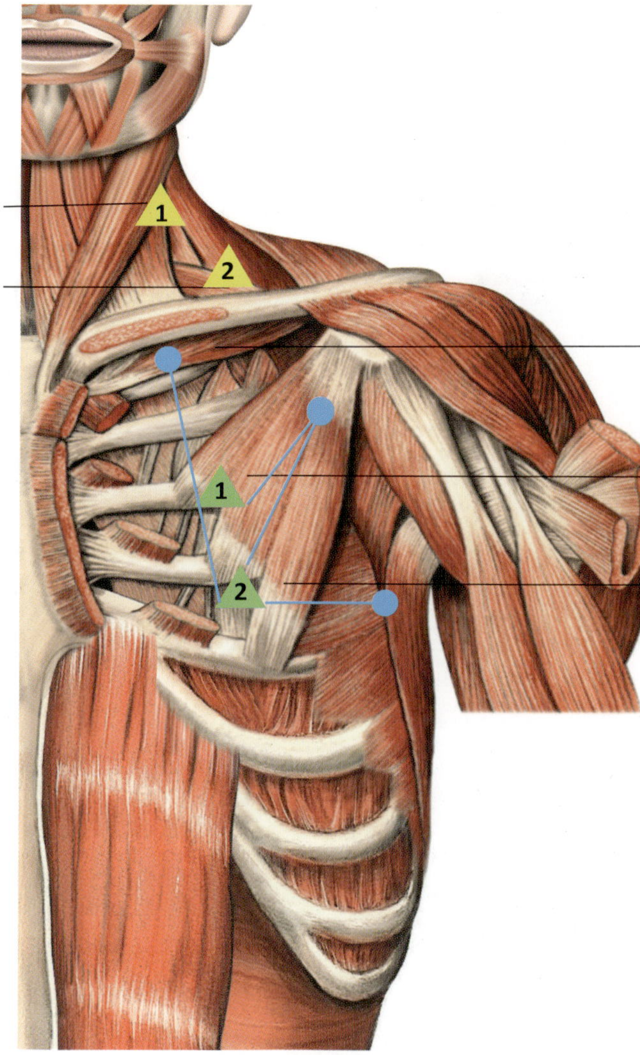


**그림 2.25.** 전-내측-견갑 융합중심 1, 2(an-me-sc 1, 2 CF)의 해부학적 위치

(그림 3.25 참조)

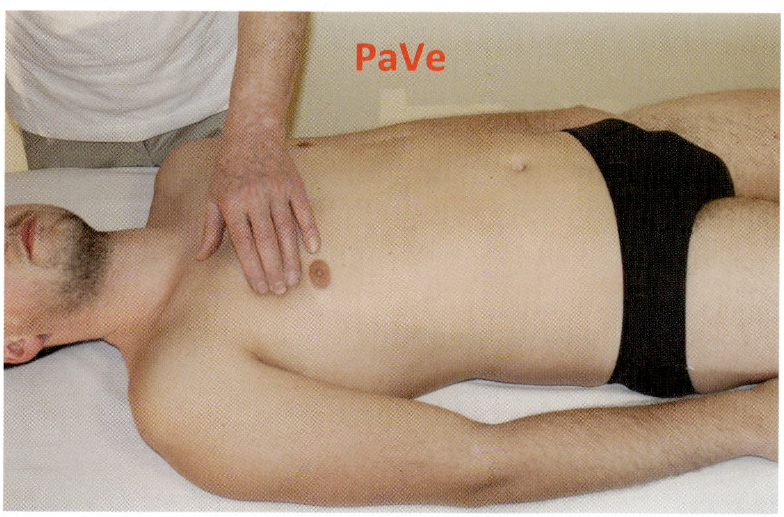


**그림 2.26.** an-me-sc 2 CF의 촉진검증과 치료

환자는 앙와위 자세로, 치료사는 촉진검증(PaVe)을 위해 손가락 끝을 사용하고, an-me-sc 2 CF가 위치한 3번째 늑간 공간을 치료하기 위해 검지의 너클을 사용한다(ST 16).

# 체간의 전-내측 근막 대각선
# AN-ME DIAGONAL of the TRUNK

## 융합중심 : 전-내측-머리
## Centre of fusion: ante-medio-caput

## an-me-cp

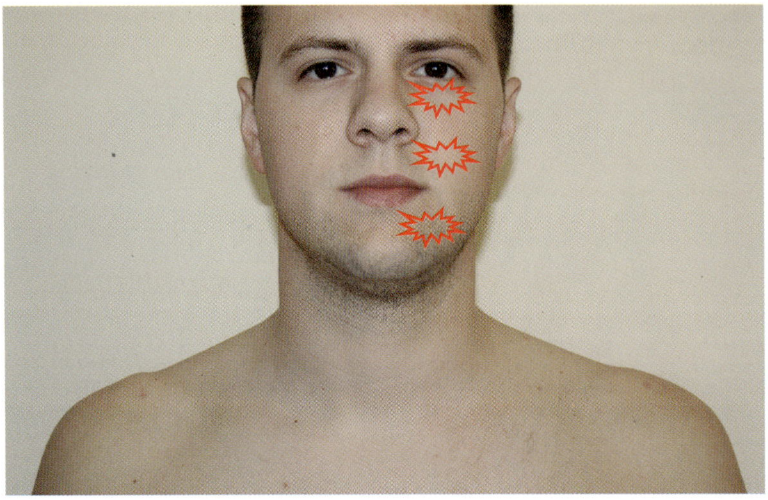

**그림 2.27.** 전-내측-머리 융합중심 (an-me-cp CF)의 기능장애

불완전마비 또는 안면연축,

an-me-cp 1: 안검경련 또는 눈꺼풀처짐
an-me-cp 2: 입꼬리올림근 (levator anguli oris)과 윗입술네모근(quadratus labii superioris)의 불완전마비
an-me-cp 3: 입꼬리내림근(depressor anguli oris)과 아래입술네모근(quadratus labii inferioris)의 불완전마비

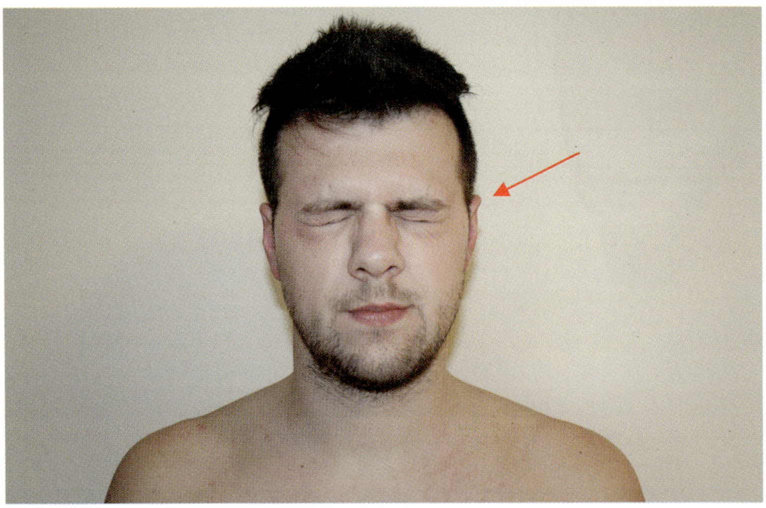

**그림 2.28.** an-me-cp 1 CF의 능동운동검증

환자는 앉거나 선 자세로, 눈둘레근(orbicularis oculi)과 윗입술콧방울올림근(levator labii superioris alaeque nasi)의 정상 기능을 평가하기 위해 환자에게 양측 눈을 힘껏 감도록 지시한다(눈 부위, an-me-cp 1).

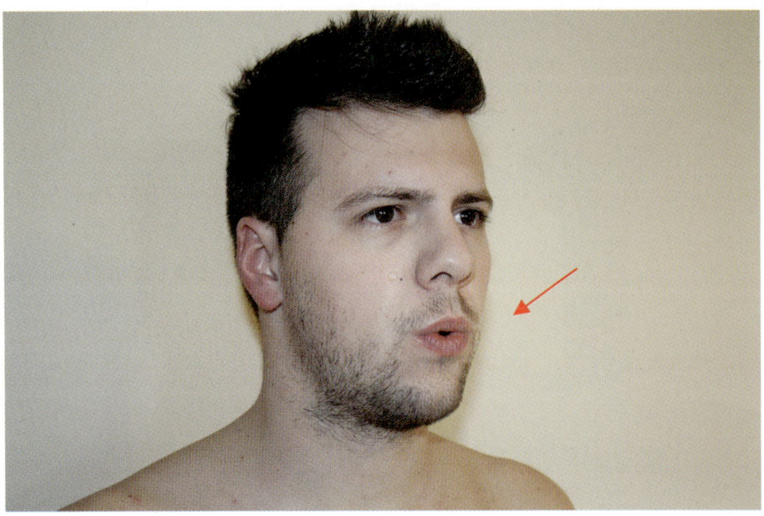

**그림 2.29.** an-me-cp 2, 3 CF의 능동운동검증

치료사는 환자에게 후 불도록 지시한다 (상악과 코 부위, an-me-cp 2).
턱 부위에서는, 광경근(platysma)의 내측 다발은 반대측에서 오는 다발 위로 교차하고, 외측 다발은 입꼬리내림근과 아래입술네모근과 결합한다(an-me-cp 3).

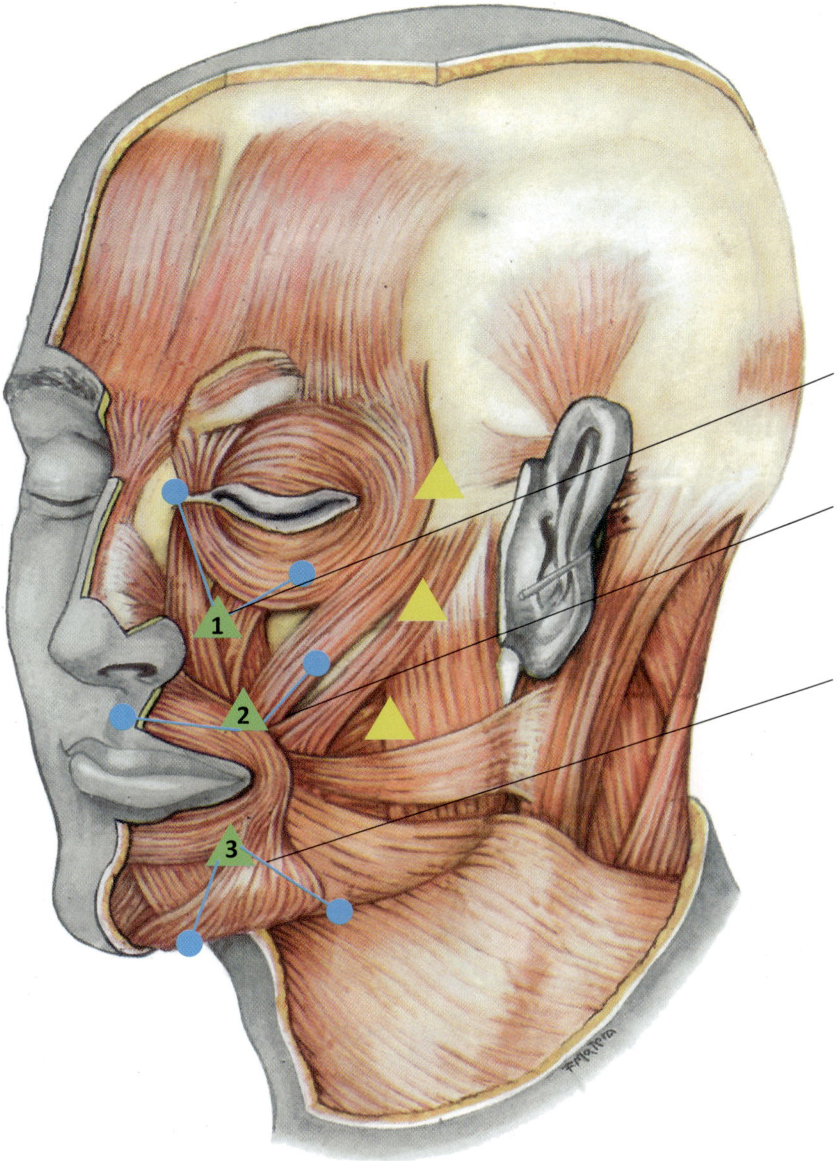


**그림 2.30.** 전-내측-머리 융합중심 1,2,3(an-me-cp 1,2,3 CF)의 해부학적 위치

전–내측–머리 융합중심 1 (an–me–cp 1 CF)은 me–cp 1과 an–cp 1의 협응중심으로부터 견인력이 수렴하는 콧볼의 뿌리에 위치한다.

전–내측–머리 융합중심 2 (an–me–cp 2 CF)는 me–cp 2과 an–cp 2의 협응중심으로부터 견인력이 수렴하는 상악 근육 위에 위치한다.

전–내측–머리 융합중심 3 (an–me–cp 3 CF)은 me–cp 3과 an–cp 3의 협응중심으로부터 견인력이 수렴하는 하악 근육 위에 위치한다.

(그림 3.30 참조)

*(Modified from G. Chiarugi and L. Bucciante, Istituzioni di anatomia dell'uomo. Piccin)*

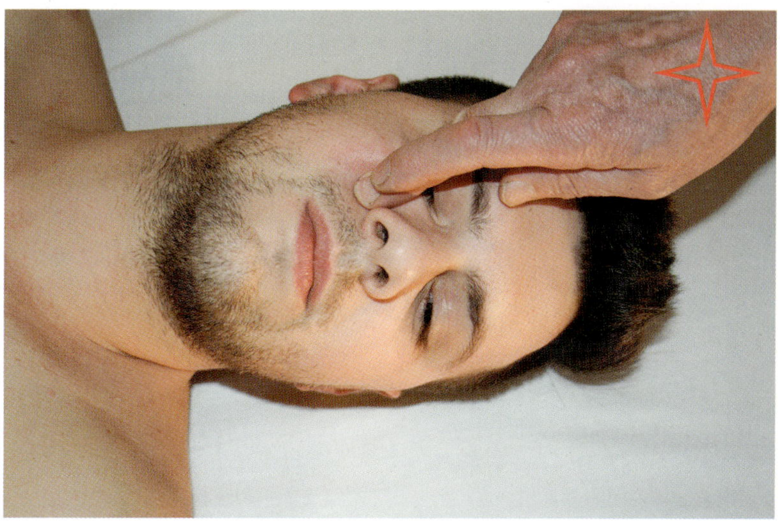

**그림 2.31.** an-me-cp 1 CF의 촉진검증과 치료

환자는 앙와위 자세로,
치료사는 서로 겹친 검지와 중지 손가락 끝을 콧볼 옆에 위치시켜 도수치료(manipulation) 시행한다(ST 3).

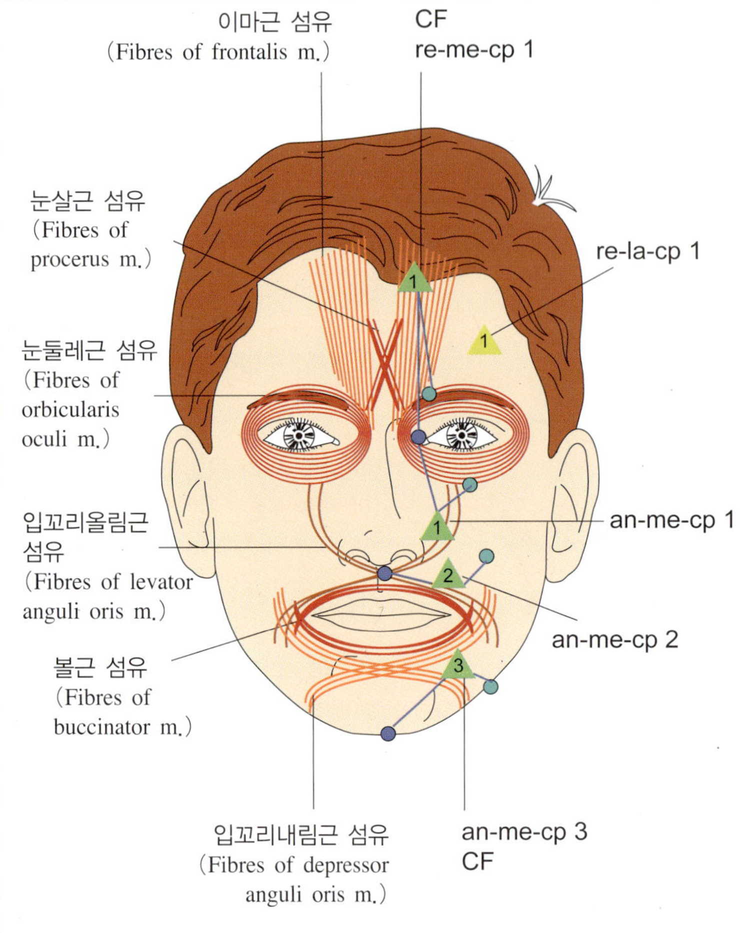


얼굴 근육의 근섬유를 형성하는 나선(spiral):
- 오른쪽 입꼬리올림근은 왼쪽 상악과 연결된다.
- 오른쪽 볼근과 아래입술내림근은 턱을 지나서 왼쪽과 연결된다.

**그림 2.32.** an-me-cp 2 CF의 해부학적 위치

an-me-cp 2 CF는 윗입술콧방울올림근(levator labii superioris alaeque nasi muscle) 위에 위치한다.
이 CF는 광대에 위치한 an-cp 2 CC와 코입술고랑(nasolabial sulcus)에 위치한 me-cp 2 CC의 '고삐를 잡거나' 협응한다.

입의 바깥쪽 경계와 턱, 팔자주름에서 입꼬리올림근, 입꼬리내림근, 볼근은 일종의 지대를 형성한다.

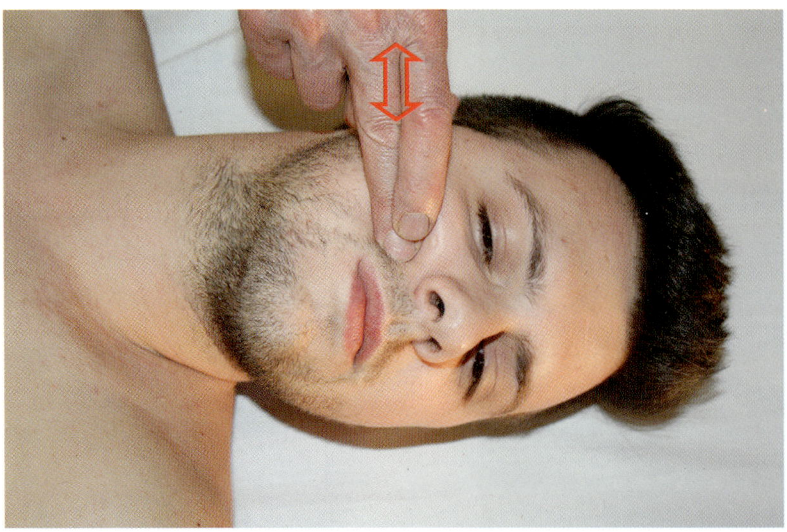

**그림 2.33.** an-me-cp 2 CF의 촉진검증과 치료

환자는 앙와위 자세로, 치료사는 검지로 힘을 준 중지손가락 끝을 상악의 송곳니 뿌리에 위치시키고 감각과민(hypersensitivity)이 사라질 때까지 이 지점을 도수치료(manipulation)한다 (ST 4).

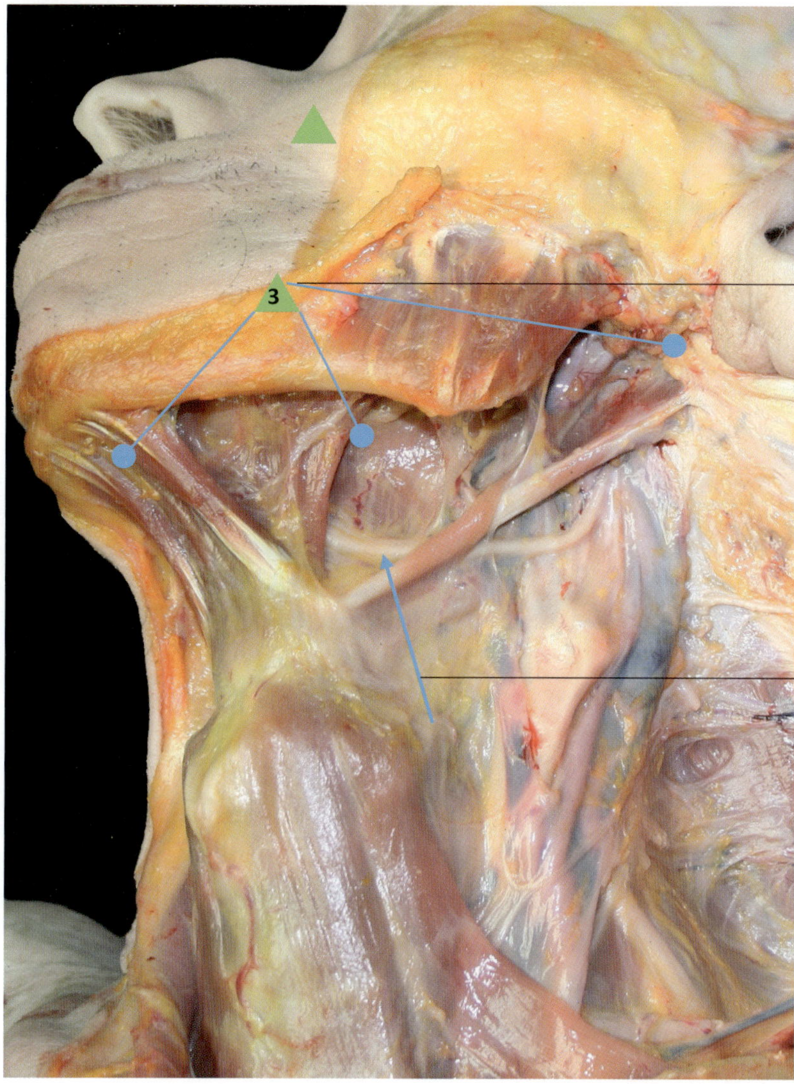


**그림 2.34.** an-me-cp 3 CF의 해부학적 위치

an-me-cp 3 CF는 턱의 근막에 위치하는데, 이는 악이복근의 전-근복부(anterior muscle belly of the digastric)와 연결된다(me-cp 3).

an-me-cp 3 CF의 또 다른 vector는 하악설골근(mylohyoid muscle)과 설하근(hypoglossal muscle)의 근막을 향해 확장하는데, 이는 ante-caput 3 mf unit의 CC가 위치하는 곳이다.

an-me-cp 3 CF는 광경근을 통해 an-me-cl에 머리방향의 견인력을 가한다. 광경근 원위부는 대흉근(an-me-sc CF and an-me-th CF)의 근섬유와 결합한다.

(그림 3.34 참조)

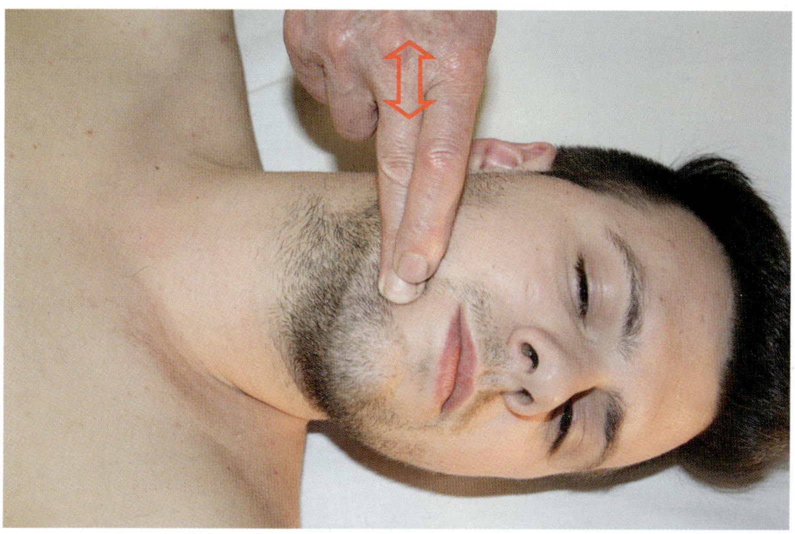

**그림 2.35.** an-me-cp 3 CF의 촉진검증과 치료

환자는 앙와위 자세로, 치료사는 겹친 검지와 중지 손가락 끝을 하악 송곳니의 뿌리에 위치시키고 근막의 과밀도화가 해소될 때까지 그 지점을 도수치료(manipulation)한다(EX 5).

## 융합중심 : 전-내측-경부
Centre of fusion: ante-medio-collum

## an-me-cl

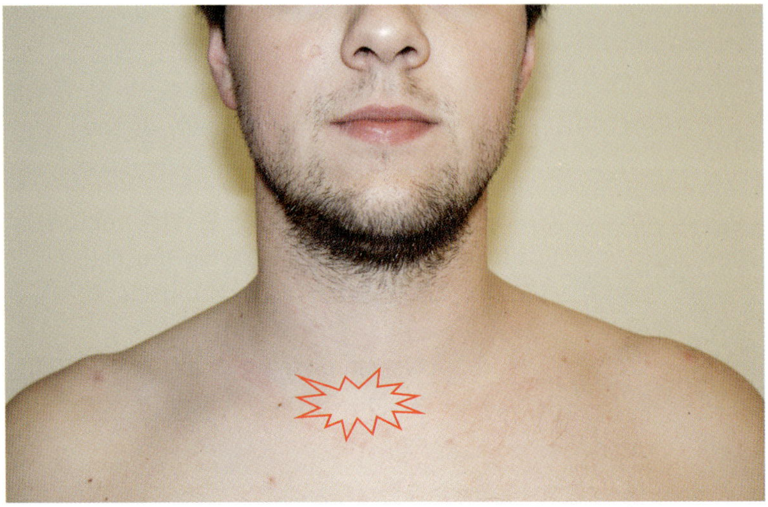

**그림 2.36.** 전-내측-경부 융합중심 (an-me-cl CF)의 기능장애

체간의 융합중심은 대부분 내부 기능장애와 관련있다. 그러나, 이 부분은 오로지 근골격계 기능장애를 시사한다.
an-me-cl CF의 과밀도화는 경부강직을 유발한다.

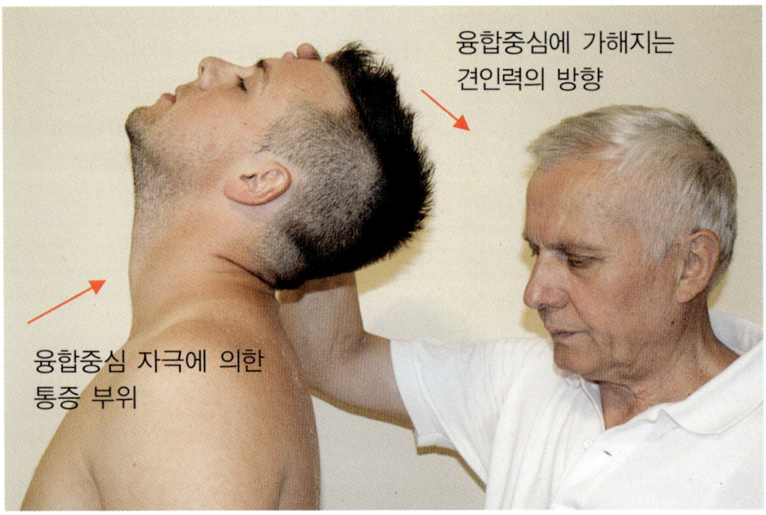


**그림 2.37.** an-me-cl의 수동운동검증

치료사는 환자의 머리를 뒤로 젖힌 상태에서 오른쪽- 왼쪽으로 움직여 보고 환자에게 가장 긴장이 느껴지는 부분이 어딘지 물어본다. 한쪽에만 느껴지는 긴장된 느낌이 과밀도화된 부분에 해당한다.

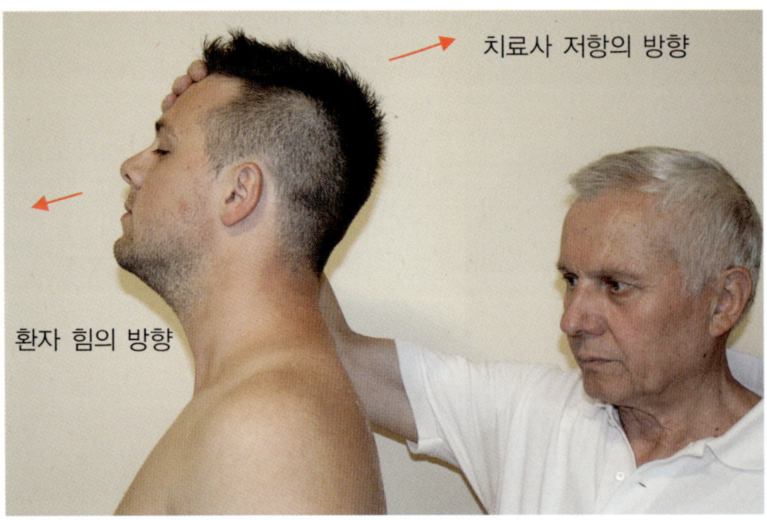


**그림 2.38.** an-me-cl의 능동운동검증

치료사의 손을 환자의 머리에 위치시키고, 환자가 목을 전-내측 방향으로 움직이려 할 때 치료사가 저항을 가한다.

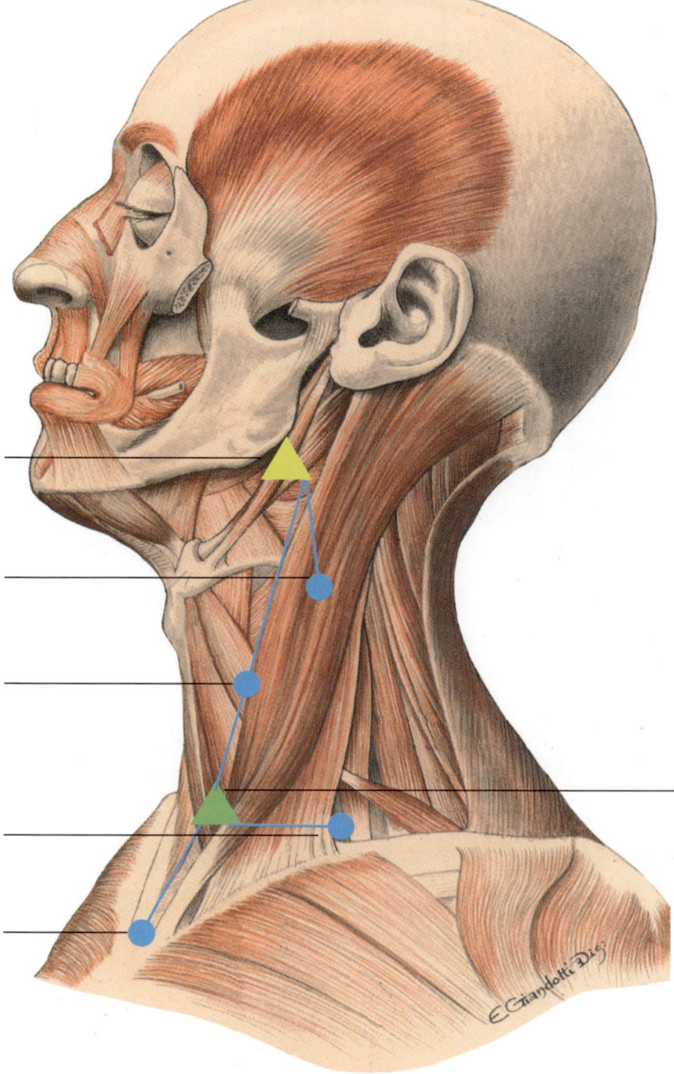


**그림 2.39.** 전-내측-경부 융합중심(an-me-cl CF)의 해부학적 위치

*(Modified from G. Chiarugi and L. Bucciante, Istituzioni di anatomia dell'uomo. Piccin)*

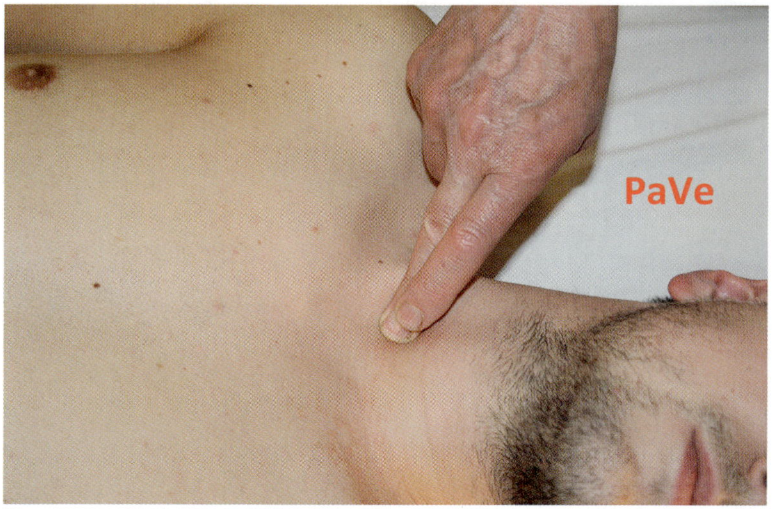


**그림 2.40.** an-me-cl CF의 촉진검증과 치료

환자는 앙와위 자세로, 근건접합부의 근막 구조가 비교적 단단하기 때문에 이 융합중심 치료는 검지손가락의 너클을 이용하는 반면, 촉진은 손가락 끝을 이용하여 시행한다(ST 10).

# 융합중심 : 전-내측-흉부
Centre of fusion: ante-medio-thorax

## an-me-th

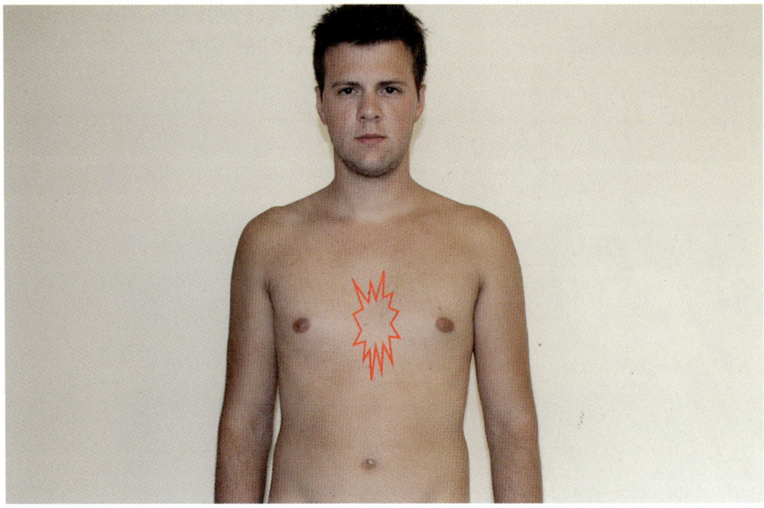

**그림 2.41.** 전-내측-흉부 융합중심 (an-me-th CF)의 기능장애

흉늑관절(sternocostal joint)의 장애.
흉골 뒤의 압박감 또는 긴장감;
흉부 전방부의 전반적인 통증.
an-me-th 1 CF의 과밀도화는 흉늑관절의 통증을 유발한다.

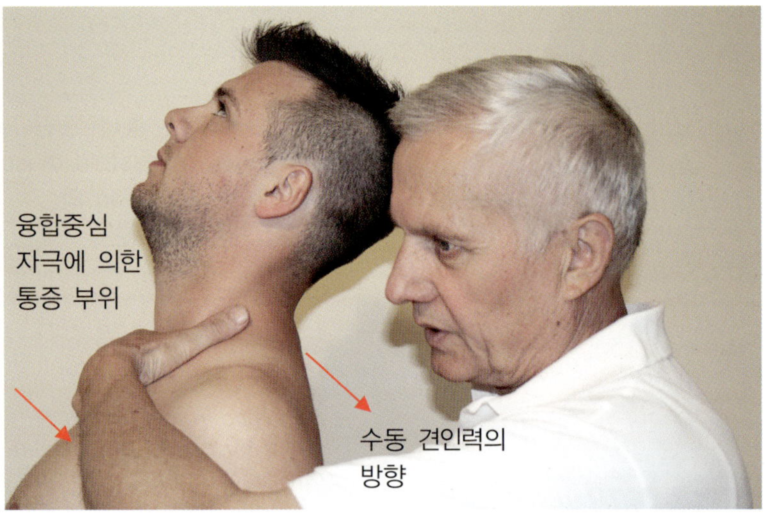


**그림 2.42.** an-me-th CF의 수동운동검증

환자는 바로 선 자세로,
흉골 주변 인대에 긴장을 주기 위해 치료사는 환자의 뒤에 서서 한쪽 손을 환자의 흉골 부위에 위치시키고 동시에 반대쪽 손을 이용해 환자의 허리 부위를 누른다.
환자에게 통증이나 긴장이 느껴지는지 묻는다.

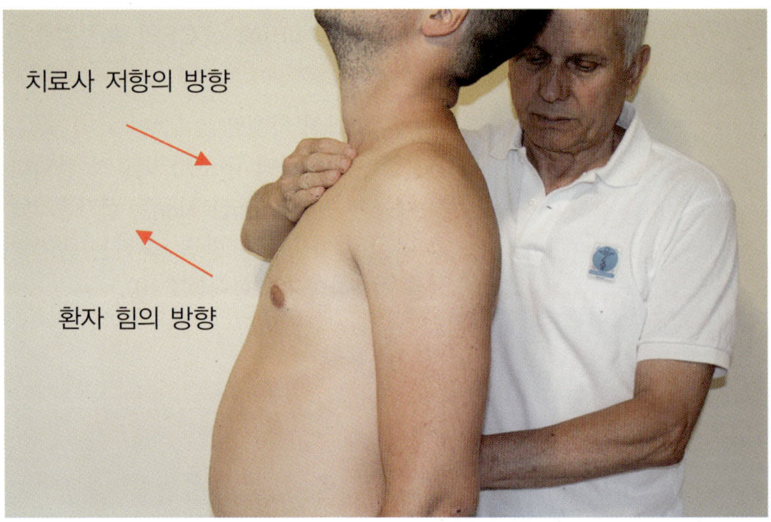


**그림 2.43.** an-me-th CF의 능동운동검증

환자는 바로 선 자세로,
앞에서 언급한 ante-medio diagonal의 최대 스트레칭 자세에서 치료사는 흉골부위에 저항을 가하면서 환자에게 흉부를 앞으로 움직이도록 지시한다.

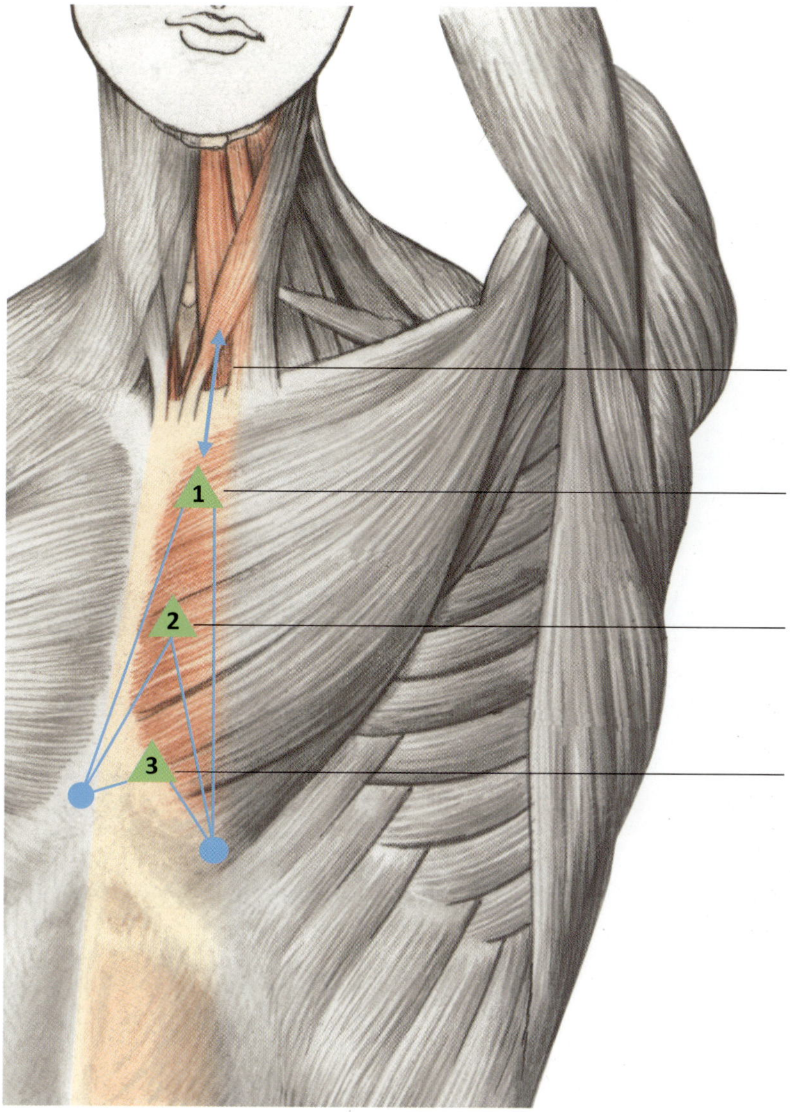


**그림 2.44.** 전-내측-흉부 융합중심 1,2,3(an-me-th 1,2,3 CF)의 해부학적 위치

(그림 3.44 참조)

*(Modified from G. Chiarugi and L. Bucciante, Istituzioni di anatomia dell'uomo. Piccin)*

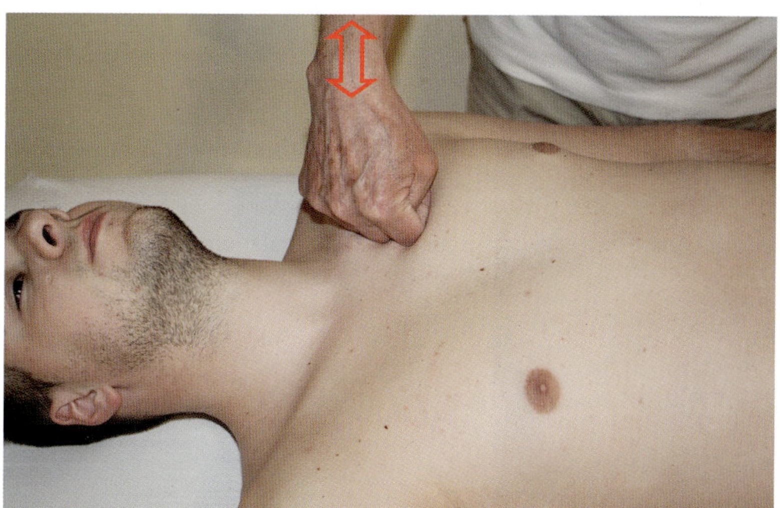

**그림 2.45.** an-me-th 1 CF의 촉진검증과 치료

환자는 앙와위 자세로,
치료사는 흉쇄관절 부위를 검지손가락의 너클로 촉진하며 민감한 지점을 찾는다.
위치가 확인되면 유동화(fluidified)될 때까지 도수치료(manipulation)한다 (KI 27–26).

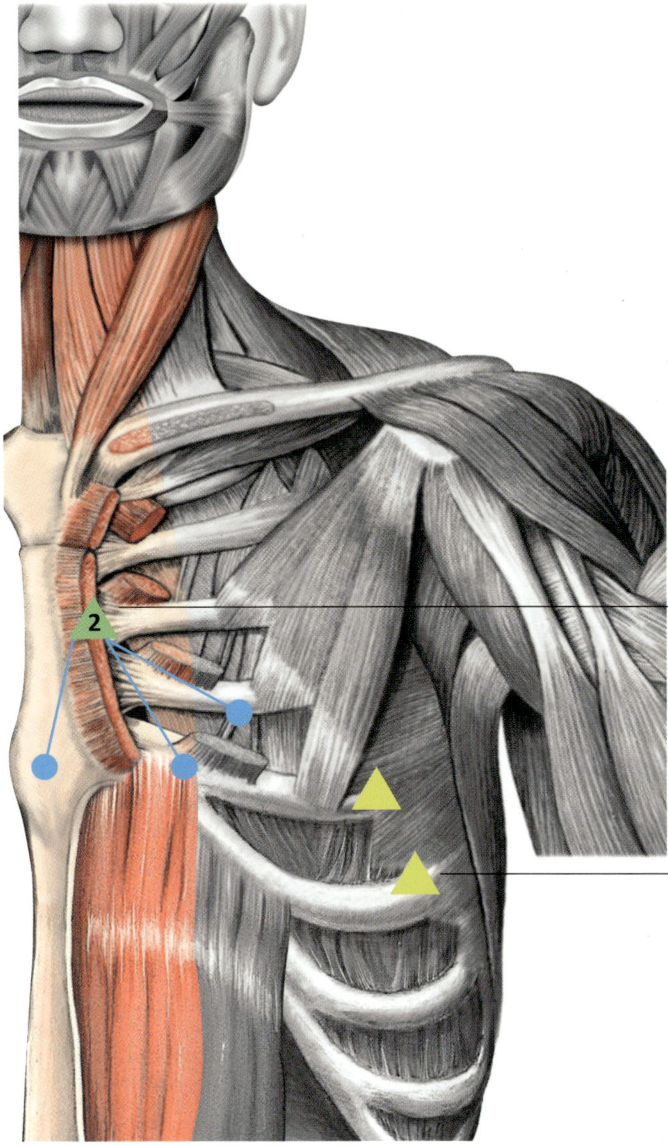


**그림 2.46.** an-me-th 2 CF의 해부학적 위치

an-me-th 2 CF는
흉골 측면의 세 번째, 네 번째 늑간공간
사이, ante, medio와 intra-thorax의 CC
사이에 위치한다.

an-la-th 1, 2 CF는
외복사근 앞쪽에 있는 전거근의
근건접합부에 위치한다.

(그림 3.44 참조)

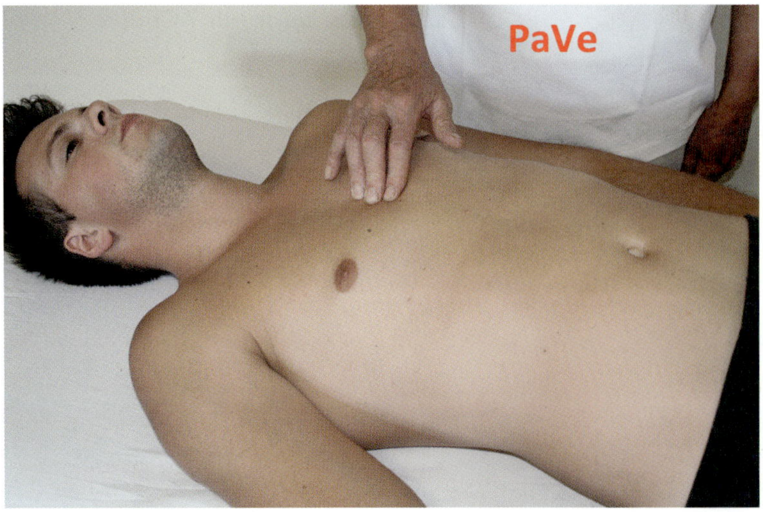


**그림 2.47.** an-me-th 2 CF의 촉진검증과 치료

환자는 앙와위 자세로,
치료사는 검지, 약지 손가락끝이나 검지
손가락 너클을 3번째 늑간공간에 위치시키고
도수치료(manipulation)가 필요한 가장
과밀도화된 인대를 찾는다(KI 25-24).

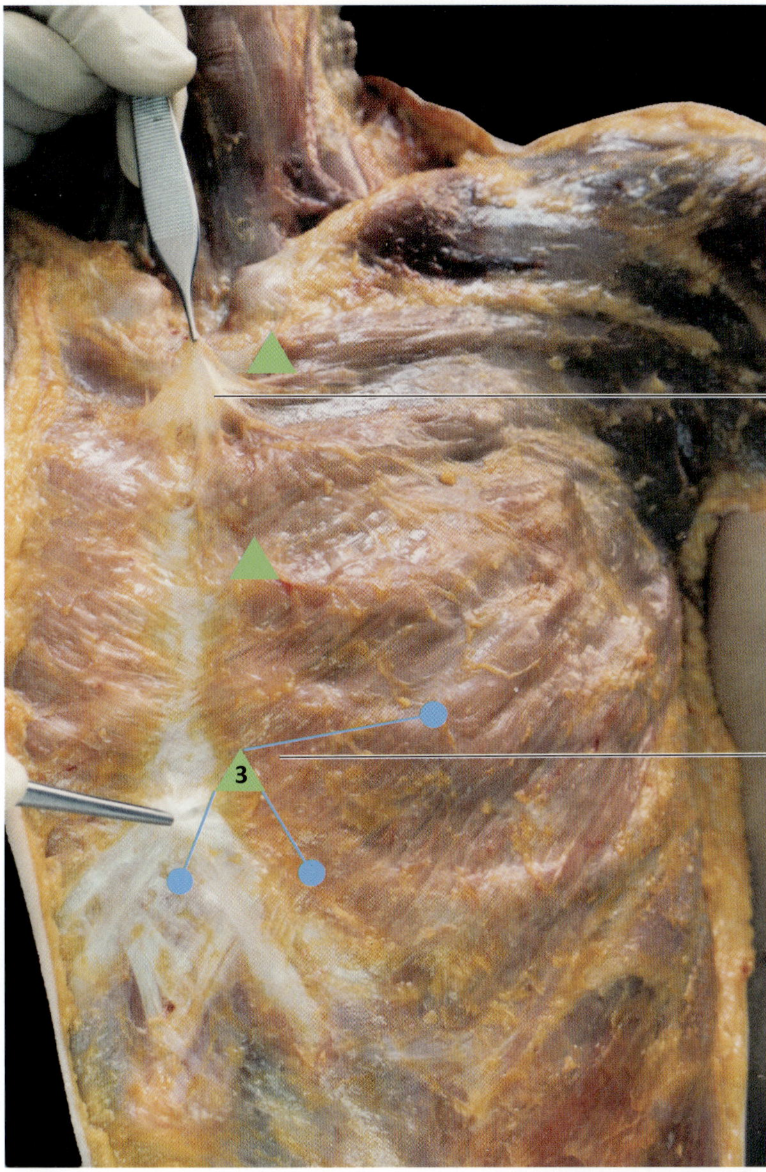


**그림 2.48.** an-me-th 3 CF의 해부학적 위치

좌우 대흉근을 감싸고 있는 깊은 근막층의 표층판(superficial lamina of deep fascia)

an-me-th 3 CF는 대흉근(me-th)과 복직근(an-th) 힘줄의 부착부와 연결된다.

(그림 3.44 참조)

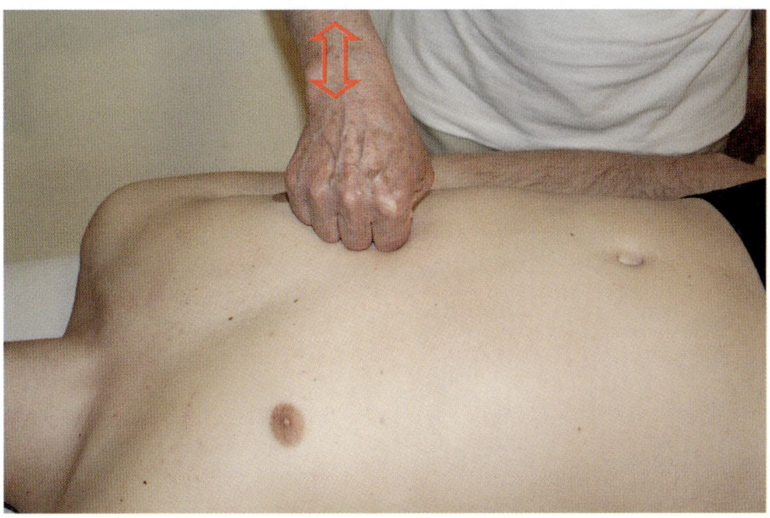

**그림 2.49.** an-me-th 3 CF의 촉진검증과 치료

환자는 앙와위 자세로,
치료사는 손가락끝을 이용하여 다섯 번째 늑간공간 근처에서 칼돌기 인대(xiphoid ligament)와 연결된 과밀도화된 근막을 촉진한다.
그 후 치료사는 너클을 이용하여 가장 과밀도화된 지점에 국소적 과민성이 사라질 때까지 도수치료(manipulation)한다(KI 23-22).

## 융합중심 : 전-내측-요추
## Centre of fusion: ante-medio-lumbi

## an-me-lu

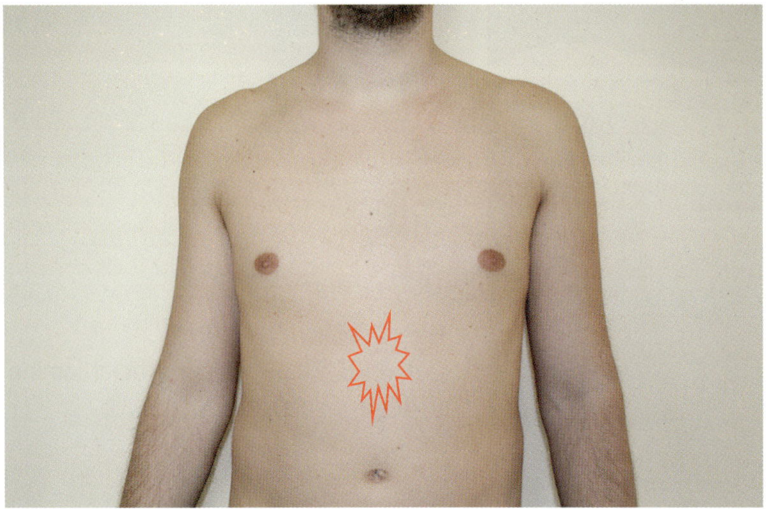

**그림 2.50.** 전-내측-요부 융합중심 (an-me-lu CF)의 기능장애

종종 요부로 퍼지는 복통.
부어오르거나 긴장된 복부의 감각.
복부 근막 제한을 보상하기 위해 체간이 약간 전방으로 편위된 자세를 취할 수 있다.

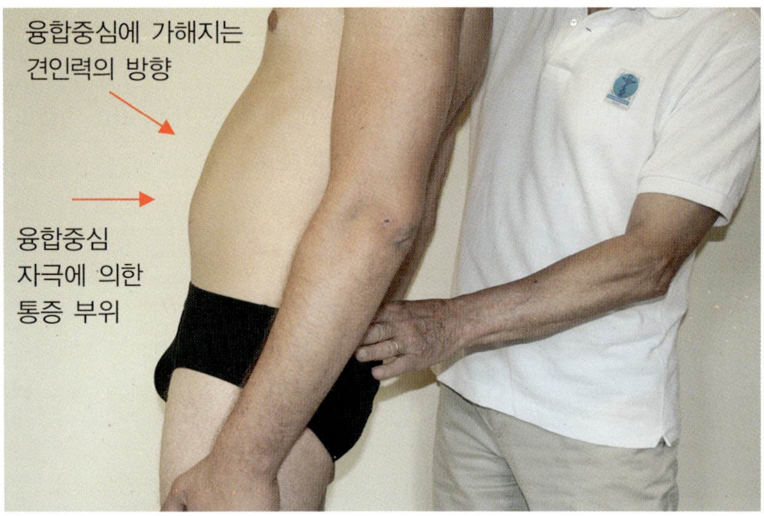


**그림 2.51.** an-me-lu CF의 수동운동검증

환자는 바로 선 자세로,
전방 요부를 스트레칭하기 위해 치료사는 한 손으로 환자의 흉부를 후방으로 움직이고 다른 한손으로 골반을 안정화 시킨다.
만약 배꼽위 복직근초(rectus abdominis sheath)가 과밀도화되면 환자는 상복부 부위를 통증 부위로 가리킨다.

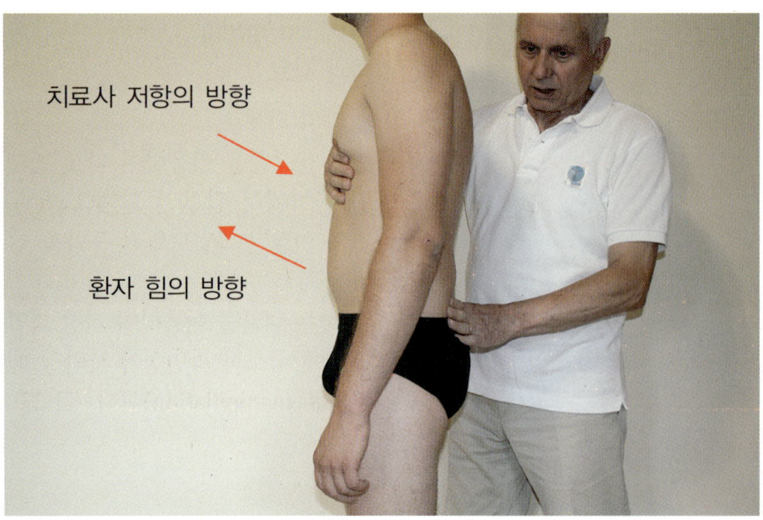


**그림 2.52.** an-me-lu CF의 능동운동검증

앞에서 언급한 최대로 스트레칭된 자세에서 치료사는 환자의 흉골에 저항을 주면서 환자에게 체간을 앞으로 움직일 것을 지시한다.
환자는 후방 요부 통증이나 전반적인 근력 부족을 느낄 수 있다.

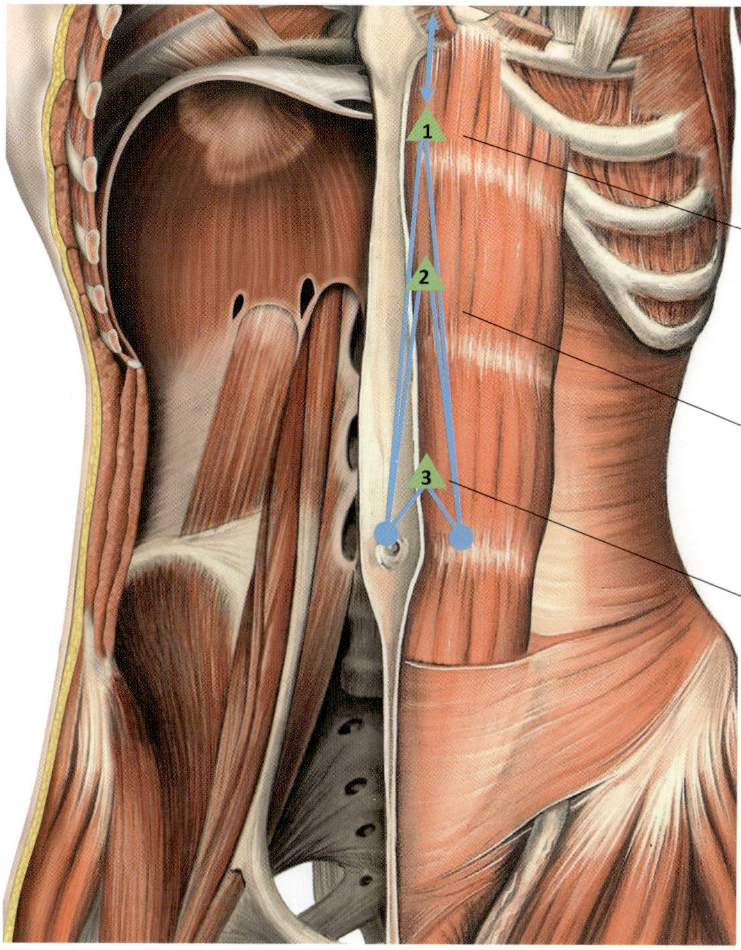


**그림 2.53.** 전-내측-요부 융합중심 1,2,3(an-me-lu 1,2,3 CF)의 해부학적 위치

an-me-lu 1 CF는
칼돌기의 편측 원위부에 위치한다.
이것은 흉골과 첫 번째 힘줄성 명각
(tendinous inscription) 사이의
복직근 섬유의 관련성을 조정한다.

an-me-lu 2 CF

an-me-lu 3 CF

(그림 3.49 참조)

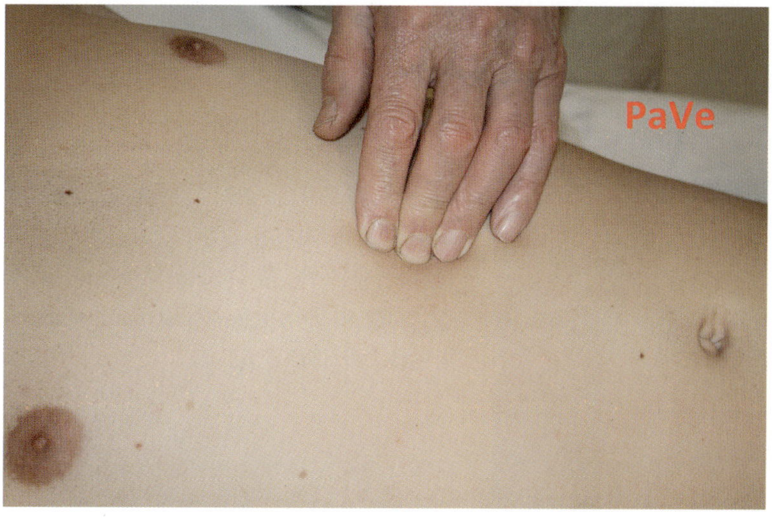


**그림 2.54.** an-me-lu 1 CF의 촉진검증과 치료

환자는 앙와위 자세로,
치료사는 손가락끝을 칼돌기 편측 원위부에 위치시키고 가장 아픈 지점을 찾는다. 도수치료(manipulation)를 위해 손을 자주 바꾸고, 끌(chisel)처럼 너클을 사용하길 조언한다(KI 21-20).

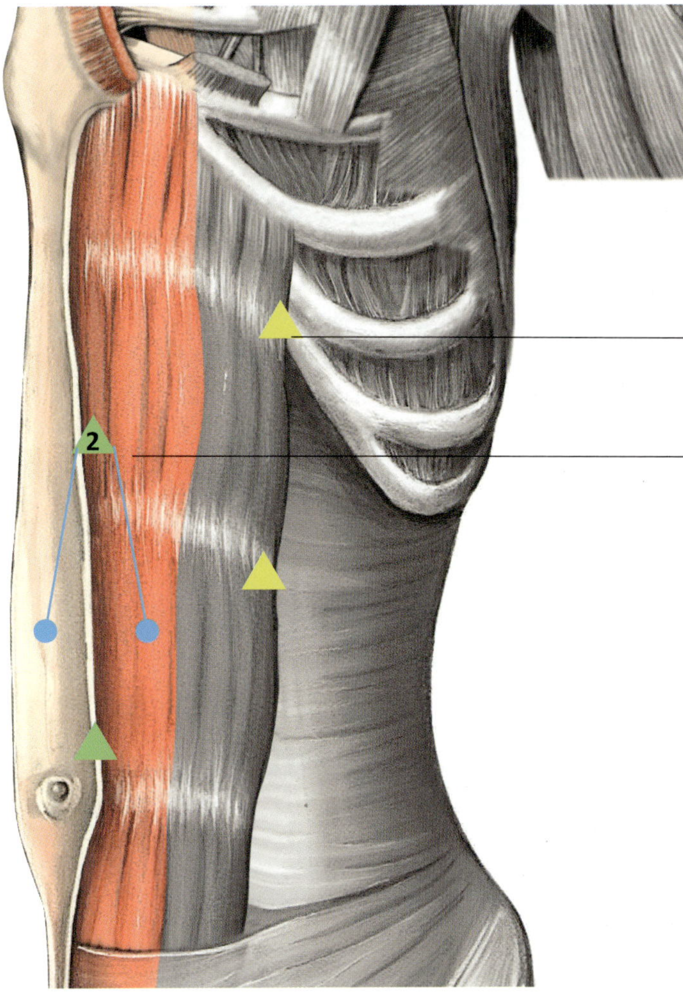


**그림 2.55.** an-me-lu 2 CF의 해부학적 위치

an-me-lu 2 CF는
배꼽 위 백선(linea alba) 중앙의 측면에 위치한다.
백선(linea alba)은 복부 근막의 3층이 합쳐지는 선이다:

- 첫 번째 층은 외복사근을 싸고 있다.
- 두 번째 층은 내복사근과 복직근을 싸고 있다.
- 세 번째 층은 복횡근을 싸고 있다.

*(Modified from G. Chiarugi and L. Bucciante, Istituzioni di anatomia dell'uomo. Piccin)*

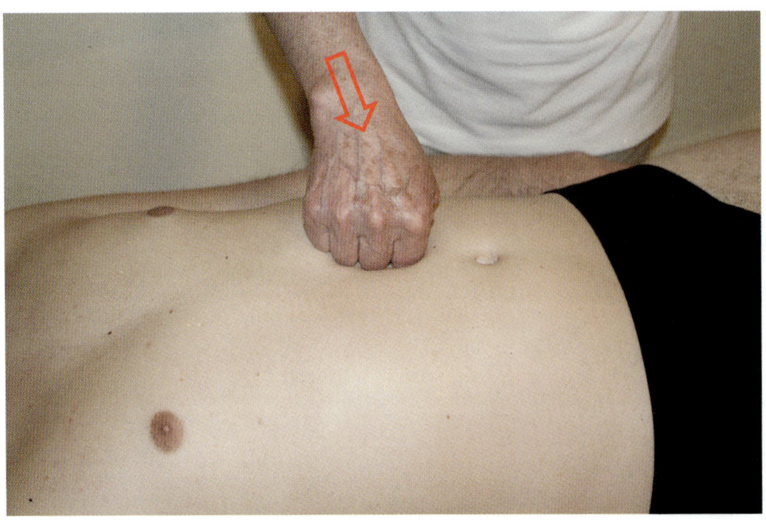

**그림 2.56.** an-me-lu 2 CF의 촉진검증과 치료

환자는 앙와위 자세로,
치료사는 손가락 끝이나 검지의 너클을 이용하여 백선의 중앙 측면에서 과밀도화 되고 민감한 지점을 찾는다.
그 지점을 확인 후 손가락 너클이나 팔꿈치를 이용하여 도수치료(manipulation) 한다(KI 19-18).

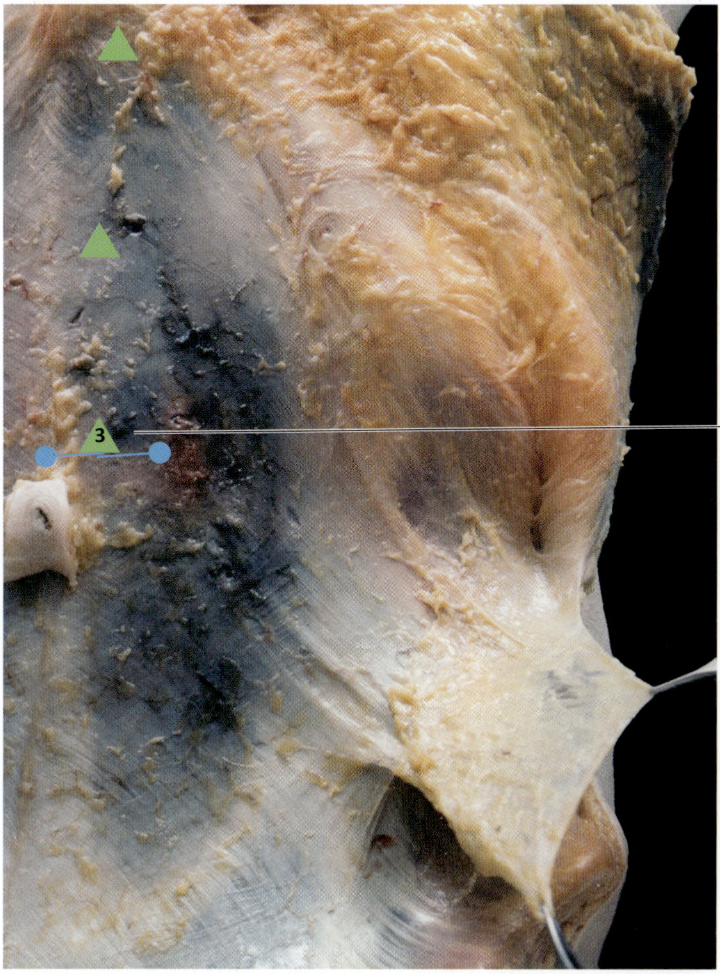


**그림 2.57.** an-me-lu 3 CF의 해부학적 위치

an-me-lu 3 CF는
배꼽의 근위부, 백선의 측면에 위치한다.
이 지점의 근막은 복직근의
두 번째, 세 번째 힘줄성 명각 사이의
근섬유를 조정한다.

만약 복부 근막의 일부가
떨어지거나 밖으로 잡아 당기면,
견인력은 복직근초나
아래 근육까지 전달된다.

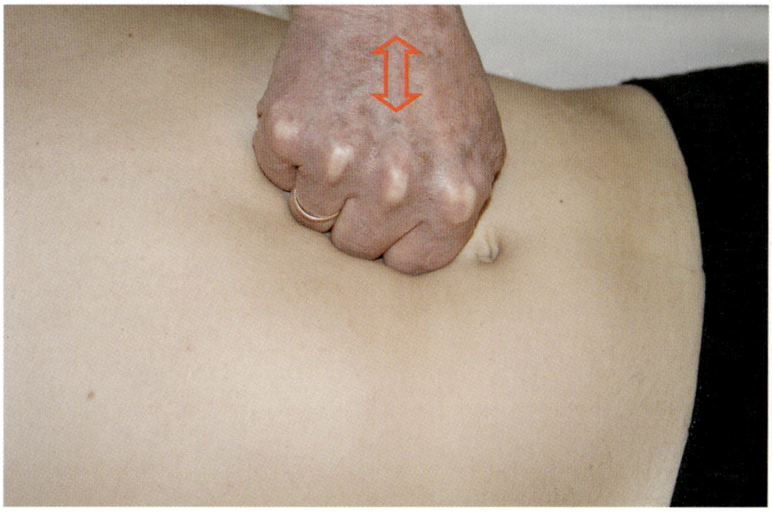

**그림 2.58.** an-me-lu 3 CF의 촉진검증과 치료

환자는 앙와위 자세로,
치료사는 배꼽 근위부 백선의 측면에 손의 너클이나 팔꿈치를 위치시켜 과밀도화 지점에 슬라이딩(sliding)이 개선될 때까지 치료한다.
동시에 환자는 도수치료(manipulation)에 의한 통증이 감소되는 것을 느낄 수 있다 (KI 17-16).

## 융합중심 : 전-내측-골반
Centre of fusion: ante-medio-pelvis

## an-me-pv

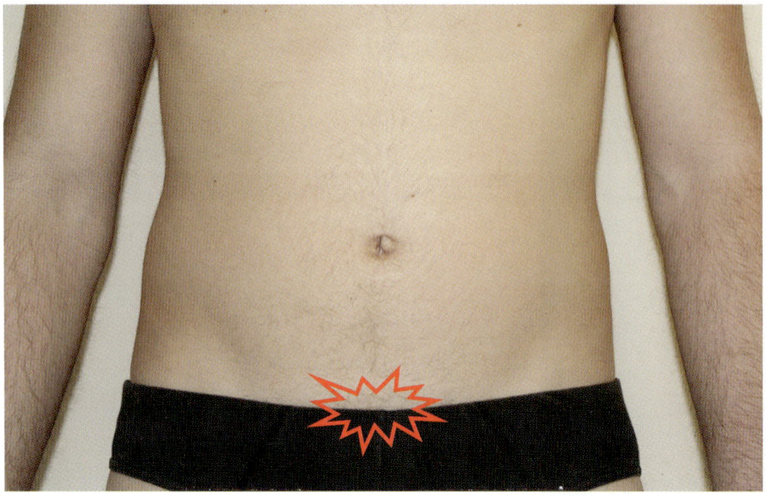

**그림 2.59.** 전-내측-골반 융합중심 (an-me-pv CF)의 기능장애

하복부 부위의 날카롭고 찌르는 듯한 통증과 경련.
복부 아래 부분의 조이거나 부어오르는 느낌.
배꼽아래로 장력이 느껴진다.

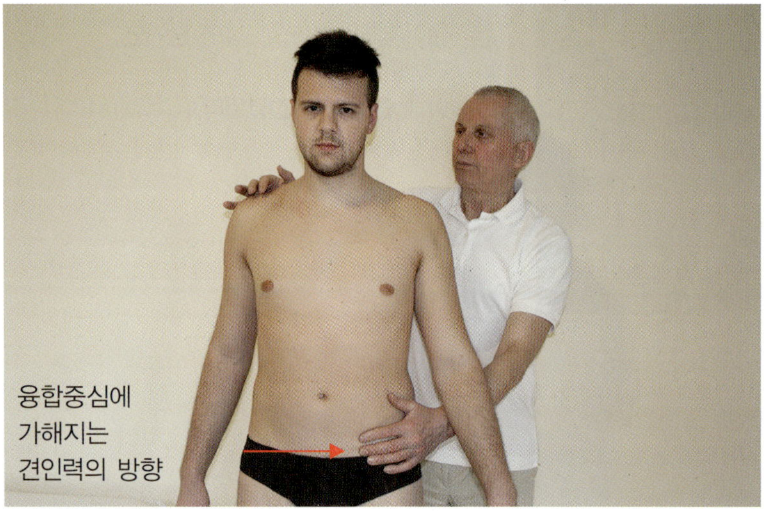


**그림 2.60.** an-me-pv CF의 수동운동검증

환자는 바로 선 자세로,
치료사는 한 손으로 환자의 오른쪽 어깨를 안정화 시키고 다른 한 손으로 환자의 골반을 뒤로 당긴다.
만약 복직근초의 배꼽 아래부분이 과밀도화 되어 있다면, 환자는 배의 아래부분에 통증을 호소한다.

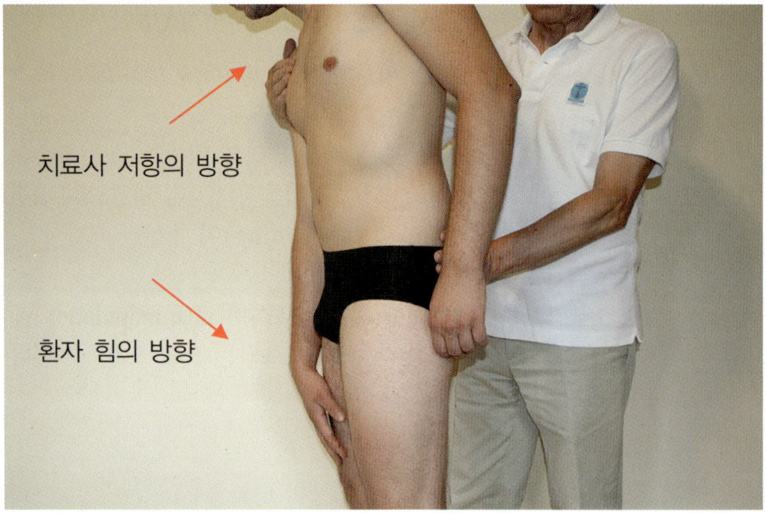


**그림 2.61.** an-me-pv CF의 능동운동검증

환자는 바로 선 자세로,
허벅지의 내측을 따라서 손을 아래로 미끄러져 내려갈 때 치료사는 어깨에 저항을 가한다.
같은 테스트를 반대방향으로 반복한다.

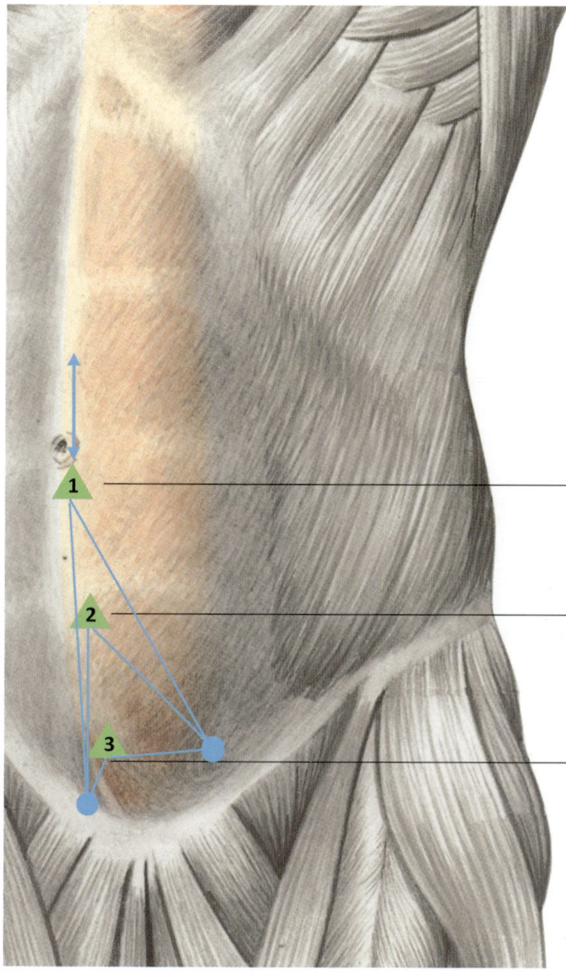


**그림 2.62.** 전-내측-골반 융합중심 1,2,3(an-me-pv 1,2,3 CF)의 해부학적 위치

an-me-pv 1 CF는
배꼽 원위부, 백선 측면에 위치한다.
이 CF는 복직근초를 통해
ante-pelvis와 medio-pelvis
근막단위를 조정한다.

an-me-pv 2 CF

an-me-pv 3 CF

(그림 3.54 참조)

*(Modified from G. Chiarugi and L. Bucciante, Istituzioni di anatomia dell'uomo. Piccin)*

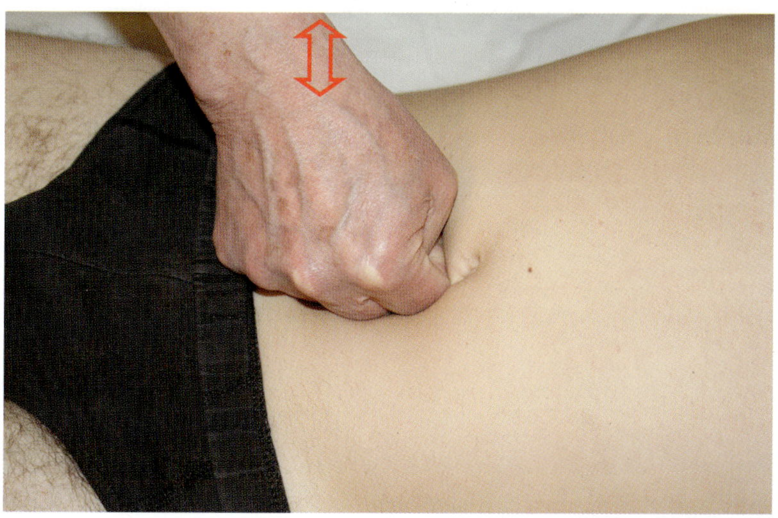

**그림 2.63.** an-me-pv 1 CF의 촉진검증과 치료

환자는 앙와위 자세로,
치료사는 배꼽 아래부분에 위치하는
이 지점을 검지손가락의 끝이나 너클을
이용하여 도수치료한다(manipulation).
좀 더 단단한 부위에는 팔꿈치를 이용할
수도 있지만 치료의 효과가 떨어진다
(KI 15).

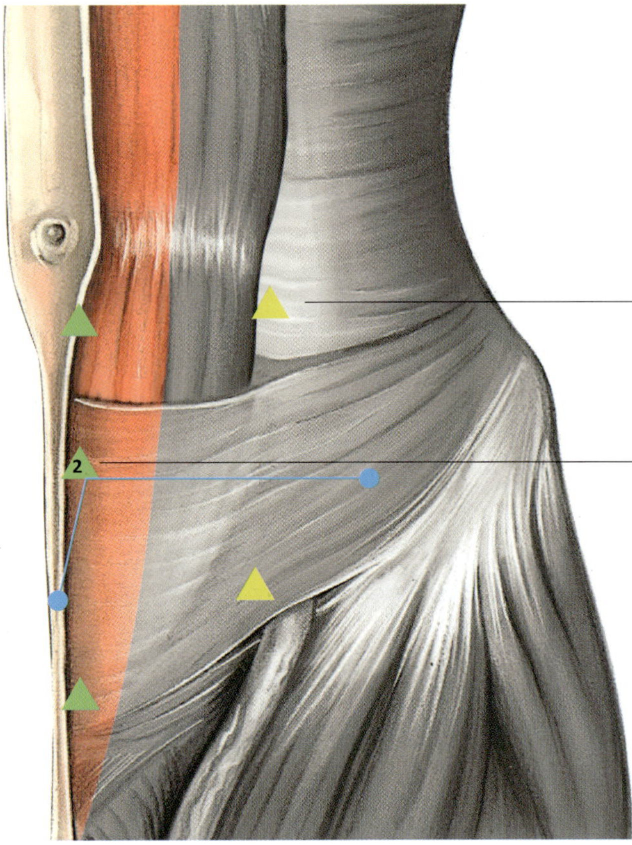


**그림 2.64.** an-me-pv 2 CF의 해부학적 위치

an-me-pv 2 CF는
배꼽과 치골 사이 중간 지점,
배꼽 아래 백선의 약간 측면에 위치한다.
이 융합중심은 복직근의
전굴(antemotion)과 추체근의
내굴(mediomotion)을 조정하는데,
이는 백선의 텐서(tensor)으로도
알려져 있다.

(그림 3.54 참조)

*(Modified from G. Chiarugi and L. Bucciante, Istituzioni di anatomia dell'uomo. Piccin)*

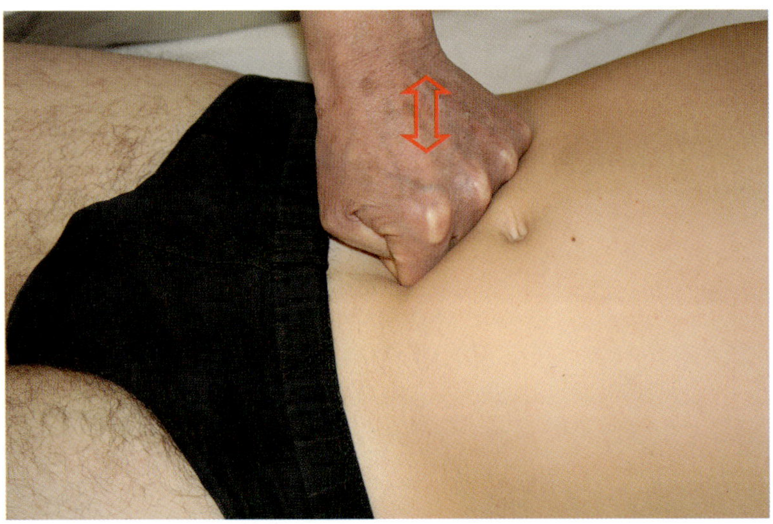

**그림 2.65.** an-me-pv 2 CF의 촉진검증과 치료

환자는 앙와위 자세로,
치료사는 배꼽아래 백선의 중간지점에서
촉진검증을 시작해서 위, 아래 수 cm로
확장한다.
치료는 확인된 단일 과밀도화 지점에만
시행한다(KI 14–13).

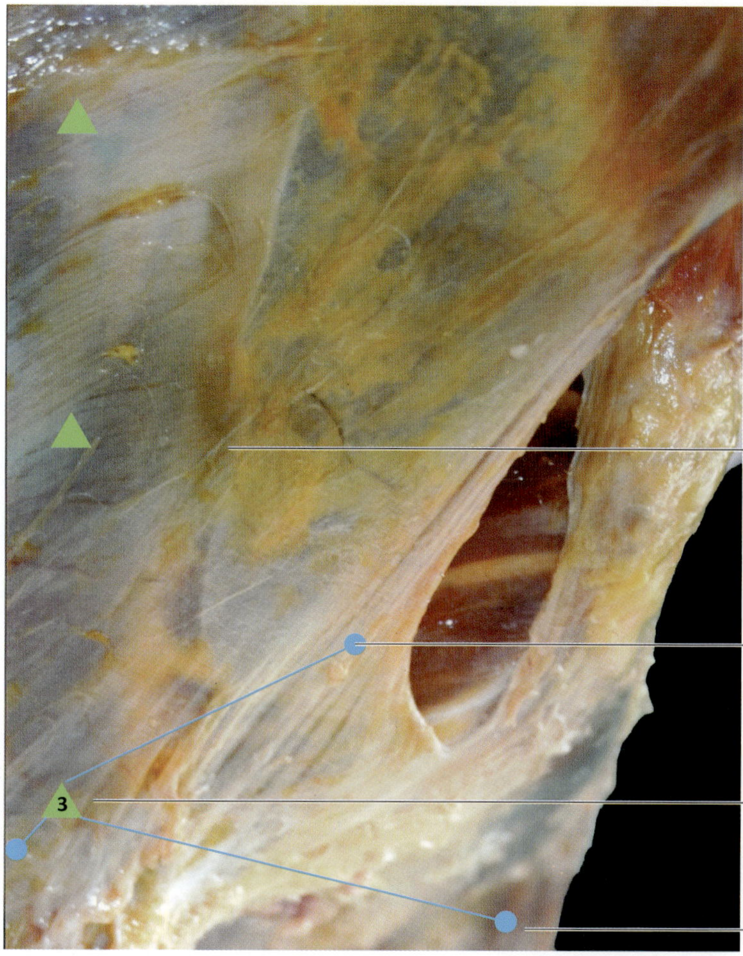


**그림 2.66.** an-me-pv 3 CF의 해부학적 위치

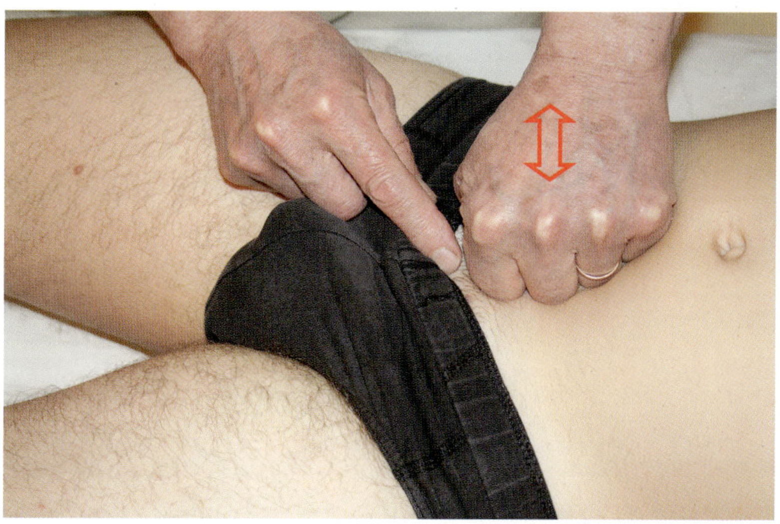

**그림 2.67.** an-me-pv 3 CF의 촉진검증과 치료

환자는 앙와위 자세로, 치료사는 치골상부를 시진하는데, 이 부위는 신경지배가 풍부하여 일반적으로 민감하다. 따라서 민감한 지점 보다는 과밀도화 지점을 치료해야 한다(KI 12–11).

# 하지의 전-내측 근막 대각선
## AN-ME DIAGONAL of the LOWER LIMB

### 융합중심 : 전-내측-발
Centre of fusion: ante-medio-pes

### an-me-pe

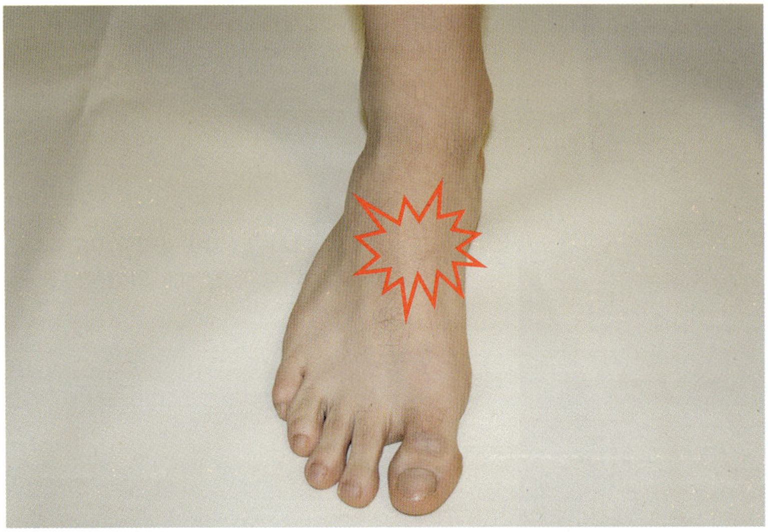

**그림 2.68.** 전-내측-발 융합중심 (an-me-pe CF)의 기능장애

지대는 골지건기관(Golgi tendon organs)과 상호작용하여 움직임을 조정하는 근본적인 역할을 한다.
신근지대(extensor retinaculum)의 상위 밴드는 발목(talus)의 위치에 따라 신근 힘줄의 각도를 조절하는 반면, 하위밴드는 전족부(forefoot) 위치에 따라 힘줄과 상호작용한다.

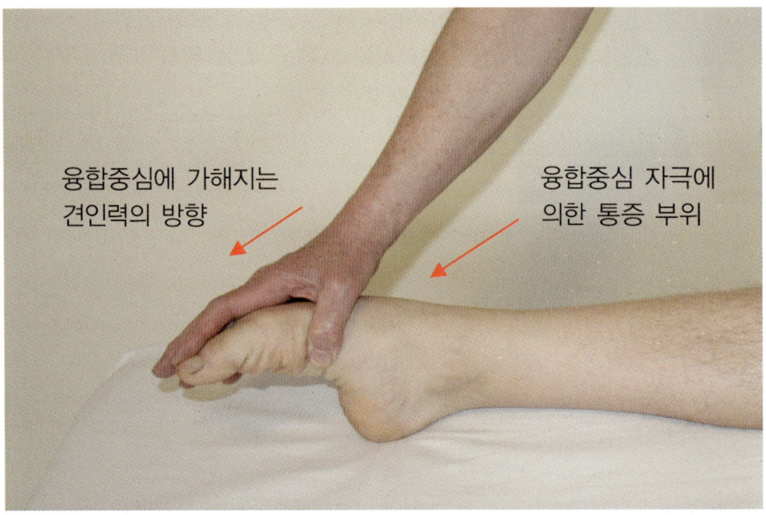


**그림 2.69.** an-me-pe CF의 수동운동검증

환자는 앙와위 자세로,
치료사는 환자의 전족부를 잡고 바깥, 아래쪽으로 스트레칭시킨다.
환자는 발목과 전족부 내측에 통증을 느끼는지 긴장만 느끼는지 말한다.

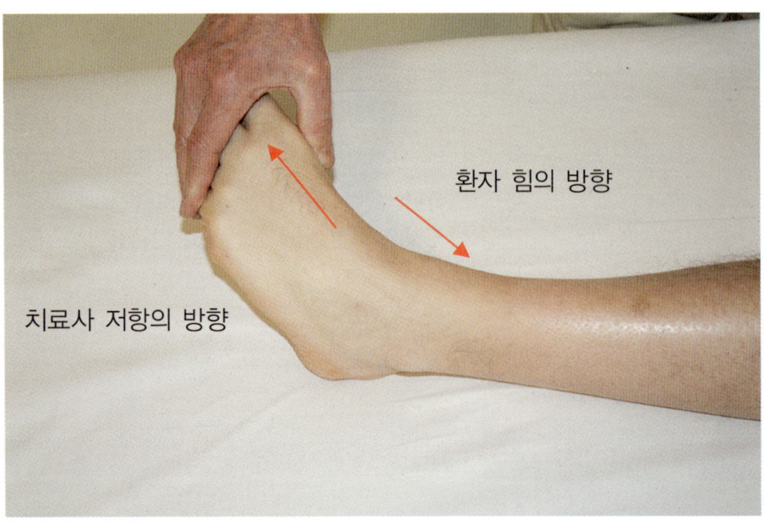


**그림 2.70.** an-me-pe CF의 능동운동검증

환자는 앙와위 자세로,
위에서 말한 최대 스트레칭 자세에서 발을 내측-상방(전-내측 방향)으로 움직이고 치료사는 저항을 준다.

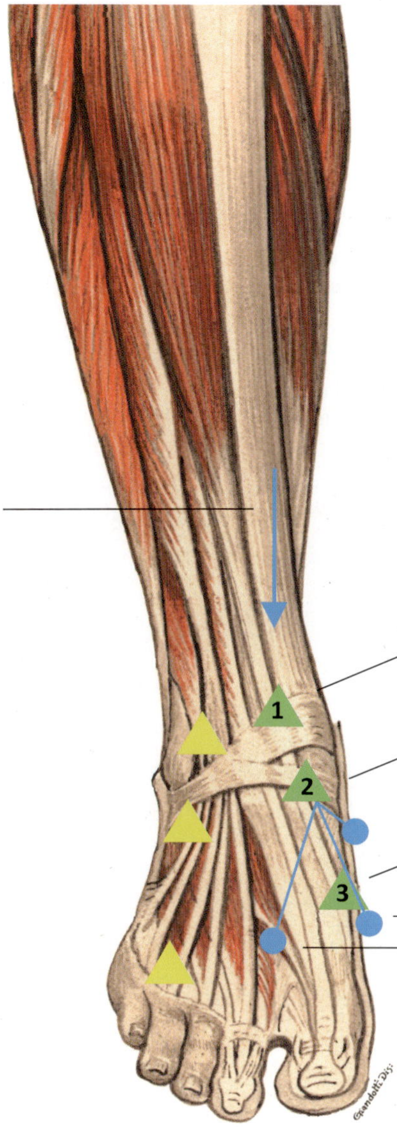


**그림 2.71.** 전-내측-발 융합중심 1,2,3(an-me-pe 1,2,3 CF)의 해부학적 위치

(그림 3.59 참조)

*(Modified from G. Chiarugi and L. Bucciante, Istituzioni di anatomia dell'uomo. Piccin)*

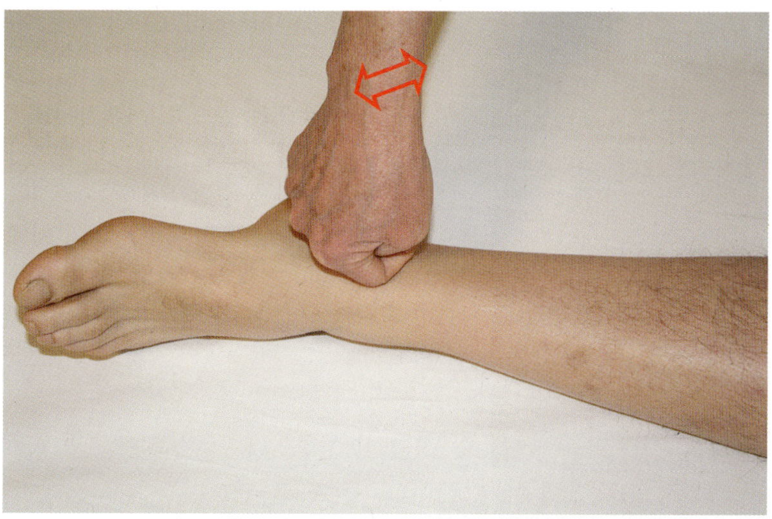

**그림 2.72.** an-me-pe 1 CF의 치료

환자는 앙와위 또는 옆으로 누운 자세로, 치료사는 전경골근건에 가까운 신근지대의 상위밴드에 손가락 너클을 위치시키고 가장 과밀도화되고 예민한 부분을 도수치료한다(manipulate)(LV 4).

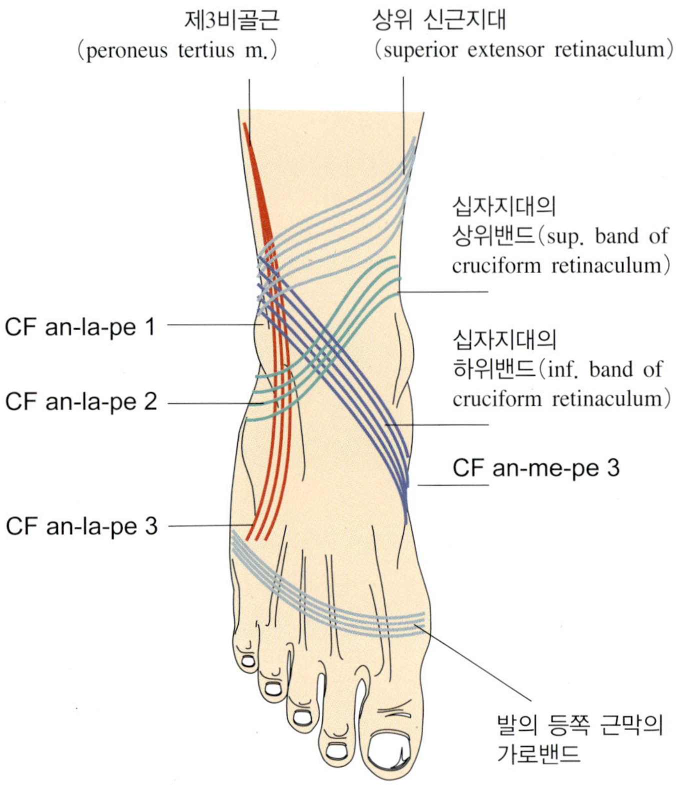


해부학책에서 발목의 지대(retinaculum)는 아래와 같이 일컬어진다:

다리에서 상위 신근지대(superior extensor retinaculum) 또는 횡인대(transverse ligament)

발에서 하위 신근지대(inferior extensor retinaculum) 또는 십자인대(cruciform or Y-shaped ligament)

발에서 굴근지대(retinaculum of the flexor muscles) 또는 톱니인대(laciniate ligament)

비골근의 지대 또는 비골근의 상위(표층,심층) 하위 지대

**그림 2.73.** an-me-pe CF의 해부학적 위치

an-me-pe CF는 내측과의 앞쪽 경계 근처에 있는 신근지대의 상, 하위밴드에 위치한다.

- an-me-pe 1 CF는 십자지대의 상위밴드 내측부에 위치한다.
- an-me-pe 2 CF는 십자지대의 하위밴드 내측부에 위치한다.
- an-me-pe 3 CF는 십자지대의 하위밴드 정지부에 위치한다.

(그림 3.61 참조)

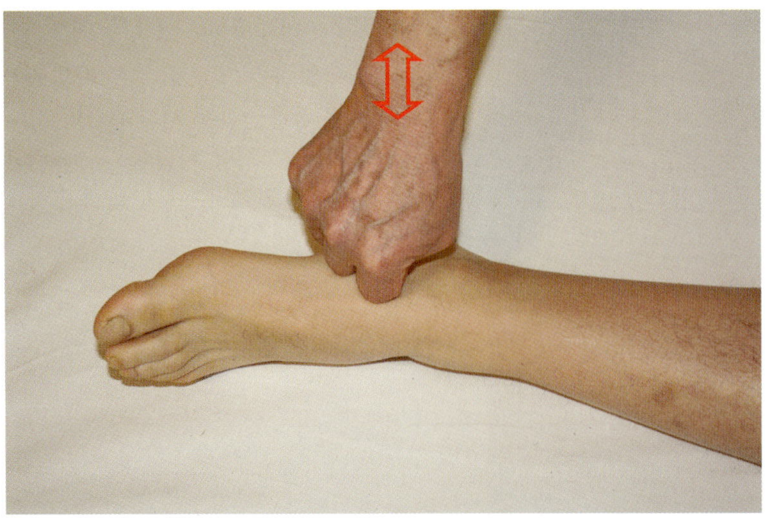

**그림 2.74.** an-me-pe 2 CF의 촉진검증과 치료

환자는 앙와위 또는 옆으로 누운 자세로, 치료사는 손가락 너클을 이용하여 환자가 호소하는 복사뼈 통증이 유발되는 지점을 찾는다. 통증이 사라질 때까지 도수치료(manipulation)는 계속한다(SP 5).

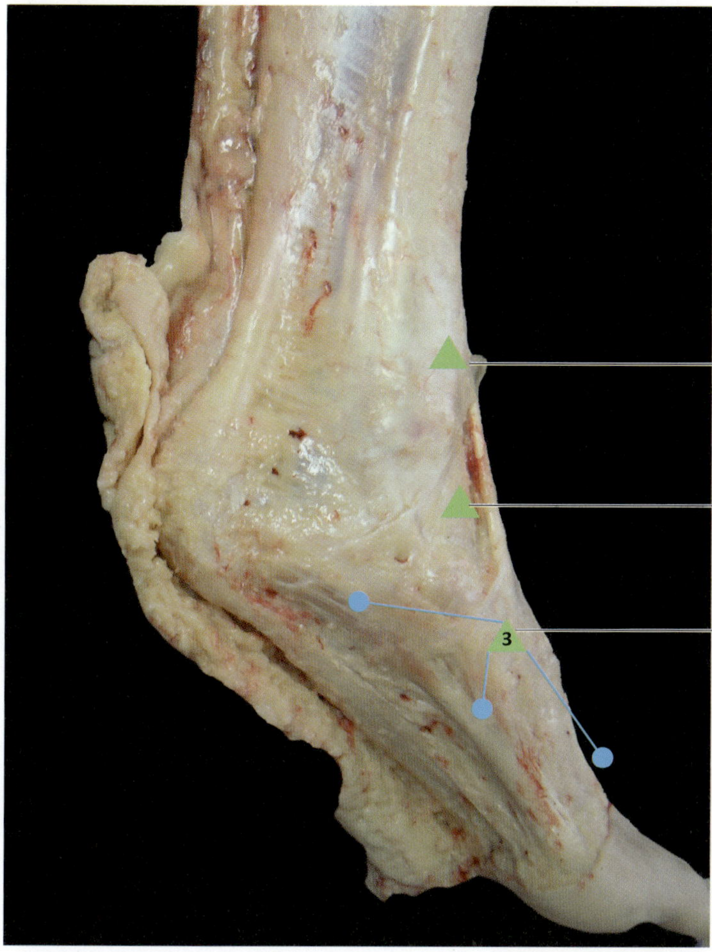


**그림 2.75.** an-me-pe 3 CF의 해부학적 위치

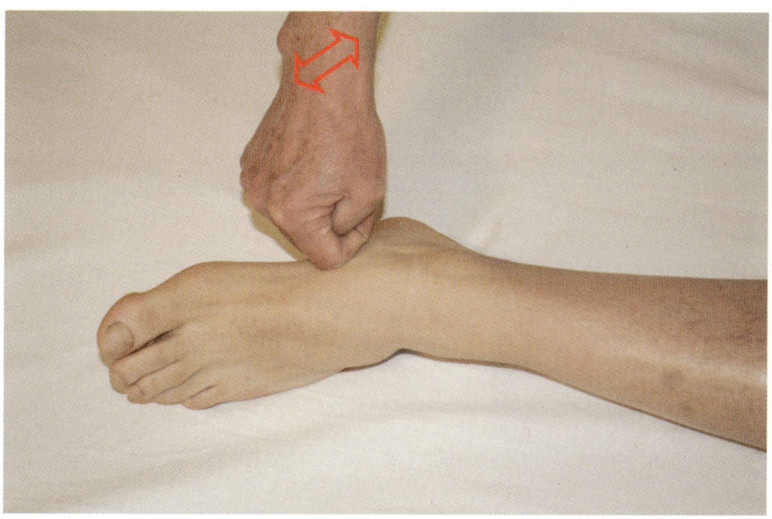

**그림 2.76.** an-me-pe 3 CF의 촉진검증과 치료

환자는 옆으로 누운 자세로,
치료사는 손가락 끝이나 너클을 이용하여 전경골근건의 부착부 사이와 골간인대(interossei ligament) 사이에서 가장 민감한 지점을 찾아서 도수치료(manipulation)한다(SP 4).

## 융합중심 : 전-내측-발목
Centre of fusion: ante-medio-talus

## an-me-ta

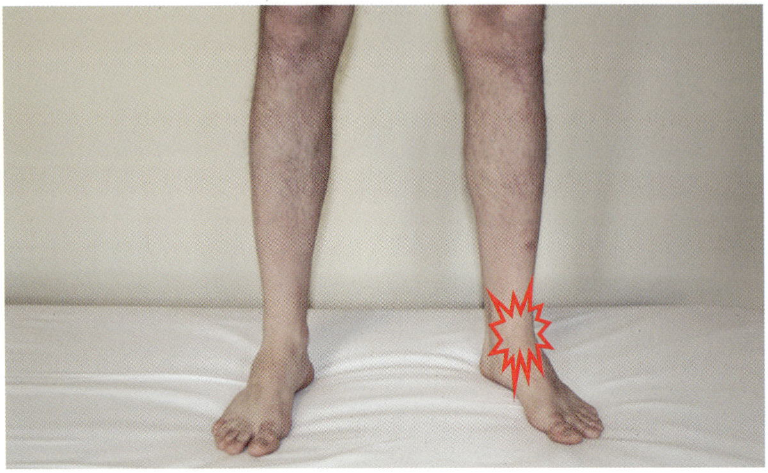

**그림 2.77.** 전-내측-발목 융합중심(an-me-ta CF)의 기능장애

하지의 긴장과 근력약화.
경골발목관절(tibiotarsal joint)의 기능장애, 경골근(tibial muscle)의 건병증.
어떤 경우는, 요족(pes cavus), 평발(flat foot), 그리고 내반족(club foot, talipes equinovarus)이 지대의 섬유증에 의한 종아리 근육의 부조화와 연관될 수 있다.

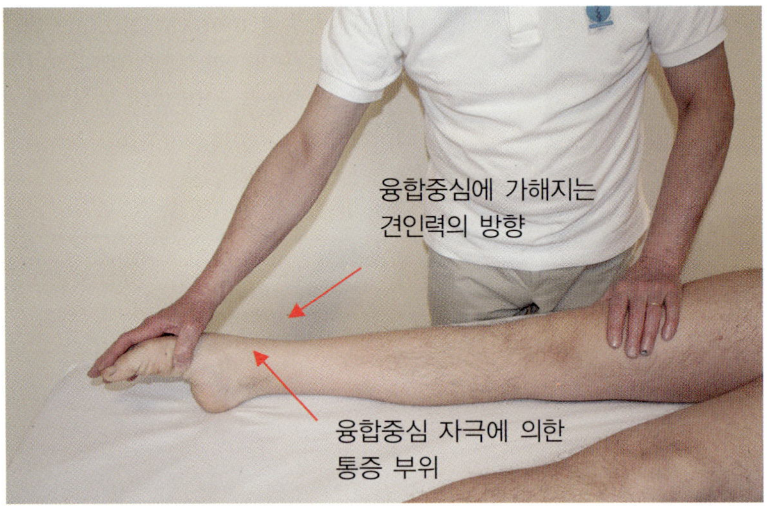


**그림 2.78.** an-me-ta CF의 운동검증

환자는 앙와위 자세로, ante-medio-talus CF의 운동검증은 앞에서 언급한 ante-medio-pes CF의 운동검증과 동일하다.
융합중심(CF)의 기능장애가 있으면 환자는 종아리나 발에 큰 긴장을 느낄 수 있다.

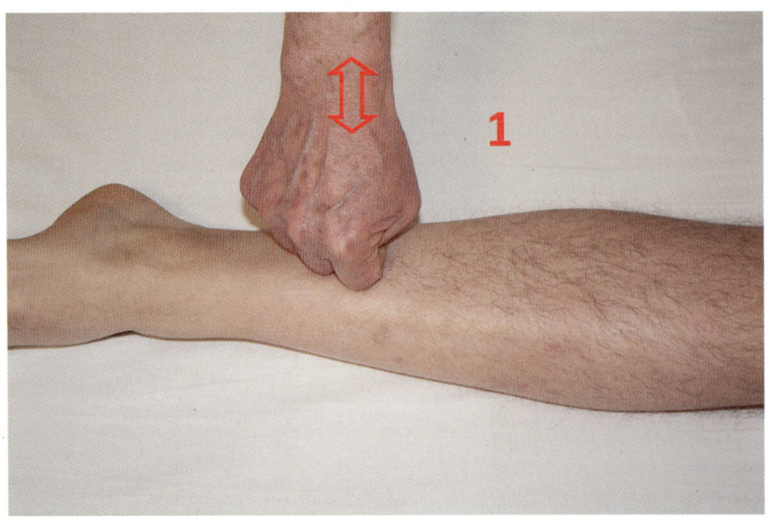


**그림 2.79.** an-me-ta 1 CF의 촉진검증과 치료

환자는 옆으로 누운 자세로, 골막 위 상위 신근지대가 지나가는 경골의 내측면에서 촉진검증과 치료를 시행한다 (LV 5, SP 7).

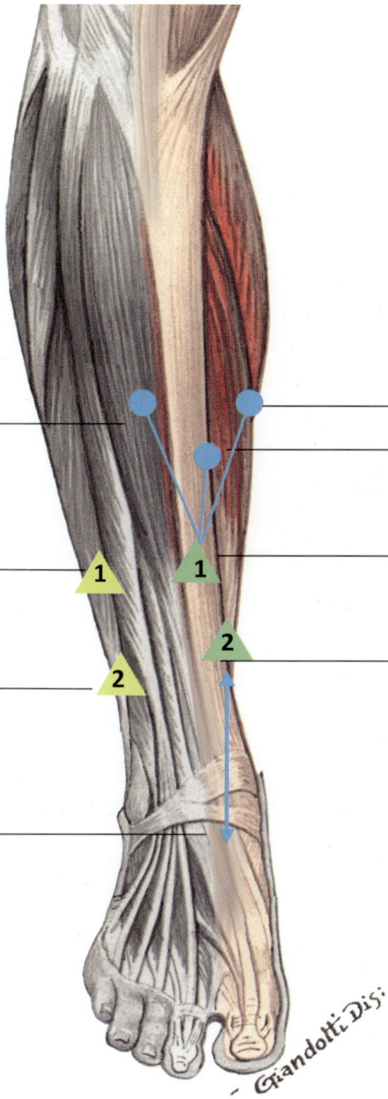


**그림 2.80.** an-me-ta 1,2 CF의 해부학적 위치

(그림 3.68 참조)

*(Modified from G. Chiarugi and L. Bucciante, Istituzioni di anatomia dell'uomo. Piccin)*

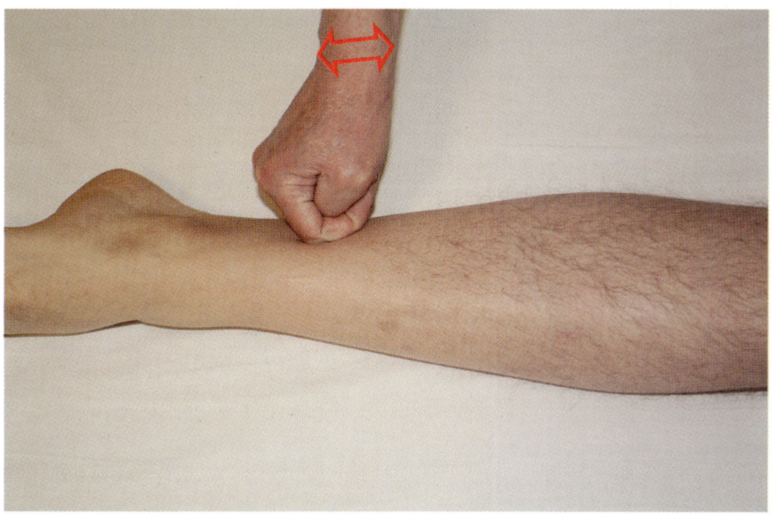

**그림 2.81.** an-me-ta 2 CF의 촉진검증과 치료

환자는 옆으로 누운 자세로, 치료사는 과밀도화된 지점을 찾기 위해 검지 손가락의 너클을 이용하여 경골 뒤 고랑(sulcus behind the tibia) 위를 촉진한다. 복재정맥과 이 영역의 민감한 조직들 때문에 이 지점을 장시간 도수치료해서는 안된다(SP 6).

## 융합중심 : 전-내측-무릎
Centre of fusion: ante-medio-genu

## an-me-ge

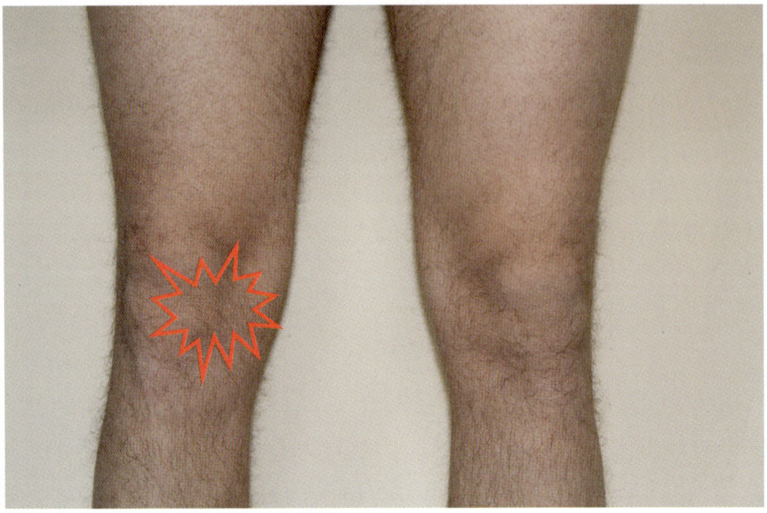

**그림 2.82.** 전-내측-무릎 융합중심 (an-me-ge CF)의 기능장애

굴곡-신전의 부조화로 인한 무릎 통증.
내측광근의 경련.
관절 가장자리(joint rim) 또는 거위발건(pes anserinus) 주변의 수포음.
무릎의 움직임이 방해를 받는다.

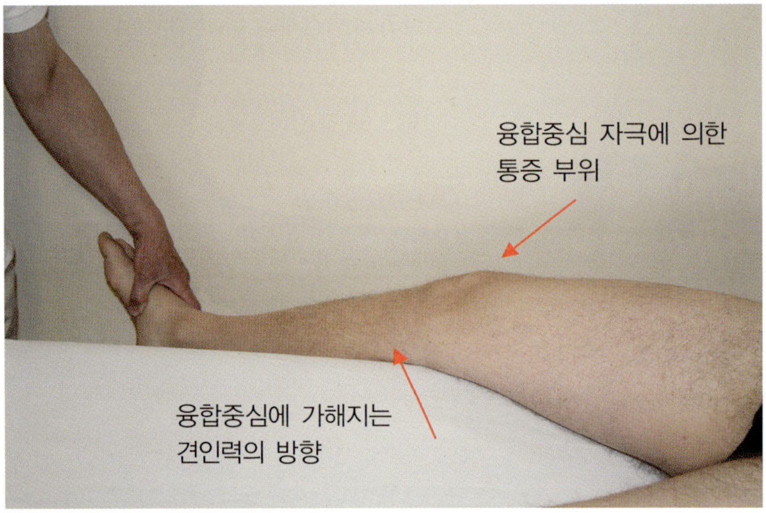


**그림 2.83.** an-me-ge CF의 수동운동검증

환자는 앙와위 자세로,
치료사는 환자의 무릎 전내측부를 긴장 상태로 만들기 위해 환자의 하지를 바깥, 아래쪽으로 움직인다.

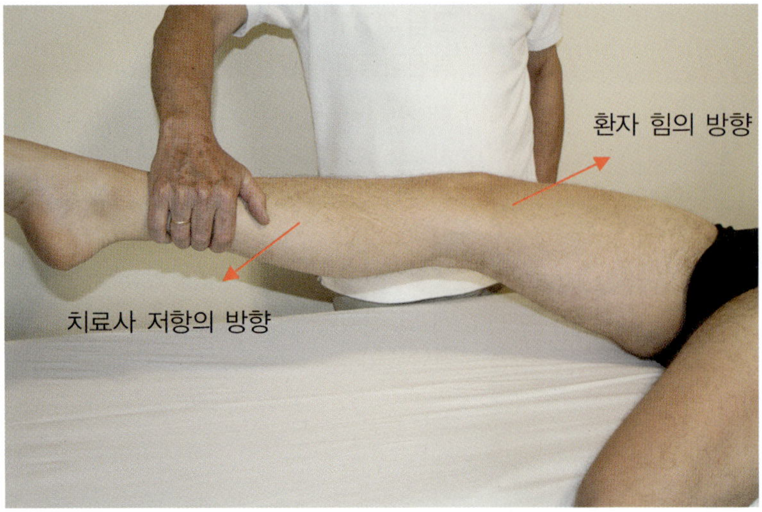


**그림 2.84.** an-me-ge CF의 능동운동검증

환자는 앙와위로 위에서 말한 자세에서, 치료사는 환자에게 무릎을 펴고 하지를 위, 안쪽(up and inward)으로 움직이길 지시한다.
수동 스트레치 검사 또는 능동수축 검사가 통증을 나타낼 수 있지만, 치료 후에는 통증은 사라진다.

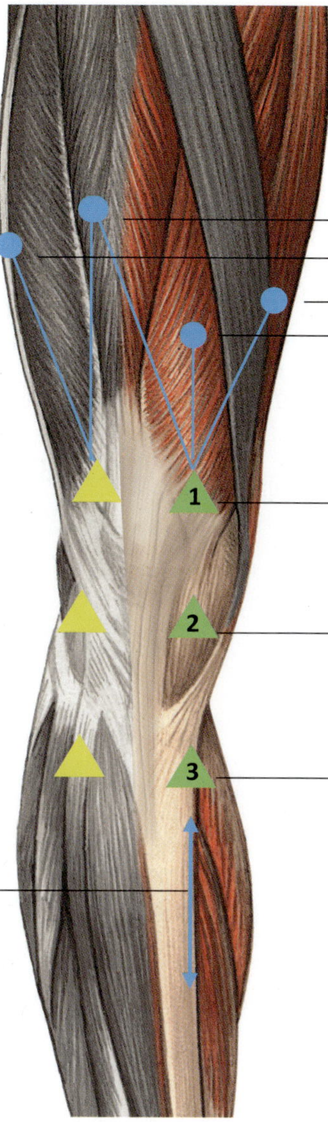


**그림 2.85.** an-me-ge 1,2,3 CF의 해부학적 위치

(그림 3.73 참조)

*(Modified from G. Chiarugi and L. Bucciante, Istituzioni di anatomia dell'uomo. Piccin)*

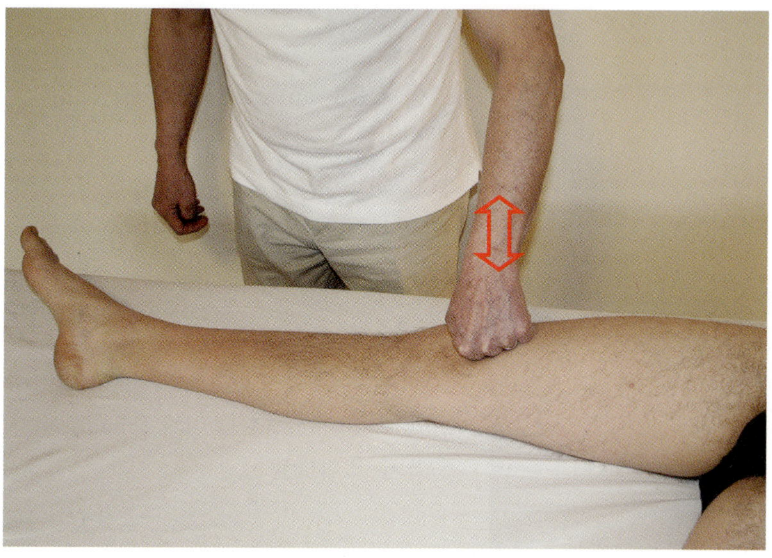

**그림 2.86.** an-me-ge 1 CF의 치료

환자는 앙와위 자세로,
치료사는 슬개골 상위 경계부 위에 있는 내측광근의 근건접합부에 손가락 너클을 위치시키고 가장 민감하고 과밀도화된 지점을 찾는다(SP 10).

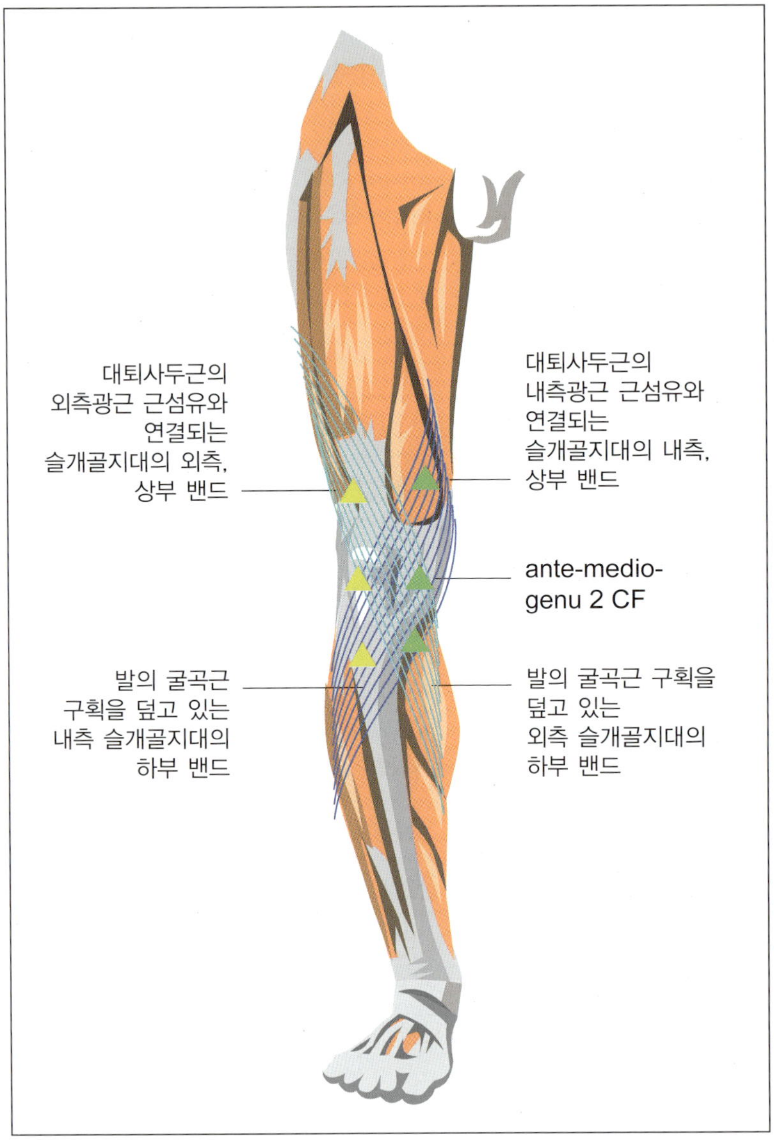


**그림 2.87.** an-me-ge 2 CF의 해부학적 위치

an-me-ge CF는 내측 슬개골 지대에 위치하며, 이는 내측광근의 근섬유와 봉공근건의 확장과 직접 연결된다.

an-la-ge CF는 외측 슬개골지대에 위치하며, 이는 외측광근의 근섬유와 장경인대의 전방확장과 직접 연결된다.

(그림 3.75 참조)

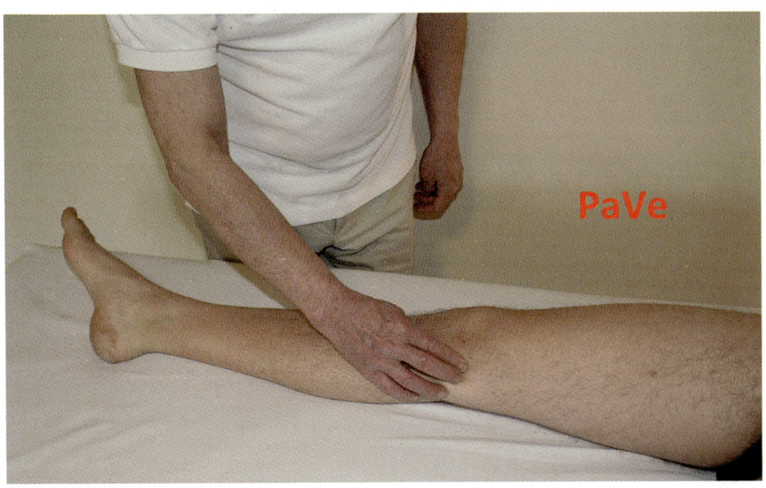


**그림 2.88.** an-me-ge 2 CF의 촉진검증과 치료

환자는 앙와위 자세로,
치료사는 관절의 내측 가장자리를 따라 근막 구조를 검사한다:
내측 측부 인대, 슬개골지대(patellar retinaculum), 관절낭.
이러한 구조물들은 직접적인 외상이나 고정(immobilisation)으로 인해 섬유화되어 있을 수 있다(LV 8).

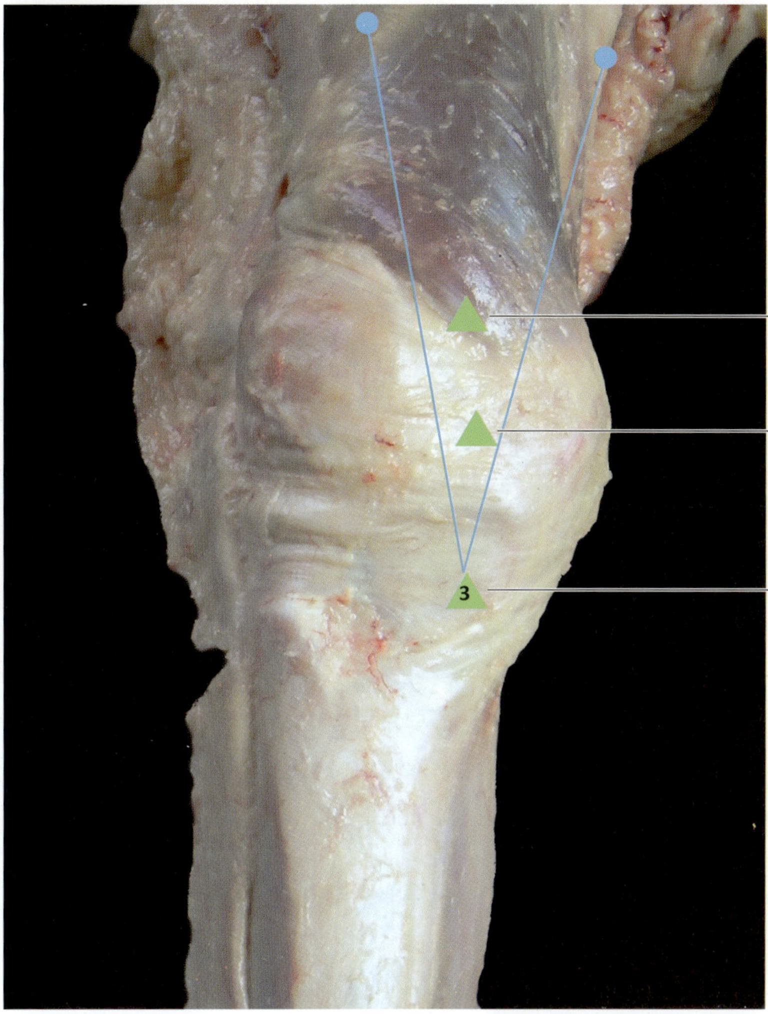


**그림 2.89.** an-me-ge 3 CF의 해부학적 위치

an-me-ge 1 CF

an-me-ge 2 CF

an-me-ge 3 CF는
거위발건을 형성하는 힘줄들 사이에
위치한다:
봉공근(ir–ge),
대퇴박근(me–ge) 그리고
슬개골지대(an–ge)

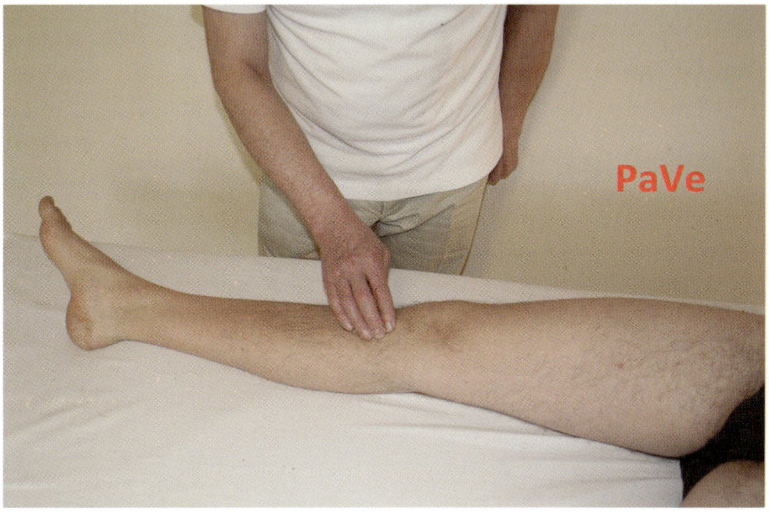


**그림 2.90.** an-me-ge 3 CF의 촉진검증과 치료

환자는 앙와위 자세로, 치료사는 손가락 끝을 이용하여 골지건기관(Golgi tendon organ)을 자극하기에 부적합한 거위발건의 두꺼워진 섬유를 찾는다. 이 두꺼워진 섬유가 확인되면 검지손가락의 너클을 이용하여 해당 부위를 도수치료(manipulation)한다 (SP 8–9).

# 융합중심 : 전-내측-고관절
Centre of fusion: ante-medio-coxa

## an-me-cx

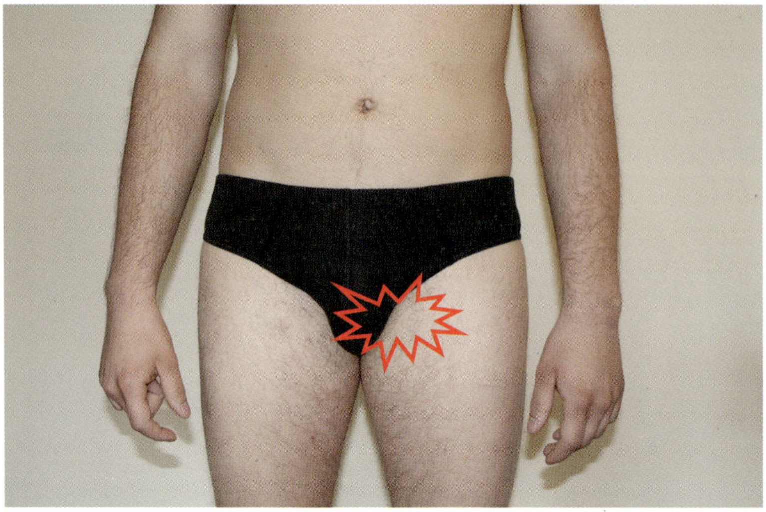

**그림 2.91.** 전-내측-고관절 융합중심 (an-me-cx CF)의 기능장애

치골염(Osteitis pubis),
서혜부 통증,
내전근 부착부병증.
환자가 대퇴부를 후-외측으로 움직여서 an-me-cx CF를 스트레칭시키면 서혜부 통증은 악화된다.

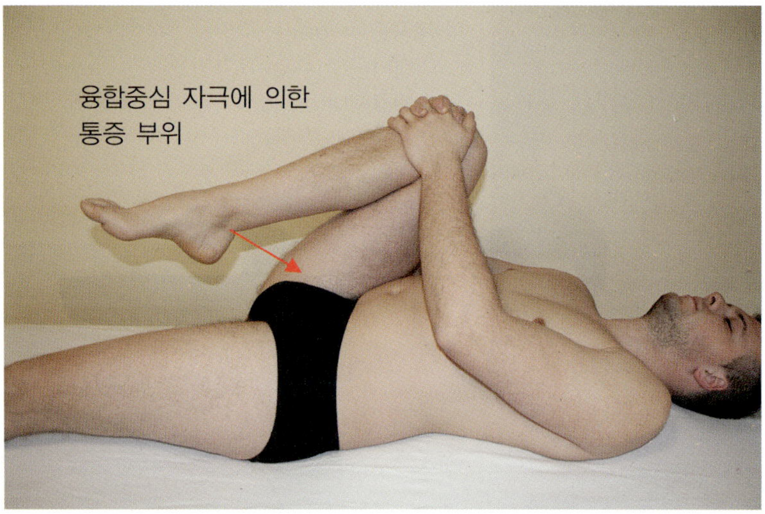


**그림 2.92.** an-me-cx CF의 수동운동검증

환자는 앙와위 자세로,
an-me-cx CF의 고밀도화는 단축자세에서 더 강조될 수도 있다.
환자에게 두 손을 이용하여 구부린 무릎을 가슴 쪽으로 당기도록 지시한다; 이 움직임은 서혜부 통증이나 불편감을 유발할 수 있다.

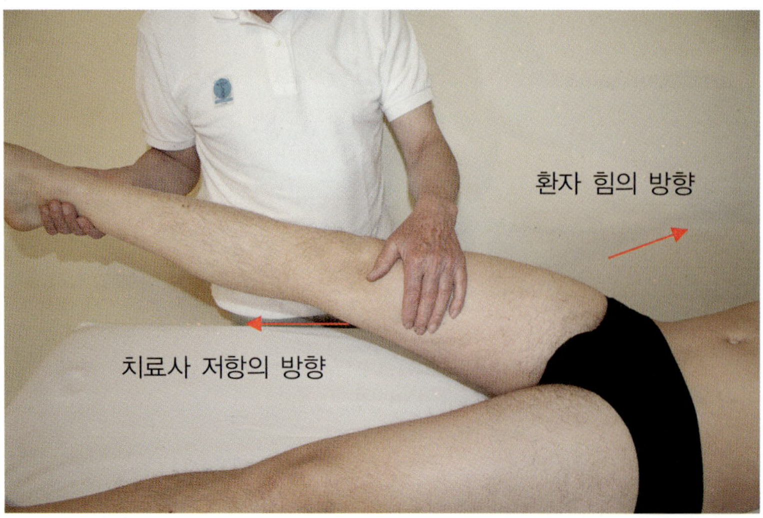


**그림 2.93.** an-me-cx CF의 능동운동검증

환자는 앙와위 자세로,
환자가 신전상태의 다리를 굴곡, 내전시킬 때, 치료사는 환자의 발에 저항을 주어 능동운동검증을 시행한다.
때때로, 이 운동이 통증을 유발하지 않을 수 있지만, 치료사는 위약감이 있는지 확인해야 한다.

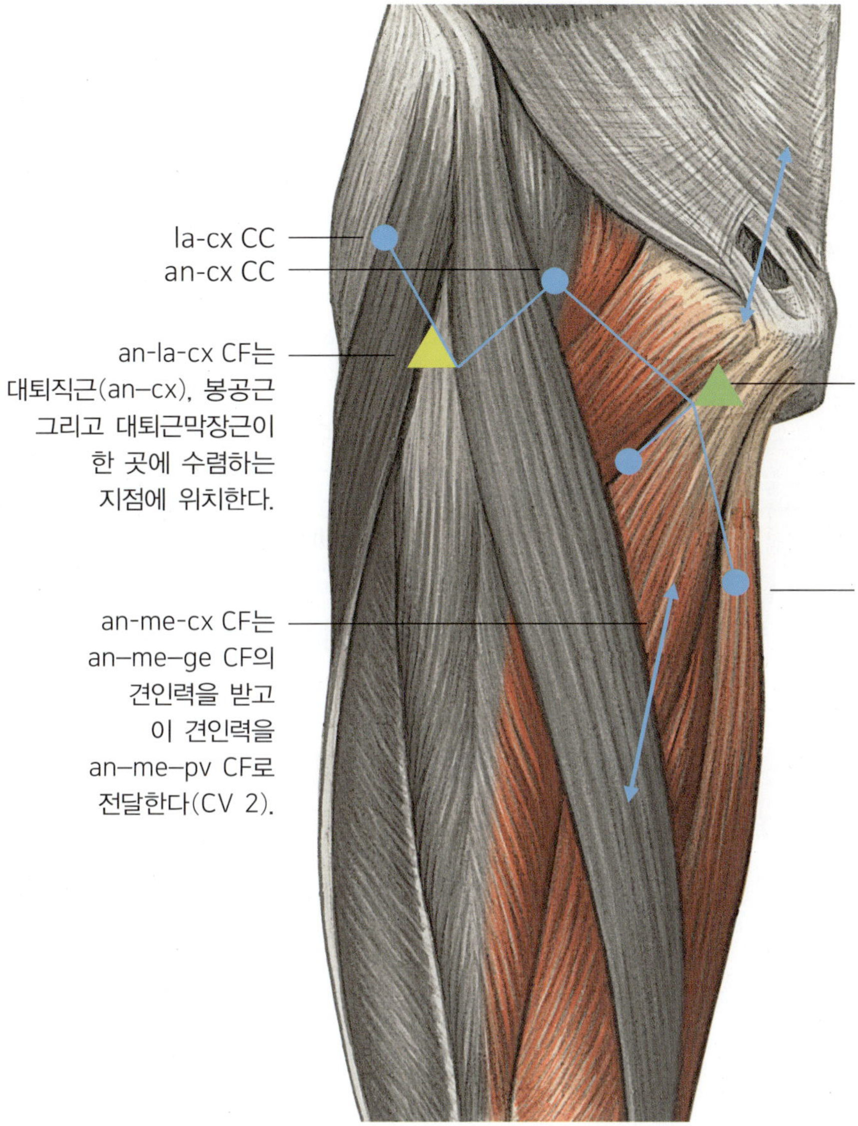


**그림 2.94.** an-me-cx CF의 해부학적 위치

(그림 3.82 참조)

*(Modified from G. Chiarugi and L. Bucciante, Istituzioni di anatomia dell'uomo. Piccin)*

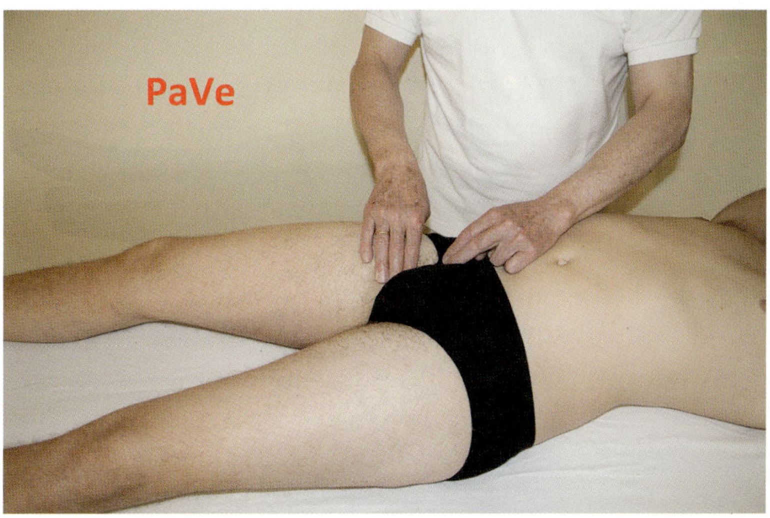


**그림 2.95.** an-me-cx CF의 촉진검증과 치료

환자는 앙와위 자세로,
내전근 부착부병증은 힘줄의 과감각화(hypersensitivity)를 유발하므로,
이 지점의 도수치료(manipulation)는 가벼운 압력으로 시작해서 치료 후반부에만 강도를 높이도록 한다(LV 12).

# ANTE-MEDIO DIAGONAL의 치료 전략

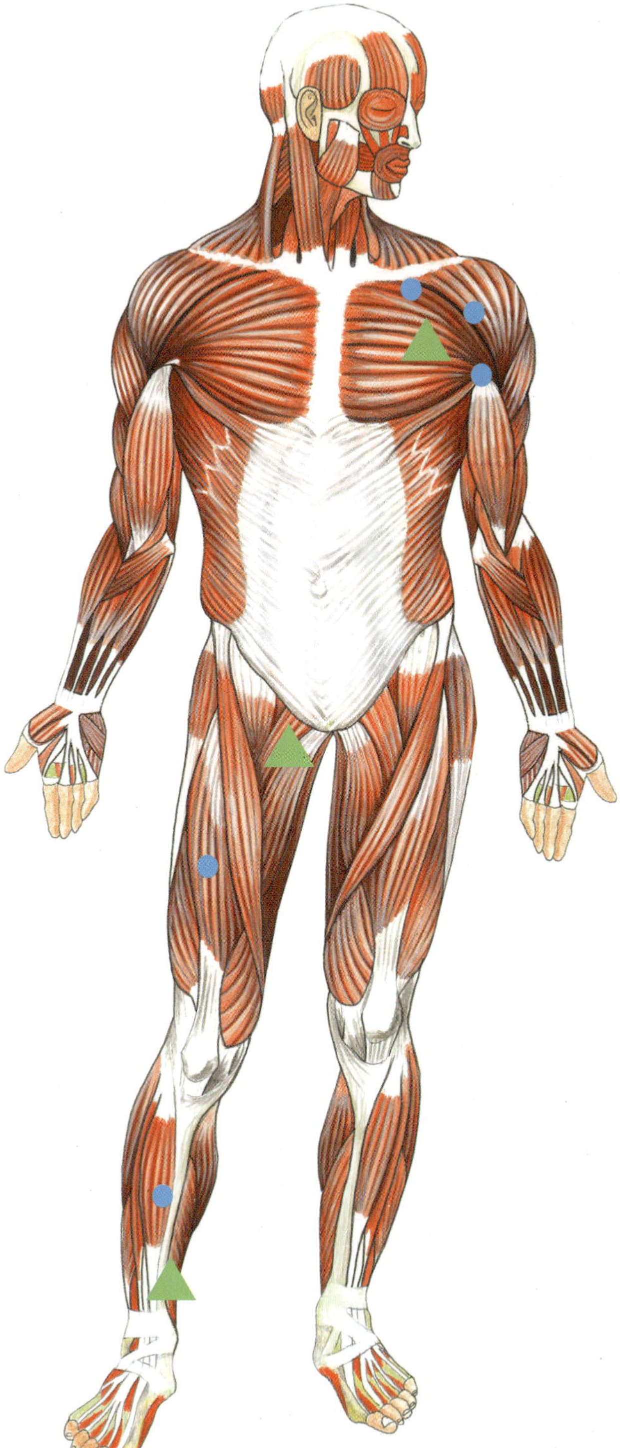

**그림 2.96.** ante-medio diagonal의 장력 보상.

## 분절의 적응증
## INDICATIONS FOR A SEGMENT

**진단 :** 견갑상완관절주위염(scapulohumeral periarthritis).

**운동검증 :** 견갑부와 상완부의 ante-medio 운동계획 동안 통증이 악화된다.

**촉진검증 :** an-me-sc CF(융합중심)와 an-sc, me-sc, ir-sc의 CC(협응중심) 모두가 민감하다.

이 지점들(an-hu, me-hu, ir-hu)에 의해 조정되는 CC와 an-me-hu CF는 민감하지도 과밀도화되지도 않는다.

**치료 :** 촉진검증에 의해 강조된 지점을 치료한다. 결과가 좋으면, 다음 세션까지 추가 검사를 연기한다.

## 사지의 적응증
## INDICATIONS FOR A LIMB

**진단 :** 오른쪽 발목 염좌 후 남은 문제와,
무릎과 고관절의 연속적인 통증.

**운동검증 :** 발의 안쪽면으로 걷는 것은 환자의 발목 통증을 악화시킨다. an-me-cx 운동계획 중에 허벅지 통증이 발생한다.

**촉진검증 :** 가장 많이 연관된 두 CF의 촉진을 수행하며, an-me-ta 1, 2와 an-me-cx가 가장 민감한 것으로 확인되었다.
일부 CC 또한 촉진을 수행하였으며 an-ge와
an-ta CC가 가장 민감한 것으로 확인되었다.

**치료:** 하지를 따라서 장력 보상(tensional compensation)이 이루어졌기 때문에 an-me-ta 2 CF를 먼저 치료한다. 이 과밀도화된 CF가 용해되면 다시 발의 안쪽 경계로 걷는 검증을 시행하고 an-ta CC의 촉진검증을 반복한다. 이 지점이 민감하지 않다면 더 이상 치료하지 않아도 된다.

사지의 만성적인 보상은 이미 치골 근막의 과밀도화를 만들었을 수 있으므로 an-me-cx CF도 치료하는 것이 유용하다.

# 전-외측 근막 대각선

## The myofascial diagonal of ante-latero

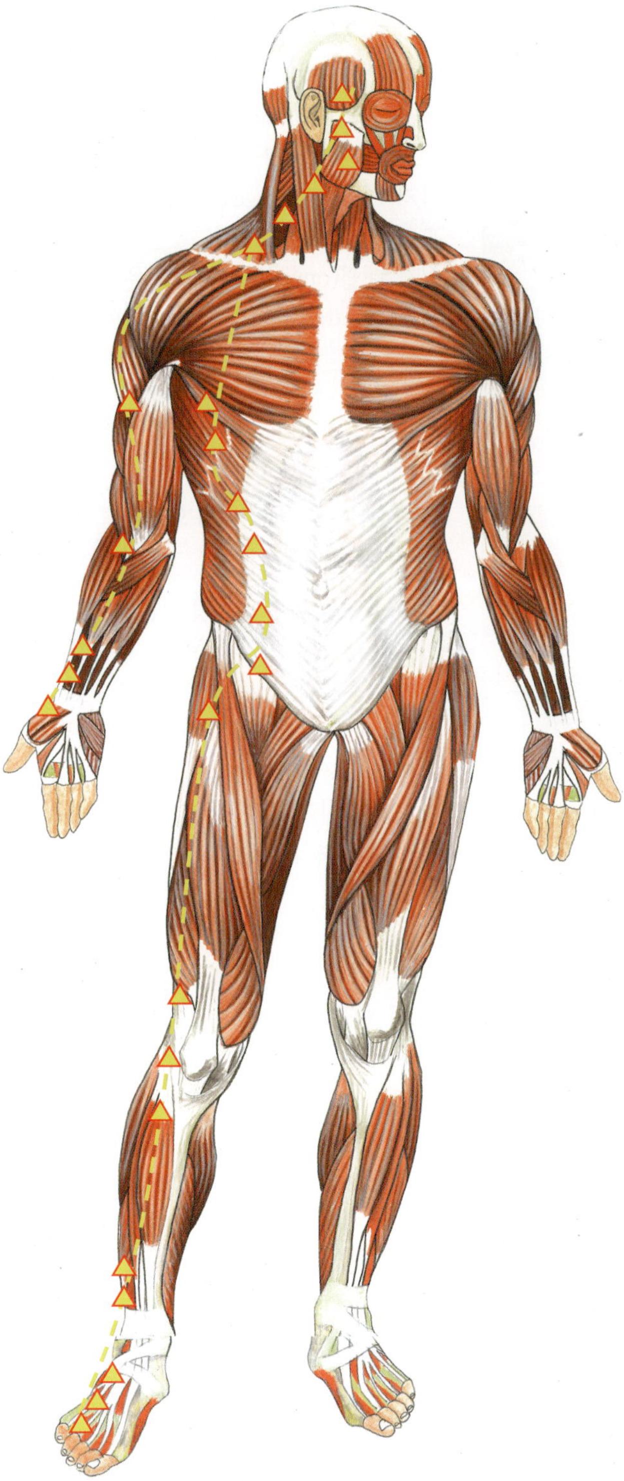

그림 3.1. 전-외측 대각선(diagonal of ante-latero).

전-외측 근막 대각선(ante-latero mf diagonal)은 신체 분절을 전방과 외측 방향으로 움직이게 한다. 아래의 융합점들이 이에 포함된다.

### 상지(Upper limb)

| | |
|---|---|
| ante-latero-scapula 1, 2 | an-la-sc 1, 2 |
| ante-latero-humerus | an-la-hu |
| ante-latero-cubitus | an-la-cu |
| ante-latero-carpus 1, 2 | an-la-ca 1, 2 |
| ante-latero-digiti 1, 2 | an-la-di 1, 2 |

### 체간(Trunk)

| | |
|---|---|
| ante-latero-caput 1, 2, 3 | an-la-cp 1, 2, 3 |
| ante-latero-collum | an-la-cl |
| ante-latero-thorax 1, 2 | an-la-th 1, 2 |
| ante-latero-lumbi 1, 2 | an-la-lu 1, 2 |
| ante-latero-pelvis 1, 2 | an-la-pv 1, 2 |

### 하지(Lower limb)

| | |
|---|---|
| ante-latero-coxa | an-la-cx |
| ante-latero-genu 1, 2, 3 | an-la-ge 1, 2, 3 |
| ante-latero-talus 1, 2 | an-la-ta 1, 2 |
| ante-latero-pes 1, 2, 3 | an-la-pe 1, 2, 3 |

운동계획(motor scheme)과 운동동작(motor gesture)으로, 뇌는 손과 발이 수행하는 움직임을 프로그래밍한다. 사지의 근위부 근육은 대각선(diagonal)과 나선(spiral)의 피드백을 통해 이러한 사지의 움직임에 적응한다.

# 상지의 전-외측 근막 대각선
## AN-LA DIAGONAL OF THE UPPER LIMB

### 융합중심 : 전-외측-손
Centre of fusion: ante-latero-digiti

### an-la-di

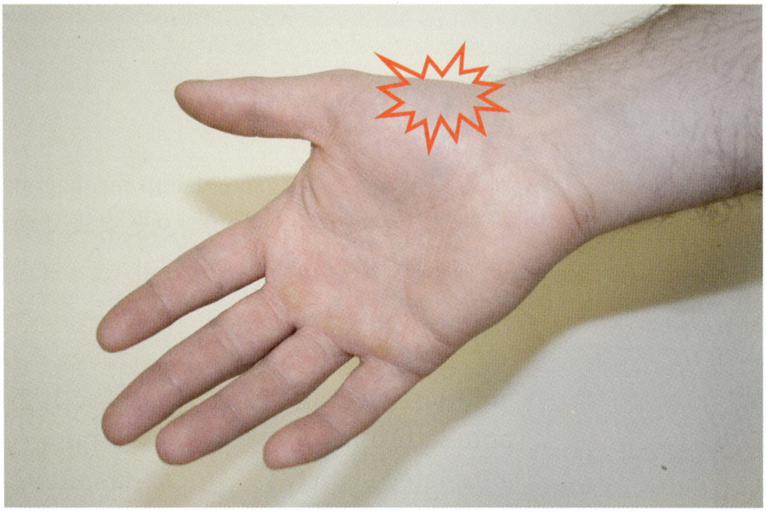

**그림 3.2.** 전-외측-손 융합중심 (an-la-di CF)의 기능장애

엄지손가락 기저부의 통증(수근중수관절 골관절염: carpometacarpal osteoarthritis)은 an-la-di 1 CF와 관련된 반면,
엄지 지골(phalanges) 통증은 an-di CC와 관련이 있다.
엄지 대립(opposition)으로 유발되는 통증은 an-la-di 2 CF와 관련이 있다.

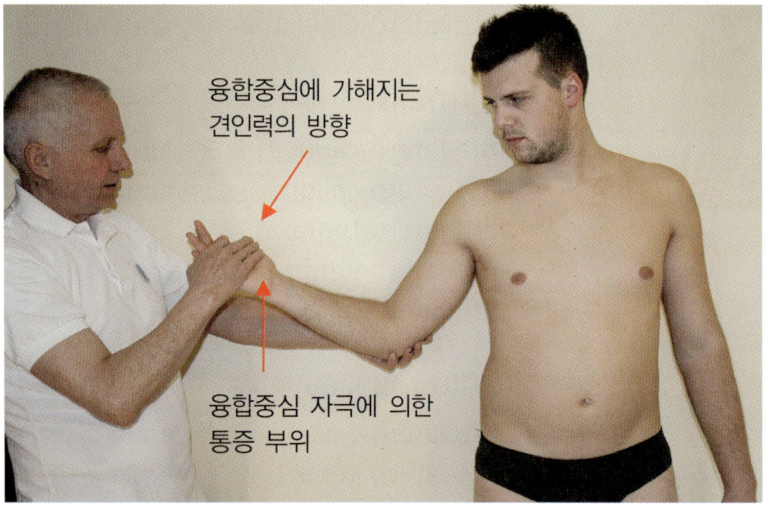


**그림 3.3.** an-la-di CF의 수동-능동운동검증

환자의 엄지손가락을 지렛대로 잡고
치료사는 환자의 손가락을 관절가동범위 끝까지 신전한다.
만약 an-la-di 1 CF가 과밀도화되면 엄지손가락 기저부에 날카로운 통증이 느껴진다. 이 위치에서 환자에게 엄지손가락을 전-내측으로 움직이도록 지시한다.

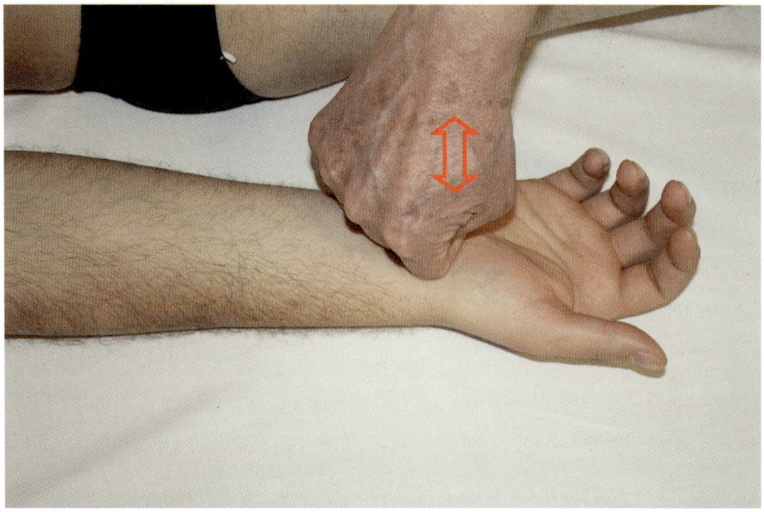

**그림 3.4.** an-la-di 1 CF의 촉진검증과 치료

환자는 앙와위 자세로,
치료사는 검지손가락의 너클을 이용하여 무지구 근육(thenar eminence muscles)과 연결된 굴근지대를 도수치료한다(LU 9).

an-la-di 1 CF는
주상골(scaphoid)과
단무지외전근(abductor pollicis
brevis)의 기시부 위에 위치한다.

an-me-di 1 CF는
소지외전근(abductor digiti
minimi) 위에 있는 근막에 있다.

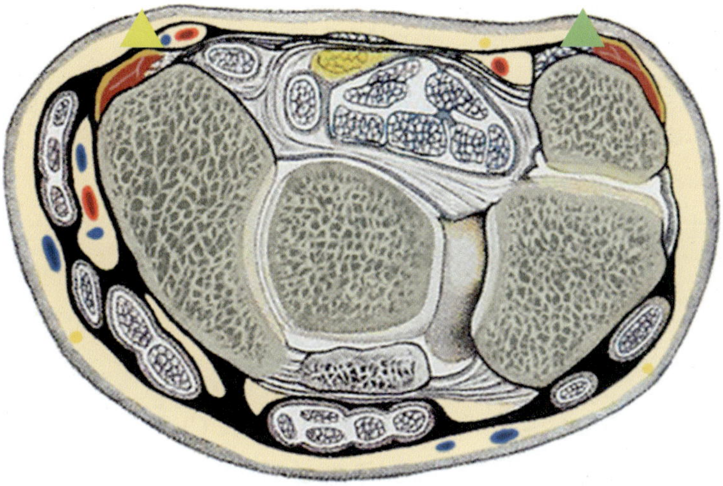

**그림 3.5a**. 두상골(pisiform), 유두골(capitate), 주상골(scaphoid)의 단면.

**그림 3.5b**. an-la-di 1 CF의 위치와 단면선

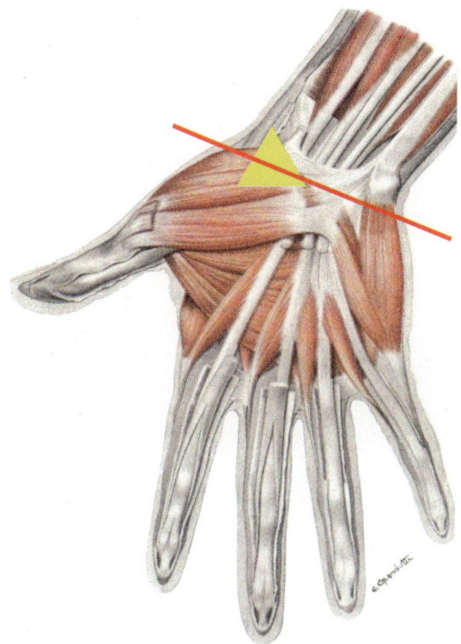

(그림 2.5 참조)

*(Modified from G. Chiarugi and L. Bucciante, Istituzioni di anatomia dell'uomo. Piccin)*

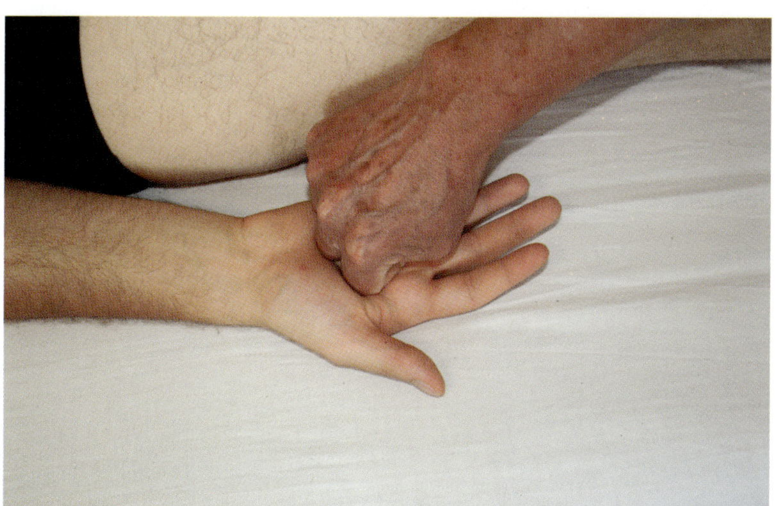

**그림 3.6.** an-la-di CF 2의 촉진검증과 치료

환자는 앙와위 자세로,
치료사는 검지손가락의 너클을 이용하여 검지의 중수지관절(metacarpophalangeal joint)의 손바닥 부분에 위치한 결합조직을 도수치료한다.

## 융합중심 : 전-외측-손목
Centre of fusion: ante-latero-carpus

## an-la-ca

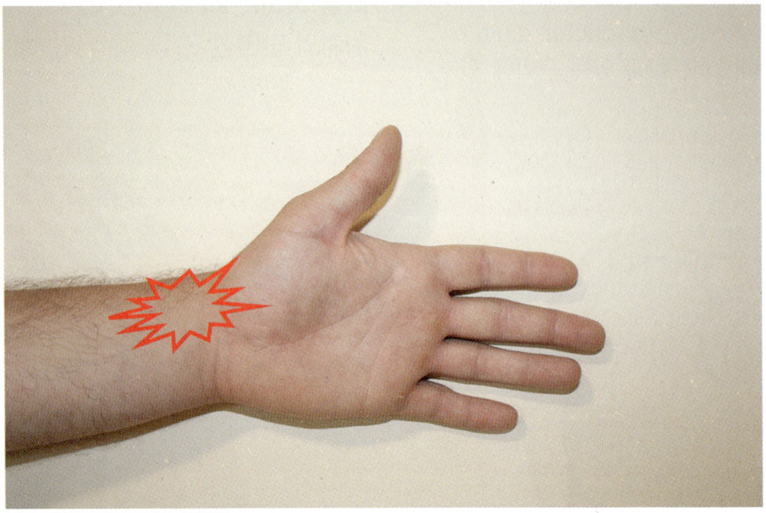

**그림 3.7.** 전-외측-손목 융합중심 (an-la-ca CF)의 기능장애

손목과 손의 긴장과 근위약(an-ca mf unit의 인지중심).

손바닥과 처음 세 손가락의 저린감각. 이는 정중신경의 피부가지가 나오는 지점이기도 한다.

Scaphoid shift test가 양성이거나 주상골-월상골(scapholunate)의 불안정성이 나타날 수 있다.

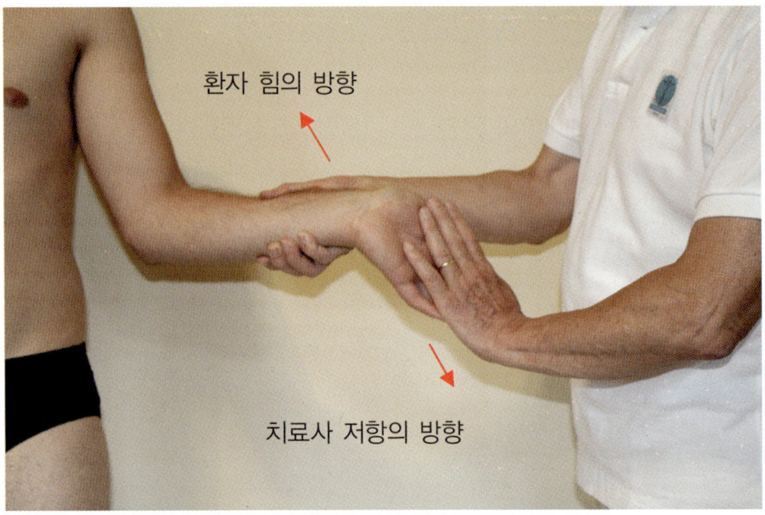


**그림 3.8.** an-la-ca CF의 운동검증

만약 이 CF의 기능장애가 있다면, 환자는 손목을 전-외측 방향으로 돌릴 때 전완 근막에 긴장과 통증을 느끼며 이 통증은 손목까지 확장될 수 있다.

이러한 ante-latero-carpus의 움직임에 저항을 가함으로써 치료사는 근위약을 느낄 수 있다.

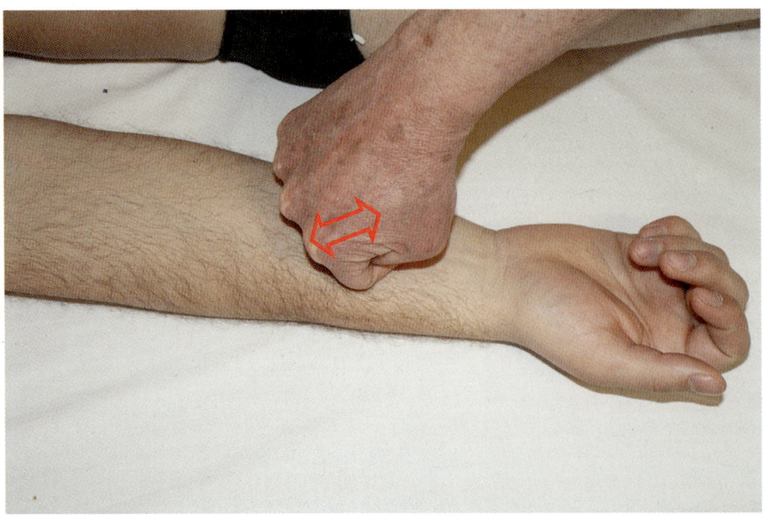

**그림 3.9.** an-la-ca 1 CF의 촉진검증과 치료

환자는 앙와위 자세로, 촉진검증과 치료는 요골 경상돌기(radial styloid process) 방향으로, 상완요골근(brachioradialis)의 근건접합부 위로 확장된 근막에 수행한다(LU 7).

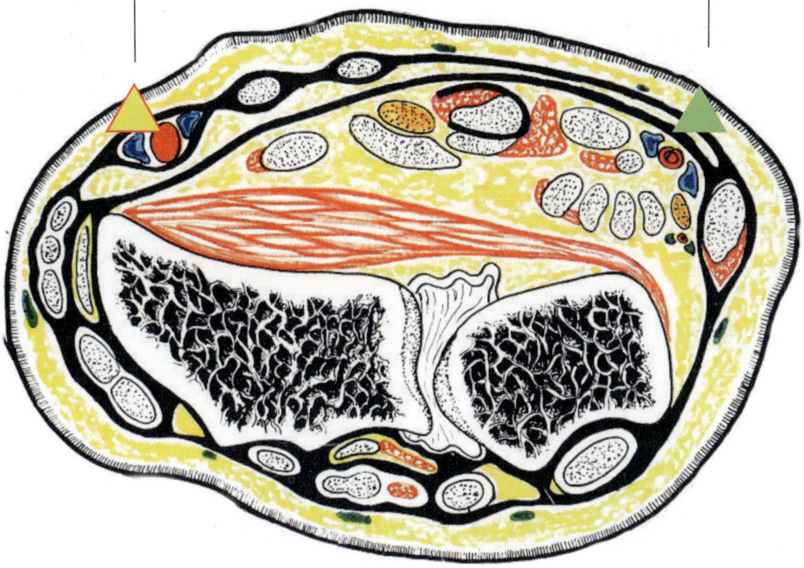


**그림 3.10a**. 전완 하단부의 단면.

*(Modified from G. Chiarugi and L. Bucciante, Istituzioni di anatomia dell'uomo. Piccin)*

**그림 3.10b**. an-la-ca 1, 2 CF의 해부학적 위치와 단면선

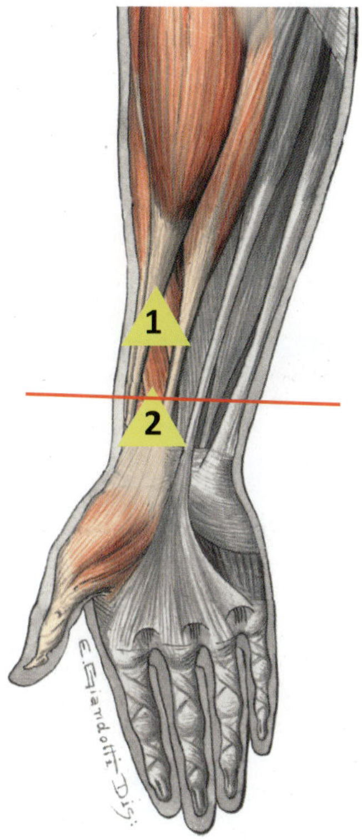


(그림 2.10 참조)

*(Modified from G. Chiarugi and L. Bucciante, Istituzioni di anatomia dell'uomo. Piccin)*

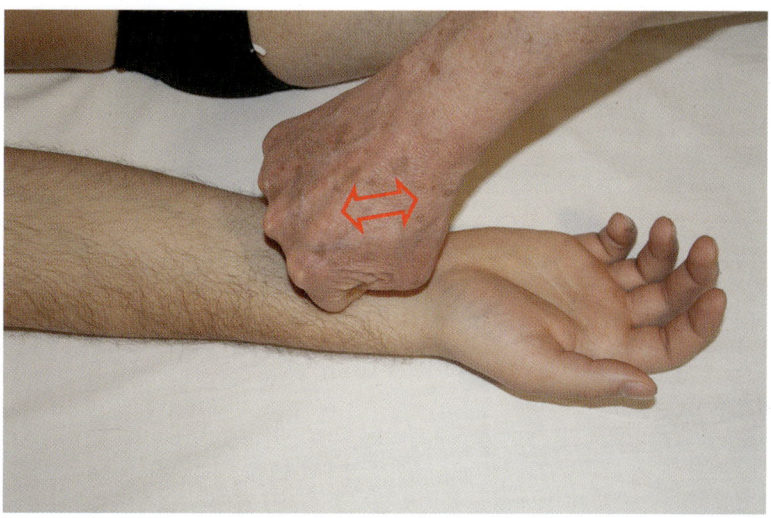

**그림 3.11.** an-la-ca 2 CF의 촉진검증과 치료

환자는 앙와위 자세로,
치료사는 검지손가락의 끝을 이용하여 손목의 요골동맥 위 근막의 과밀도화를 찾고, 손가락 너클을 이용하여 과밀도화된 지점을 가동치료(mobilise)한다(LU 8).

## 융합중심 : 전-외측-팔꿈치
Centre of fusion: ante-latero-cubitus

## an-la-cu

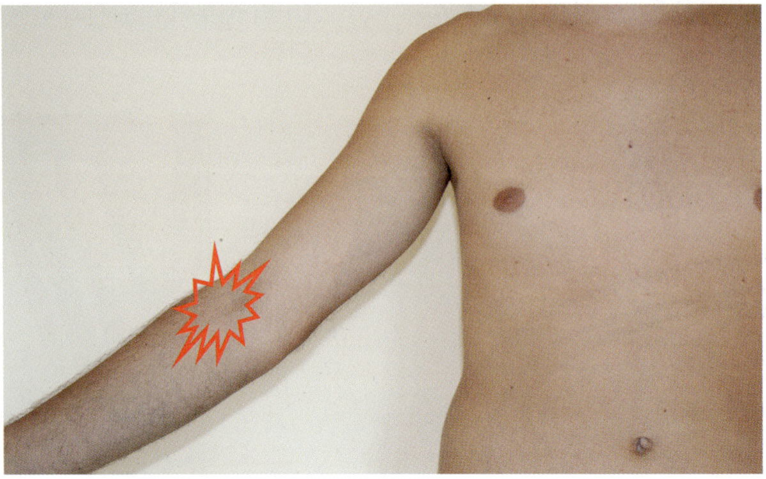

**그림 3.12.** 전-외측-팔꿈치 융합중심(an-la-cu CF)의 기능장애

상과염(epicondylitis).
팔의 움직임이 원활하지 않다.
견갑상완관절염(scapulohumeral periarthritis)과 같이 전면부 팔의 통증.
이두근의 장두 병변을 검사하기 위한 Palm-up test 시 양성일 수 있다.

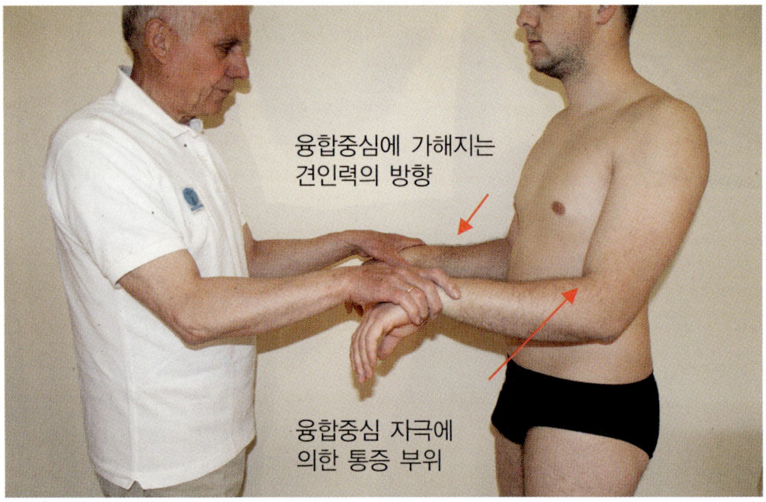


**그림 3.13.** an-la-cu CF의 수동운동검증

ante-latero-cubitus CF의 수동운동검증은 환자의 손목을 회내(pronation)하여 수행한다. 환자는 팔꿈치 또는 어깨의 전-외측 부분에 통증을 느낄 수 있다.

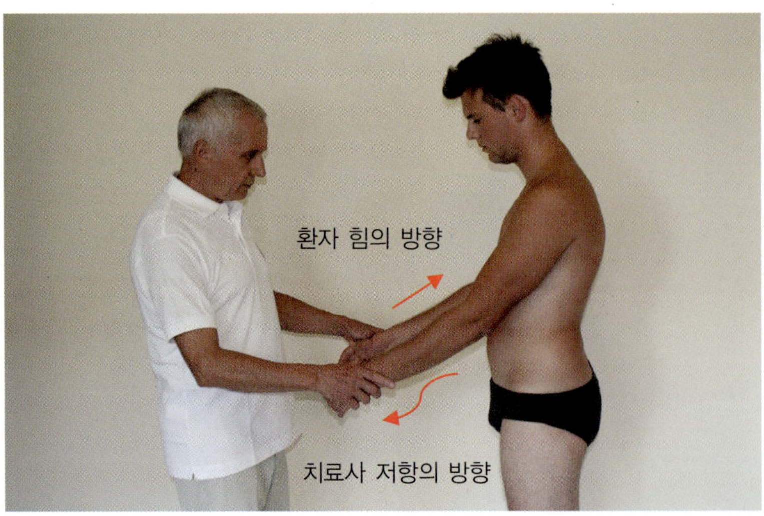


**그림 3.14.** an-la-cu CF의 능동운동검증

능동운동검증은 환자에게 치료사의 힘에 대항하여 전완을 상-외측으로 움직이도록 지시한다.
양측 상지에서 동시에 테스트를 수행하면 힘의 차이를 확인하는 것이 더 쉽다.

an-la-cu CF는
상완이두근건(biceps brachii tendon)의
외측과 상완요근(brachioradialis)의
내측에 위치한다.

an-me-cu CF는
원회내근(pronator teres)과
손가락 굴곡근의 공통건에
있다.

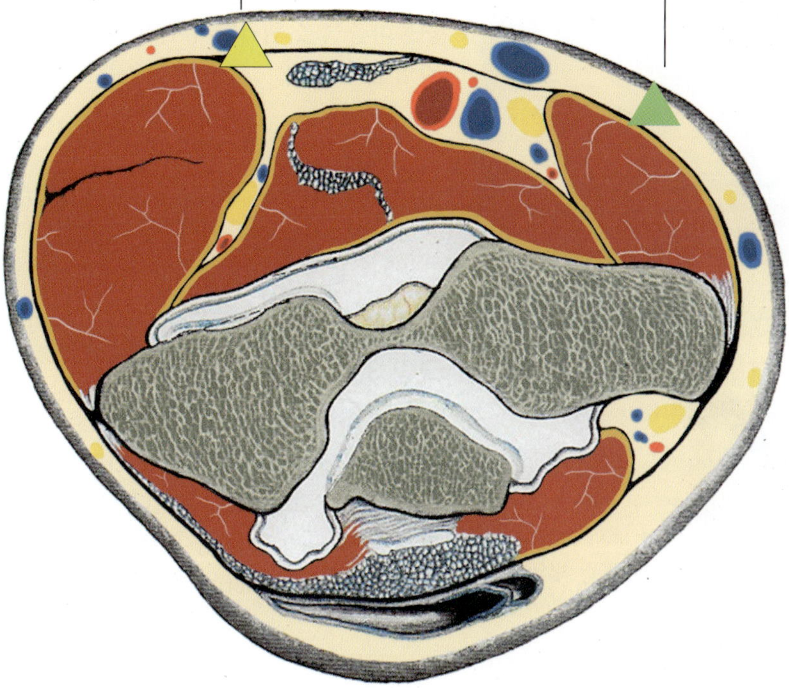

**그림 3.15a**. 주두(olecranon) 위치에서의 팔꿈치 단면

**그림 3.15b**. an-la-cu CF의 해부학적 위치와 단면선

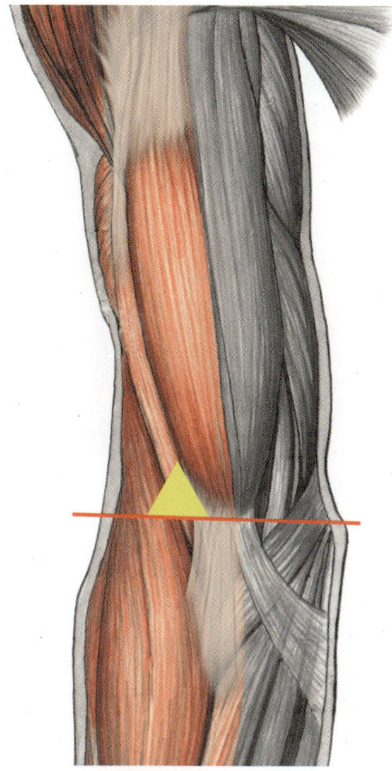

(그림 2.15 참조)

*(Modified from G. Chiarugi and L. Bucciante, Istituzioni di anatomia dell'uomo. Piccin)*

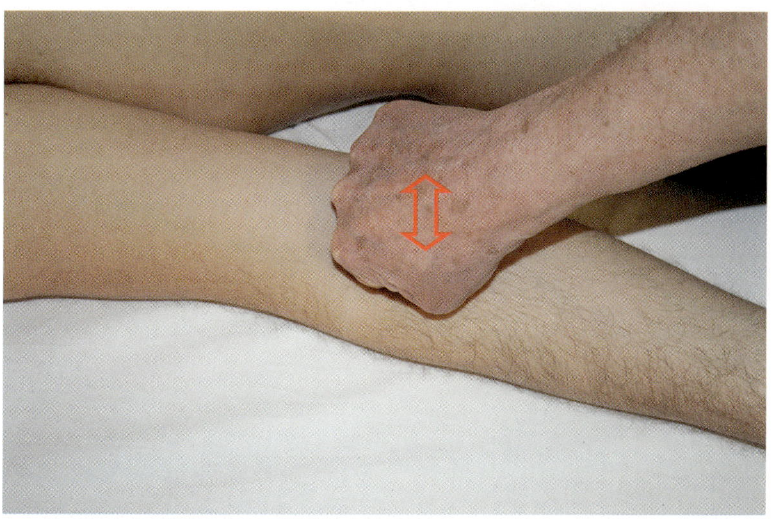

**그림 3.16.** an-la-cu CF의 촉진검증과 치료

환자는 앙와위 자세로,
치료사는 검지손가락 너클을 사용하여 상완이두근건(biceps brachii tendon)의 요측에 있는, 팔꿈치 주름의 근막을 가동치료한다 (LU 5).

## 융합중심 : 전-외측-상완
Centre of fusion: ante-latero-humerus

## an-la-hu

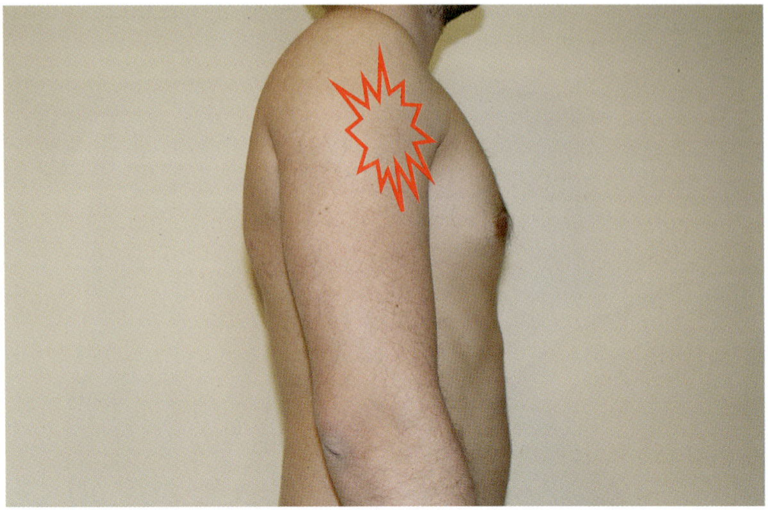

**그림 3.17.** 전-외측-상완 융합중심 (an-la-hu CF)의 기능장애

어깨에 통증이 있고 팔을 들어올리기가 어렵다.
골절 또는 편마비로 인해 때때로 발생하는 상지의 전-외측 운동 시 강직.
견봉하충돌을 평가하기 위한 Neer's test가 양성일 수 있다.

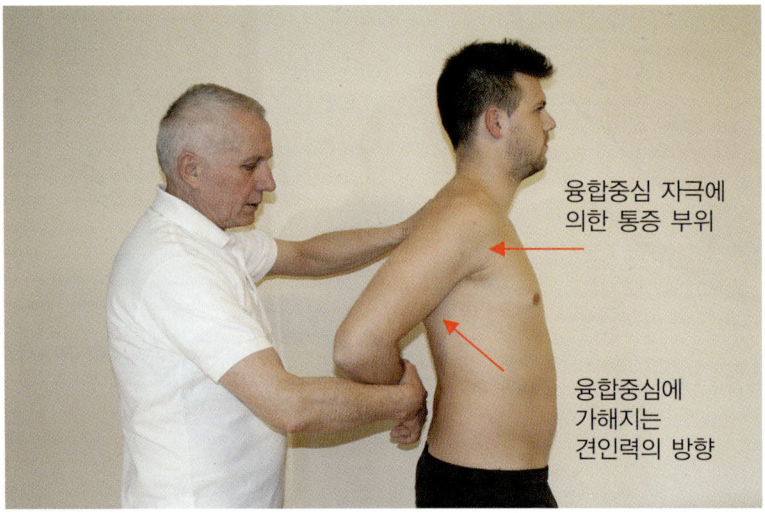


**그림 3.18.** an-la-hu CF의 수동운동검증

an-la-sc와 an-la-hu CF의 기능은 스트레칭으로 평가할 수 있다.
따라서, 환자의 팔을 등 뒤로 이동시켜 retro-medio-humerus 자세를 취하게 한다.

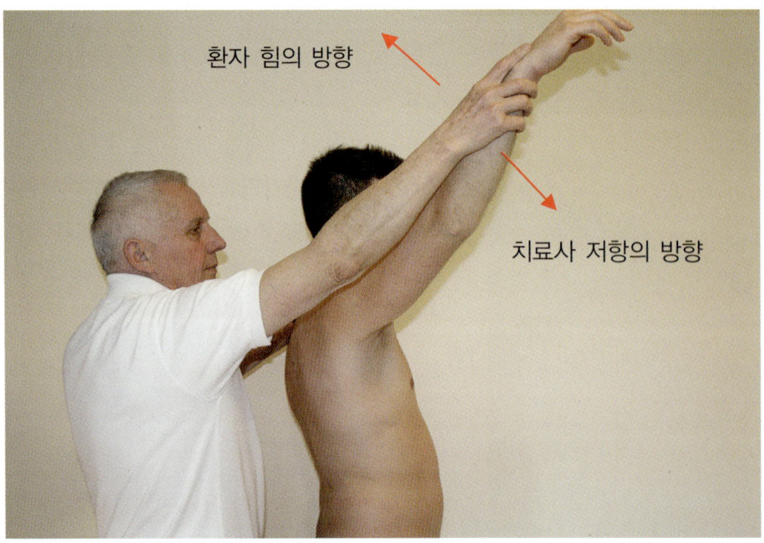


**그림 3.19.** an-la-hu CF의 능동운동검증

환자는 바로 선 자세로,
치료사는 환자 뒤에 서서 환자가 상지를 상-외측으로 움직이려고 할 때 환자의 손목에 저항을 준다(ante-latero-humerus).

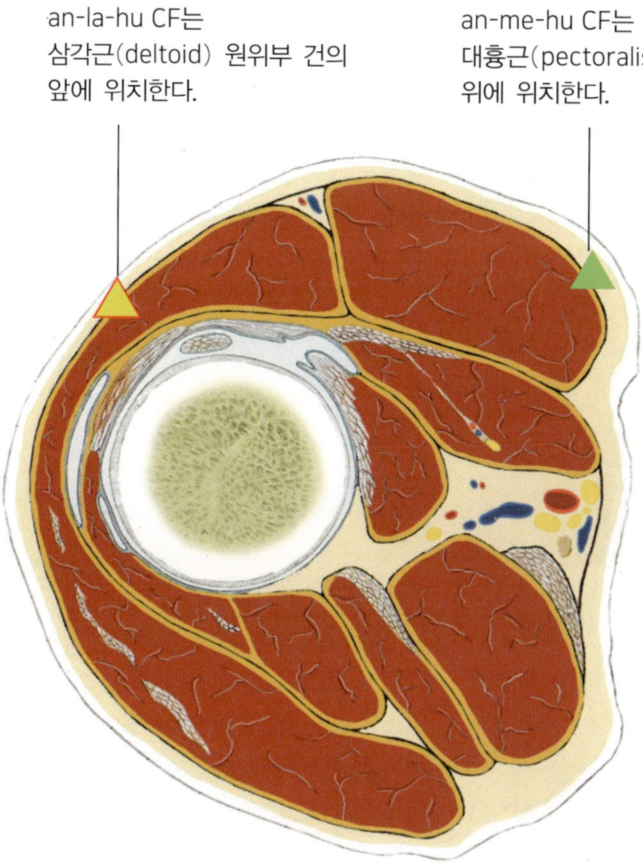


**그림 3.20a**. 상완골두 높이에서의 시상-사면 (sagittal-oblique cross section).

**그림 3.20b**. an-la-hu CF의 해부학적 위치와 단면선

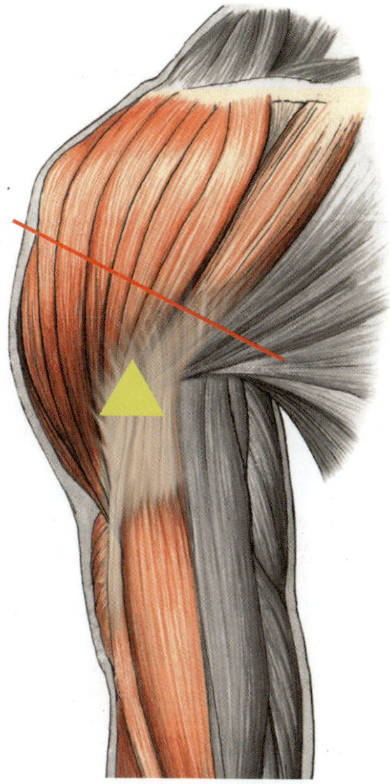

(그림 2.20 참조)

*(Modified from G. Chiarugi and L. Bucciante, Istituzioni di anatomia dell'uomo. Piccin)*

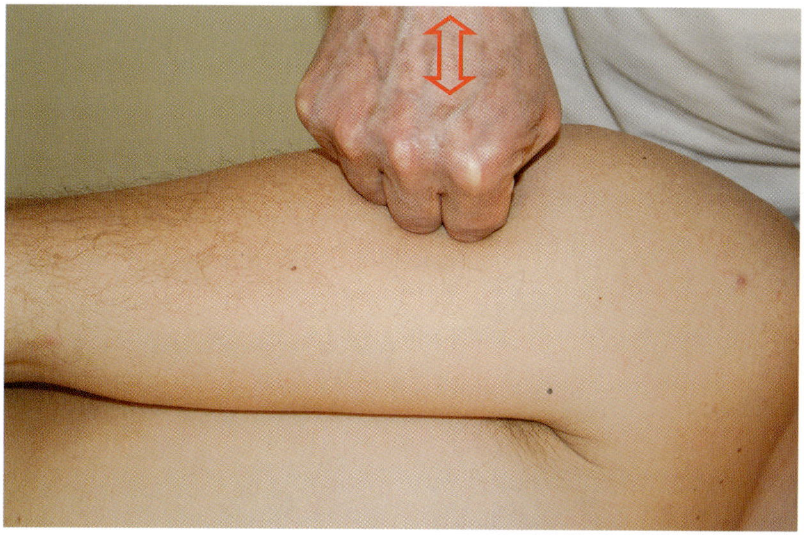

**그림 3.21.** an-la-hu CF의 촉진검증과 치료

환자는 측와위 자세로, 치료사는 검지손가락 너클을 이용하여 삼각근 원위 부착부의 an-la-hu CF를 찾는다. 종종 과밀도화가 만성적이기 때문에 이 지점 치료에 팔꿈치를 사용할 수 있다(LI 14, LU 3).

# 융합중심 : 전-외측-견갑

Centre of fusion: ante-latero-scapula

## an-la-sc

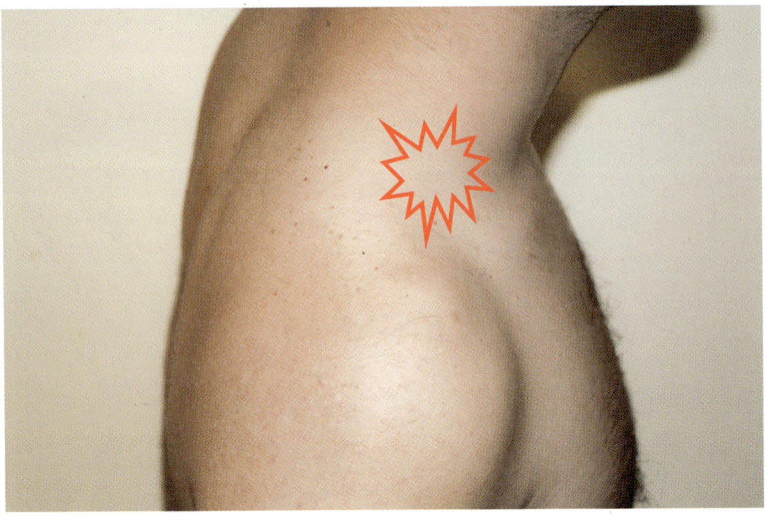

**그림 3.22.** 전-외측-견갑 융합중심 (an-la-sc CF)의 기능장애

상지의 피로감.
상완신경총의 자극.
목 근육의 연축과 목 움직임의 경직.
흉곽 출구 증후군 테스트를 위한 Adson's test가 양성일 수 있다.

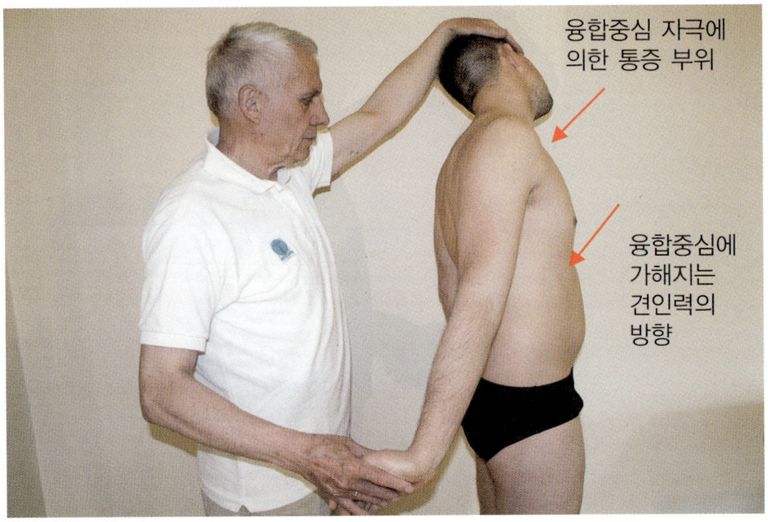


**그림 3.23.** an-la-sc CF의 운동검증

ante-latero-scapula CF에 대한 운동검증은 팽팽한 전사각근, 중사각근, 또는 경부늑골(cervical rib)로 인한 쇄골하 동맥 압박 테스트를 위한 Adson's test와 유사하다.
치료사는 환자의 팔을 뒤쪽으로 이동(수동 스트레칭)하면서 동시에 환자의 머리를 반대쪽으로 움직인다.

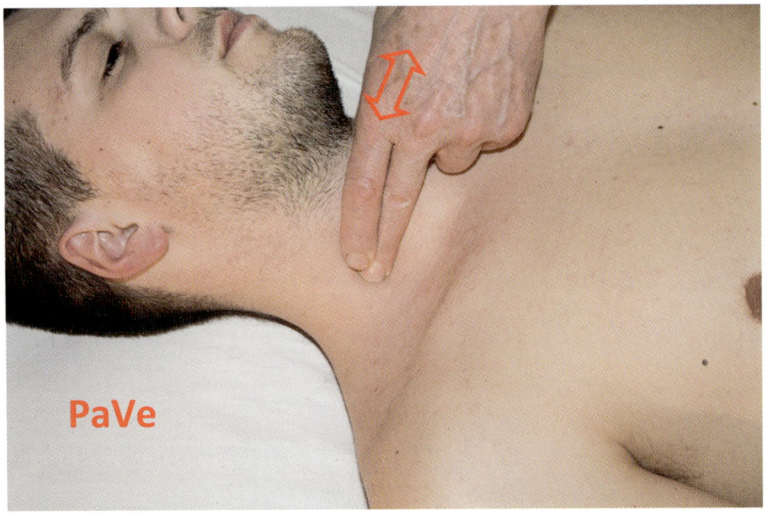


**그림 3.24.** an-la-sc 1 CF의 촉진검증과 치료

환자는 앙와위 자세로,
촉진검증과 치료는 흉쇄유돌근 후방 경계부의 뒤, 사각근 사이 근막(interscalene fasciae)에서 손가락 끝을 이용하여 수행한다 (LI 17).

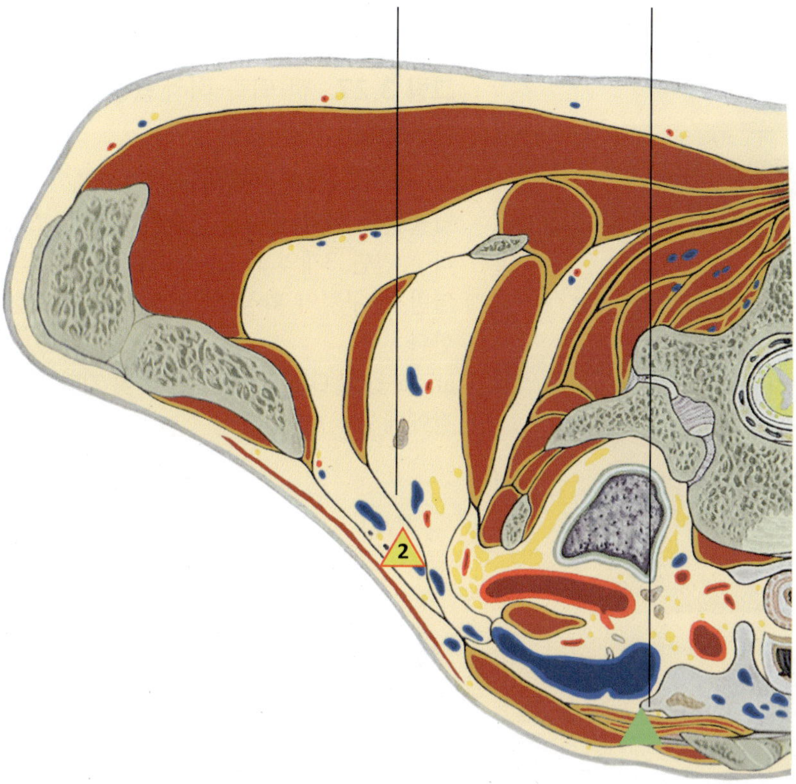


**그림 3.25a**. 제2 흉추 높이에서의 단면

**그림 3.25b**. an-la-sc 2 CF의 해부학적 위치와 단면선

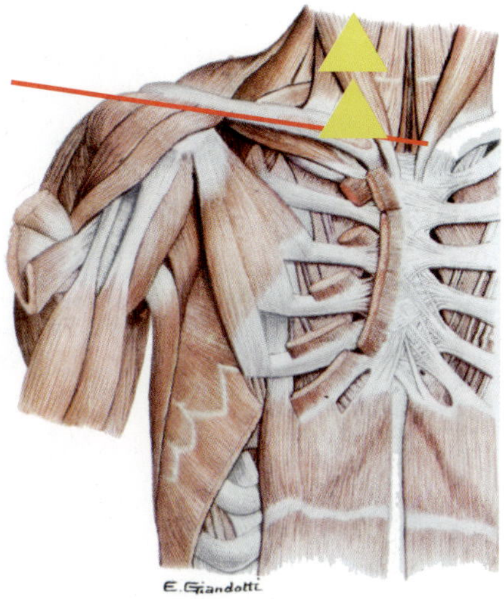


(그림 2.25 참조)

*(Modified from G. Chiarugi and L. Bucciante, Istituzioni di anatomia dell'uomo. Piccin)*

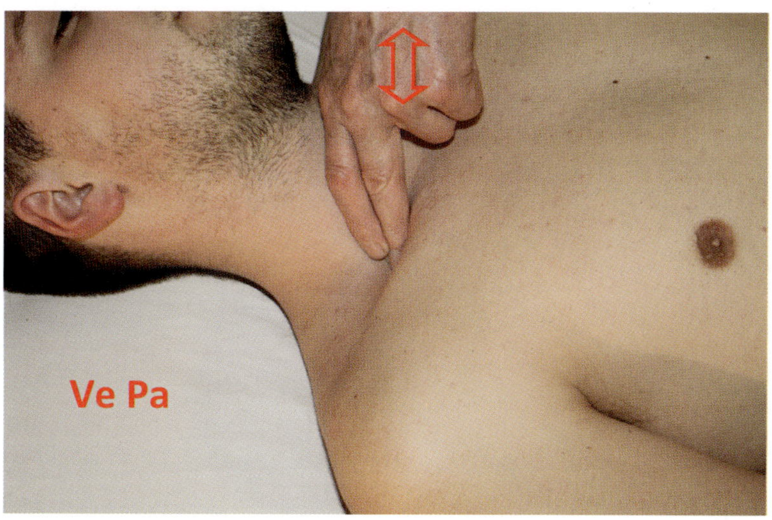


**그림 3.26.** an-la-sc 2 CF의 촉진검증과 치료

환자는 앙와위 자세로,
치료사는 촉진검증과 치료를 위해 검지와 중지의 손가락 끝을 사용할 수 있다.
그들의 손가락 끝은 과밀도화된 지점을 찾기 위해 쇄골 위쪽 경계의 중간을 따라 쇄골상와(supraclavicular fossa) 안으로 들어가야 한다(ST 12).

# 체간의 전-외측 근막 대각선
# AN-LA DIAGONAL OF THE TRUNK

## 융합중심 : 전-외측-머리
## Centre of fusion: ante-latero-caput

## an-la-cp

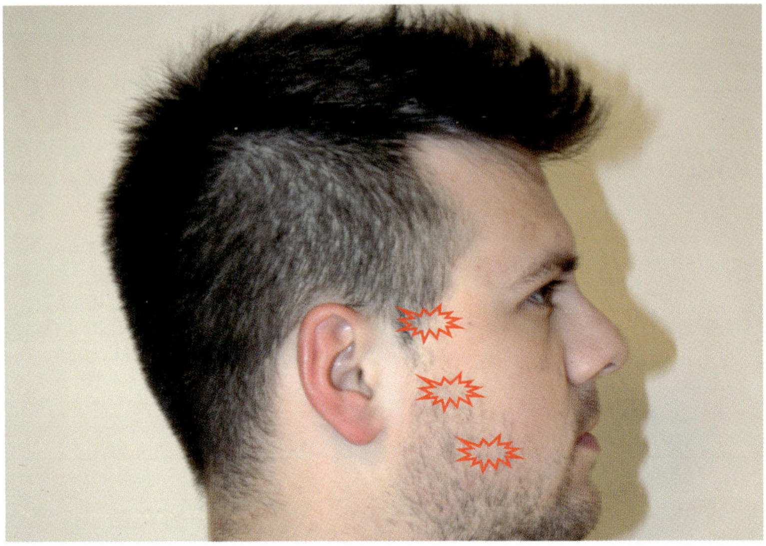

**그림 3.27.** 전-외측-머리 융합중심 (an-la-cp CF)의 기능장애

an-me-cp CF가 비익(nasal alae)을 낮출뿐만 아니라 눈과 입술의 닫힘을 조정하는 반면, 3개의 an-la-cp CF는 눈꺼풀의 열림, 콧구멍의 확장 및 입의 열림을 조정한다.

an-la-cp 2 CF의 치료는 이명 및 기타 청각 장애에 유용하다.

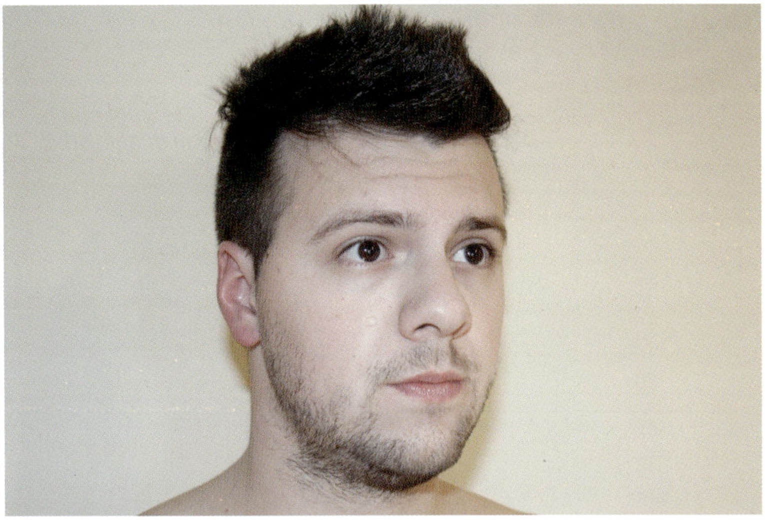

**그림 3.28.** an-la-cp 1 CF의 능동운동검증

치료사는 환자에게 양쪽 눈을 최대한 크게 뜨도록 지시하고(눈 부위, an-la-cp 1), 양쪽 눈꺼풀이 같은 정도로 열리는지 관찰한다.

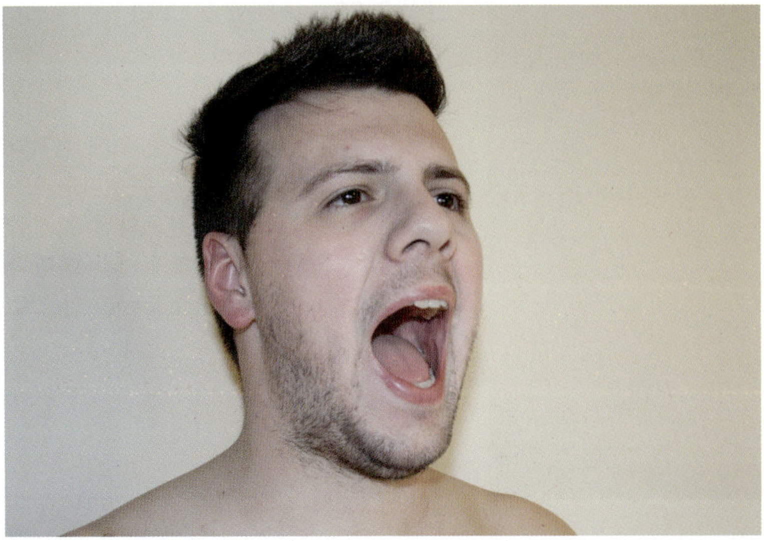

**그림 3.29.** an-la-cp 2,3 CF의 능동운동검증

치료사는 환자에게 입을 최대한 벌리도록 한다(상악과 하악 영역, an-la-cp 2, 3). 저작근 근막 또는 측두하악 관절 주변 근막의 과밀도화는 이 움직임을 제한할 수 있다.

an-la-cp 1 CF는 광대뼈(zygomatic bone)의 상연에 위치한다.

re-me-cp 1, 2, 3 CF는 두개골을 반으로 나누는 선 측면에 위치한다.

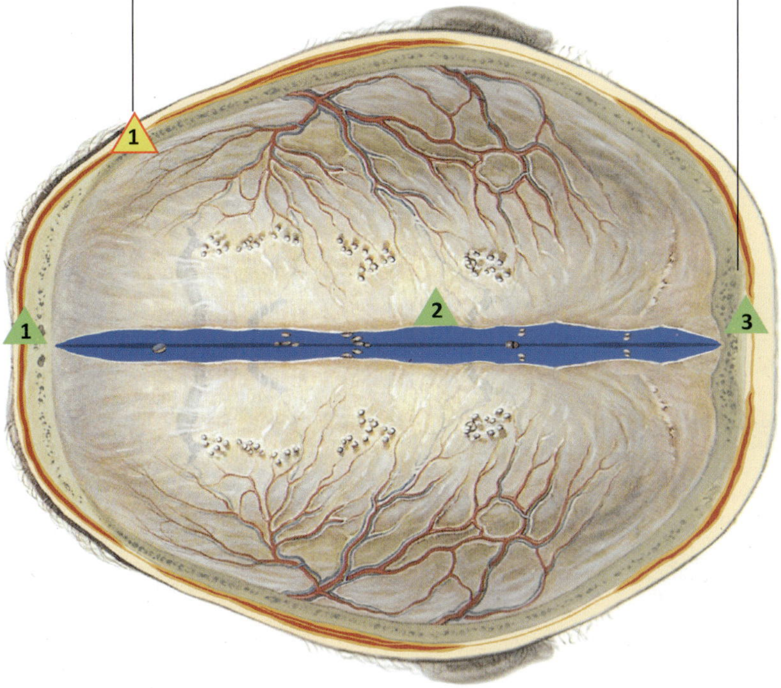


**그림 3.30a**. 두개골의 단면

**그림 3.30b**. an-la-cp 1 CF의 해부학적 위치와 단면선

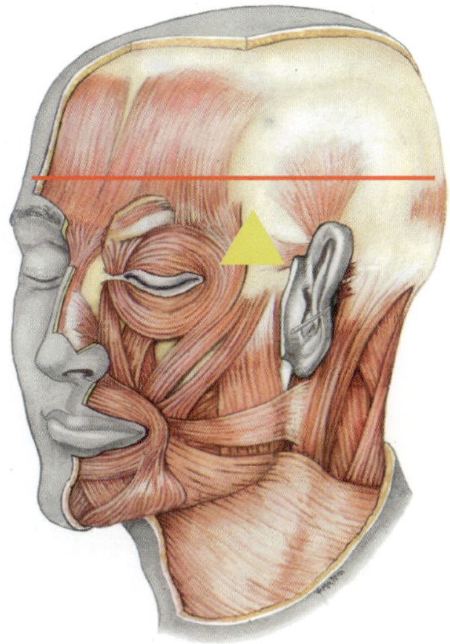

(그림 2.30 참조)

*(Modified from G. Chiarugi and L. Bucciante, Istituzioni di anatomia dell'uomo. Piccin)*

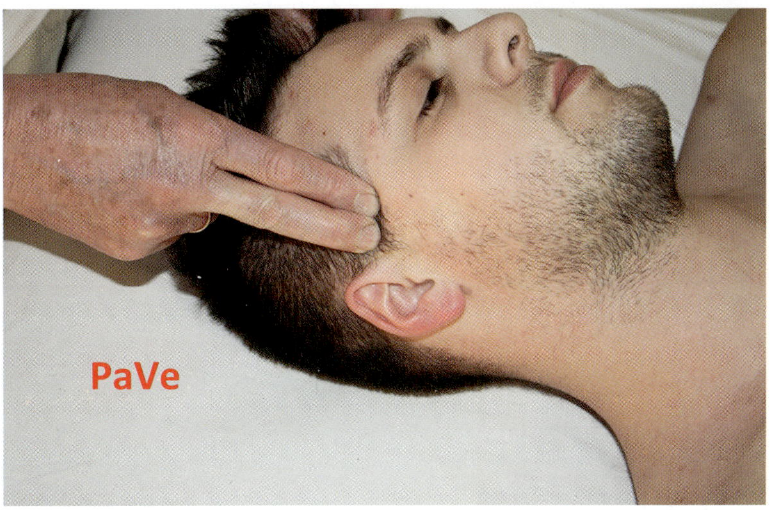


**그림 3.31.** an-la-cp 1 CF의 촉진검증과 치료

환자는 앙와위 자세로,

촉진검증은 중지와 검지의 손가락 끝을 사용하는 반면, 치료는 손가락 너클을 이용하는 것이 더 쉽다.

도수치료는 광대궁(zygomatic arch) 바로 위에서 수행한다(GB 3).

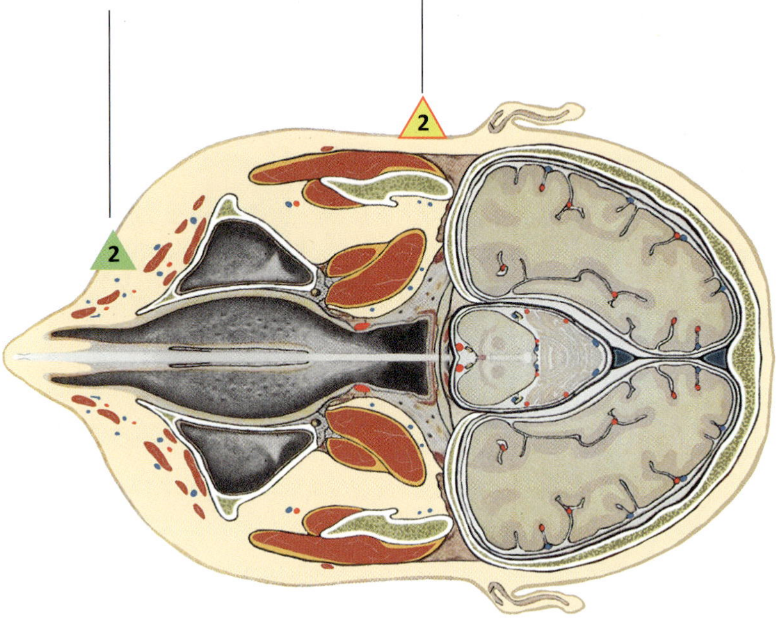


**그림 3.32a.** 상악골 높이의 두개골 사면

**그림 3.32b.** an-la-cp 2 CF의 해부학적 위치와 단면선

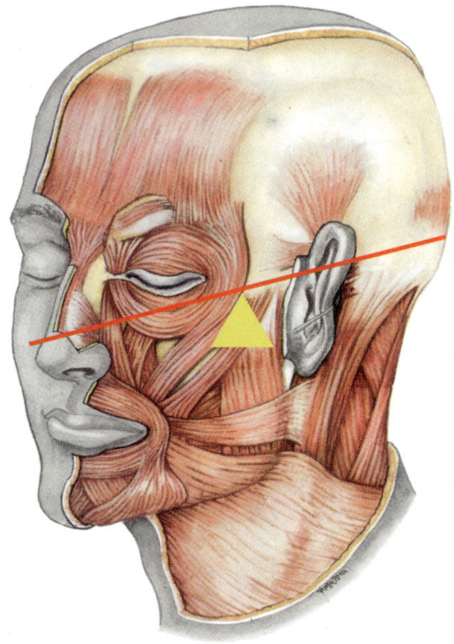

(그림 2.32 참조)

*(Modified from G. Chiarugi and L. Bucciante, Istituzioni di anatomia dell'uomo. Piccin)*

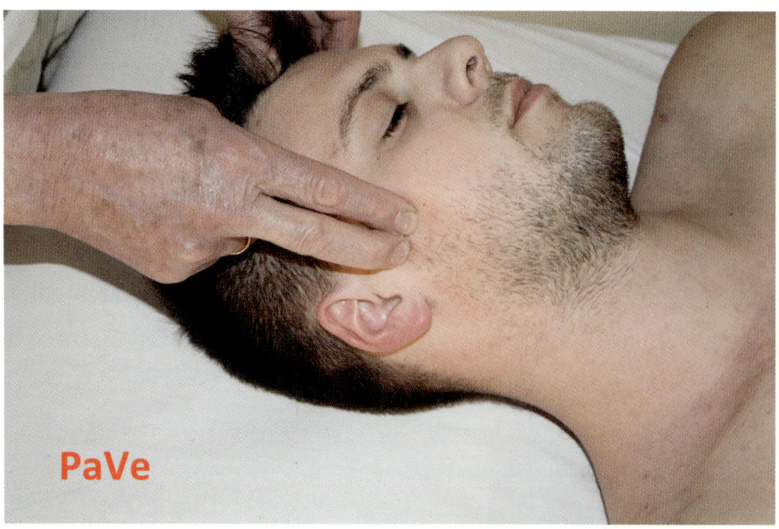


**그림 3.33.** an-la-cp 2 CF의 촉진검증과 치료

환자는 앙와위 자세로,
치료사는 집게손가락의 끝을 광대궁(zygomatic arch)의 하연 아래에 위치시키고 환자가 입을 벌리고 닫을 때 하악골의 과상돌기(mandibular condyle)를 검사한다 (ST 7).

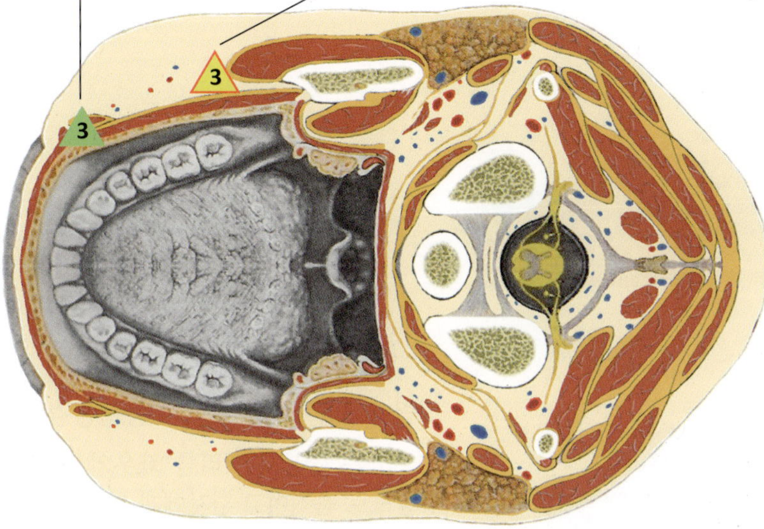


**그림 3.34a**. 하악골 높이의 두개골 단면

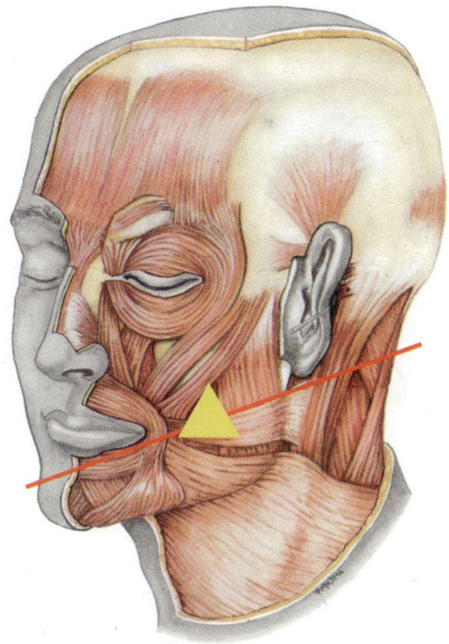

**그림 3.34b**. an-la-cp 3 CF의 해부학적 위치와 단면선

(그림 2.34 참조)

*(Modified from G. Chiarugi and L. Bucciante, Istituzioni di anatomia dell'uomo. Piccin)*

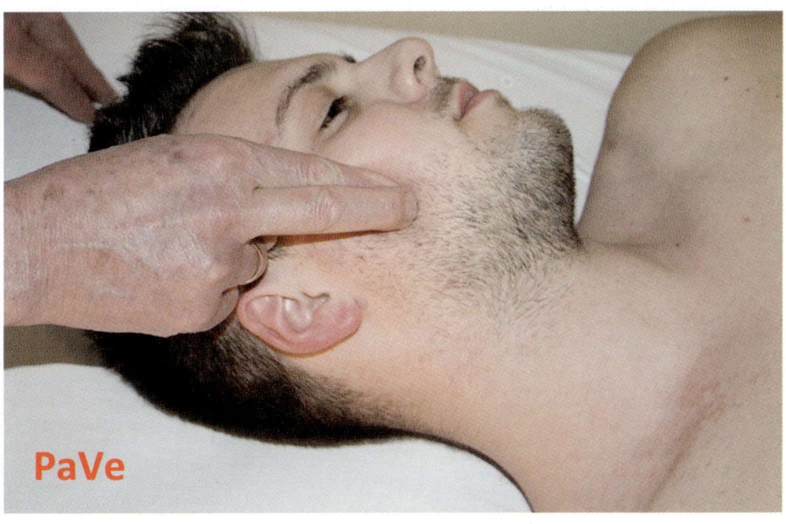


**그림 3.35.** an-la-cp 3 CF의 촉진검증과 치료

환자는 앙와위 자세로,

촉진검증을 하기 위해, 치료사는 저작근의 앞쪽 경계부에 검지 손가락 끝을 위치시킨다.

그 후 손가락 너클을 이용하여 근막의 기질(ground substance)이 완전히 유동화될 때까지 이 지점을 도수치료한다(SI 18).

## 융합중심 : 전-외측-경부
Centre of fusion: ante-latero-collum

## an-la-cl

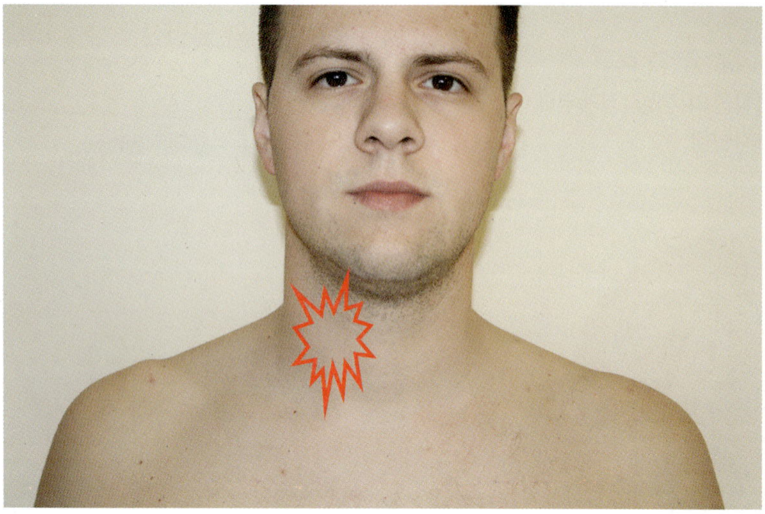

**그림 3.36.** 전-외측-경부 융합중심 (an-la-cl CF)의 기능장애

an-la-cl CF의 과밀도화는 경부의 강직, 하악 개방의 어려움, 삼킴과 발성에 관여하는 근육의 부조화를 유발한다.

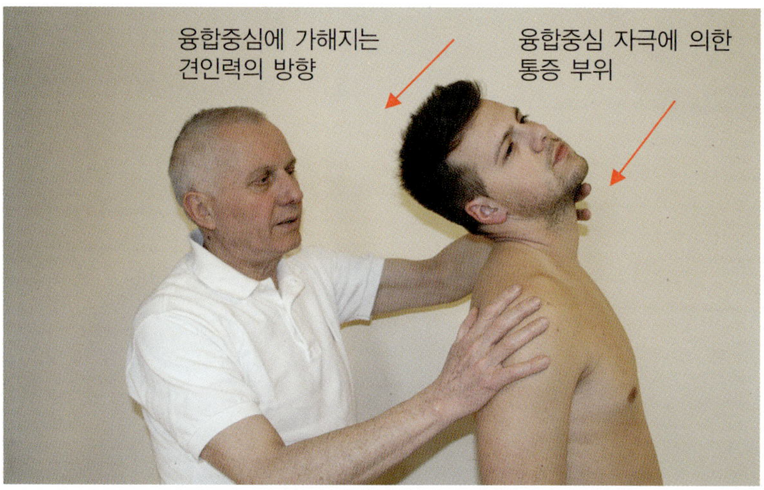


**그림 3.37.** an-la-cl의 수동운동검증

치료사는 환자의 머리를 좌,우의 후-외측 방향으로 움직이고 환자에게 가장 큰 긴장이 느껴지는 부분이 어딘지 물어본다.
목의 한쪽에만 느껴지는 긴장은 과밀도화된 부분을 나타낸다.

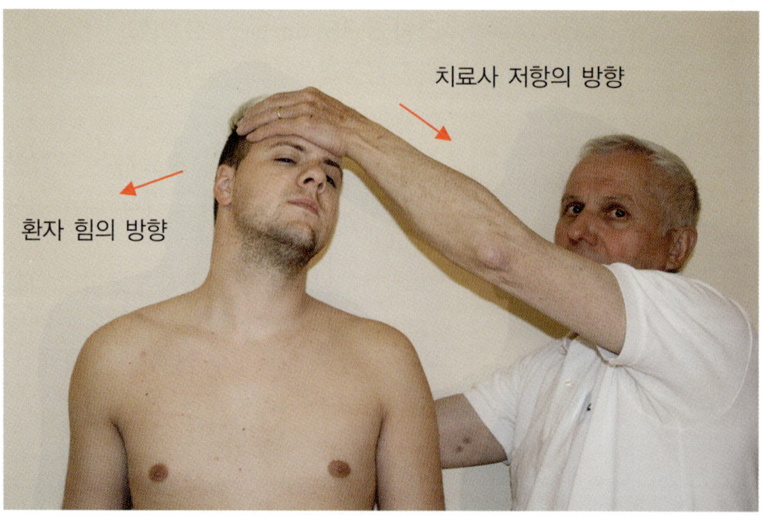


**그림 3.38.** an-la-cl CF의 능동운동검증

치료사는 환자의 이마에 손을 위치시키고 환자가 머리와 목을 전-외측으로 움직일 때 저항을 가한다.
반대측에서도 동일한 테스트를 반복한다.

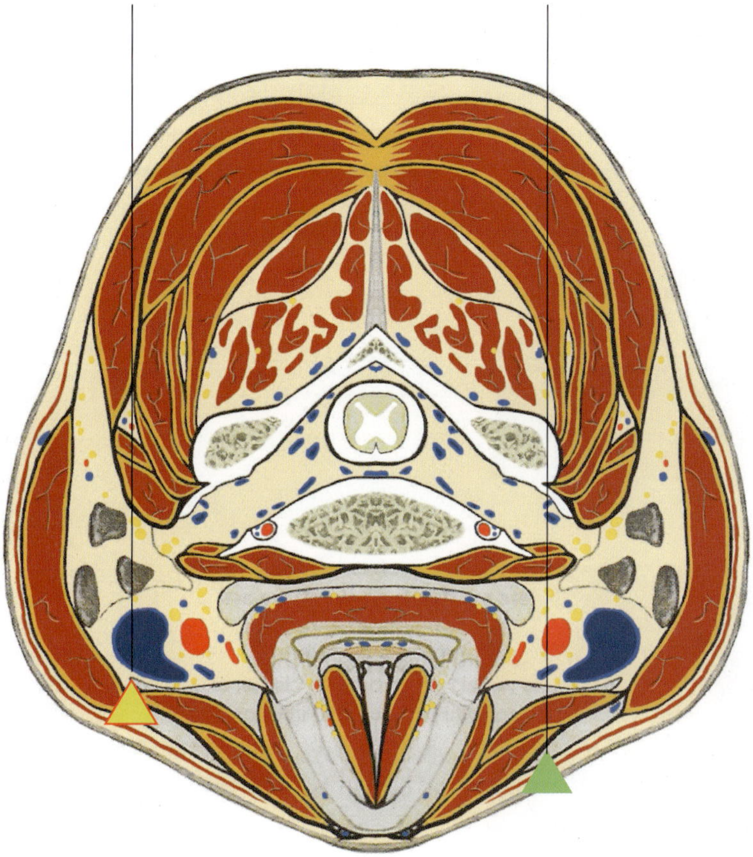


**그림 3.39a**. 5번째 경추 높이에서 목의 단면

**그림 3.39b**. an-la-cl CF의
해부학적 위치와 단면선

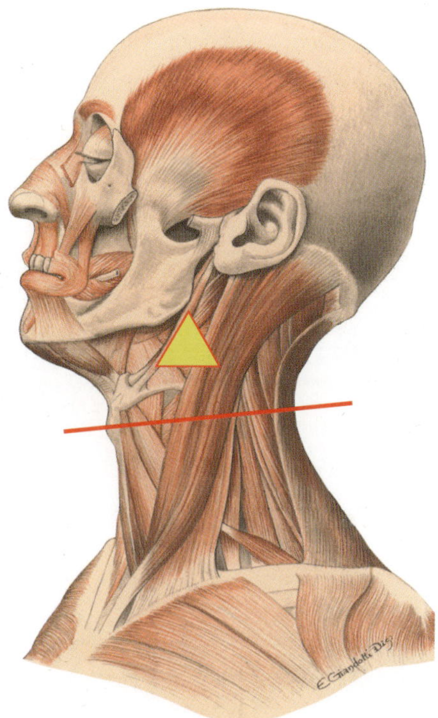

(그림 2.39 참조)

*(Modified from G. Chiarugi and L. Bucciante, Istituzioni di anatomia dell'uomo. Piccin)*

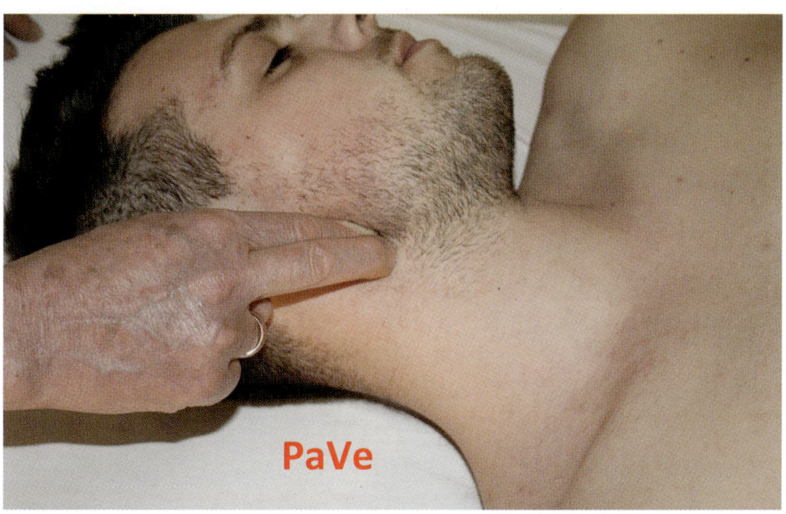


**그림 3.40.** an-la-cl CF의 촉진검증과 치료

환자는 앙와위 자세로,
이 협응중심의 촉진 및 치료는 하악의 각인대(angular ligament of the mandibule) 위에서 수행하는데, 이는 흉쇄유돌근의 전방 경계에서부터 하악의 각까지 연결되어 있다(SI 17).

## 융합중심 : 전-외측-흉부
Centre of fusion: ante-latero-thorax

## an-la-th

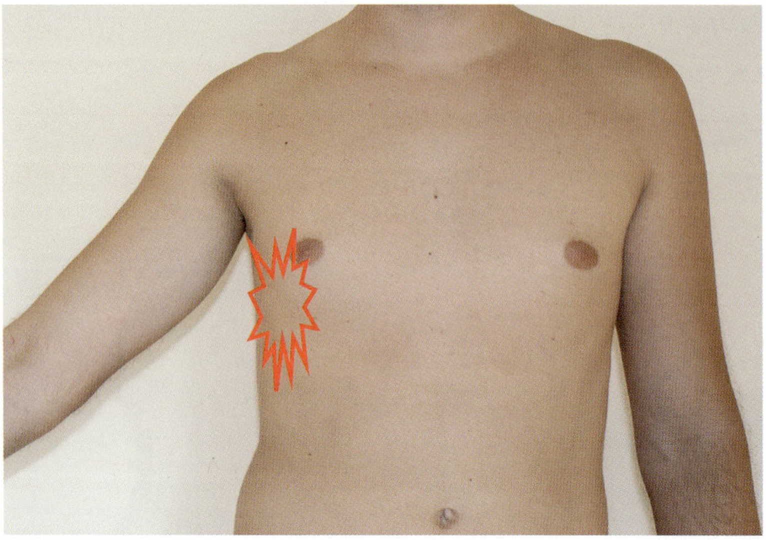

**그림 3.41.** 전-외측-흉부(an-la-th CF)의 기능장애

늑골아래 부위의 통증과 가슴의 압박감.
등쪽으로 확장되는 가슴의 긴장감.
몸 측면의 근위약 또는 쇠약.
자세 분석에서 아픈 쪽을 향한 흉부 이동이 나타날 수 있다.

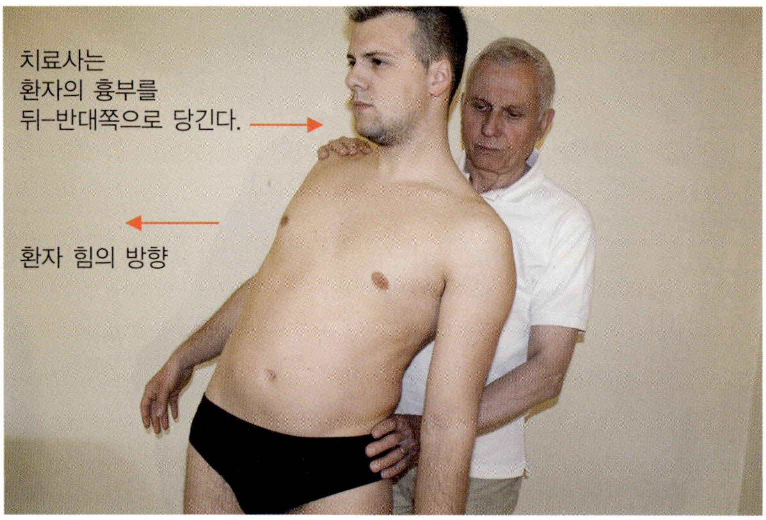


**그림 3.42.** an-la-th CF의 운동검증

치료사는 환자 뒤에 서서 환자의 흉부를 뒤-반대쪽으로 당긴다.
흉부의 외측면 부분을 덮고 있는 근막이 과밀도화되면 환자는 스트레칭되는 쪽을 따라 긴장이나 근위약을 느낄 것이다.

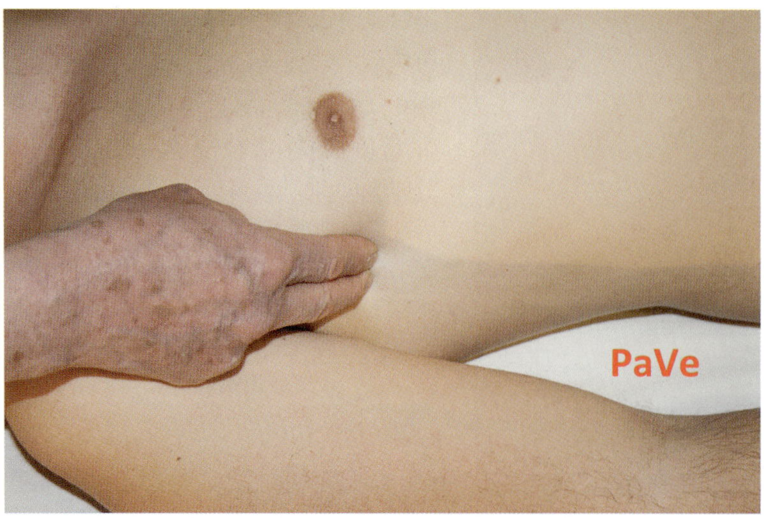


**그림 3.43.** an-la-th 1 CF의 촉진검증과 치료

환자는 앙와위나 옆으로 누운 자세로, 치료사는 손가락 끝을 이용하여 중간 겨드랑이 선(mid-axillary line) 앞쪽의 네 번째 늑간 공간을 검사하여 가장 과밀도화된 지점을 찾는다.
이 지점이 완전히 유동화될 때까지 손가락 너클을 이용하여 도수치료한다(SP 18).

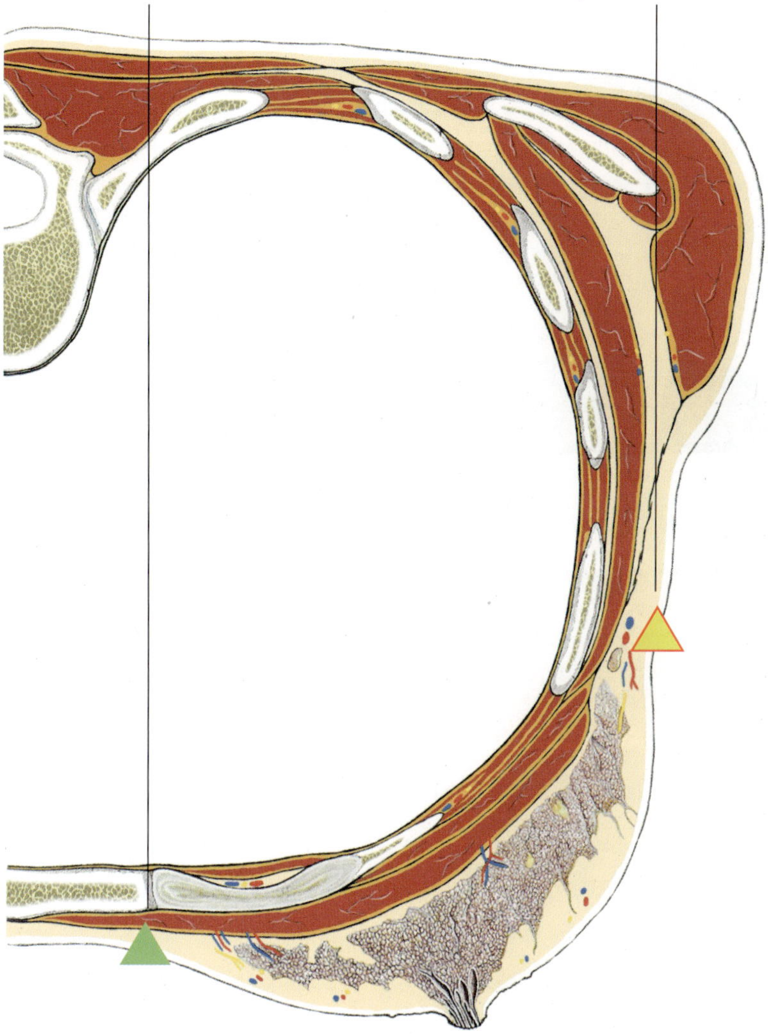


**그림 3.44a.** 5번째 흉추 높이에서 흉부의 단면

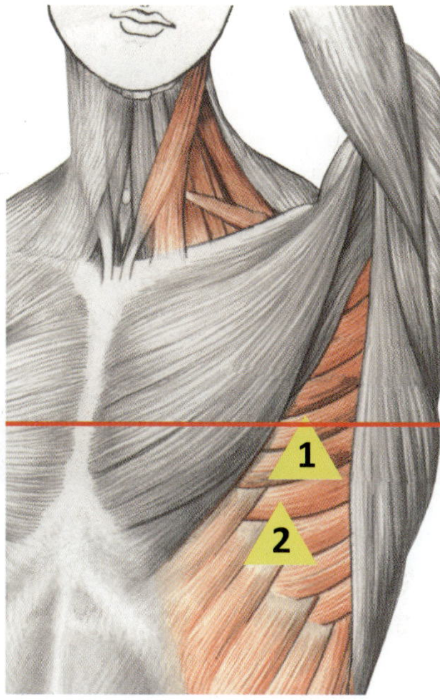


**그림 3.44b.** an-la-th CF의 해부학적 위치와 단면선

(그림 2.46 참조)

*(Modified from G. Chiarugi and L. Bucciante, Istituzioni di anatomia dell'uomo. Piccin)*

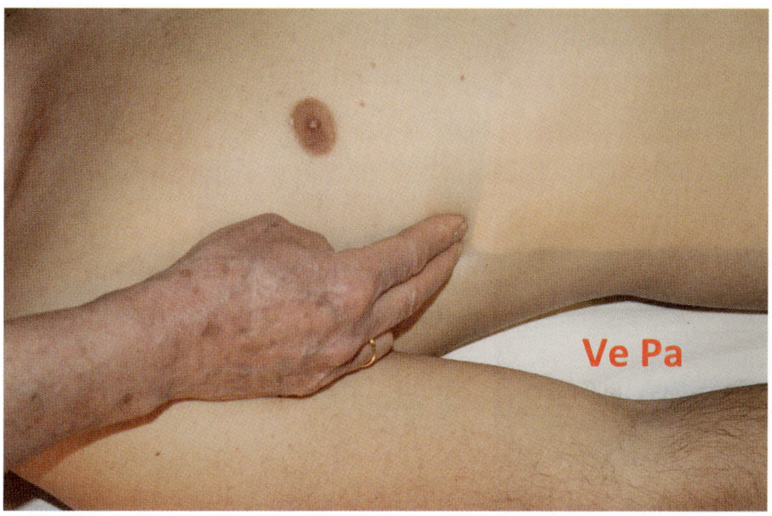


**그림 3.45.** an-la-th 2 CF의 촉진검증과 치료

환자는 앙와위 또는 측와위로,
5, 6번째 늑골 위치에서 손가락 끝을 이용하여 전거근 근막의 과밀도화를 찾는다 (SP 17, 21).
과밀도화된 부분이 확인되면 검지손가락 너클을 이용하여 도수치료한다.

## 융합중심 : 전-외측-요부
Centre of fusion: ante-latero-lumbi

## an-la-lu

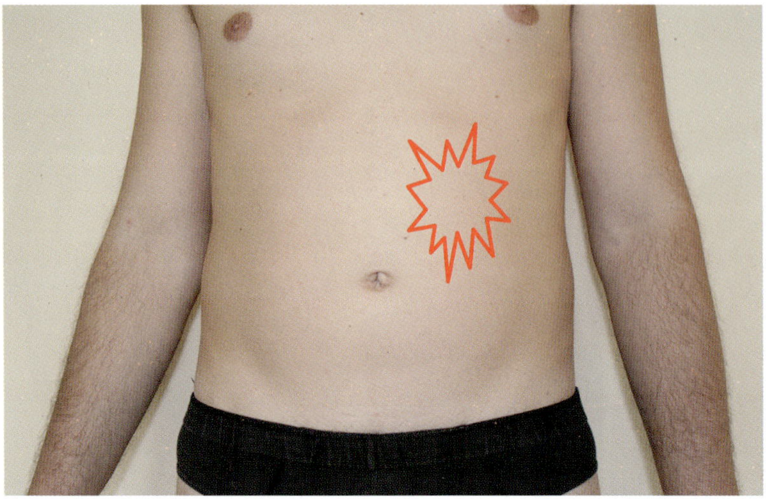

**그림 3.46.** 전-외측-요부 융합중심 (an-la-lu CF)의 기능장애

등쪽으로 종종 퍼지는 복통.
복부긴장이나 부은 느낌.
복부근막의 제한을 보상하기 위해 몸통이 앞으로 약간 숙여져 있다.

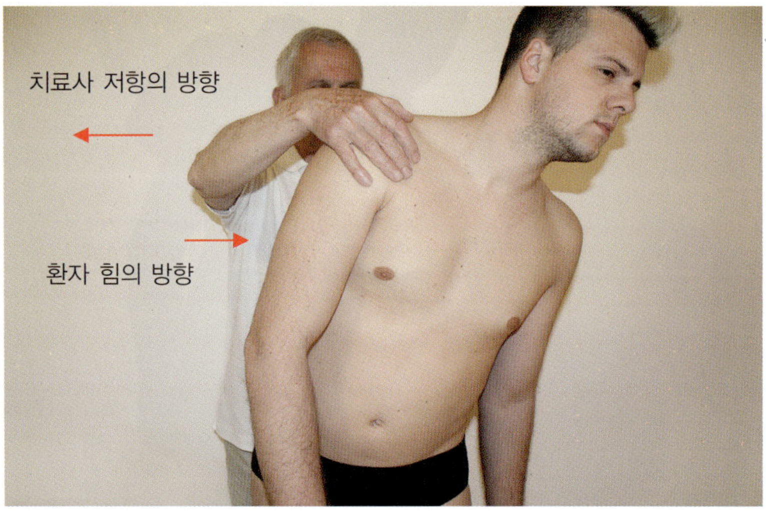


**그림 3.47.** an-la-lu CF의 능동운동검증

치료사는 환자의 어깨를 한쪽으로 막고 같은 쪽에서 앞으로의 움직임을 제한한다. 만약 배꼽 위 복직근초가 과밀도화되면 환자는 상복부에 긴장을 호소할 수 있다.

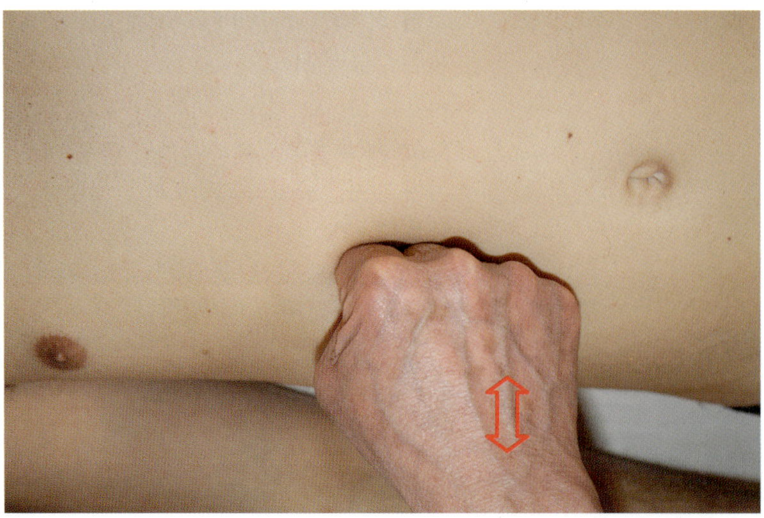

**그림 3.48.** an-la-lu 1 CF의 촉진검증과 치료

환자는 앙와위 자세로,
치료사는 검지 손가락 너클을 흉곽 위에 위치시키고 중지손가락 너클을 늑연골 아래 위치하여 치료에 의해 생성된 마찰이 복사근 근막에 영향을 미치도록 한다
(SP 16).

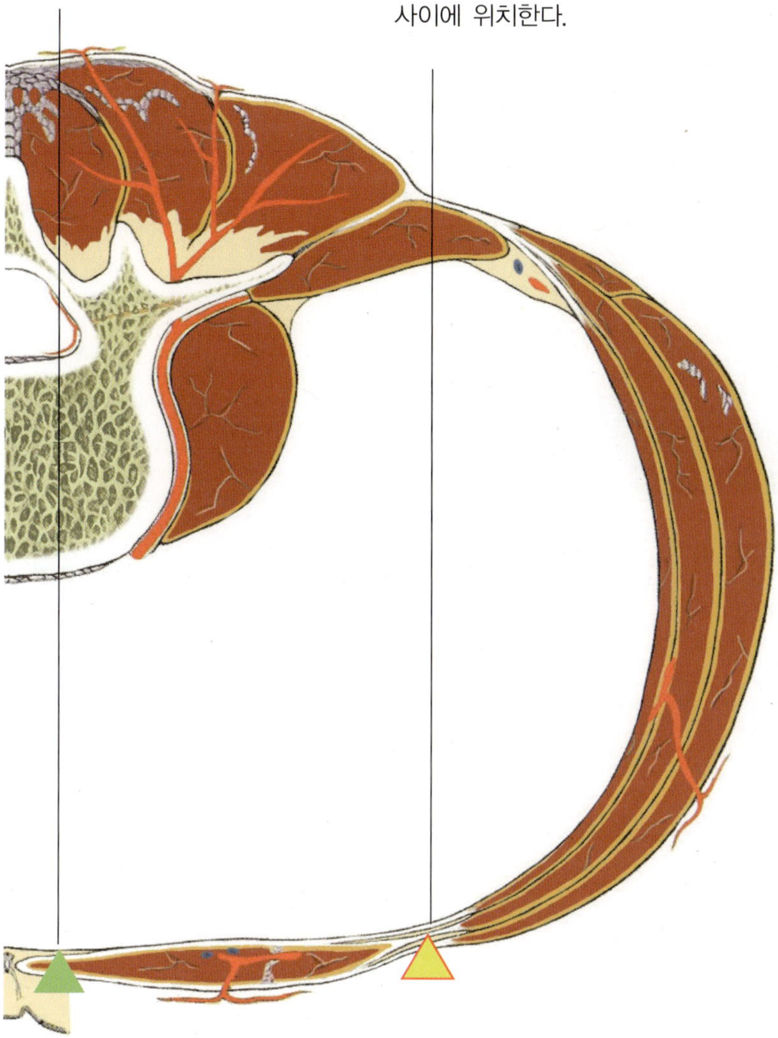


**그림 3.49**a. 제2 요추 높이에서 상복부의 단면

**그림 3.49**b. an-la-lu 1, 2 CF의 해부학적 위치와 단면선

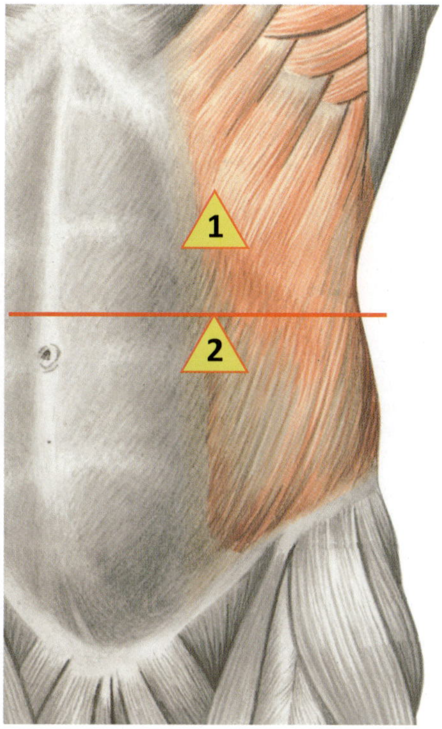


(그림 2.53 참조)

*(Modified from G. Chiarugi and L. Bucciante, Istituzioni di anatomia dell'uomo. Piccin)*

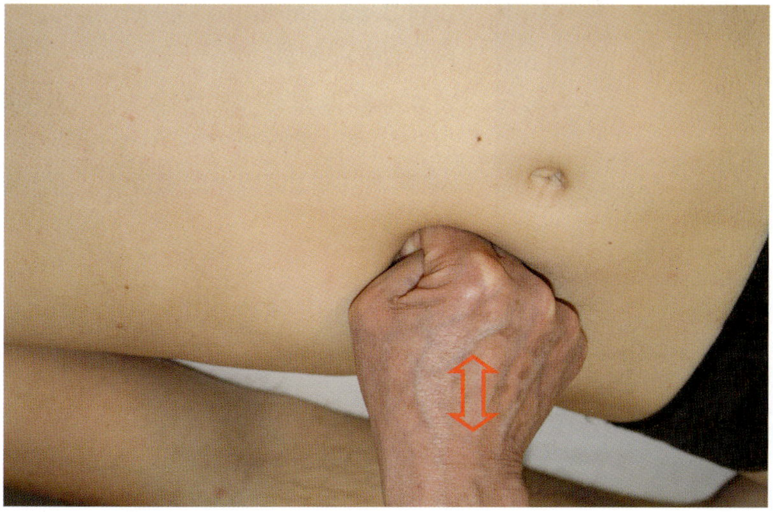

**그림 3.50.** an-la-lu 2 CF의 촉진검증과 치료

환자는 앙와위 자세로,
치료사는 검지손가락 너클로 촉진검증을 수행하고, 과밀도화가 확인되면 팔꿈치를 사용하여 복직근초의 측면에 마찰치료(friction)를 시행한다(SP 15).

## 융합중심 : 전-외측-골반
Centre of fusion: ante-latero-pelvis

## an-la-pv

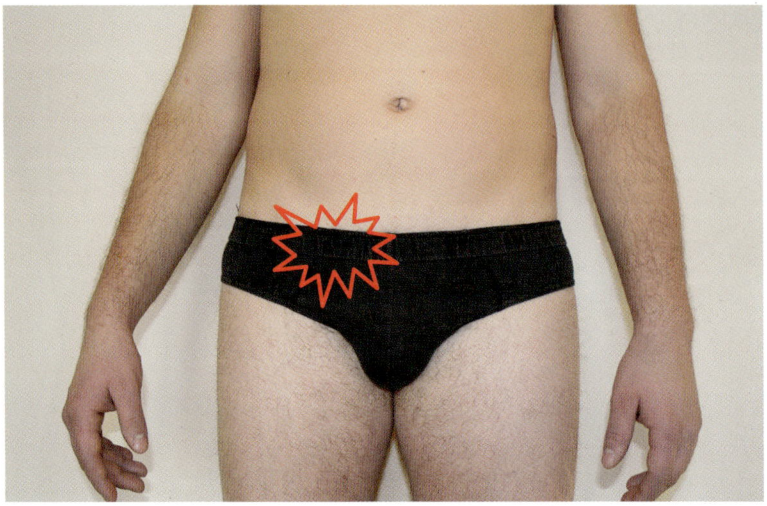

**그림 3.51.** 전-외측-골반(an-la-pv CF)의 기능장애

하복부의 날카로운 통증 또는 경련.
복부 아래부분의 조이거나 부어오르는 느낌.
치골상부의 긴장 또는 조임.

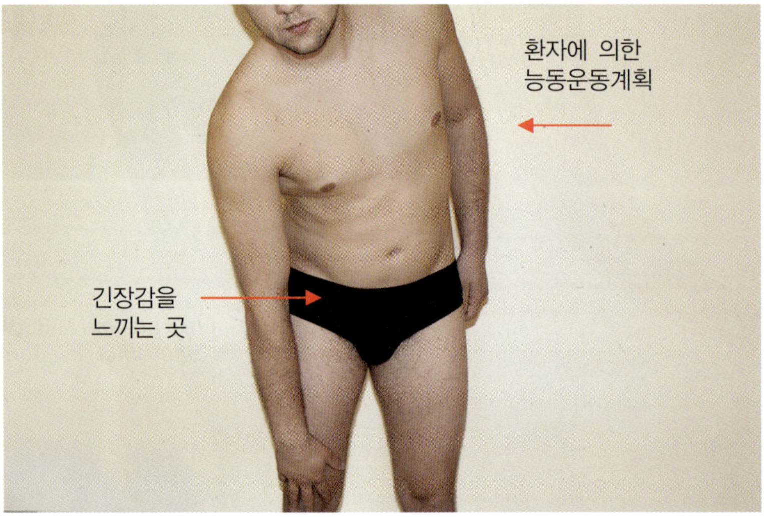


**그림 3.52.** an-la-pv CF의 능동운동검증

치료사는 환자가 전-측면으로 움직일 때 가장 큰 긴장이 느껴지는 부분이 어디인지 묻는다.
만약 배꼽 아래 복직근초가 과밀도화되면, 환자는 복부의 아래부분을 가리킬 것이다.

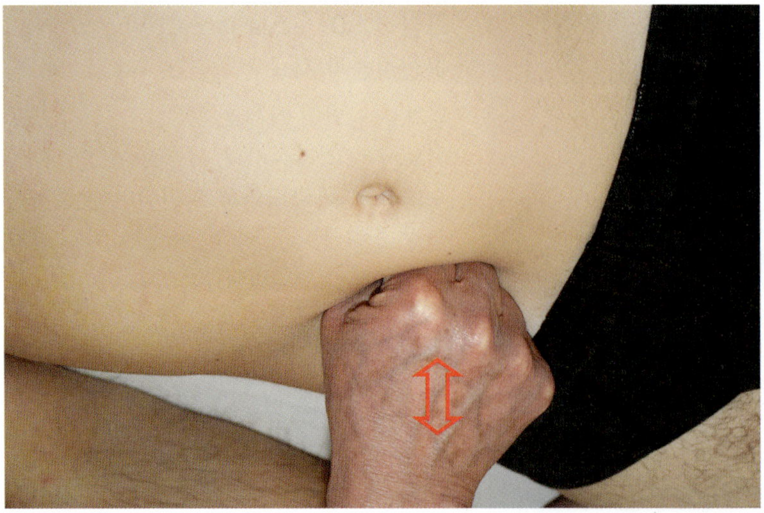

**그림 3.53.** an-la-pv 1 CF의 촉진검증과 치료

치료사는 복부 근막 3개 층의 융합선을 치료하는데, 이는 복직근 측면, 배꼽에서 서혜부까지 연결하는 선의 중앙에 위치한다(SP 14).

an-me-pv CF는 백선과 복직근초 사이에 위치한다.

an-la-pv CF는 복직근초의 측면, 복사근과 복횡근 3개 근막의 융합선에 위치한다.

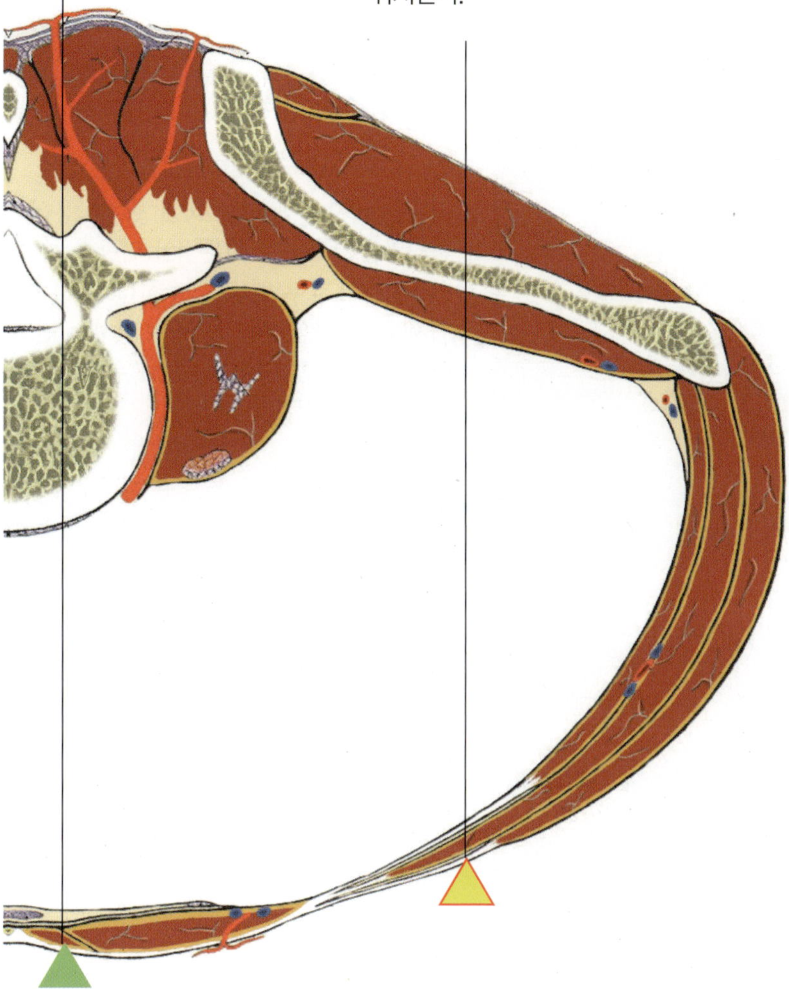

**그림 3.54a.** 치골능선(pubic crest)의 높이에 있는 하복부의 횡단면

**그림 3.54b.** an-la-pv 1, 2 CF의 해부학적 위치와 단면선

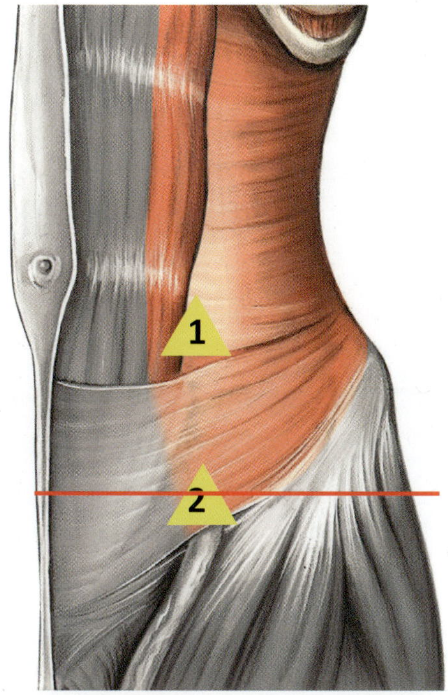


(그림 2.64 참조)

*(Modified from G. Chiarugi and L. Bucciante, Istituzioni di anatomia dell'uomo. Piccin)*

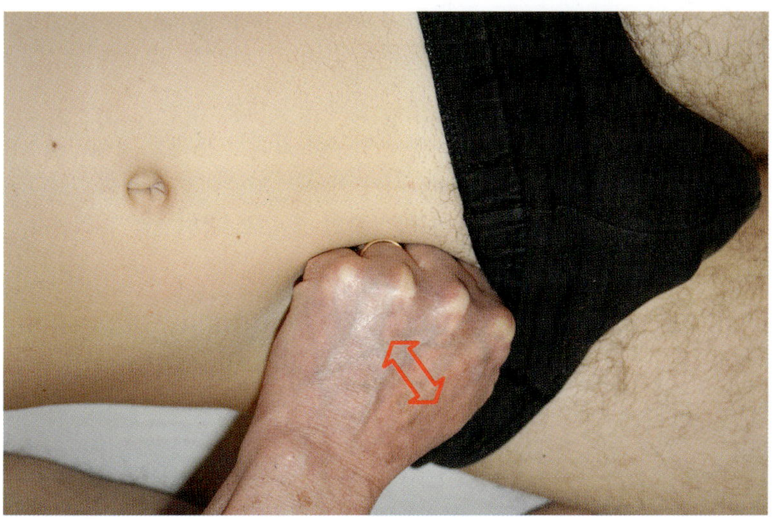

**그림 3.55.** an-la-pv 2 CF의 촉진검증과 치료

환자는 앙와위 자세로, 치료사는 서혜관(inguinal canal)을 형성하는 복부 근막을 치골결합(symphysis pubis)의 상연 측면에서 도수치료한다(ST 30, SP 13).

# 하지의 전-외측 근막 대각선
## AN-LA DIAGONAL OF THE LOWER LIMB

## 융합중심 : 전-외측-발
Centre of fusion: ante-latero-pes

## an-la-pe

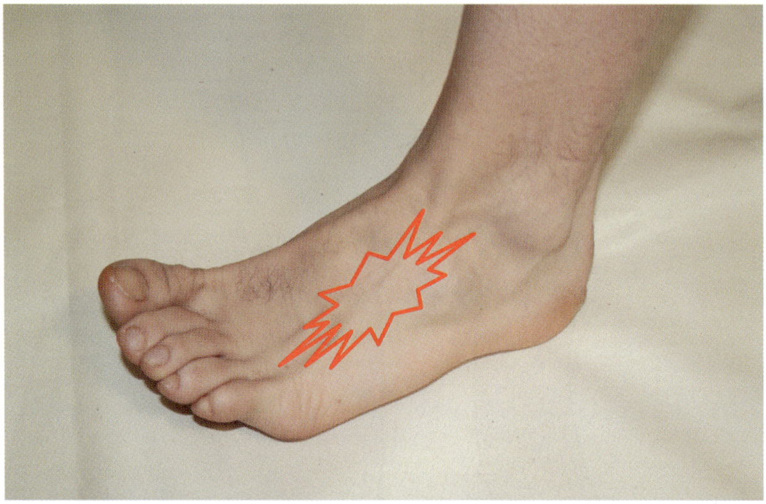

**그림 3.56.** 전-외측-발 융합중심 (an-le-pe CF)의 기능장애

지대는 골지건기관(GTO)과 상호작용하여 움직임을 조정하는 기본적인 역할을 한다. 신근지대의 상부 밴드는 거골(talus)의 위치에 따라 힘줄의 각도를 변경하는 반면, 하부 밴드는 전족부(forefoot) 위치에 따라 힘줄과 상호작용한다.

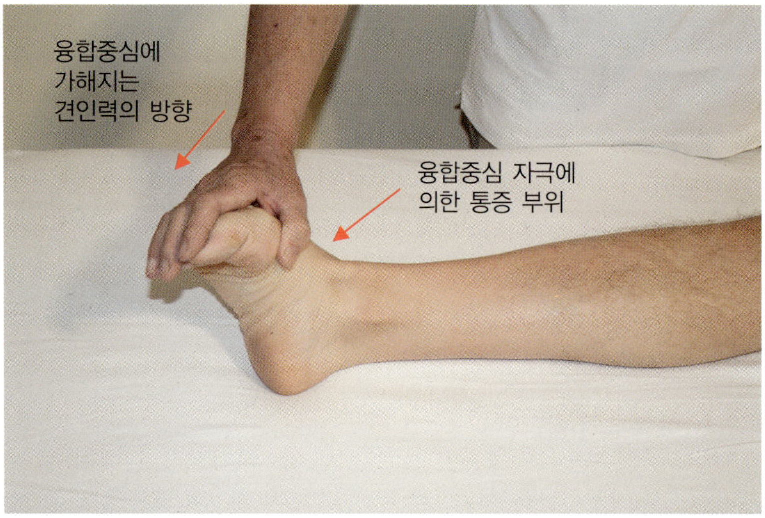


**그림 3.57.** an-la-pe CF의 수동운동검증

환자는 앙와위 자세로,
치료사는 환자의 전족부를 잡고 내측-하방으로 스트레칭 시킨다.
환자는 발목과 외측 전족부에 통증이나 과도한 긴장을 느끼는지 말한다.

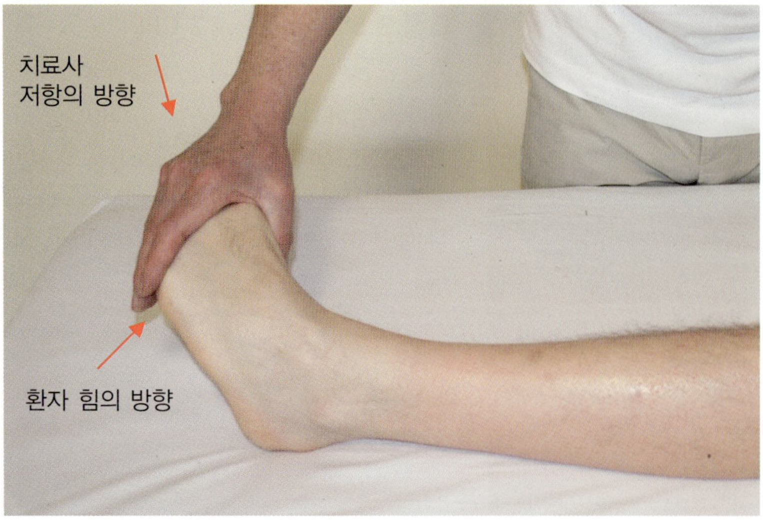


**그림 3.58.** an-la-pe CF의 능동운동검증

환자는 앙와위 자세로,
위에서 언급한 최대 스트레칭 자세에서 치료사가 가하는 저항에 대항하여 발을 위-바깥쪽의 전-외측 방향으로 움직인다.

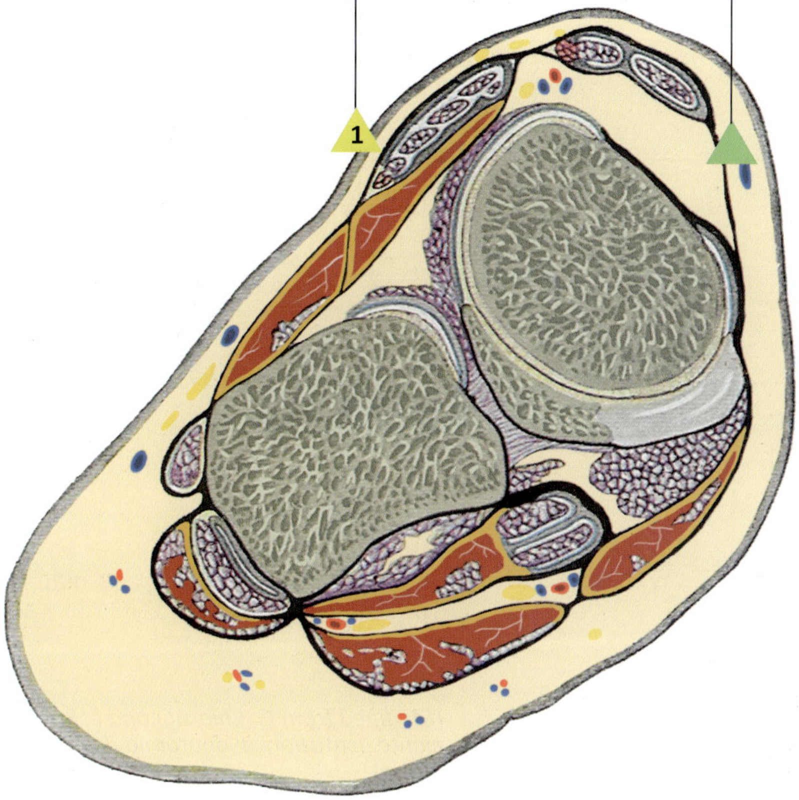


**그림 3.59a**. 거골(talus), 주상골(scaphoid), 입방골(cuboid bone) 높이에서 발의 단면

**그림 3.59b**. an-la-pe 1 CF의 해부학적 위치와 단면선

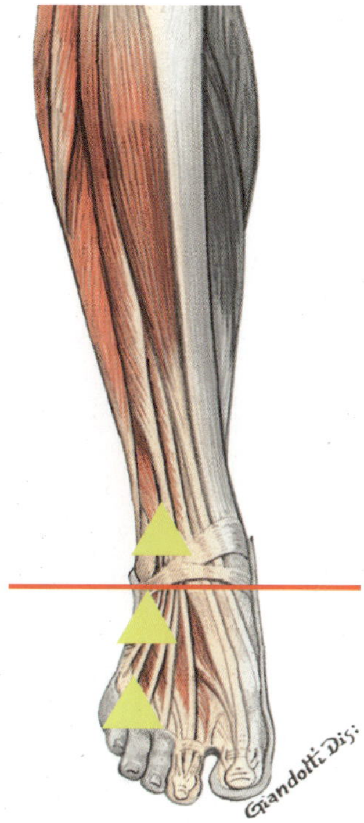


(그림 2.71 참조)

*(Modified from G. Chiarugi and L. Bucciante, Istituzioni di anatomia dell'uomo. Piccin)*

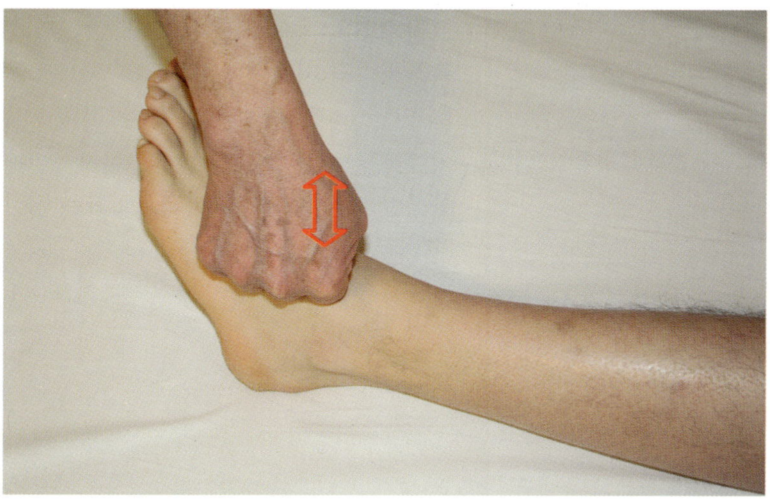

**그림 3.60.** an-la-pe 1 CF의 치료

환자는 앙와위 자세로,
치료사는 손가락의 너클을 발가락신전근에 해당하는 십자지대의 상위밴드에 위치시키고, 가장 과밀화되고 민감한 부위를 도수치료한다(ST 41, 42).

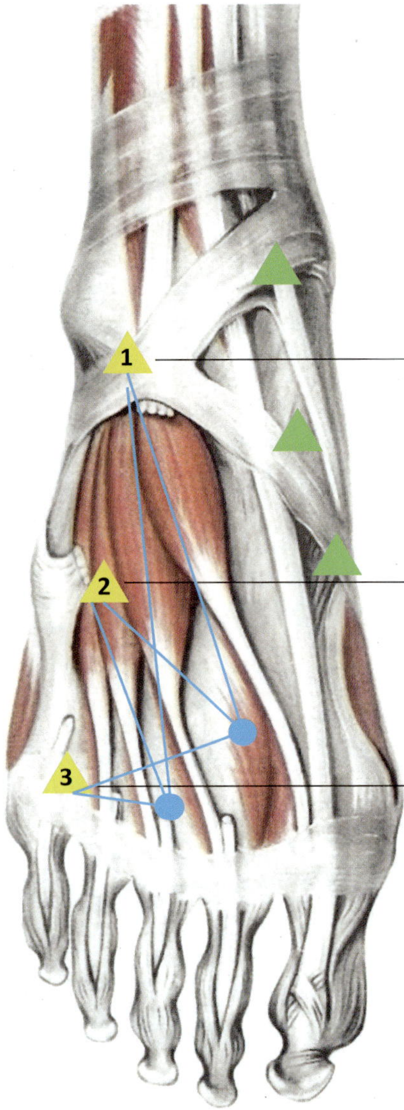


**그림 3.61.** an-la-pe 2 CF의 해부학적 위치와 협응중심과의 관계

an-la-pe 1 CF는 외측과 부근 신근지대에 위치한다.

an-la-pe 2 CF는 4,5번째 중족골 기저부 사이 공간에 위치한다.

an-la-pe 3 CF는 4,5번째 중족골 머리 사이 공간에 위치한다.

*(Modified from G. Chiarugi and L. Bucciante, Istituzioni di anatomia dell'uomo. Piccin)*

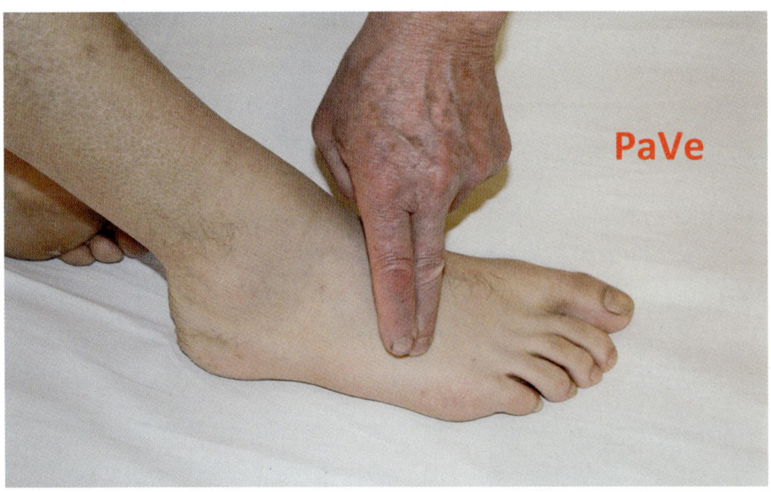


**그림 3.62.** an-la-pe 2 CF의 촉진검증과 치료

환자는 앙와위 자세로,
치료사는 손가락 끝을 이용하여 4, 5번째 중족골 기저부 사이에서 과밀도화된 지점을 찾는다.
통증이 사라질 때까지 도수치료를 계속한다 (GB 41).

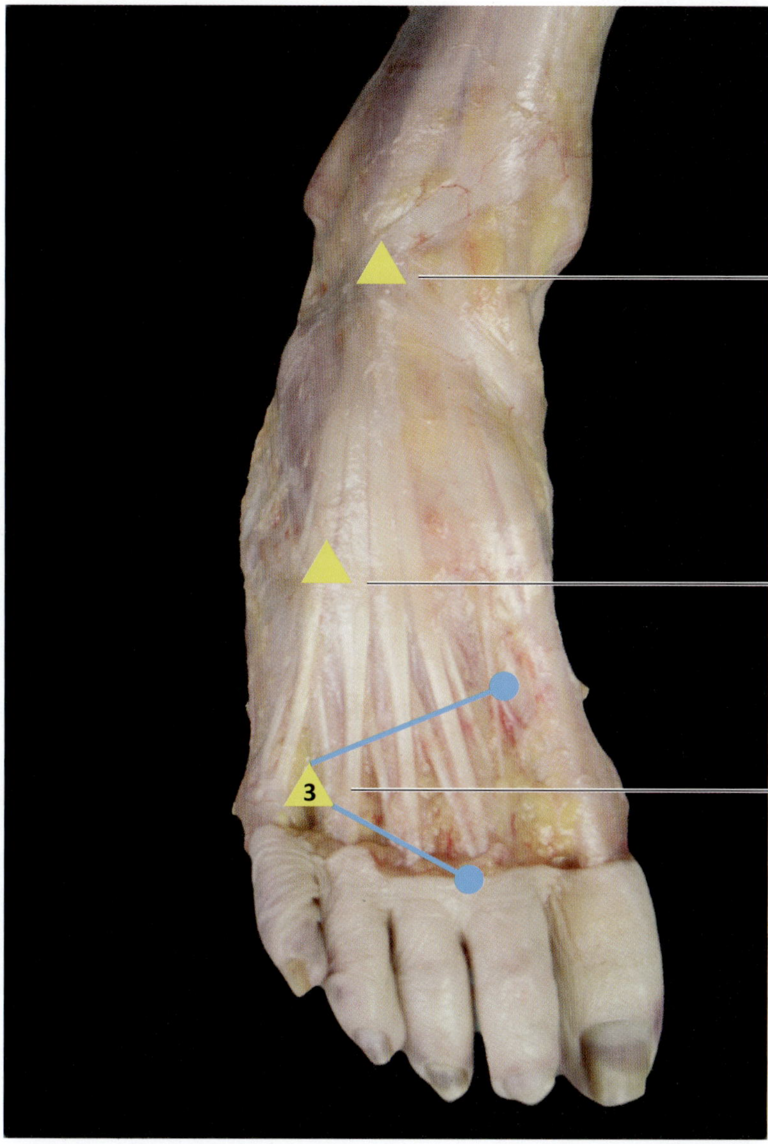


**그림 3.63.** an-la-pe 3 CF의 해부학적 위치와 발등 부분의 심층 근막(deep fascia)

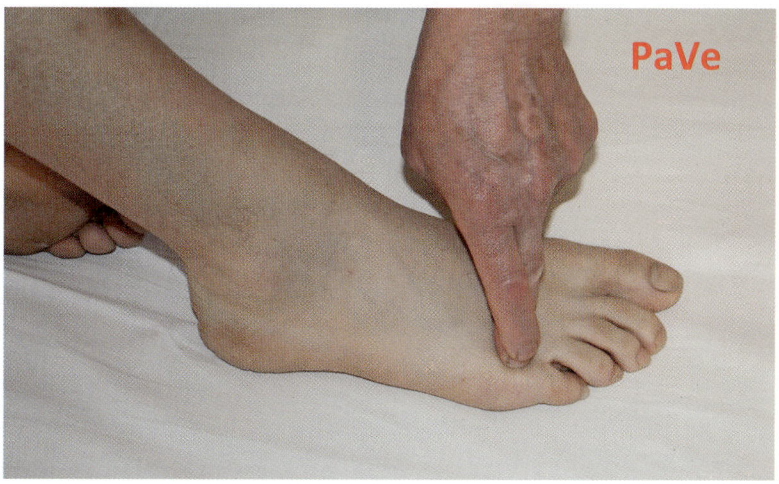


**그림 3.64.** an-la-pe 3 CF의 촉진검증과 치료

환자는 앙와위 자세로,
치료사는 손가락 끝이나 너클을 이용하여 4, 5번째 중족골 기저부에서 더 민감한 통증 지점을 찾는다(GB 42, 43).

## 융합중심 : 전-외측-발목
Centre of fusion: ante-latero-talus

## an-la-ta

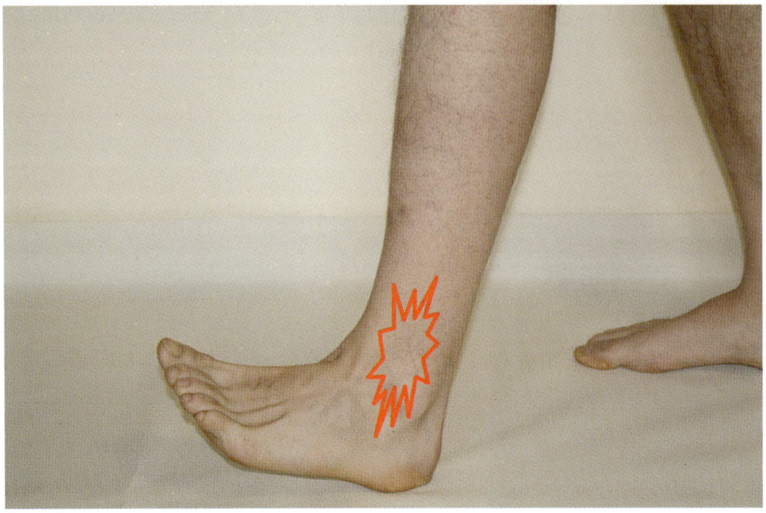

**그림 3.65.** 전-외측-발목 융합중심 (an-la-ta CF)의 기능장애

하지의 긴장과 근위약.
발목 움직임의 부조화.
비골 골막의 감각과민.
발목 염좌의 결과들.

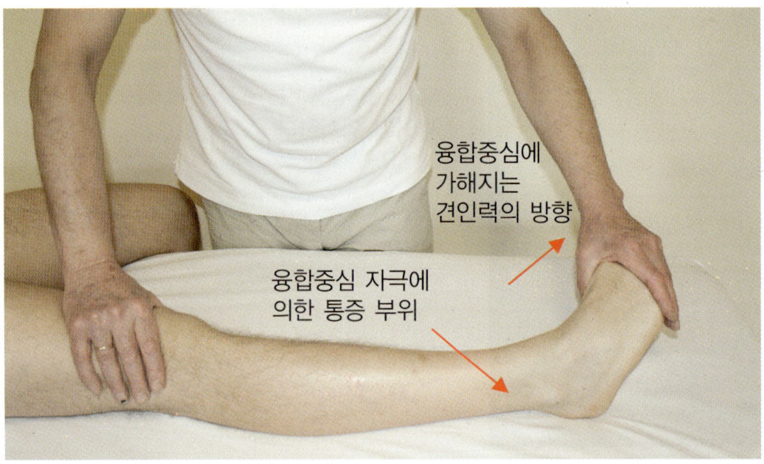


**그림 3.66.** an-la-ta CF의 수동운동검증

ante-lateral-talus 1, 2 CF에 대한 운동검증은 ante-lateral-pes 1, 2, 3 CF에서 설명한 것과 동일하지만, 환자는 대부분 하퇴의 외측에서 긴장을 느낀다.

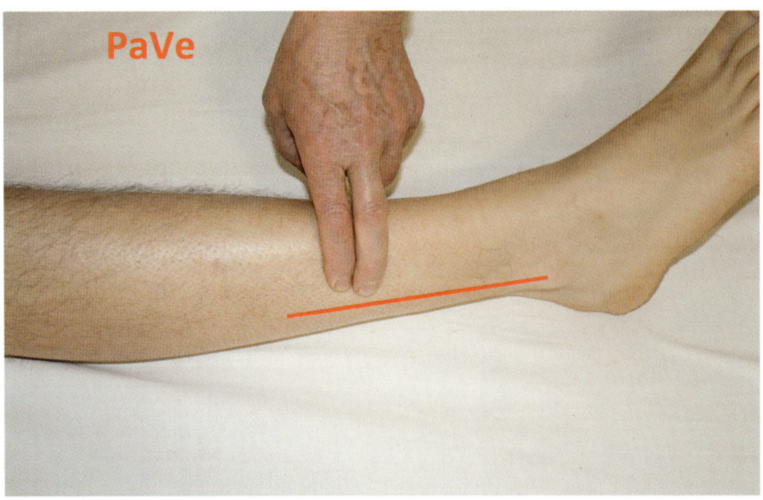


**그림 3.67.** an-la-ta 1 CF의 촉진검증과 치료

환자는 앙와위 또는 측와위로, 제3비골근이 기시하는 비골 전방에서 촉진검증을 시행한다(GB 37). 검지손가락의 너클을 치료에 사용하지만 만성적인 환자의 경우 팔꿈치를 사용할 수도 있다.

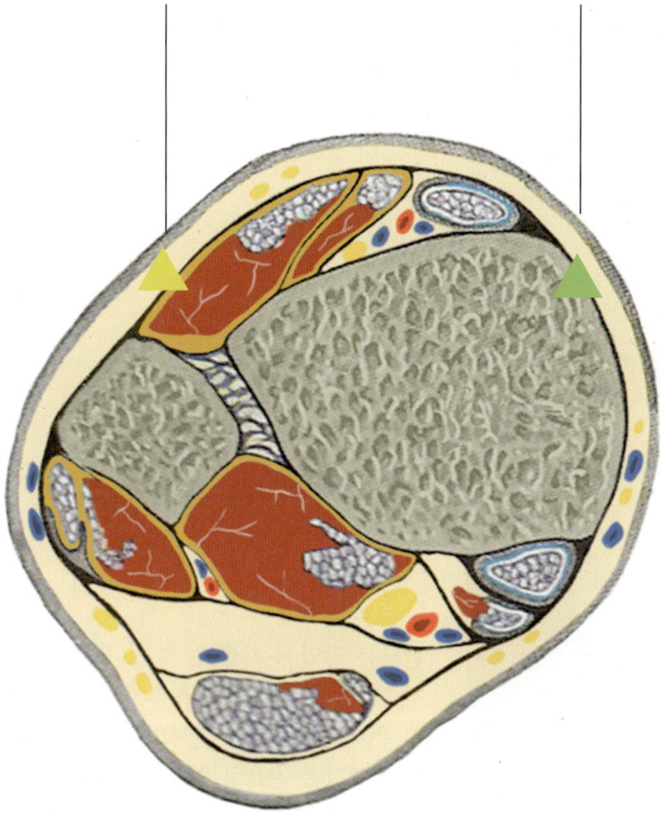


**그림 3.68a**. 측과(malleoli) 위 높이에서 하퇴 원위부 1/3의 단면

**그림 3.68b**. an-la-ta CF의 해부학적 위치와 단면선

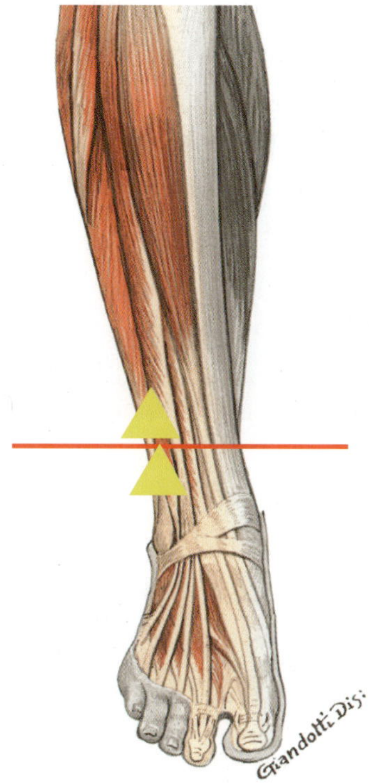


(그림 2.80 참조)

*(Modified from G. Chiarugi and L. Bucciante, Istituzioni di anatomia dell'uomo. Piccin)*

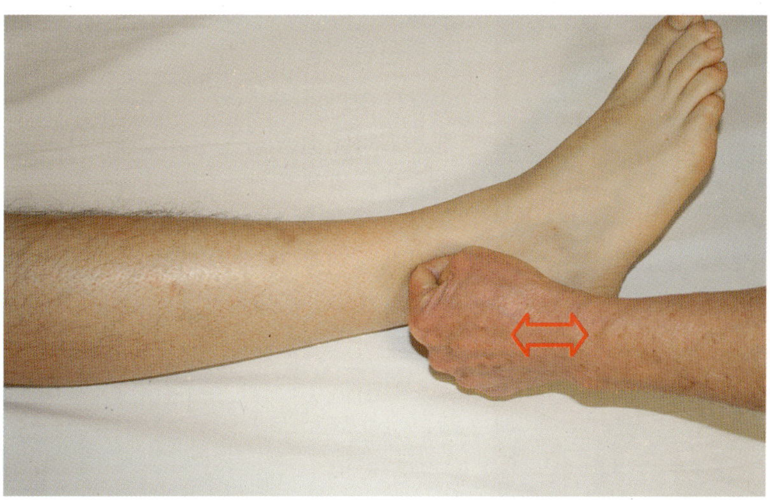

**그림 3.69.** an-la-ta 2 CF의 촉진검증과 치료

환자는 옆으로 누운 자세로, 치료사는 검지손가락 너클을 이용하여 비골 전방-원위부를 도수치료한다 (GB 38).

## 융합중심 : 전-외측-무릎
Centre of fusion: ante-latero-genu

## an-la-ge

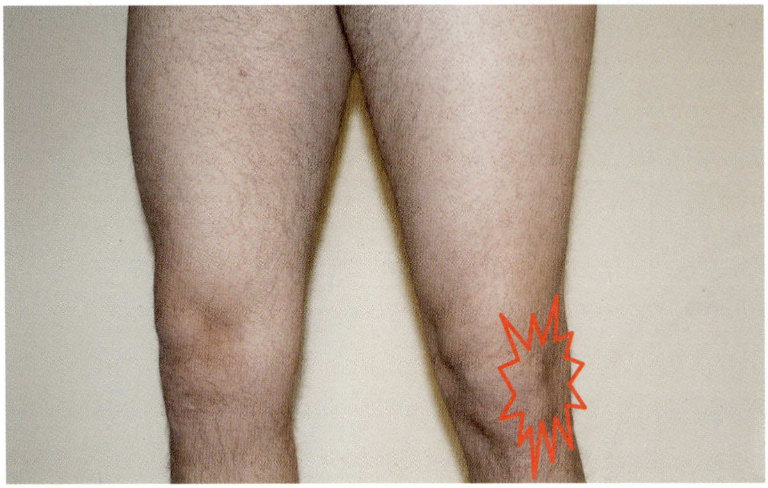

**그림 3.70.** 전-외측-무릎 융합중심 (an-la-ge CF)의 기능장애

무릎의 전-외측 부분의 통증과 부종.
하퇴의 기능적 장애.
환자는 무릎 주위에 단단한 밴드가 있고 관절이 경직된 것처럼 느낀다.

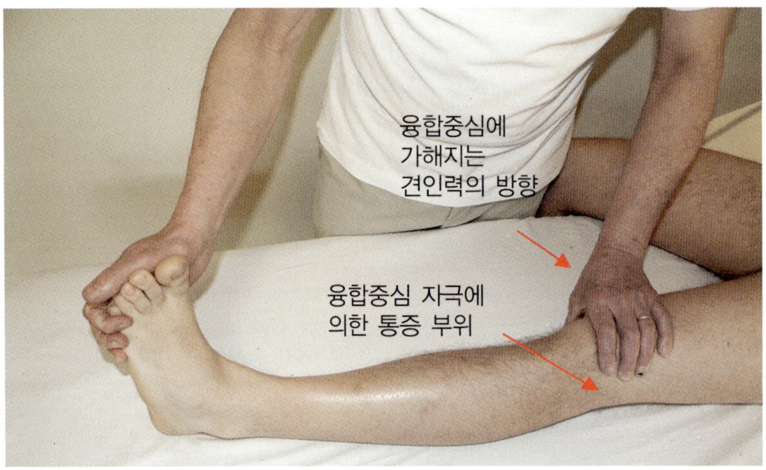


**그림 3.71.** an-la-ge CF의 수동운동검증

환자는 앙와위 자세로,
치료사는 근막과 외측측부인대를 긴장시키기 위해 한 손으로 환자의 발을 안쪽으로 당기고 다른 손으로 환자의 무릎을 바깥쪽으로 밀어낸다.
이 내반력(varus stress)으로 인해 관절주변에 틈이 생기는지 확인해야 한다.

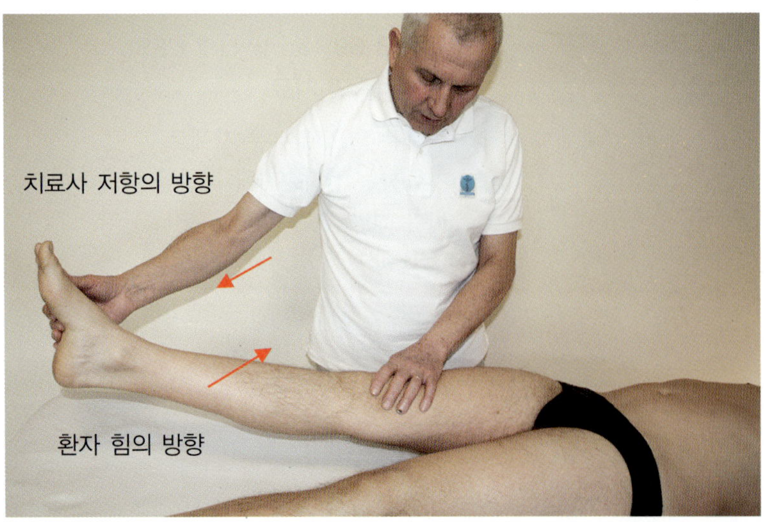


**그림 3.72.** an-la-ge CF의 능동운동검증

환자는 앙와위 자세로,
뻗은 다리를 전-외측 방향으로 움직이고 치료사는 발에 저항을 가한다.
환자는 통증을 느끼는 지점을 가리키거나 갑자기 무너질 것 같은 느낌(giving way)이 느껴지는지 말한다.

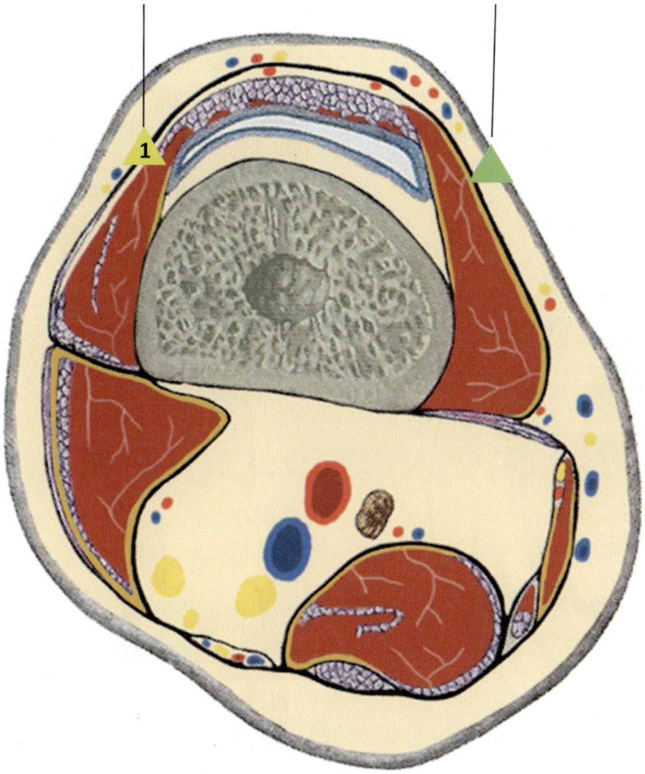


**그림 3.73a.** 대퇴골 원위 1/3 높이의 단면

**그림 3.73b.** an-la-ge 1 CF의 해부학적 위치와 단면선

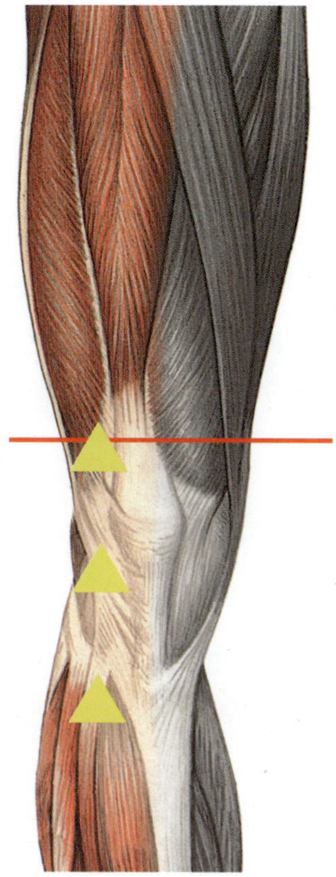

(그림 2.85 참조)

*(Modified from G. Chiarugi and L. Bucciante, Istituzioni di anatomia dell'uomo. Piccin)*

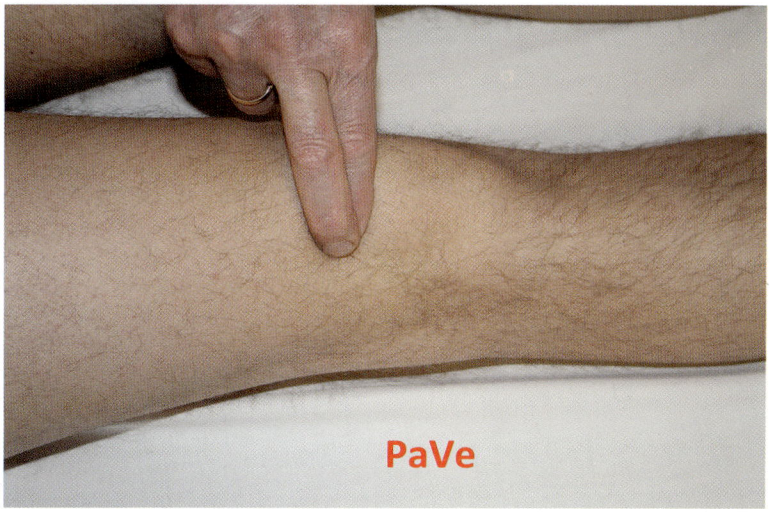


**그림 3.74.** an-la-ge 1 CF의 치료

환자는 앙와위 자세로,
치료사는 손가락 끝을 이용하여 슬개골 상연의 외측광근 근건접합부를 따라 가장 과밀도화되고 민감한 부위를 찾는다 (ST 34).

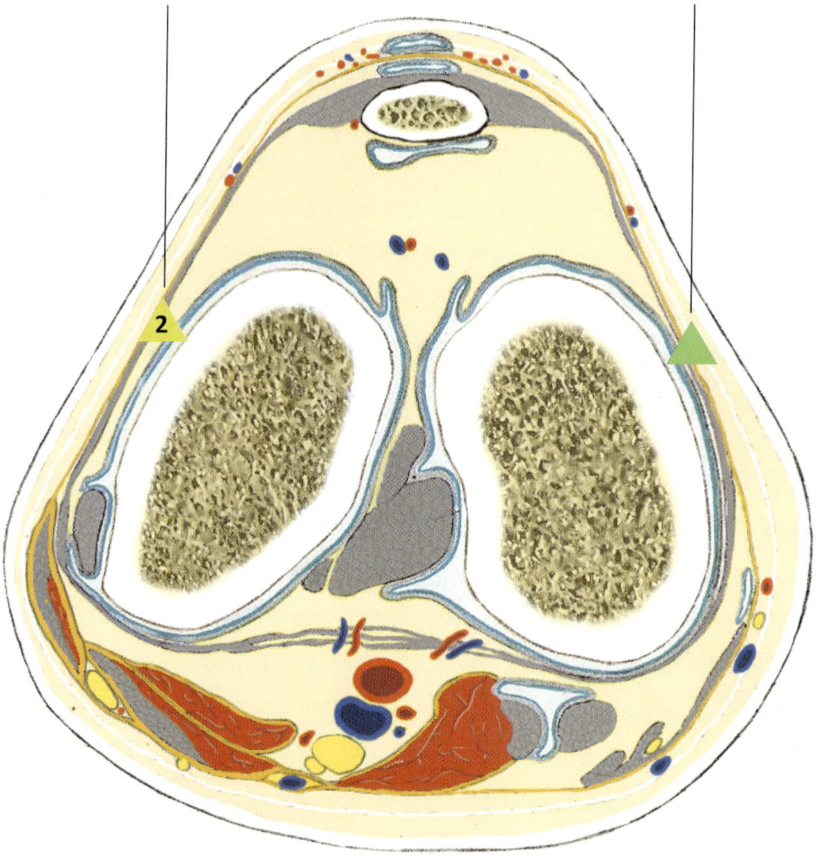


**그림 3.75a**. 대퇴과(femoral condyle) 높이에서 무릎의 단면

**그림 3.75b**. an-la-ge 2 CF의 해부학적 위치와 단면선

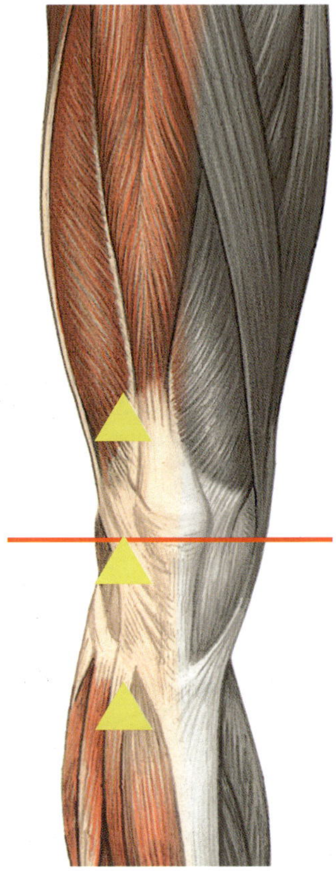

(그림 2.85 참조)

*(Modified from G. Chiarugi and L. Bucciante, Istituzioni di anatomia dell'uomo. Piccin)*

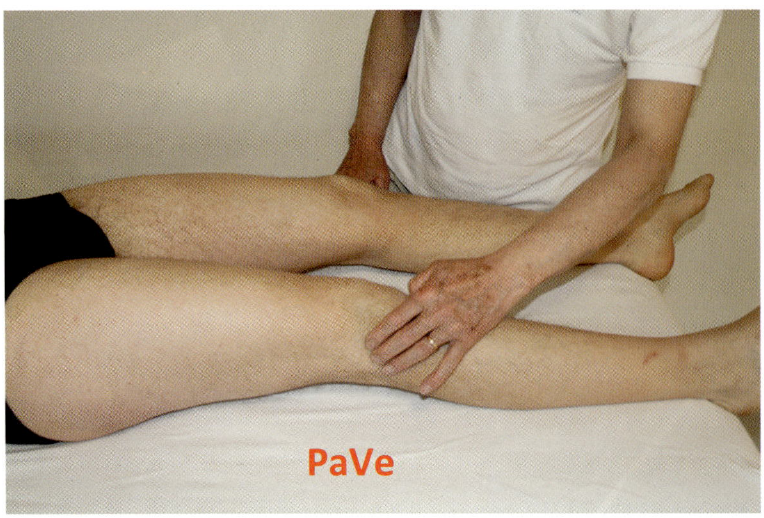


**그림 3.76.** an-la-ge 2 CF의 촉진검증과 치료

환자는 앙와위 자세로,
치료사는 무릎관절의 외측 테두리(외측 측부인대, 슬개골지대, 관절낭)를 따라서 근막구조를 촉진하여 과밀도화된 부분을 찾는다(ST 35).

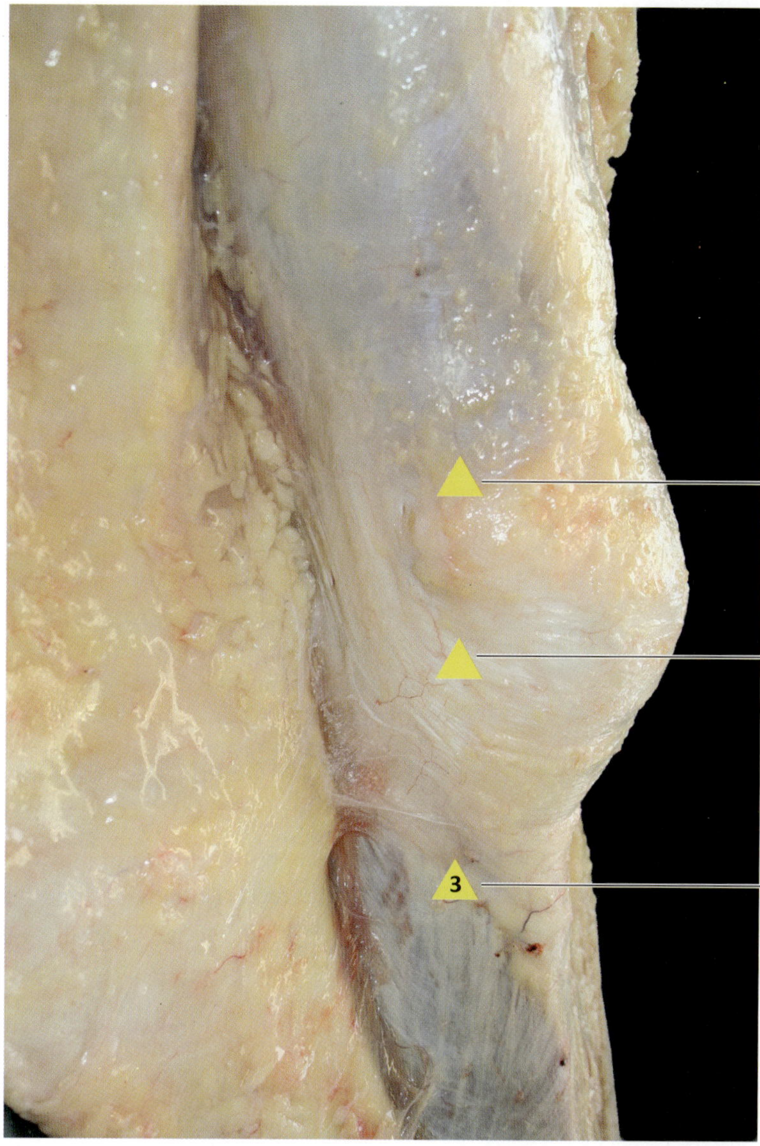


**그림 3.77.** an-la-ge 3 CF의 해부학적 위치와 외측 허벅지 부위의 대퇴근막(fascia lata)

an-la-ge 3 CF는 대퇴사두근 건의 섬유 확장 위에 있는, 전경골근(tibialis anterior)과 장지신근(extensor digitorum longus)의 근위부 힘줄 사이에 위치한다.

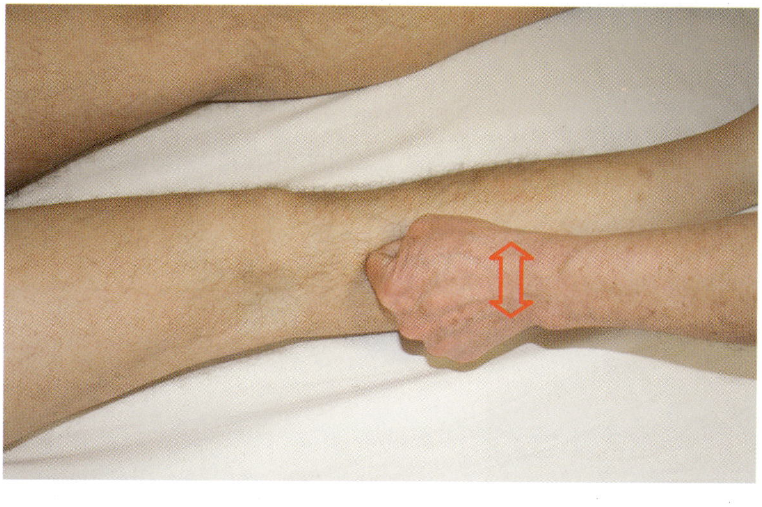

**그림 3.78.** an-la-ge 3 CF의 촉진검증과 치료

환자는 앙와위 자세로,
치료사는 손가락 끝이나 너클을 이용하여 장경인대(iliotibial tract)와 전경골근(tibialis anterior)의 힘줄섬유에 과밀화된 조직을 찾는다(ST 36).
이러한 유형의 비후는 힘줄이 골지건기관(GTO)을 자극하기에 부적합할 수 있다.

# 융합중심 : 전-외측-고관절

## Centre of fusion: ante-latero-coxa

## an-la-cx

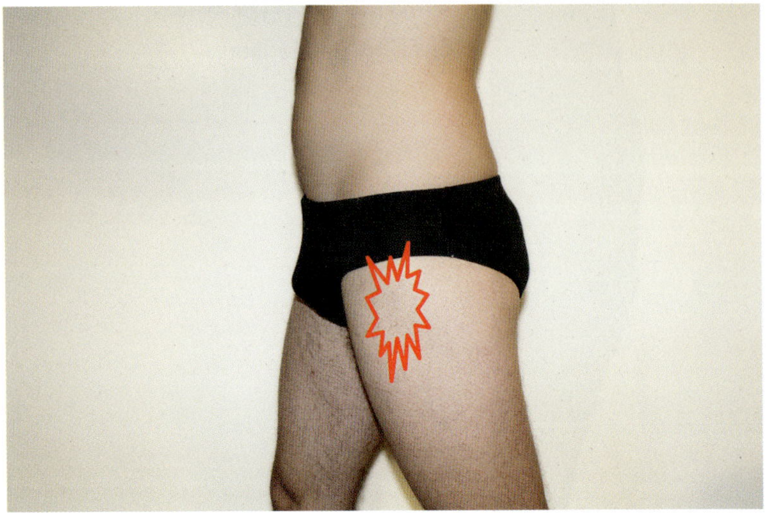

**그림 3.79.** 전-외측-고관절 융합중심(an-la-cx CF)의 기능장애

외측대퇴피부신경의 자극에 의한 대퇴부 전외측 사분면의 통증과 이상감각.

ante-latero-coxa 운동계획의 근위약과 운동실조.

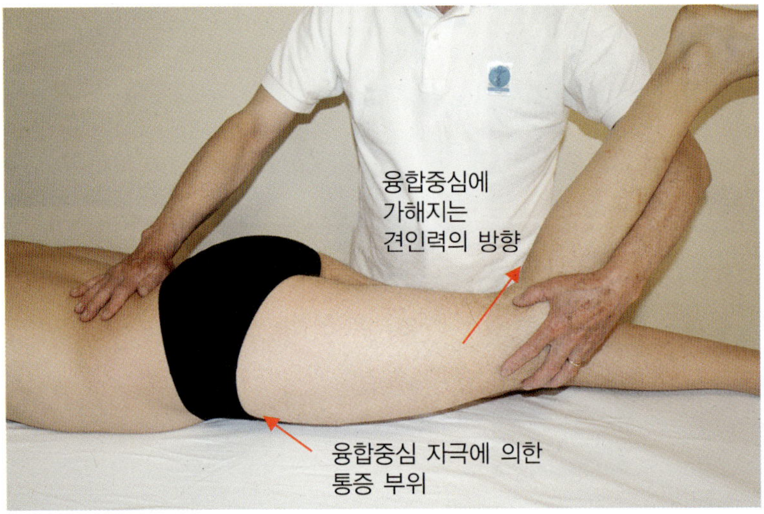


**그림 3.80.** an-la-cx CF의 수동운동검증

환자는 복와위 자세에서, 무릎을 굽힌 상태로, 치료사는 대퇴부를 후방-내측을 향해 스트레칭 시킨다. 만약 대퇴직근(rectus femoris)의 힘줄이나 대퇴근막장근(tensor fasciae latae)이 과밀도화되면, 환자는 통증을 피하기 위해 침대에서 골반을 들어 올린다(Ely's test).

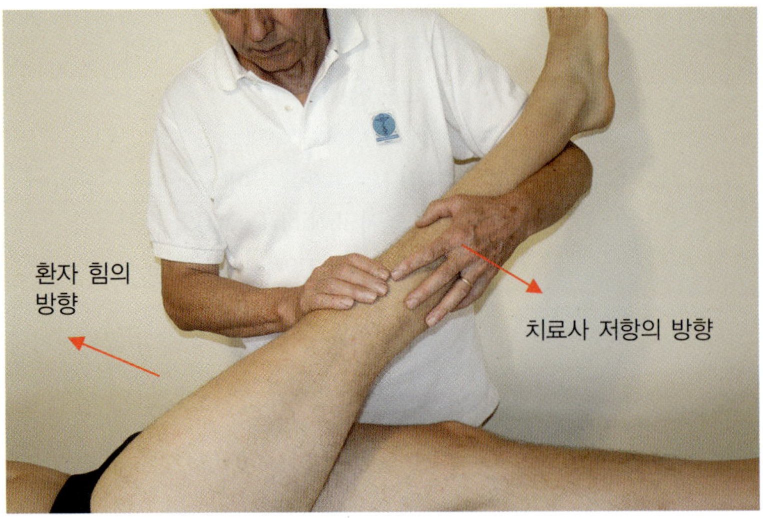


**그림 3.81.** an-la-cx CF의 능동운동검증

환자는 앙와위 자세로, 하퇴를 편 상태에서 전체적으로 전-외측으로 움직이고 치료사는 저항을 가하여 능동운동검증을 시행한다.

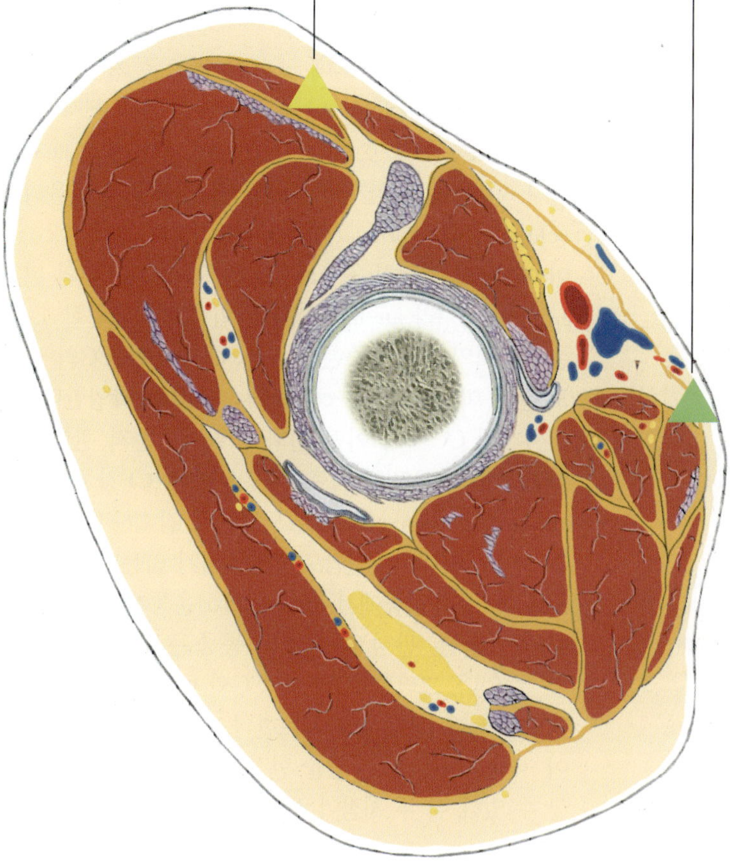


**그림 3.82a**. 대퇴경부 축에 수직인 허벅지의 단면

**그림 3.82b**. an-la-cx CF의 해부학적 위치와 단면선

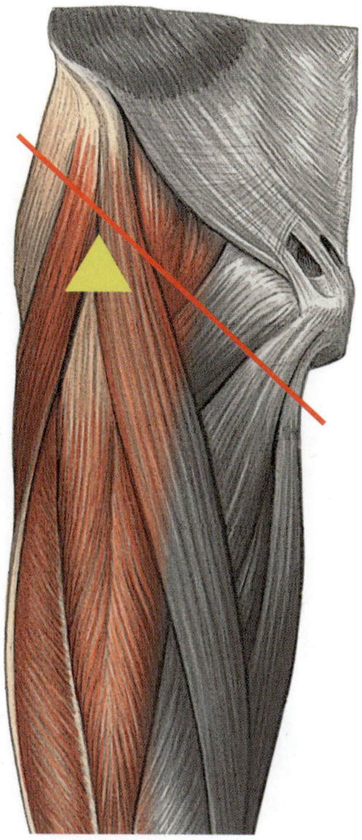

(그림 2.94 참조)

*(Modified from G. Chiarugi and L. Bucciante, Istituzioni di anatomia dell'uomo. Piccin)*

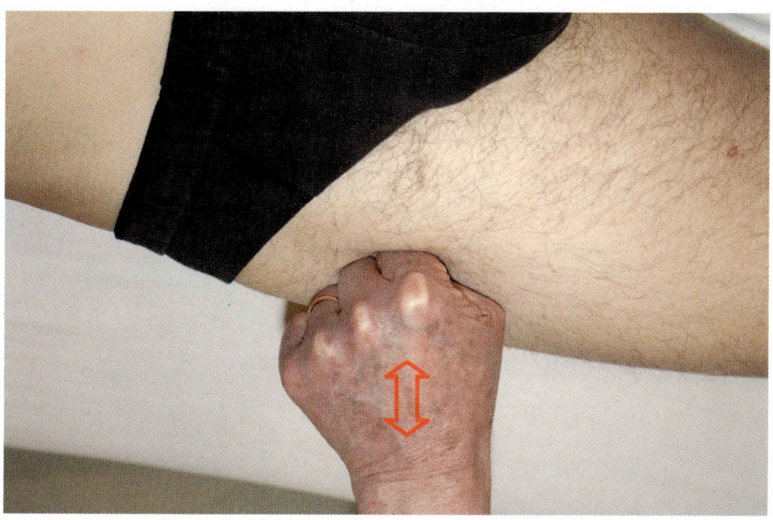

**그림 3.83.** an-la-cx CF의 촉진검증과 치료

환자는 앙와위 자세로,
치료사는 손가락 너클을 이용하여 봉공근(sartorius)과 대퇴근막장근(tensor fasciae latae) 사이, 대퇴직근(rectus femoris)의 근위부 힘줄 영역에서 과밀도화된 지점을 찾는다(ST 31).

# ANTE-LATERO DIAGONAL의 치료 전략

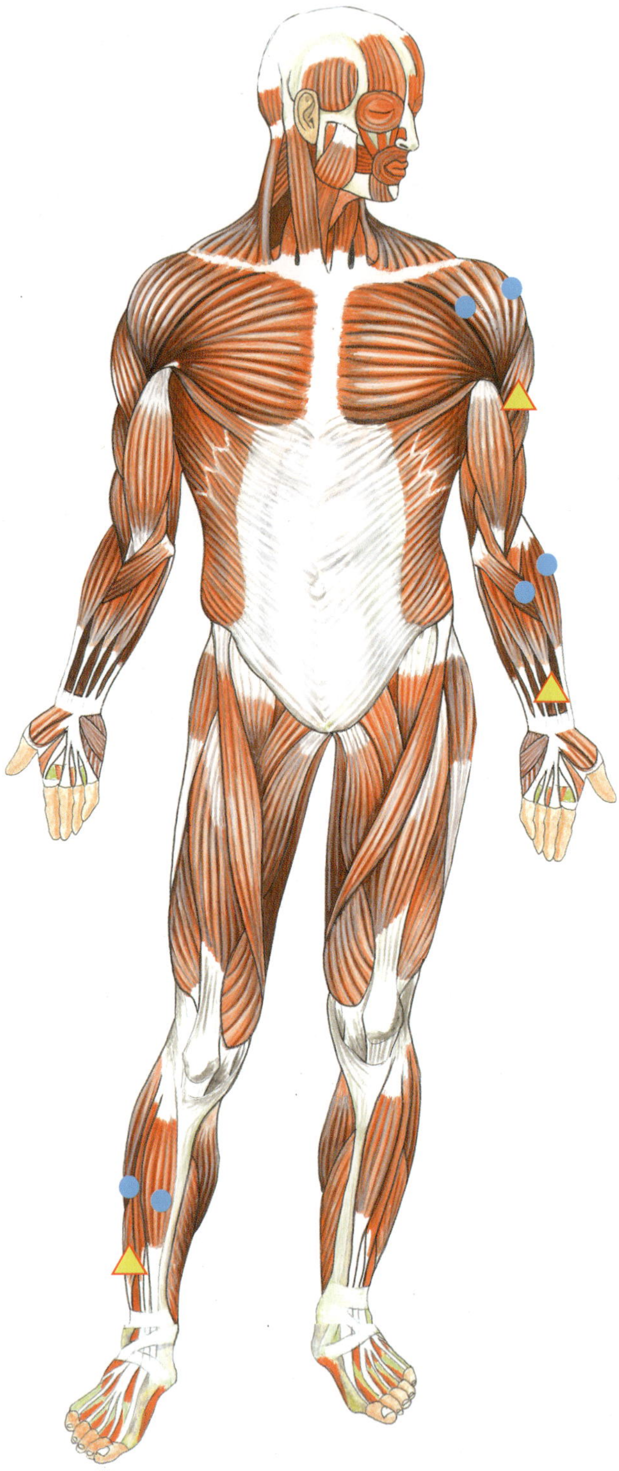

**그림 3.84.** ante-latero diagonal의 장력 보상(tensional compensation)

## 사지의 적응증
## INDICATIONS FOR A LIMB

삼각근의 힘줄 부착부에 국한된 통증을 가진 견갑상완관절염(scapulohumeral periarthritis) 환자에서 손목 앞 부위 통증을 호소하는 사례에 대해 살펴보기로 한다. 이 통증은 환자가 신전된 팔 전체를 들어올리고(elevate) 외전(abduct)할 때 두드러진다.
어깨에서의 촉진검증은 an-hu CC와 la-hu CC의 민감도 뿐만 아니라 an-la-hu CF의 민감도를 확인한다.
손목에서의 촉진검증은 an-ca CC와 la-ca CC의 민감도 뿐만 아니라 an-la-ca CF의 민감도를 확인한다.
이 4개의 CC에서 어떤 변화가 일어나는지 관찰하기 위해 2개의 CF 먼저 치료한다. 이 2개의 CF가 해결되면 an-hu CC와 an-ca CC는 민감도가 감소하지만 la-hu CC와 la-ca CC는 민감도가 감소하지 않는다.
치료 후 운동검증에서 ante-latero 운동계획은 호전을 보이는 반면, 관상면 운동의 통증은 더 분명해짐을 알 수 있다. 그러므로, la-hu CC와 la-ca CC는 환자가 옆으로 누운 상태에서 치료한다.
이 자세에서는 두 지점을 번갈아가면서 팔꿈치로 치료할 수 있다. 이 두 지점이 해결되면 좋은 결과를 얻을 수 있다.

## 분절의 적응증
## INDICATIONS FOR A SEGMENT

발목의 전-외측 부분에 외상을 입은 발목 염좌 환자의 예를 살펴보고자 한다.
발목을 retro-medio 방향으로 스트레칭시키면 ante-latero-talus CF에 통증이 유발된다.
치료는 an-la-ta 1 과/또는 2 CF와 la-ta 와/또는 an-ta CC를 교대로 적용한다.
서로 다른 지점 사이를 번갈아가면서 치료하는 것은 추천할만하다. 왜냐하면 이는 염증반응을 촉발하고 발전시켜 근막의 유동화를 촉진하기 때문이다.
치료 후 운동검증에서 좋은 결과가 나오면 치료를 종료할 수 있다; 그렇지 않다면, re-me-ta CF 또한 치료할 수 있다.

# 후-내측 근막 대각선
## The myofascial diagonal of retro-medio

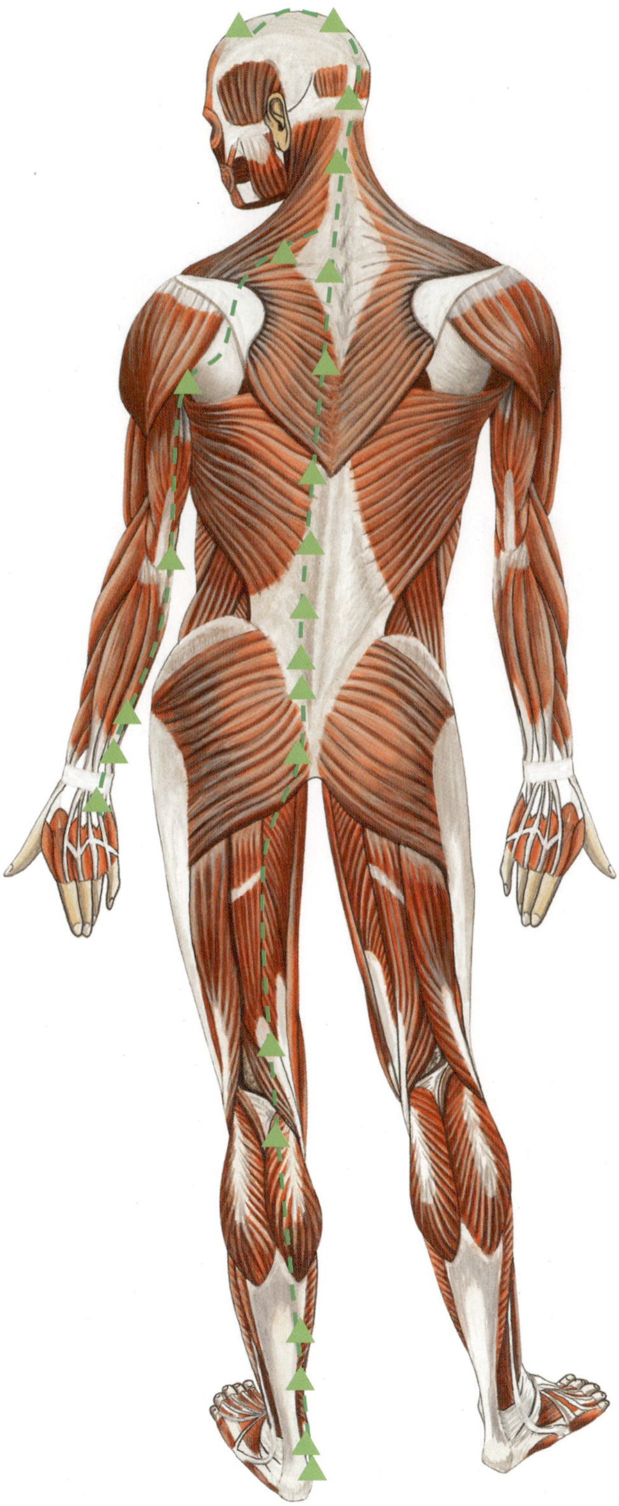

그림 4.1. 후-내측 대각선(Diagonal of retro-medio).

후-내측 근막 대각선(re-me diagonal)은 신체 분절(body segment)을 뒤쪽(backward)과 중앙선(midline) 방향으로 움직인다. 여기에는 다음과 같은 융합점들(points of fusion)이 포함된다:

### 상지(Upper limb)

| | |
|---|---|
| retro-medio-scapula 1, 2 | re-me-sc 1, 2 |
| retro-medio-humerus | re-me-hu |
| retro-medio-cubitus | re-me-cu |
| retro-medio-carpus 1, 2 | re-me-ca 1, 2 |
| retro-medio-digiti 1, 2 | re-me-di 1,2 |

### 체간(Trunk)

| | |
|---|---|
| retro-medio-caput 1, 2, 3 | re-me-cp 1, 2, 3 |
| retro-medio-collum | re-me-cl |
| retro-medio-thorax 1, 2, 3 | re-me-th 1, 2, 3 |
| retro-medio-lumbi 1, 2 | re-me-lu 1, 2 |
| retro-medio-pelvis 1, 2 | re-me-pv 1, 2 |

### 하지(Lower limb)

| | |
|---|---|
| retro-medio-coxa | re-me-cx |
| retro-medio-genu 1, 2 | re-me-ge 1, 2 |
| retro-medio-talus 1, 2 | re-me-ta 1, 2 |
| retro-medio-pes 1, 2, 3 | re-me-pe 1, 2, 3 |

융합중심(CF)과 협응중심(CC)으로 치료하면 환자의 증상을 즉시 호전시킬 수 있다. 이러한 임상 증거는 전체 근골격계를 보호하는 근막의 중요성을 뒷받침한다.

# 상지의 후-내측 근막 대각선
# RE-ME DIAGONAL OF THE UPPER LIMB

## 융합중심 : 후-내측-손
## Centre of fusion: retro-medio-digiti

## re-me-di

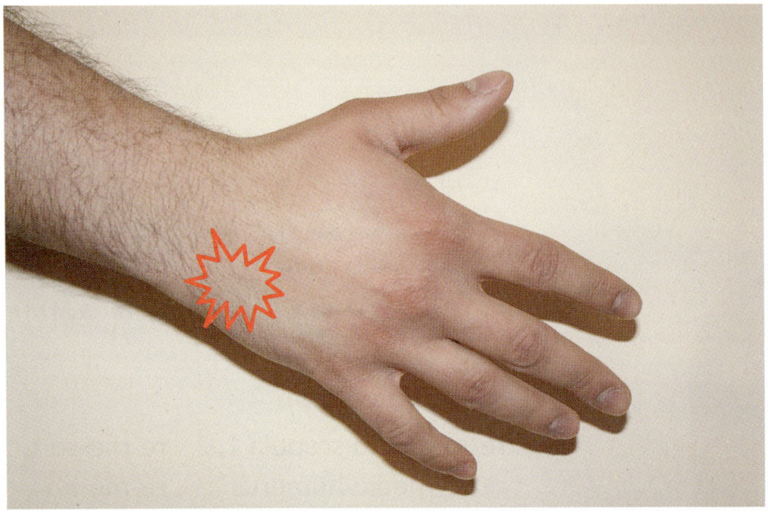

**그림 4.2.** 후-내측-손 융합중심 (re-me-di CF)의 기능장애

손목과 손가락에 통증이 있다.
손의 미세한 움직임, 특히 네 번째 및 다섯 번째 손가락에 문제가 발생한다.
경미한 외상(minor trauma) 후 마지막 두 손가락의 고통스러운 이상 감각(painful paresthesia)과 저림(numbness).

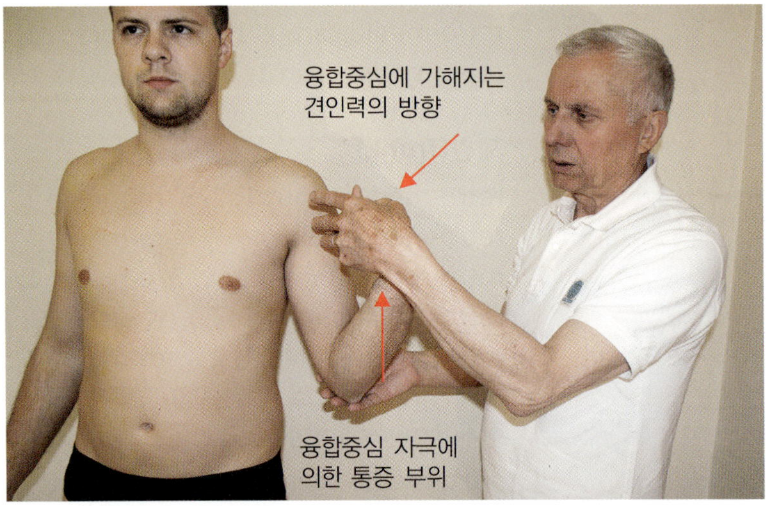


**그림 4.3.** re-me-di CF의 수동-능동운동검증

치료사는 환자의 손을 잡고 retro-medio-digiti 1, 2 CF에 연결된 근막에 최대 장력을 가한다.
이 자세에서, 치료사가 저항을 가하는 동안 환자는 손가락을 펴는 힘을 준다.

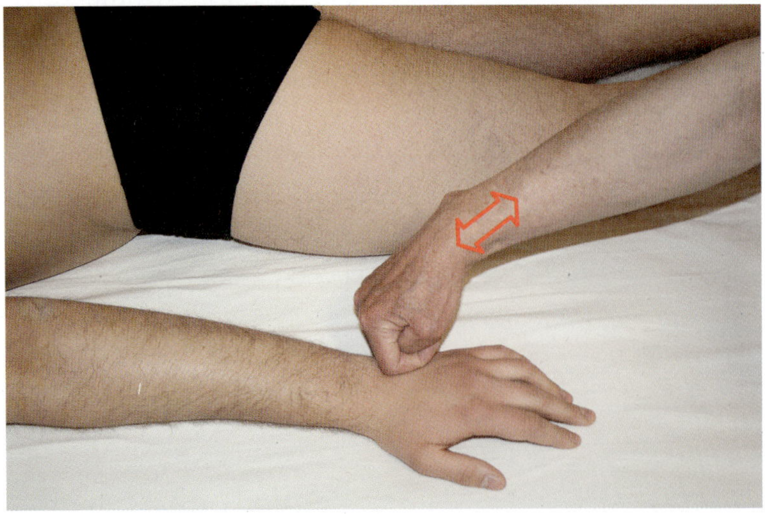

**그림 4.4.** re-me-di 1 CF의 촉진검증

환자는 손바닥을 아래로 향하게 하여 엎드리거나 앉는다.
치료사는 검지손가락 너클을 사용하여 소지신근(extensor digiti minimi)과 연결된 경상돌기(styloid process) 원위부 근막을 촉진한다(SI 5).

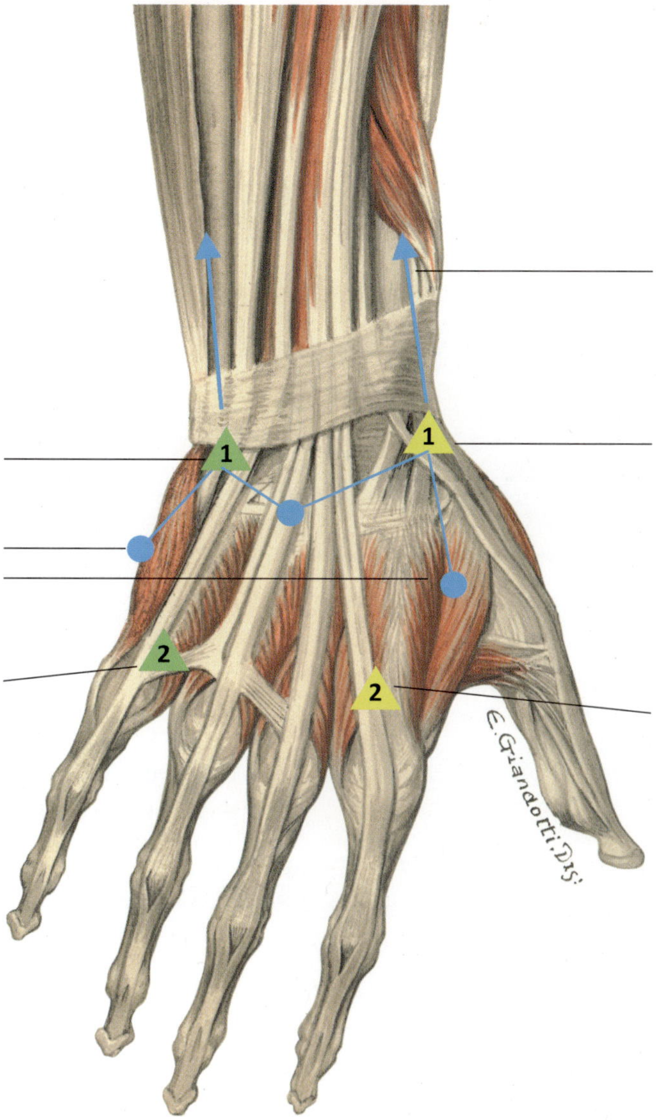


**그림 4.5.** re-me-di와 re-la-di CF의 해부학적 위치

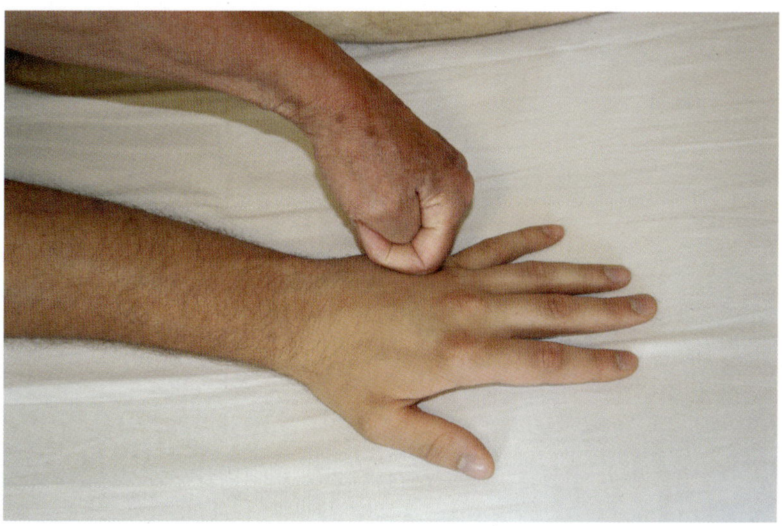

**그림 4.6.** re-me-di 2 CF의 촉진검증과 치료

환자는 복와위 자세에서 손바닥을 아래로 향한다. 치료사는 4번째와 5번째 손가락 사이의 연결부(interdigital commisure)를 검사하고 과밀도화된 지점이 확인되면 검지손가락의 너클로 도수치료(manipulation)한다(TE 3).

# 융합중심 : 후-내측-손목
Centre of fusion: retro-medio-carpus

# re-me-ca

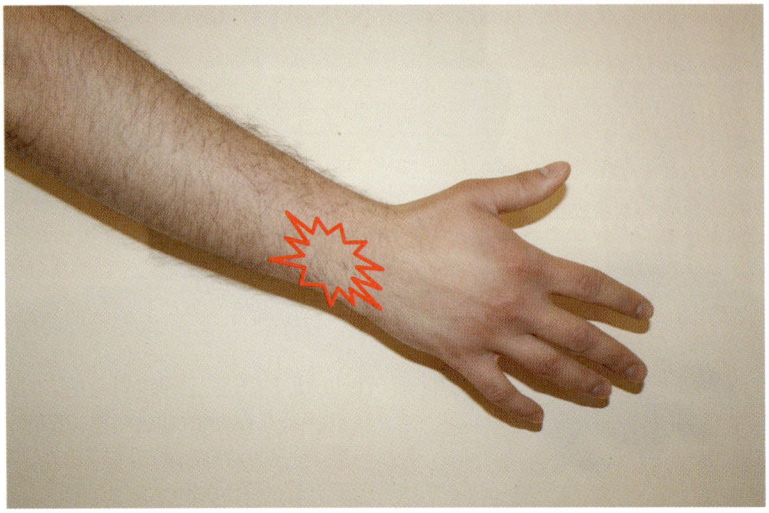

**그림 4.7.** 후-내측-손목 융합중심 (re-me-ca CF)의 기능장애

손과 손목의 긴장과 통증.
상지의 미세한 움직임에 장애가 있는 느낌.
손과 전완 근육의 경련 및 불수의적 수축(involuntary contraction).

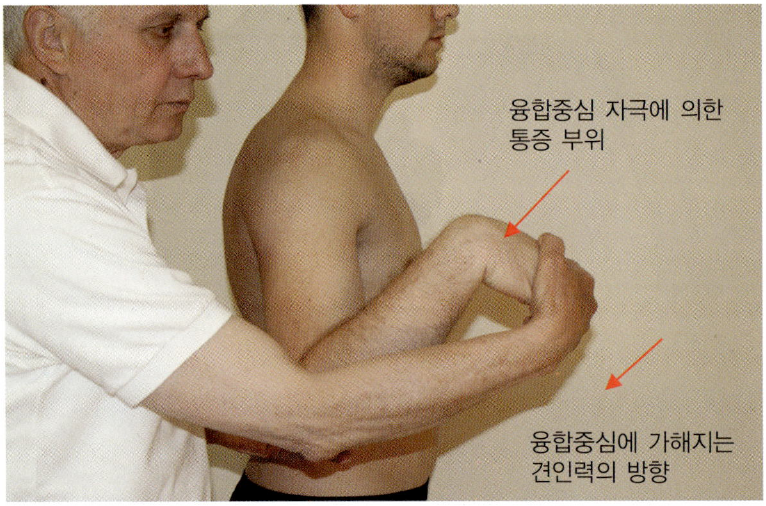


**그림 4.8.** re-me-ca CF의 운동검증

re-me-ca CF 운동검증은 re-me-di CF의 방법과 동일하다. 손목의 CF가 과밀도화되어 있다면, 환자는 손목의 척골 부위에 긴장이나 통증을 느낀다.

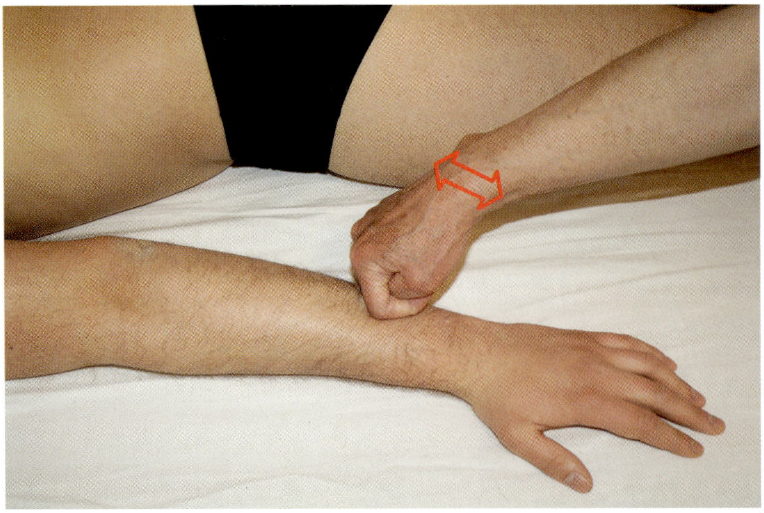

**그림 4.9.** re-me-ca 1 CF의 촉진검증과 치료

환자는 복와위 자세로, 촉진검증 및 치료는 척골과 척측수근신근(extensor carpi ulnaris) 사이의 고랑(sulcus) 위로 연장되는 근막에서 척골 경상돌기(unlar styloid process) 방향으로 수행된다(TE 7).

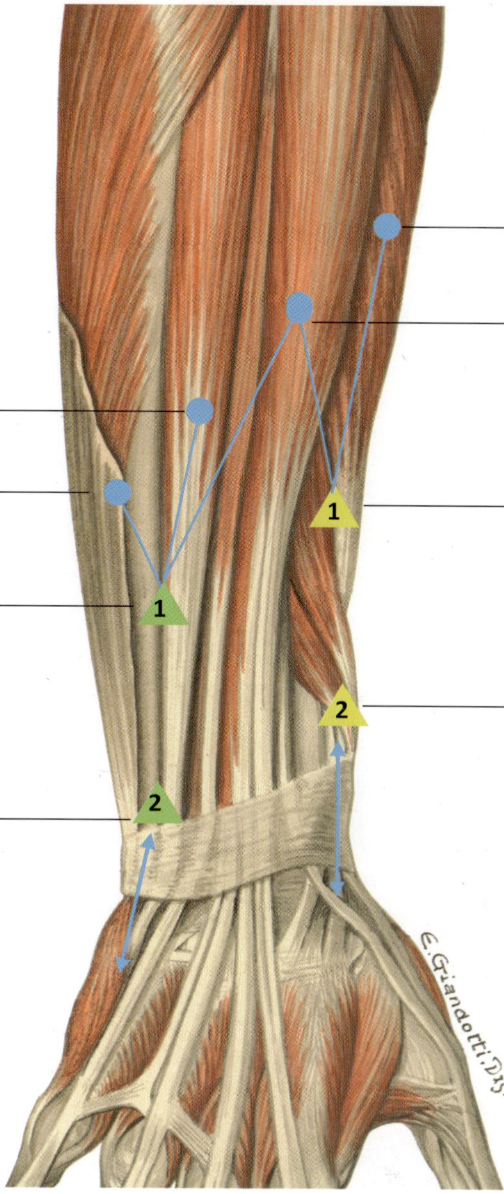


**그림 4.10.** re-me-ca 1, 2와 re-la-ca 1, 2 CF의 해부학적 위치

(그림 5.10 참조)

*(Modified from G. Chiarugi and L. Bucciante, Istituzioni di anatomia dell'uomo. Piccin)*

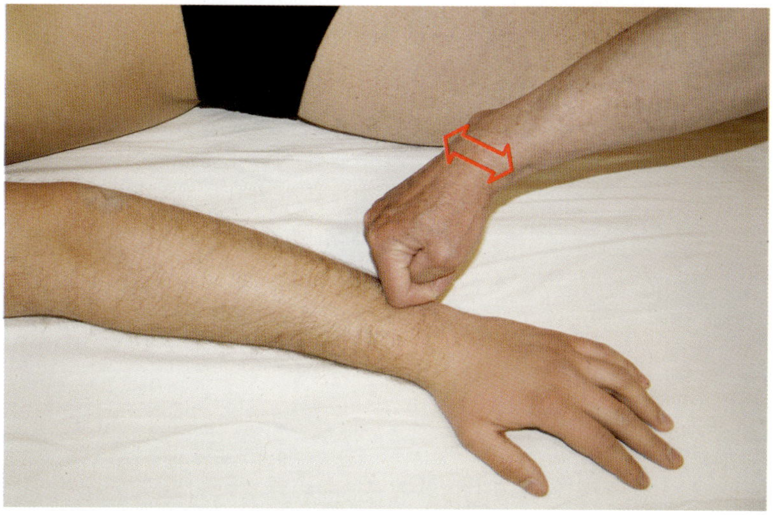

**그림 4.11.** re-me-ca 2 CF의 촉진검증과 치료

환자는 복와위 자세로, 치료사는 검지손가락 너클을 이용하여 re-me-ca 1보다 원위부에서 척측수근신근(extensor carpi ulnaris)과 척골(ulnar) 사이 근막을 가동치료한다(mobilise) (SI 6).

## 융합중심 : 후-내측-팔꿈치
Centre of fusion: retro-medio-cubitus

## re-me-cu

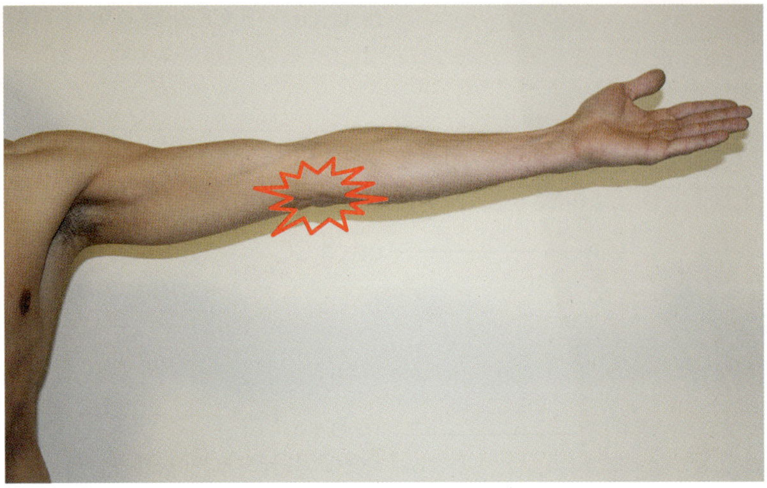

**그림 4.12.** 후-내측-팔꿈치 융합중심 (re-me-cu CF)의 기능장애

전완의 척측 감각 이상과 함께
팔의 움직임에 이상이 있다.
상지의 떨림(tremor),
연축(spasm) 및 경련(cramp).
내측상과의 통증.
내측 근육사이막(intermuscular septum)의 과도한 견인으로 인한 척골신경의 아탈구 (Subluxation).

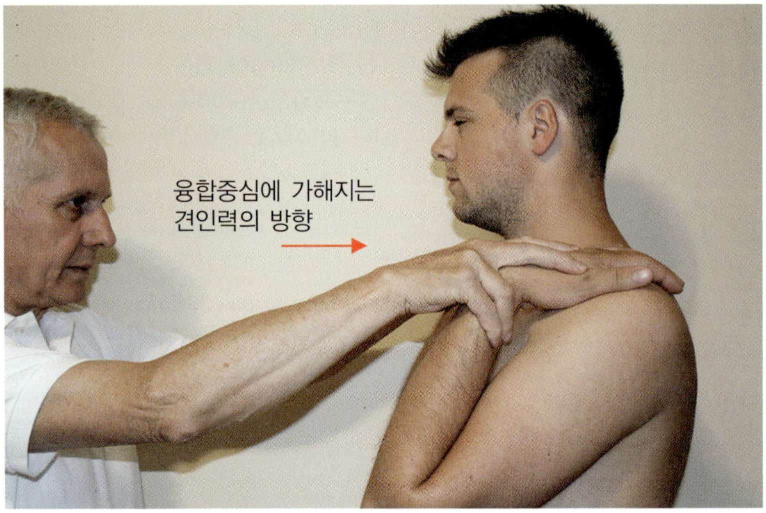


**그림 4.13.** re-me-cu CF의 수동운동검증

내측 팔꿈치의 근막 또는 re-me diagonal을 늘이기 위해(to stretch) 환자의 손목을 동측 어깨 쪽으로 이동시켜 re-me-cu CF의 수동운동검증을 수행한다.

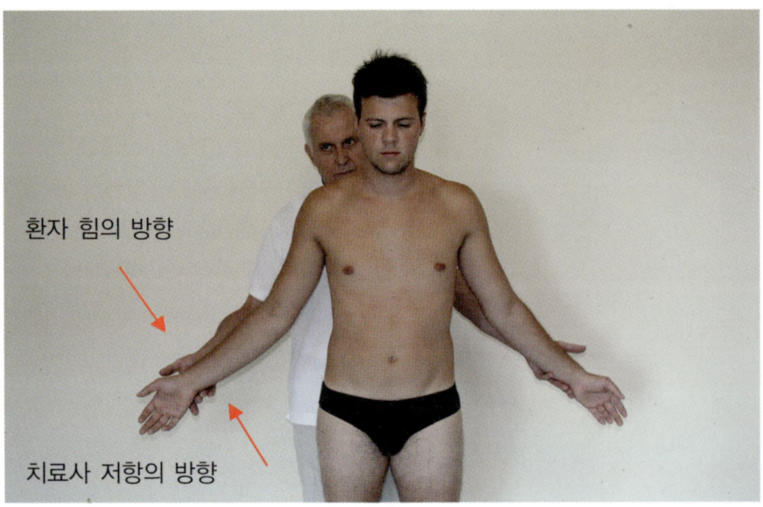


**그림 4.14.** re-me-cu CF의 능동운동검증

re-me-cu CF에 대한 능동운동검증은 팔꿈치를 펼친 상태에서 수행한다.
환자는 치료사가 가하는 힘에 대항하여 손을 내측(medially)으로 움직이며 내회전(internal rotation)한다.
검사가 양측으로 수행되는 경우, 두 팔의 힘의 크기 차이도 평가할 수 있다.

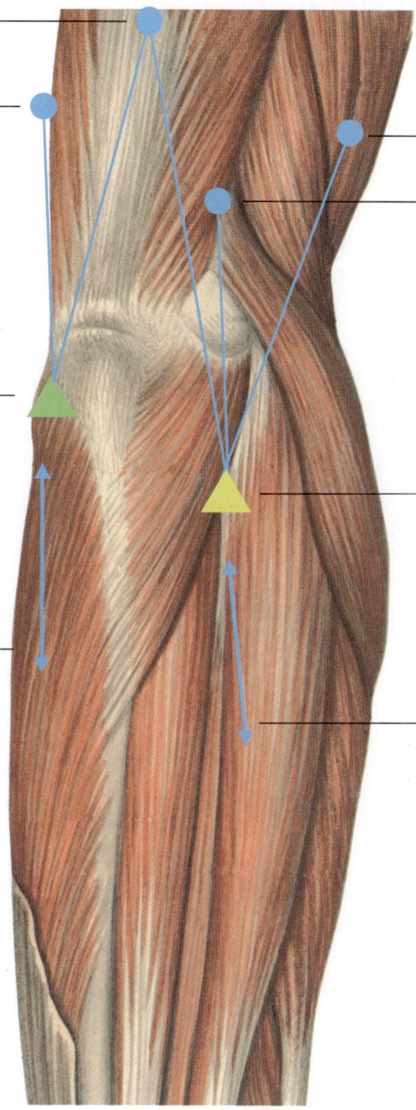


**그림 4.15.** re-me-cu CF의 해부학적 위치

(그림 5.15 참조)

*(Modified from G. Chiarugi and L. Bucciante, Istituzioni di anatomia dell'uomo. Piccin)*

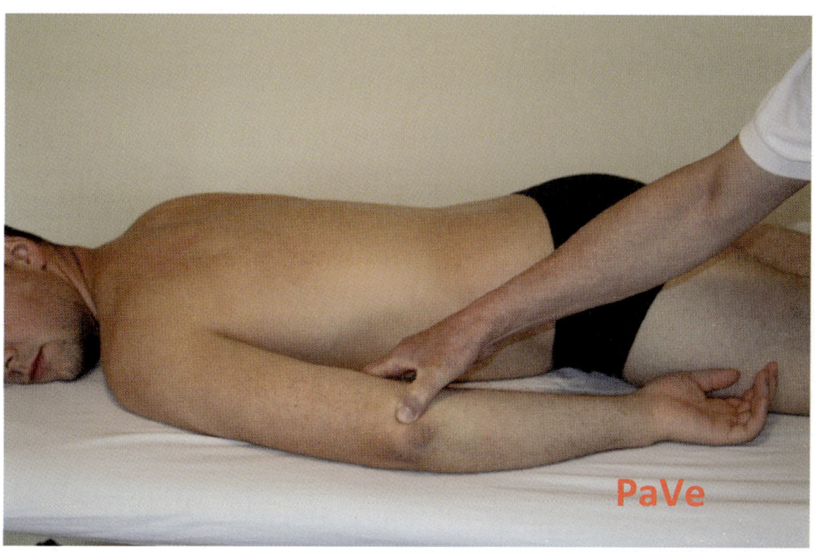


**그림 4.16.** re-me-cu CF의 촉진검증과 치료

환자는 복와위 자세로 상지를 약간 외전하고 내회전하여 손바닥이 위를 향하도록 한다.

촉진검증을 통해 과밀도화 지점이 확인되면, 치료사는 검지손가락 너클을 이용하여 주두와 내측상과 사이의 고랑을 따라 척골 신경초(ulnar nerve sheath)를 가동치료한다(mobilise)(SI 8).

## 융합중심 : 후-내측-상완
Centre of fusion: retro-medio-humerus

## re-me-hu

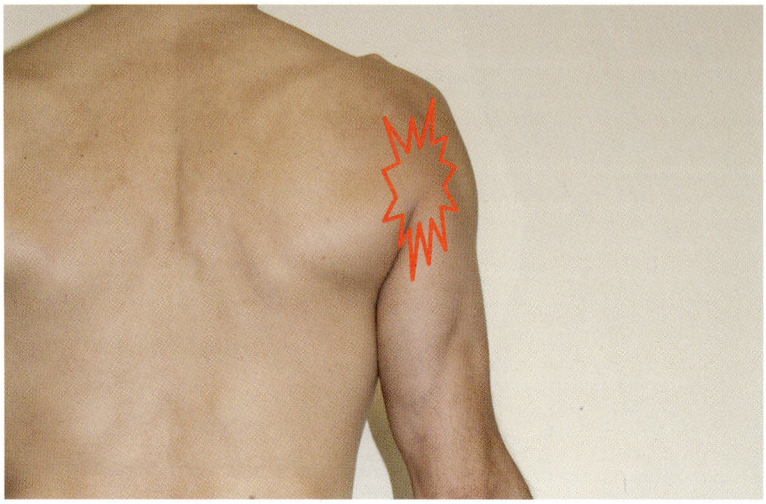

**그림 4.17.** 후-내측-상완 융합중심 (re-me-hu CF)의 기능장애

관절와상완관절(glenohumeral joint)의 통증.
환자는 손을 바지 뒷주머니에 넣거나 브래지어를 조이기 위해 뒤로 손을 뻗는 동작이 어렵다고 말한다.
견갑하근(subscapularis) 병변을 평가하기 위한 Lift-off 테스트에서 양성일 수 있다.

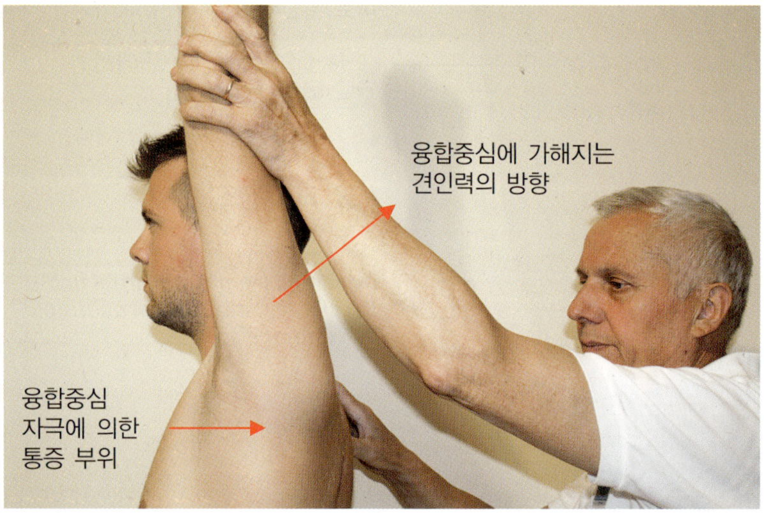


**그림 4.18.** re-me-hu CF의 수동운동검증

re-me-hu CF의 수동운동검증을 위해 치료사는 환자의 팔을 가동 범위 끝까지(end range) 들어올린다(elevation).
이는 대흉근, 대원근(intrarotation: 내회전), 견갑극에 부착하는 후방 삼각근(mediomotion: 내굴), 상완삼두근의 장두(retromotion: 후굴)에 연결된 후방 겨드랑이 근막(posterior axillary fascia)을 긴장시키기 위함이다.

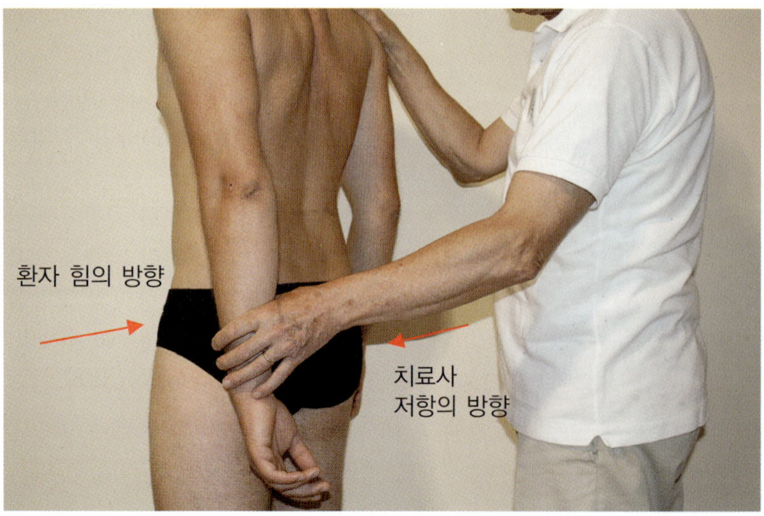


**그림 4.19.** re-me-hu CF의 능동운동검증

환자는 서있는 자세로,
치료사는 환자에게 손을 등 뒤로 가져오도록 요청하고 움직임에 제한이 있는지 관찰한다. 환측 손이 반대측 손보다 더 낮게 올라간다.

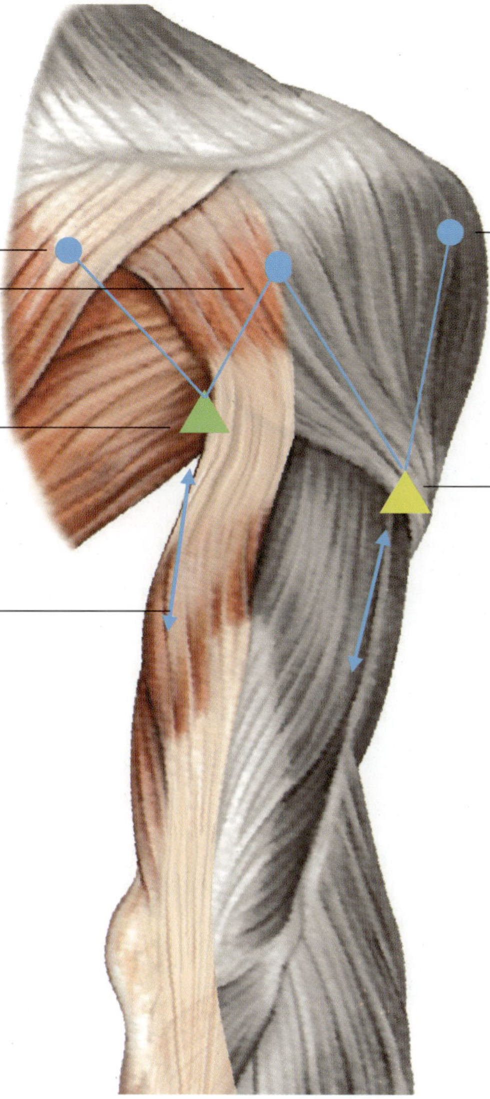


**그림 4.20.** re-me-hu CF와 re-la-hu CF의 해부학적 위치

(그림 5.20 참조)

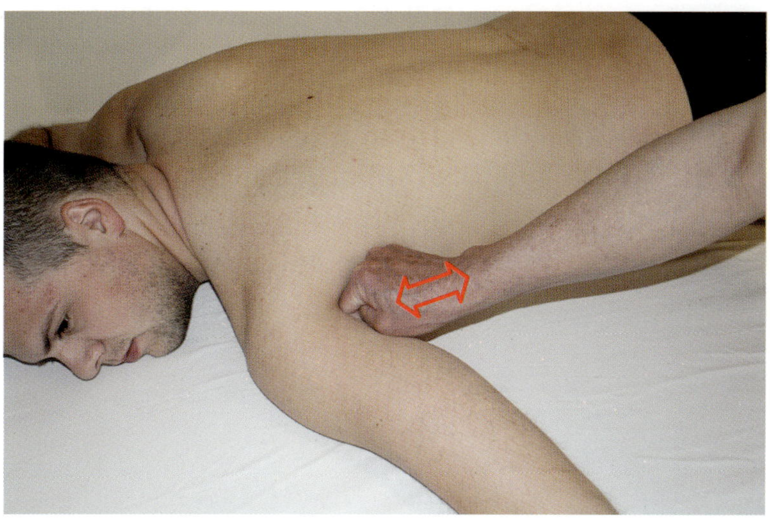

**그림 4.21.** re-me-hu CF의 촉진검증과 치료

환자는 복와위 자세로 팔을 외전시키고, 치료사는 너클을 사용하여 과밀도화를 찾은 다음, 팔꿈치를 사용하여 상완삼두근 장두, 대원근 및 후방 삼각근의 힘줄섬유를 치료한다(SI 9, 10).

## 융합중심 : 후-내측-견갑
Centre of fusion: retro-medio-scapula

## re-me-sc

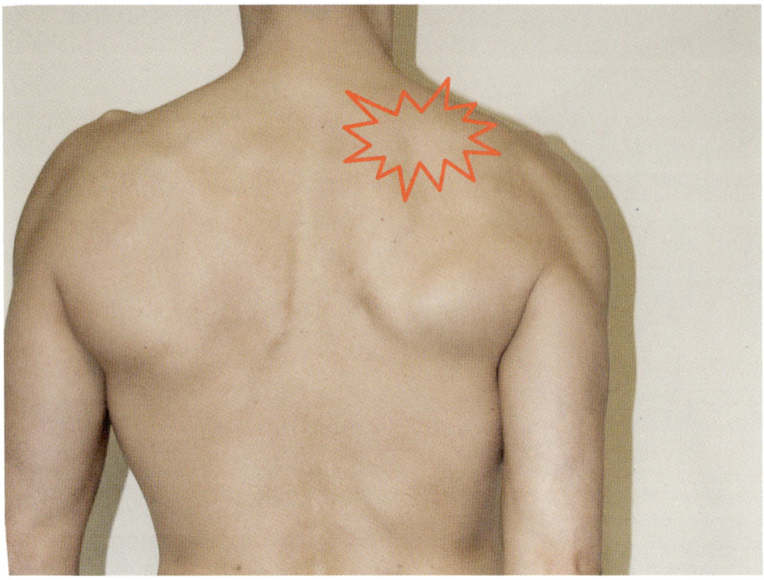

**그림 4.22.** 후-내측-견갑 융합중심 (re-me-sc CF)의 기능장애

상지의 피로감, 저림, 근력저하.
이러한 증상은 종종 '경추상완통(cervico-brachialgia)'으로 정의된다.
환자는 목을 신전하고 동측으로 회전하면 증상이 발생한다고 말한다.
신경근 통증을 평가하기 위한 Spurling 검사가 양성일 수 있다.

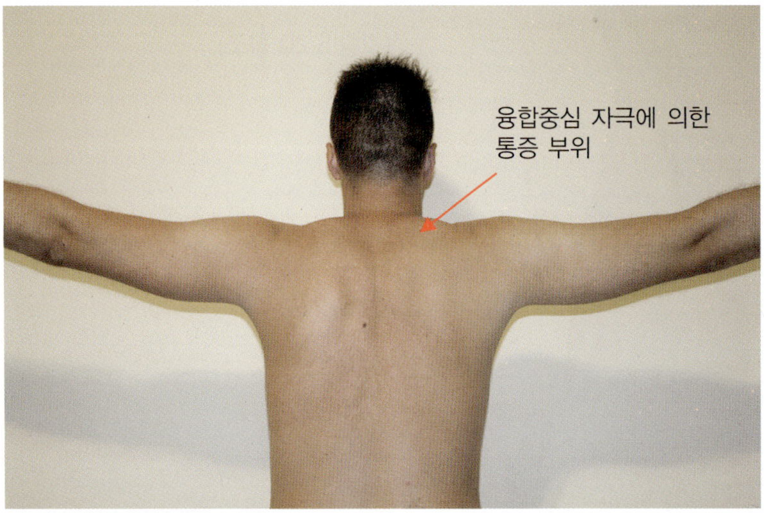


**그림 4.23.** re-me-sc CF의 수동운동검증

치료사는 환자가 상방, 후방으로 팔을 신전하도록 한다.
편측 re-me-sc CF에서 과밀도화가 있다면 견갑골의 상부 내측 부분 또는 어깨 전체에 통증이나 장애감을 느끼게 된다.

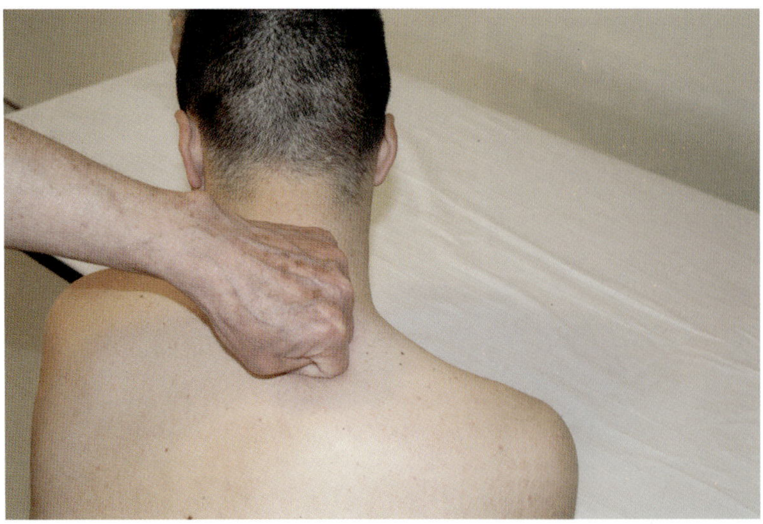

**그림 4.24.** re-me-sc 1 CF의 치료

환자는 앉아서
손에 머리를 얹고 있는 자세로,
치료사는 극상근(supraspinatus)의 근막이 소능형근(rhomboid minor)의 근막과 연결되는 지점인 극상와(supraspinatus fossa)의 내측 경계를 가동치료하기 위해 너클이나 팔꿈치를 사용한다(SI 13).

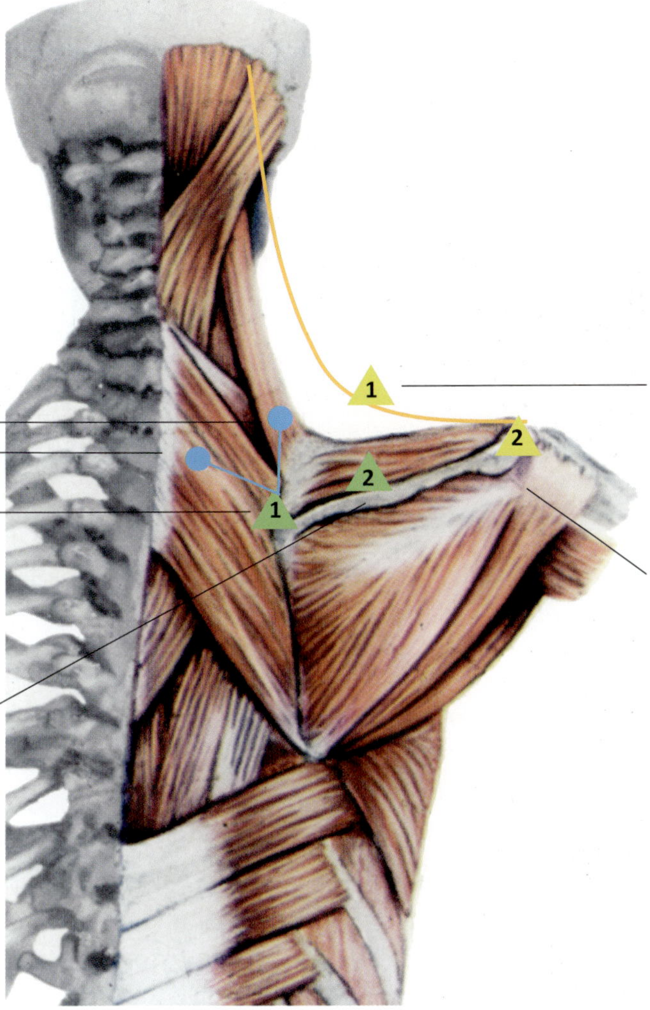


**그림 4.25.** re-me-sc 1, 2와 re-la-sc 1, 2 CF의 해부학적 위치

(그림 5.25 참조)

*(Modified from G. Chiarugi and L. Bucciante, Istituzioni di anatomia dell'uomo. Piccin)*

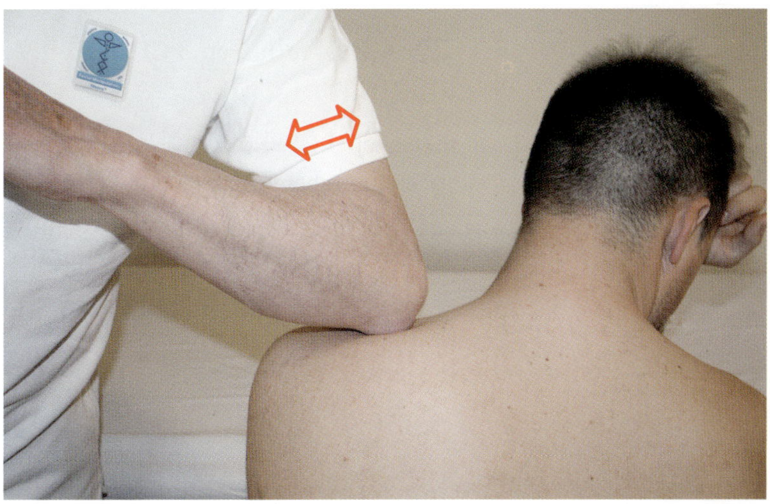

**그림 4.26.** re-me-sc 2 CF의 치료
환자는 앉은 자세로,
치료사는 너클이나 팔꿈치를 사용하여
re-me-sc 2 CF를 도수치료한다.
그 지점은 극상와(supraspinatus fossa)의
중앙에 위치한다(SI 12).

# 체간의 후-내측 근막 대각선
# RE-ME DIAGONAL OF THE TRUNK

## 융합중심 : 후-내측-머리
## Centre of fusion: retro-medio-caput

## re-me-cp

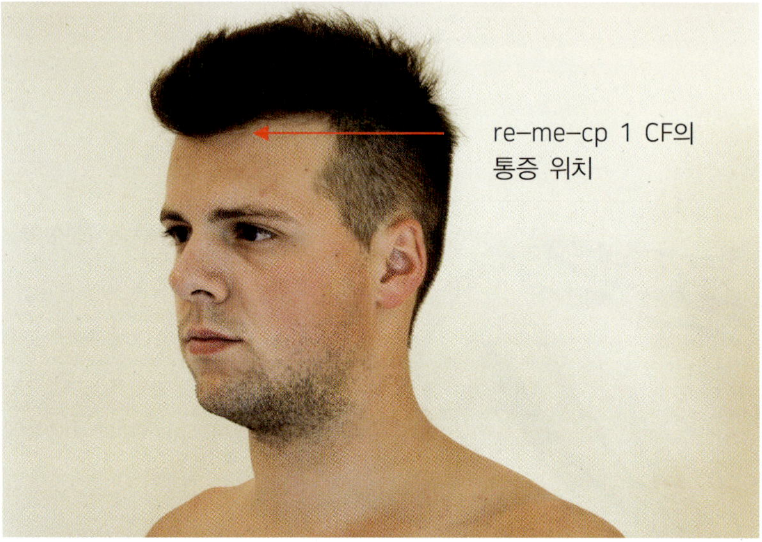


**그림 4.27.** 후-내측-머리 융합중심 1(re-me-cp 1 CF)의 기능장애

re-me-cp 1 CF는 코와 눈에 가까운 CC와 상호 작용한다.
따라서 안구통(ophthalmodynia), 비염(rhinitis)과 같은 눈과 코의 기능장애, 얼굴의 림프 울혈 및 이마의 두통에 작용한다.

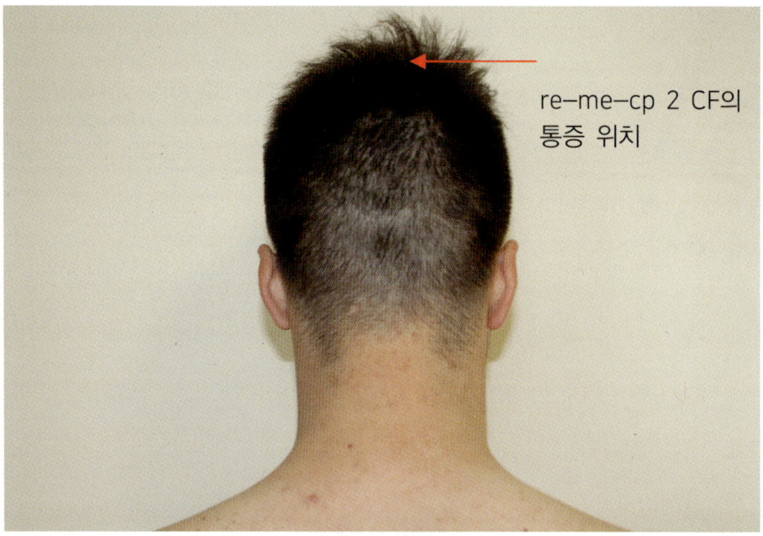


**그림 4.28.** re-me-cp 2 CF의 기능장애

모상건막(galea capitis)을 유지하는 작은 근육의 기능은 운동검증으로는 평가할 수 없다.
이 CF의 기능장애는 어지러움, 머리가 무거워지는 느낌, 신경학적 및 심인성 장애로 나타난다.

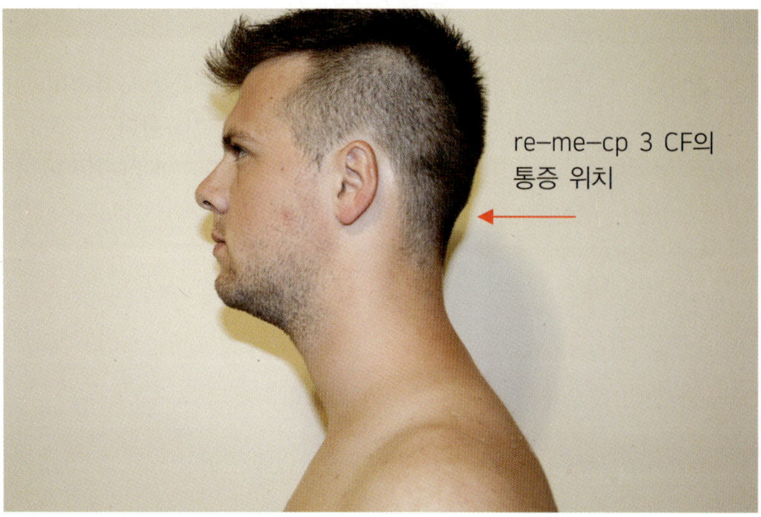


**그림 4.29.** re-me-cp 3 CF의 기능장애

re-me-cp 3 CF의 과밀도화는 외후두융기(occipital tubercle) 아래부분의 통증과 긴장, 경부와 전체 척주의 경직(rigidity), 후두부 두통, 마비, 뇌졸중 및 자신의 신체에 대한 지각 변화와 같은 심인성 장애를 유발할 수 있다.

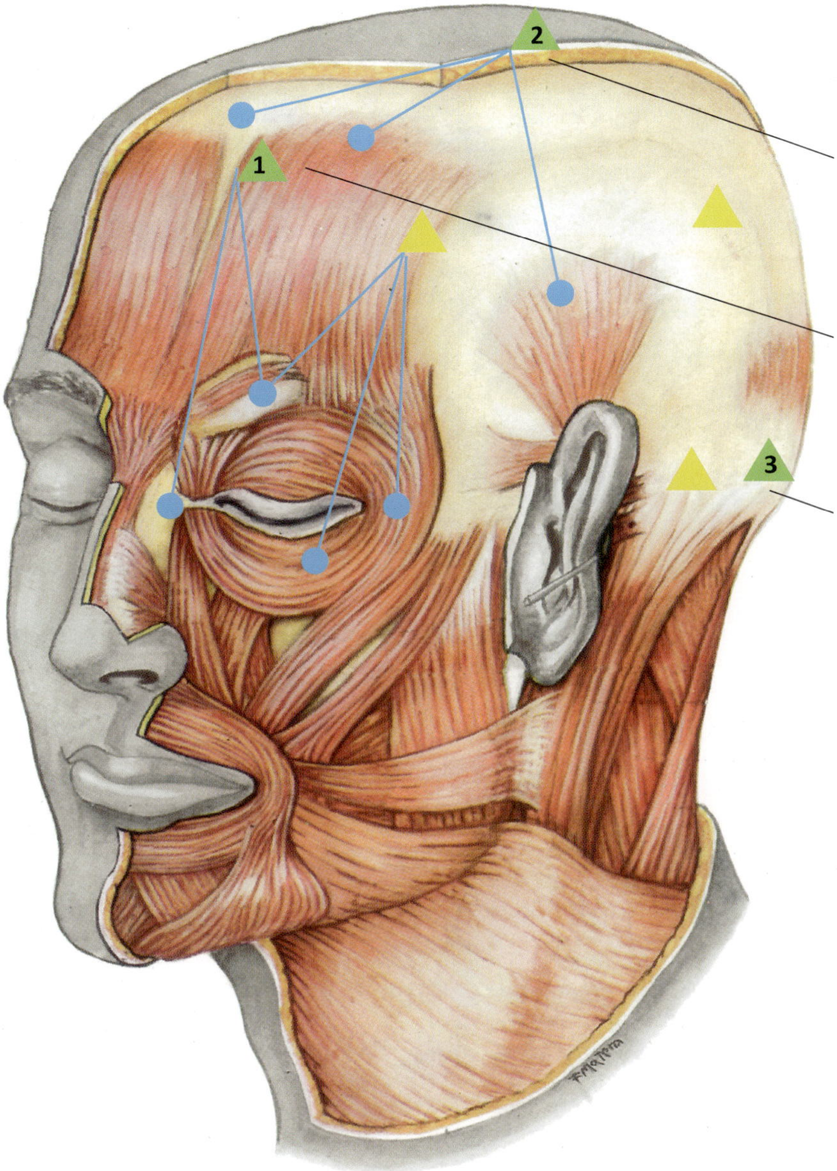


**그림 4.30.** re-me-cp 1,2,3 CF의 해부학적 위치

re-me-cp 2 CF는 머리 꼭대기에 위치하고, re–cp 2, me–cp 2, er–cp 2 CC에 의한 견인력이 모이는 곳이다.

re-me-cp 1 CF는 헤어라인 상에 위치하며, me–cp 1과 re–cp 1 CC를 조정한다.

re-me-cp 3 CF는 외후두융기(occipital protuberance)에 위치하며, re–cp 3과 me–cp 3 CC에 의한 견인력이 모이는 곳이다.

노란색 삼각형은 re–la–cp CF를 나타낸다 (그림 5.30 참조).

*(Modified from G. Chiarugi and L. Bucciante, Istituzioni di anatomia dell'uomo. Piccin)*

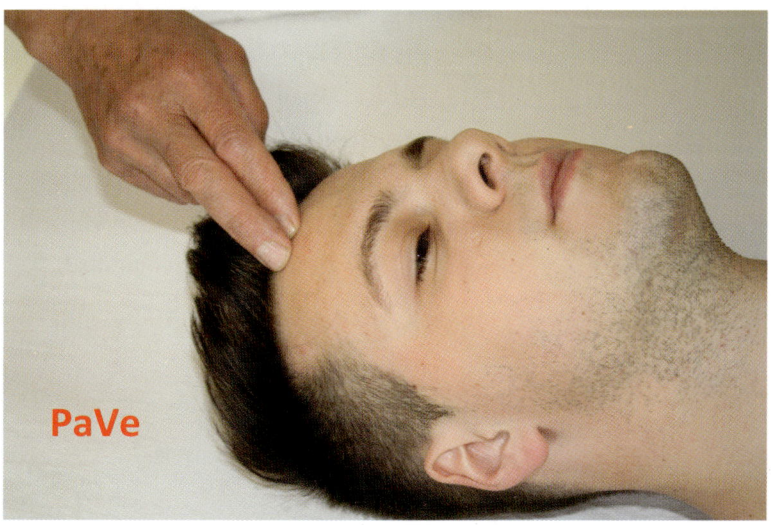


**그림 4.31.** re-me-cp 1 CF의 촉진검증과 치료

환자는 앙와위 자세로, 손가락 끝을 사용하여 과밀도화된 지점이 확인되면 치료사는 너클을 사용하여 해당 지점을 치료한다. 전두근(frontalis muscle)까지 도달할 수 있는 최소한의 압력을 가한다(BL 3).

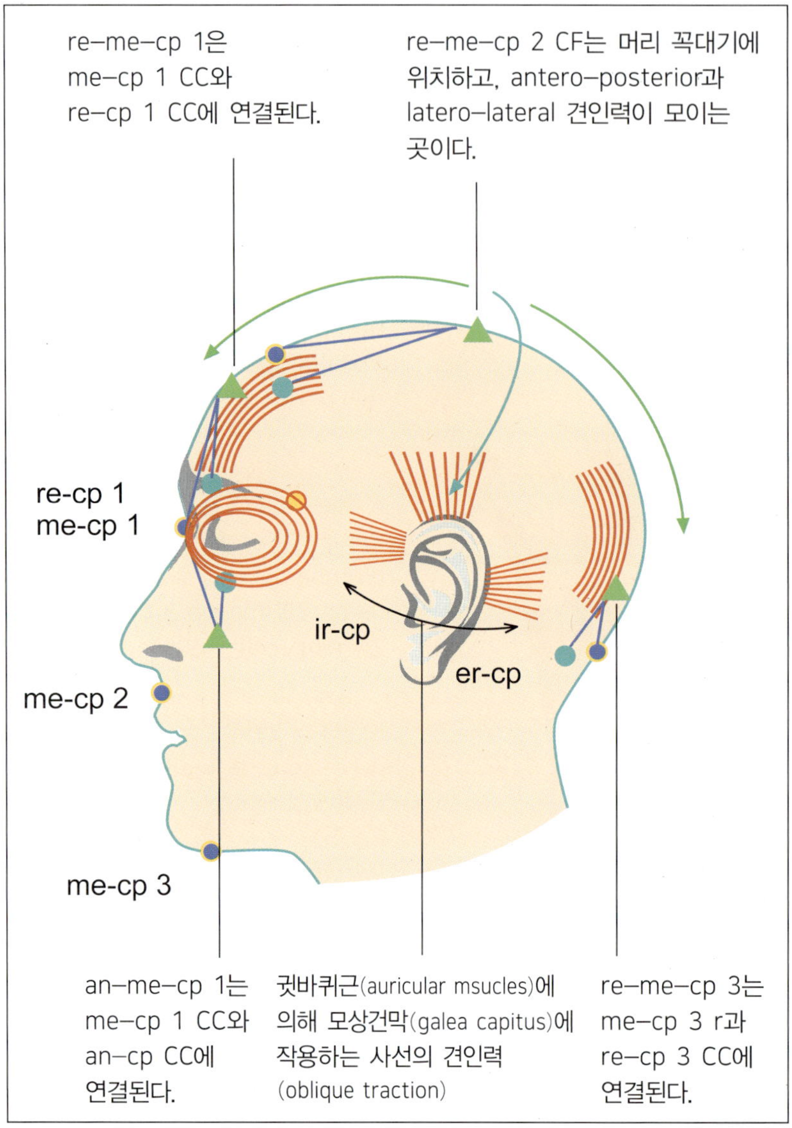


**그림 4.32.** re-me-cp 2 CF의 해부학적 위치

운동 지각에서의 근막 역할은 모상건막(galea capitis)의 긴장근(tensor muscle)의 배열에서 추론할 수 있다.
이 근육은 세 공간 평면 중 어느 하나에서도 최소한의 머리 움직임으로 수용체가 활성화될 수 있도록 모상건막의 기본 장력을 보장한다.

(그림 5.32 참조)

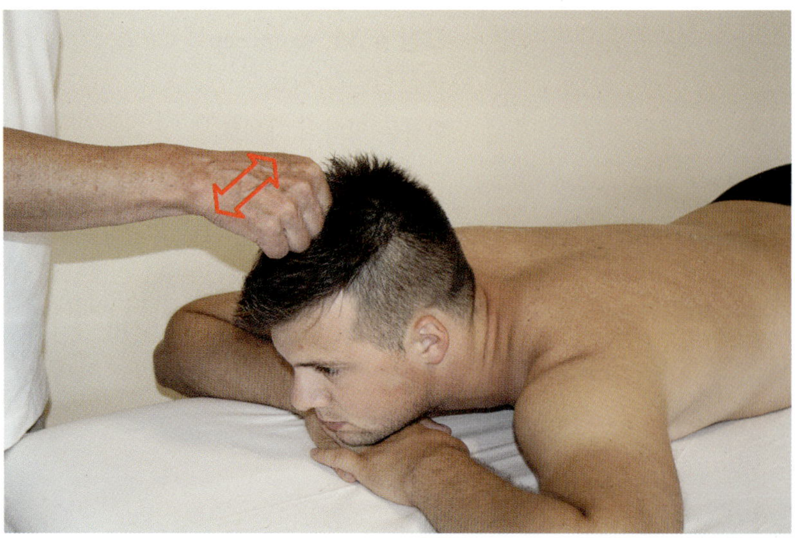

**그림 4.33.** re-me-cp 2 CF의 촉진검증과 치료

환자는 복와위 자세로,
치료사는 너클을 머리 정중선 옆, 두개골 정상에 위치한다.
그런 다음, 글라이딩이 감소된 가장 민감한 지점을 찾아 유동화(fluidified)될 때까지 도수치료한다(BL 6-7).

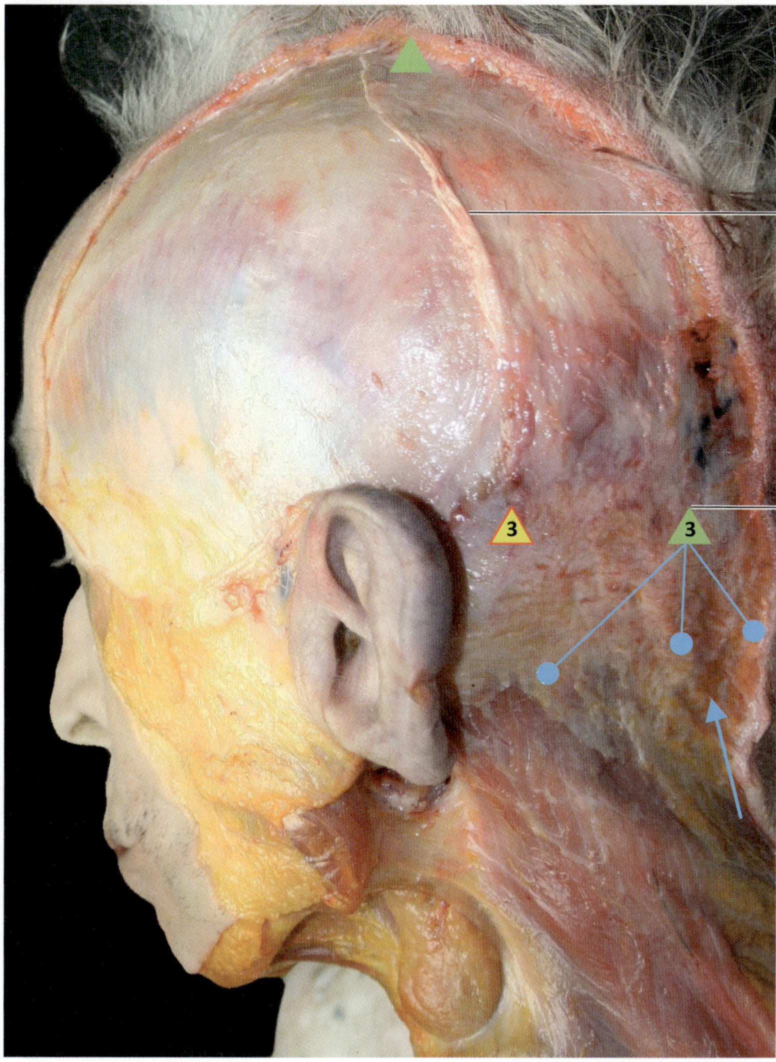


**그림 4.34.** re-me-cp 3 CF의 해부학적 위치

모상건막(Galea capitis). 측두근(temporal muscle)을 덮고 있는 두개외막(epicranial fascia)을 강조하기 위해 절개한 상태.

CF re-me-cp 3는 외후두융기(occipital protuberance)의 옆에 위치하며, 이 지점에서 모상건막(galea capitis)이 목덜미 근막(nuchal fascia)과 결합하고 후두근(occipitalis)이 부착한다.

(그림 5.34 참조)

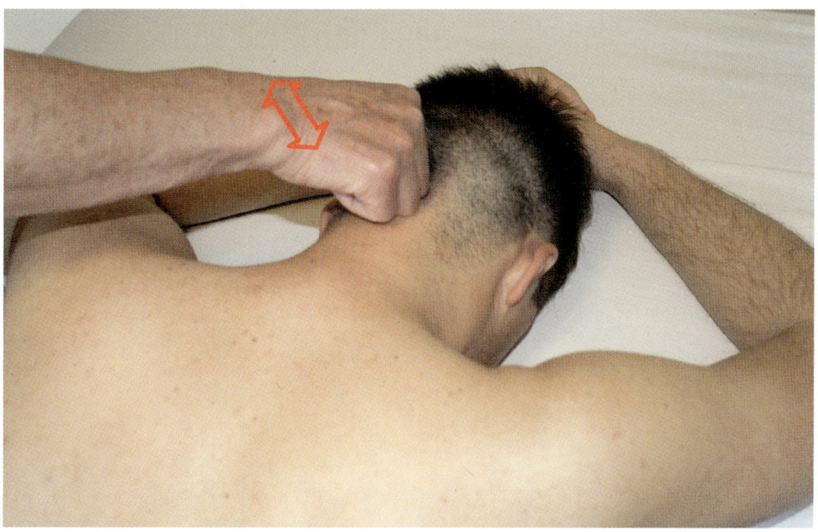

**그림 4.35.** re-me-cp 3 CF의 촉진검증과 치료

환자가 이마를 받침대에 기대고 앉아 있는 자세로, 치료사는 한 손으로 환자의 머리를 안정시키고 다른 손의 너클을 사용하여 후두근의 작은 섬유를 도수치료한다 (BL 9).

# 융합중심 : 후-내측-경부
Centre of fusion: retro-medio-collum

## re-me-cl

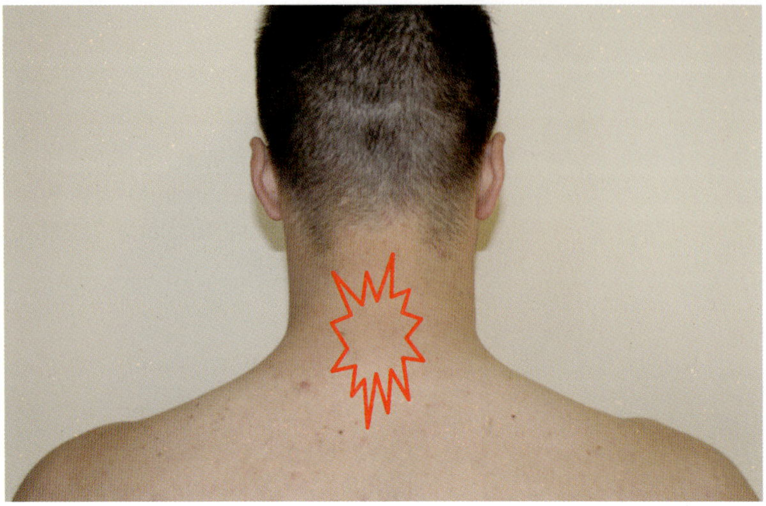

**그림 4.36.** 후-내측-경부 융합중심(re-me-cl CF)의 기능장애

re-me-cl CF는 목덜미 인대(nuchal ligament)의 탄력 회복에 매우 유용하다.
이 인대의 경직(rigidity)은 머리쪽에서 보상하게 되어 두통을 유발하고, 등쪽으로 보상하여 척추를 따라 통증을 유발한다.

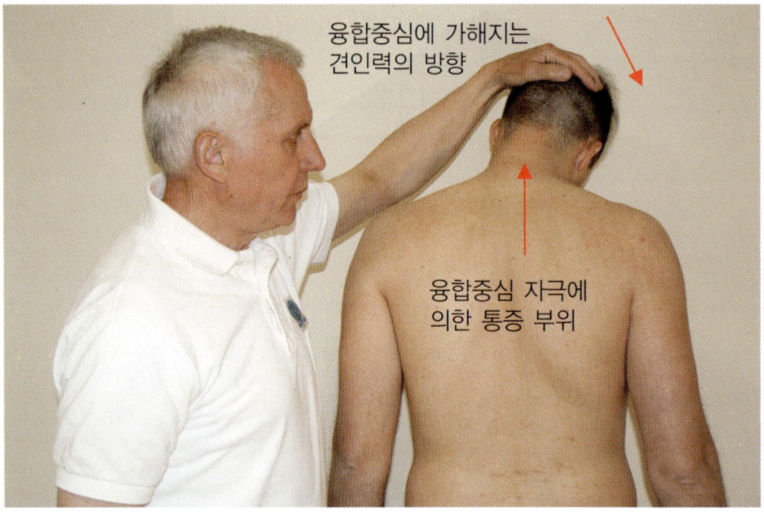


**그림 4.37.** re-me-cl CF의 수동운동검증

치료사는 환자의 머리를 앞으로 밀고 약간 오른쪽으로, 그런 다음 왼쪽으로 민다.
환자는 가장 큰 긴장을 느끼는 방향을 말한다. 한쪽에만 팽팽해지는 느낌은 과밀도화 부분을 나타낸다.

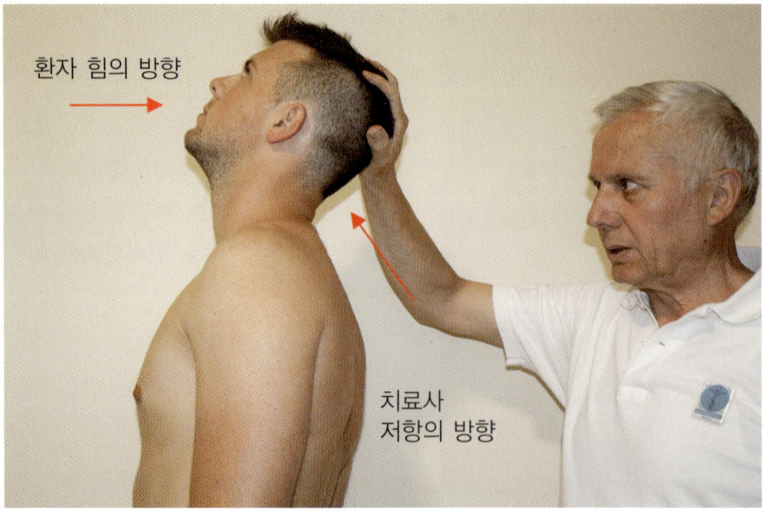


**그림 4.38.** re-me-cl CF의 능동운동검증

치료사는 목덜미 인대를 긴장시키기 위해 환자에게 머리를 뒤로 밀도록 한다.
목덜미 인대의 경직이 이 인대에 내장된 수용체에 비정상적인 견인력을 일으키기 때문에 목에 통증이 발생한다.

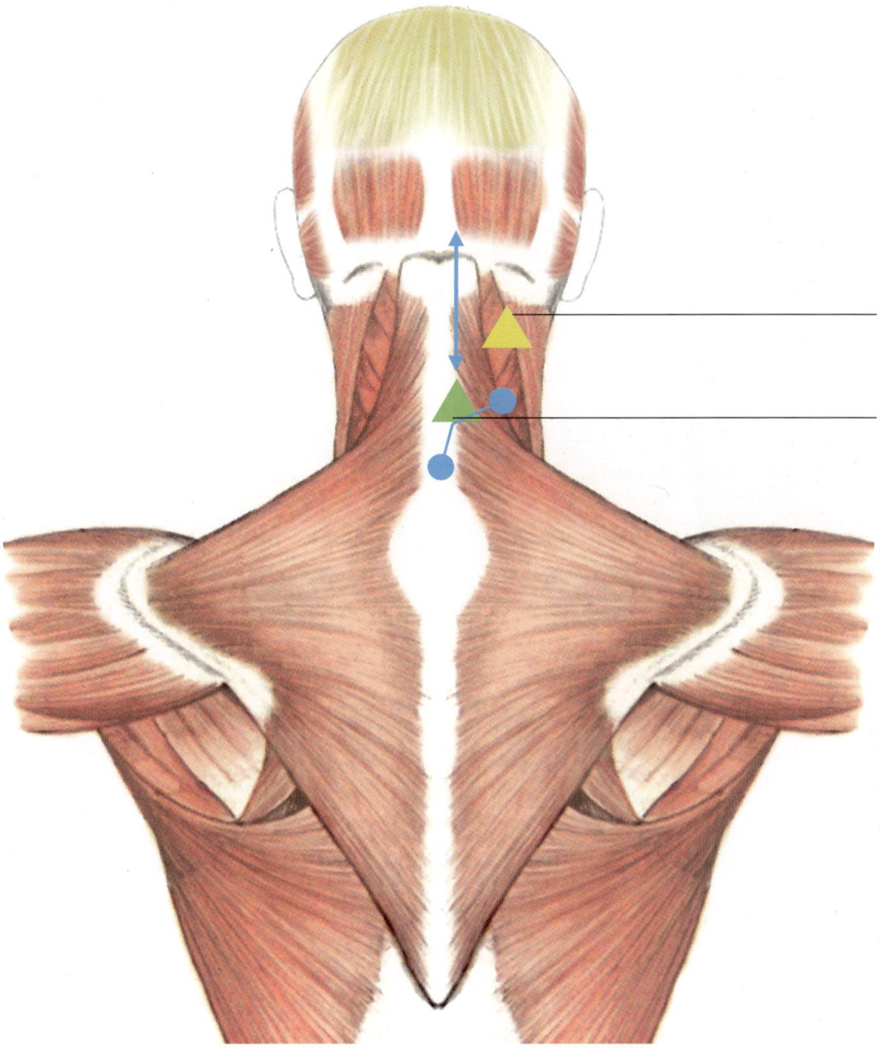

**그림 4.39.** re-me-cl CF의 해부학적 위치

re-la-cl CF는 승모근(trapezius)과 흉쇄유돌근(sternocleidomastoid) 사이의 고랑에 위치한다.

re-me-cl CF는 첫 번째 경추(VG 15)에서 일곱 번째 경추(VG 14)까지 이어지는 목덜미 인대의 측면에 위치한다.

(그림 5.39 참조)

*(Modified from G. Chiarugi and L. Bucciante, Istituzioni di anatomia dell'uomo. Piccin)*

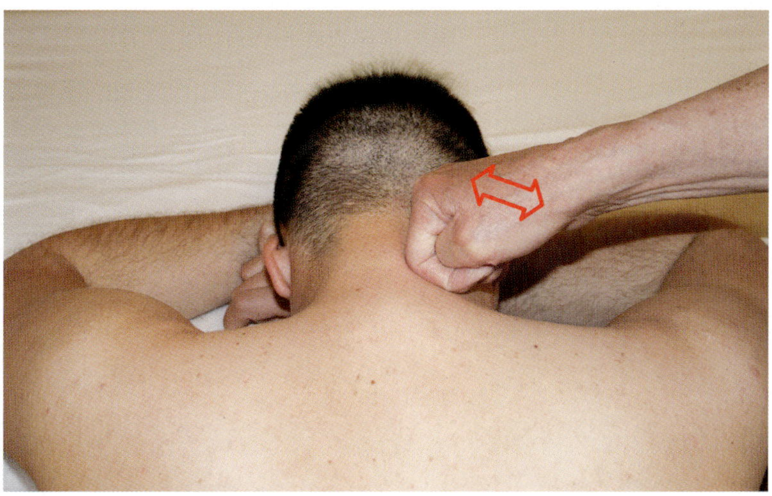

**그림 4.40.** re-me-cl CF의 촉진검증과 치료

환자는 이마를 손에 얹고 앉아 있는 자세로, 이 CF의 도수치료는 검지손가락의 너클을 사용한다.
목덜미 인대의 근막 구조는 견고하므로 깊은 자극과 긴 시간의 치료가 필요하다 (JJ cl 1-7).

# 융합중심 : 후-내측-흉부
## Centre of fusion: retro-medio-thorax

# re-me-th

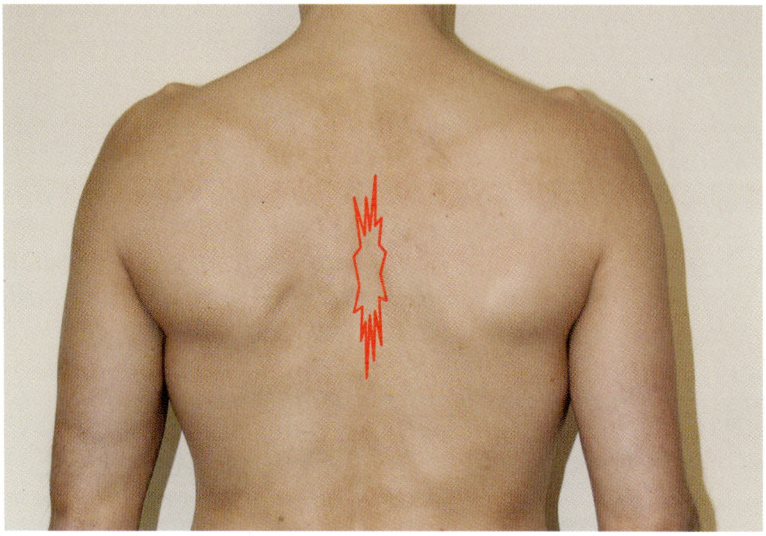

**그림 4.41.** 후-내측-흉부 융합중심 (re-me-th CF)의 기능장애

흉추의 후관절 장애.
등과 척주 전반의 통증.
어깨통증: 흉부 척추주위 근육을 스트레칭 함에 따라 완화되는 통증.

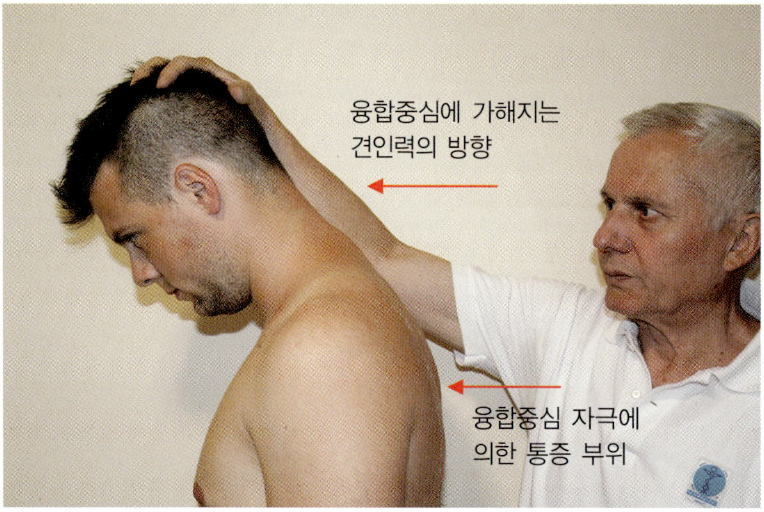


**그림 4.42.** re-me-th CF의 수동운동검증과 스트레치

치료사는 목덜미 인대(nuchal ligament)에 사용된 것과 동일한 방법을 이용한다. 그러나, 긴장은 흉추의 극상인대(supraspinous ligament)를 따라 아래로 내려오는 양상이다.

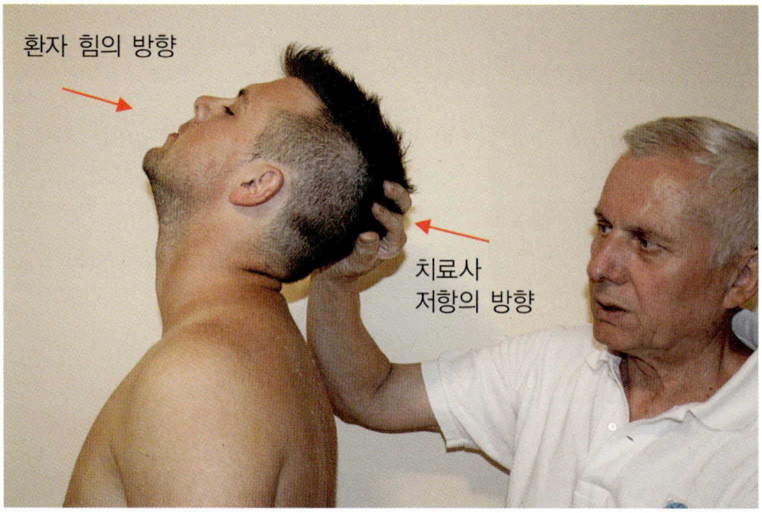


**그림 4.43.** re-me-th CF의 능동운동검증

환자는 치료사의 저항에 대해 경부와 흉부를 뒤로 밀도록 한다. 이는 편측 또는 양측 통증을 유발할 수 있다.
촉진검증을 통해 통증이 retromotion sequence 또는 re-me diagonal에 의해 유발되는지 여부를 확인할 수 있다.

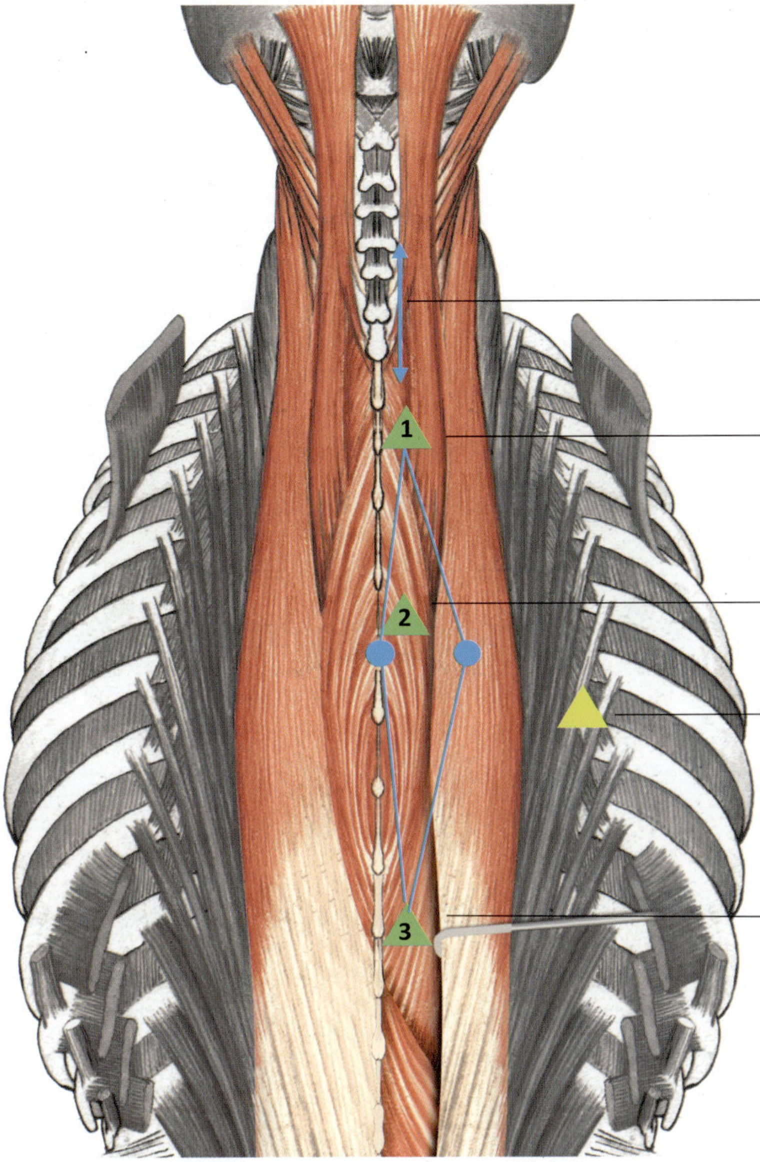


**그림 4.44.** re-me-th 1, 2, 3 CF의 해부학적 위치

(그림 5.44 참조)

*(Modified from G. Chiarugi and L. Bucciante, Istituzioni di anatomia dell'uomo. Piccin)*

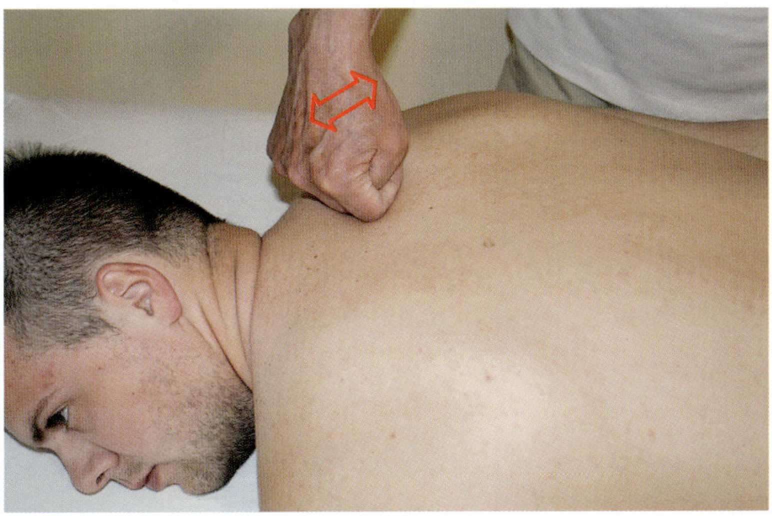

**그림 4.45.** re-me-th 1 CF의 촉진검증과 치료

환자는 복와위 자세로,
치료사는 처음 세 개의 흉추의 극돌기 옆에서 손가락 너클을 이용하여 치료가 필요한 지점을 찾는다.
이 지점은 경혈 JJ th 1-3에 해당한다
(약어 JJ는 Jia = sheath near, Ji = 척추를 나타낸다. 이 용어는 약 2000년 전에 중국 의사 Hua Tuo가 사용했다).

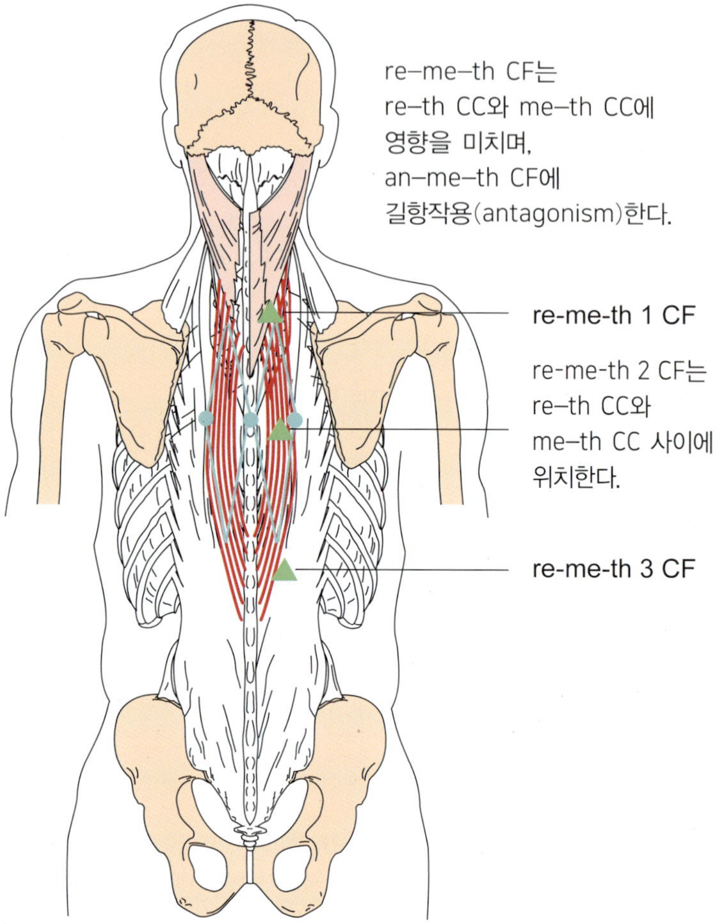


이 그림에서는 re–me–th의 운동 체계에 관련된 가시근(spinalis muscle)을 강조하기 위해, retromotion과 밀접한 흉최장근(longissimus thoracis)를 제거하고 표현하였다.

**그림 4.46.** re-me-th 2 CF의 해부학적 위치

re–me–th 2 CF는
등가시근(spinalis thoracis)의 중간,
me–th와 re–th의 CC 사이에
위치한다.

re–me–th 1 및 re–me–th 3 CF는
등가시근의 시작과 끝에 위치한다.

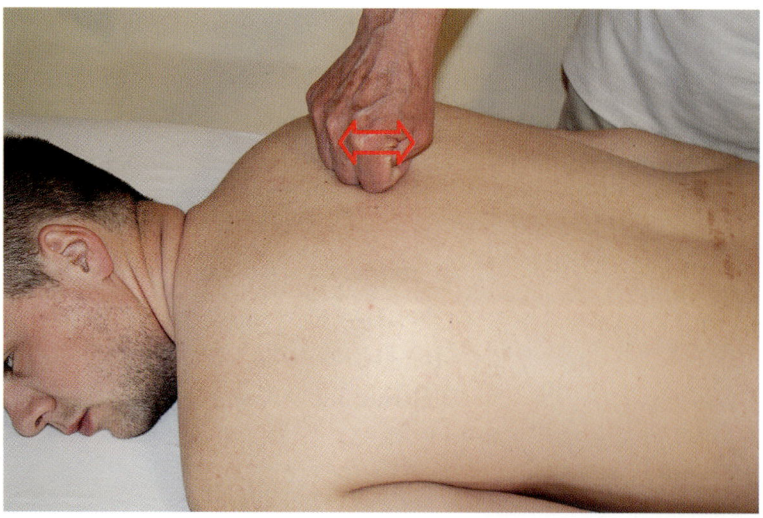

**그림 4.47.** re-me-th 2 CF의 촉진검증과 치료

환자는 복와위 자세로,
과밀도화 지점을 찾아 가동치료하기 위해 치료사는 4~7번째 흉추의 극돌기와 흉최장근 사이의 고랑(sulcus)에 손가락 너클을 위치시킨다(JJ th 4–7).

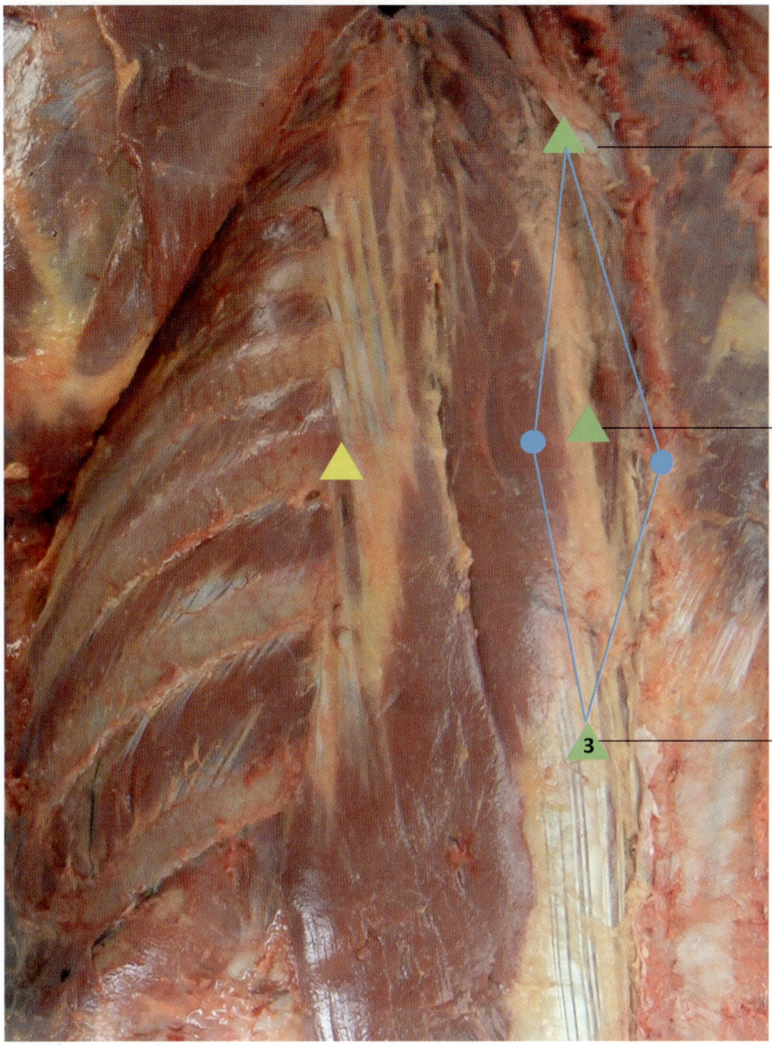


**그림 4.48.** re-me-th CF의 해부학적 위치

re-me-th 1 CF는 T1–T3 극돌기 측면에 위치한다.

re-me-th 2 CF는 흉최장근의 근복부(re–th)와 흉추의 극돌기(me–th) 사이에 위치한다.

re-me-th 3 CF는 등가시근(spinalis thoracis)과 연결되어 있는데, 이 사진에서는 흉최장근으로 덮여 있다.

(그림 5.44 참조)

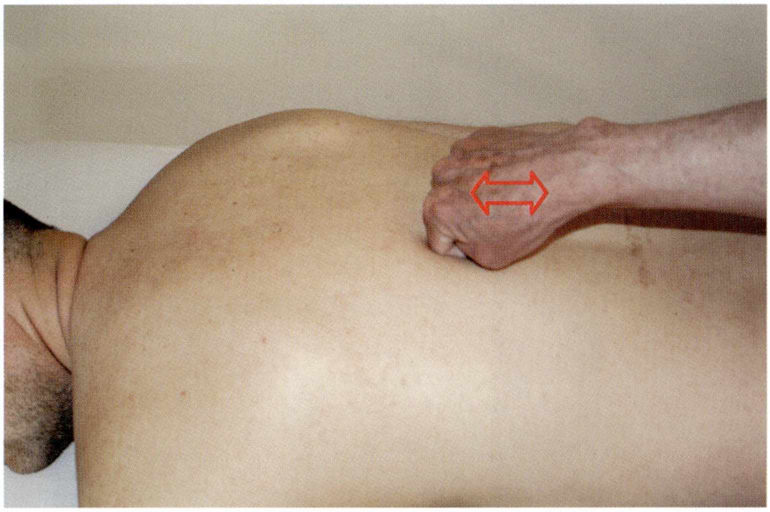

**그림 4.49.** re-me-th 3 CF의 촉진검증과 치료

환자는 복와위 자세로,
re-me-th CF의 촉진검증 동안 치료사는 좌우 CF를 동시에 테스트하기 위해 손끝(fingertip)을 양측 척추주변 고랑(paravertebral sulci)을 따라 이동시킨다.
그런 다음 치료는 하나의 CF에 집중한다(JJ th 8-11).

## 융합중심 : 후-내측-요부
### Centre of fusion: retro-medio-lumbi

## re-me-lu

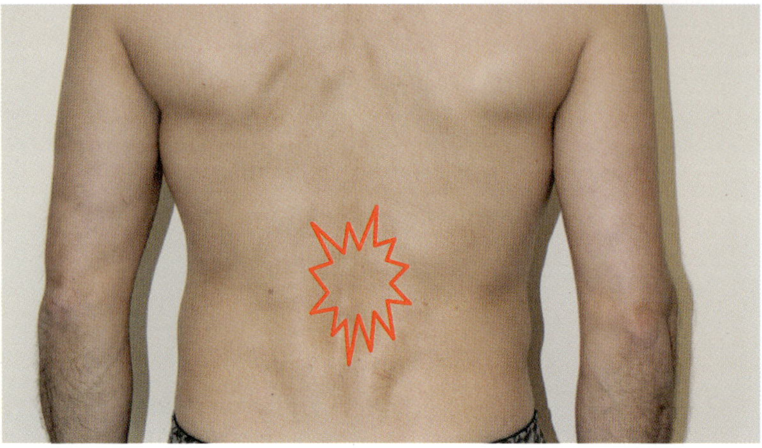

**그림 4.50.** 후-내측-요부 융합중심(re-me-lu CF)의 기능장애

요추부 통증.
re-me-th CF와 마찬가지로
re-me-lu CF 대부분 내부 기능장애로 나타난다. 침술의 posterior Shu 포인트에 해당한다.

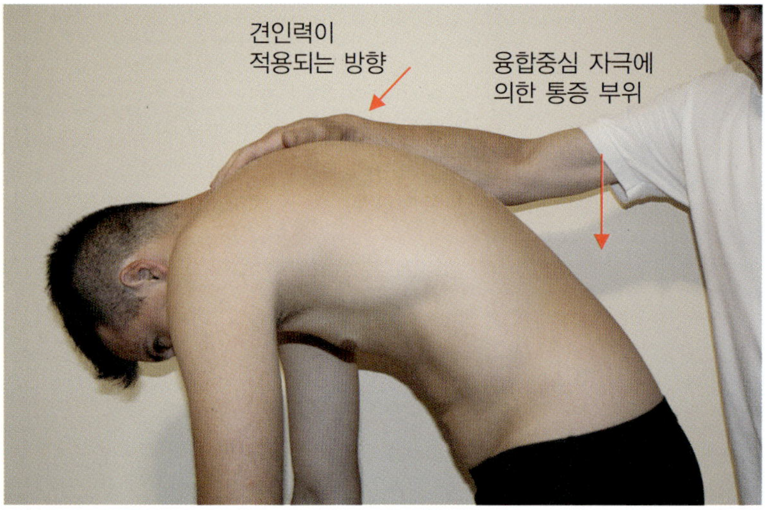


**그림 4.51.** re-me-lu CF의 능동운동검증

치료사는 극상인대를 긴장시키기 위해 환자에게 앞으로 구부리도록 요청한다.
통증이 유발되지 않으면 추가적으로 힘을 가하여 스트레칭시킬 수 있는데, 이는 극상인대의 통증을 유발할 수도 있다.

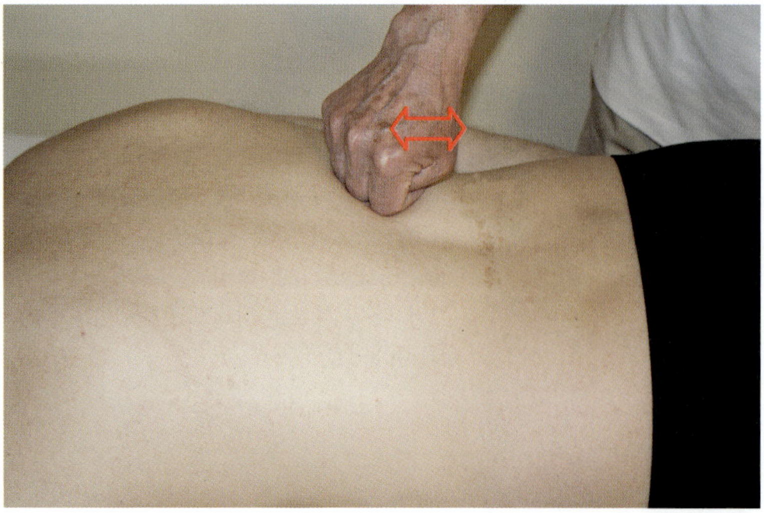

**그림 4.52.** re-me-lu 1 CF의 촉진검증과 치료

환자는 복와위 자세로,
이 부위의 근육량은 심부 및 내측 근육의 촉진을 다소 어렵게 만든다.
그러나, 치료사는 통증 또는 근막경직(fascial rigidity)의 작은 차이만으로도 re-lu CC 또는 re-me-lu 1 CF 중 하나를 치료점으로 결정할 수 있다(JJ lu 1-2).

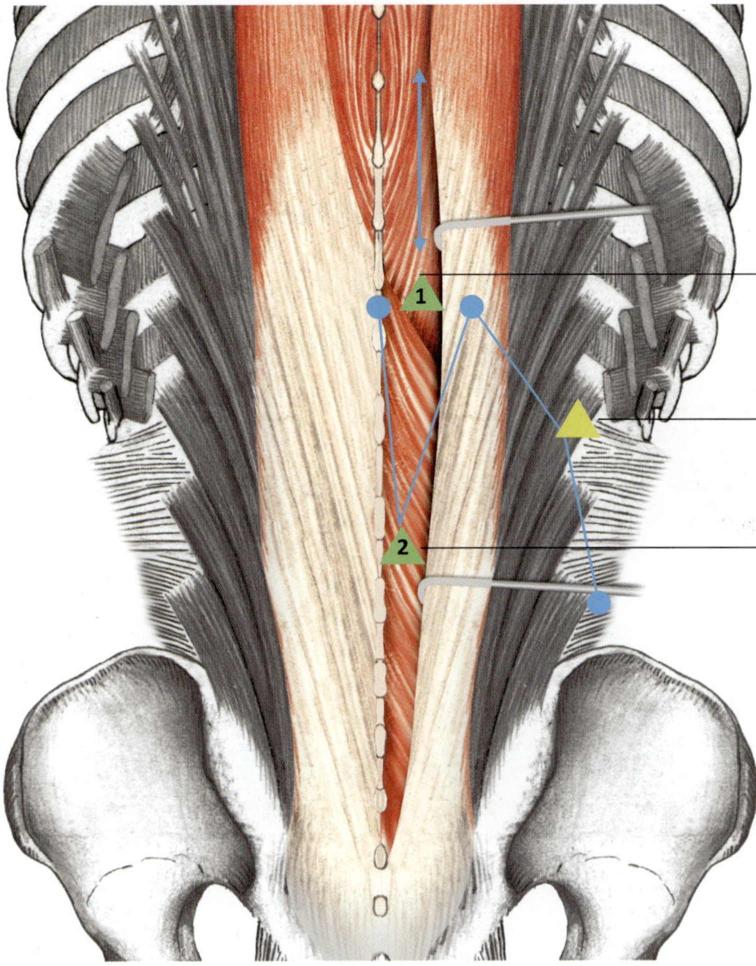


**그림 4.53.** re-me-lu CF의 해부학적 위치

re–me–lu 1 CF는
re–lu CC와 me–lu CC 사이,
L1과 L2 요추 높이에 위치한다.

re–la–lu CF는 12번째 늑골에
요방형근(quadratus lumborum)의
부착부에 위치한다.

re–me–lu 2 CF는 L3, L4 극돌기 측면,
다열근(multifidus) 상에 위치한다.

(그림 5.49 참조)

*(Modified from G. Chiarugi and L. Bucciante, Istituzioni di anatomia dell'uomo. Piccin)*

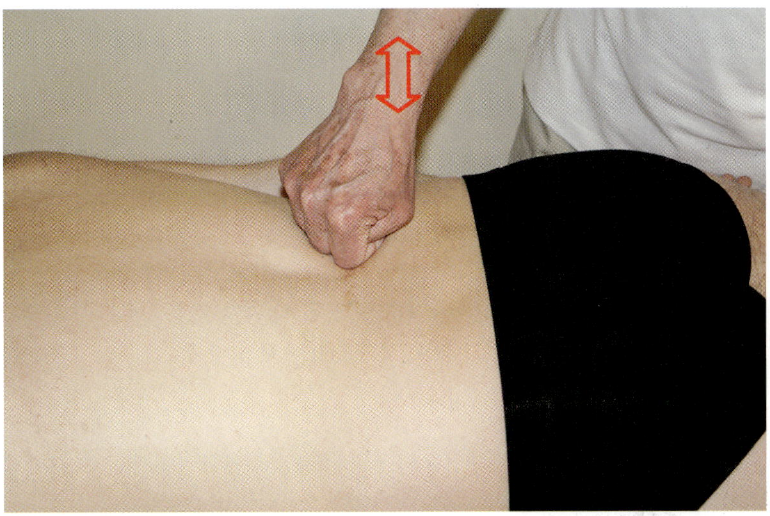

**그림 4.54.** re-me-lu 2 CF의 촉진검증과 치료

환자는 복와위 자세로,
치료사는 세 번째와 네 번째 요추의 극돌기 옆에 너클을 놓고 민감한 지점을 찾는다.
치료는 팔꿈치로 수행된다(JJ lu 3-4).

# 융합중심 : 후-내측-골반
Centre of fusion: retro-medio-pelvis

## re-me-pv

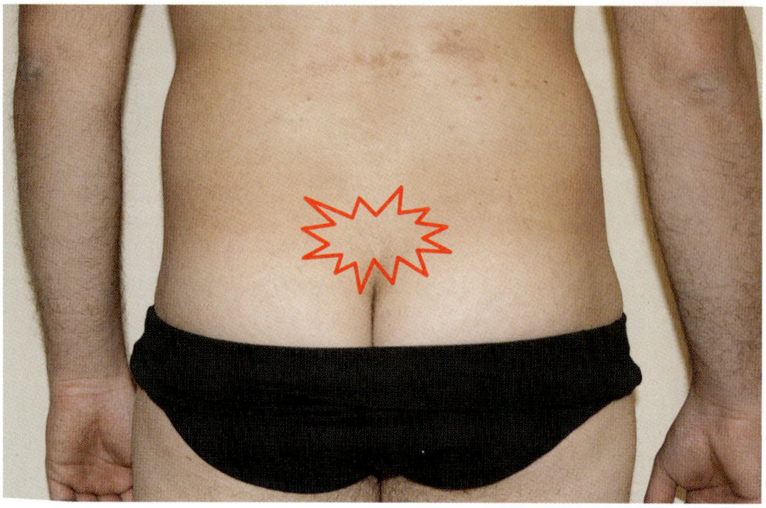

**그림 4.55.** 후-내측-골반 융합중심 (re-me-pv CF)의 기능장애

천골(sacrum)부위의 통증.
골반 부위의 강직.
천골 전방에 위치한 신경절의 자율신경의 기능변화(비뇨생식기관의 기능장애).

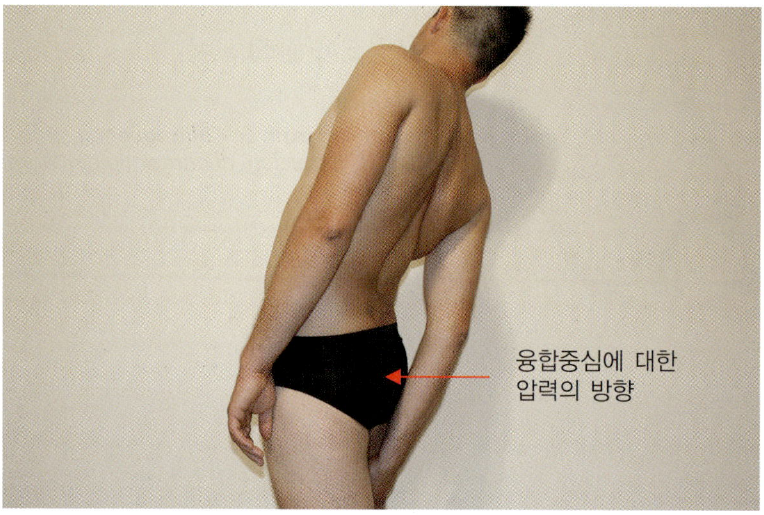


**그림 4.56.** re-me-pv CF의 능동운동검증

서 있는 자세에서 환자는 손을 동측 허벅지 안쪽에 넣고 아래로 내린다.
이 움직임은 천골 정중선의 힘줄들을 단축시킨다.
경직(rigidity)이 있는 힘줄에는 통증이나 운동제한이 발생한다.

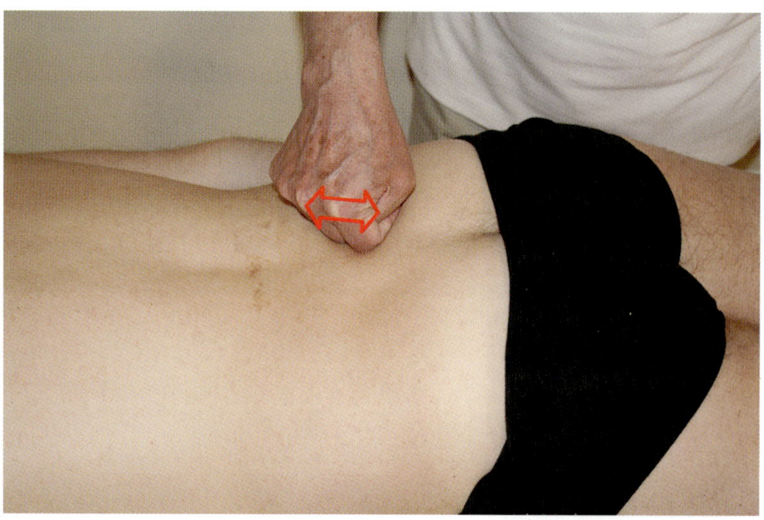

**그림 4.57.** re-me-pv 1 CF의 촉진검증과 치료

환자는 복와위 자세로,
치료사는 첫 번째와 두 번째 천추공(sacral foramen) 위에 손가락 너클을 놓고 과밀도화된 민감한 지점을 찾는다.
포인트가 확인되면 이 부분의 과밀도화가 완전히 해결될 때까지 가동치료한다 (BL 31-32 또는 JJ pv 1-2).

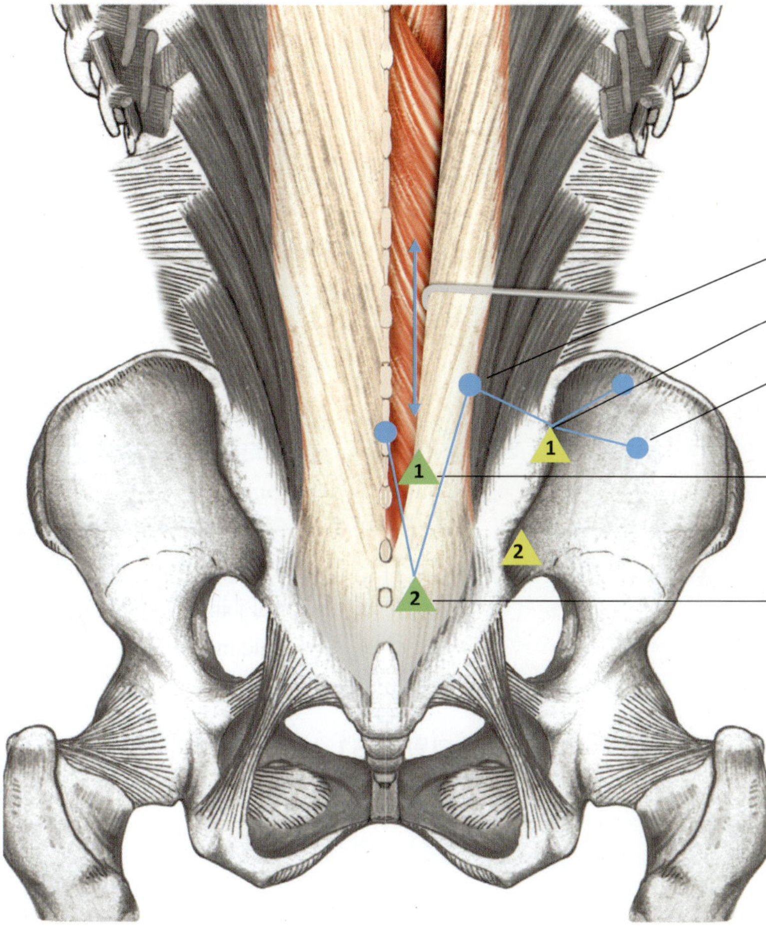


**그림 4.58.** re-me-pv 1,2 CF의 해부학적 위치

(그림 5.54 참조)

*(Modified from G. Chiarugi and L. Bucciante, Istituzioni di anatomia dell'uomo. Piccin)*

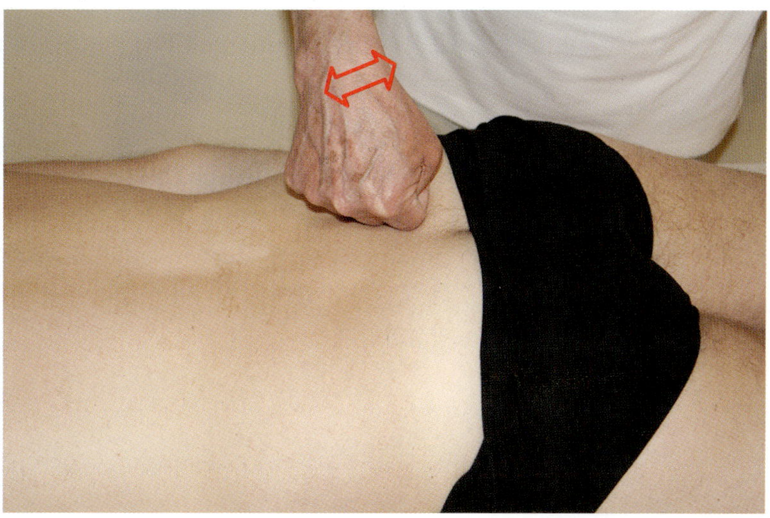

**그림 4.59.** re-me-pv 2 CF의 촉진검증과 치료

환자는 복와위 자세로,
이 근막 구조를 보다 효과적으로 검사하기 위해 환자는 검사대 위에 복와위 자세로 누운 상태에서 고관절이 검사대 가장자리에 오도록 한다(BL 33 또는 JJ pv 3-4).

# 하지의 후-내측 근막 대각선
## RE-ME DIAGONAL OF THE LOWER LIMB

### 융합중심 : 후-내측-발
Centre of fusion: retro-medio-pes

### re-me-pe

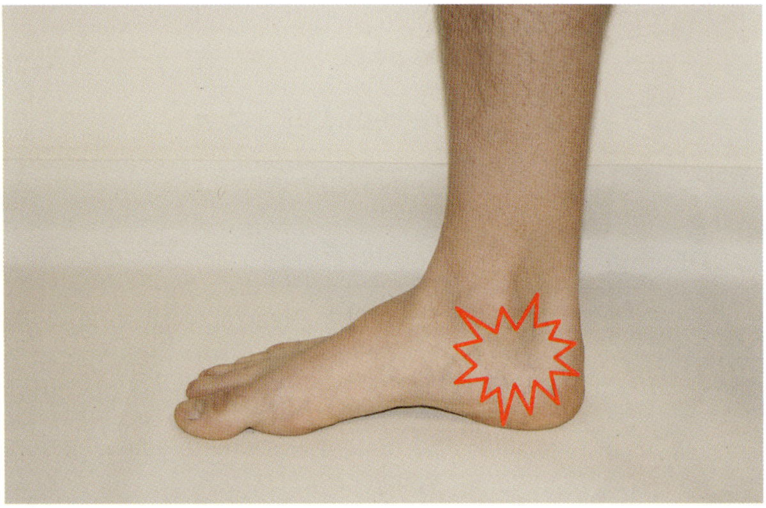

**그림 4.60.** 후-내측-발 융합중심 (re-me-pe CF)의 기능장애

복합 부위 통증 증후군(CRPS) 또는 반사 교감신경 이영양증(reflex sympathetic dystrophy) 또는 신경영양장애 증후군 (algoneurodystrophy syndrome) 또는 작열통(causalgia) 또는 수덱 증후군 (Sudeck's syndrome) 등.
족저 근막염, 족근관(tarsal tunnel), 발꿈치 골극(heel spur) 등에서 기인하는 발목 관절(tibiotarsal joint)의 기능장애, 발통증 및 종골(calcaneal) 또는 족저(plantar)통증.

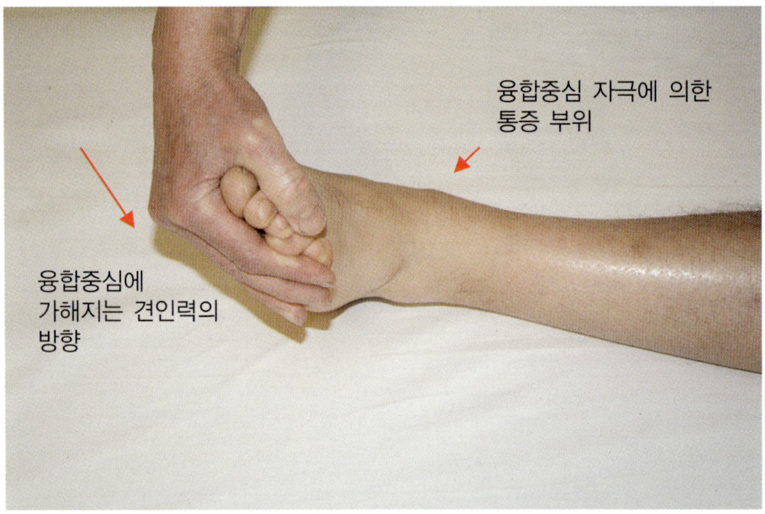


**그림 4.61.** re-me-pe CF의 수동운동검증

환자는 앙와위 자세로,
치료사는 굴근지대(flexor retinaculum)를 긴장시키기 위해 환자의 앞발(forefoot)을 바깥쪽(outwards)과 위쪽(upwards)으로 늘인다(stretch).
이 굴근지대는 laciniate 'ligament'라는 이름으로 부적절하게 불리는데, 삼각 인대 (deltoid ligament)와 혼동되어서는 안될 것이다.

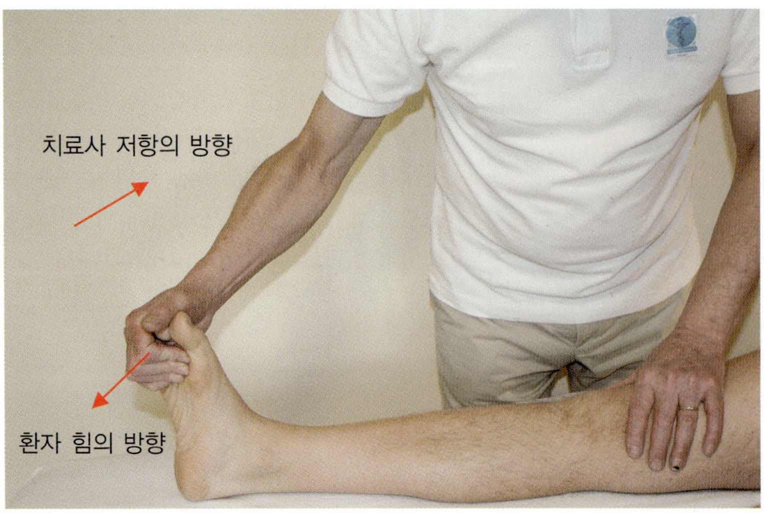


**그림 4.62.** re-me-pe CF의 능동운동검증

환자는 앙와위 자세로,
위에서 언급한 re-me-pe CF의 최대 스트레치 자세에서, 환자의 발을 안쪽 (inward)과 아래쪽(downward)으로 움직여 굴근지대 아래를 지나가는 굴곡근을 활성화한다.

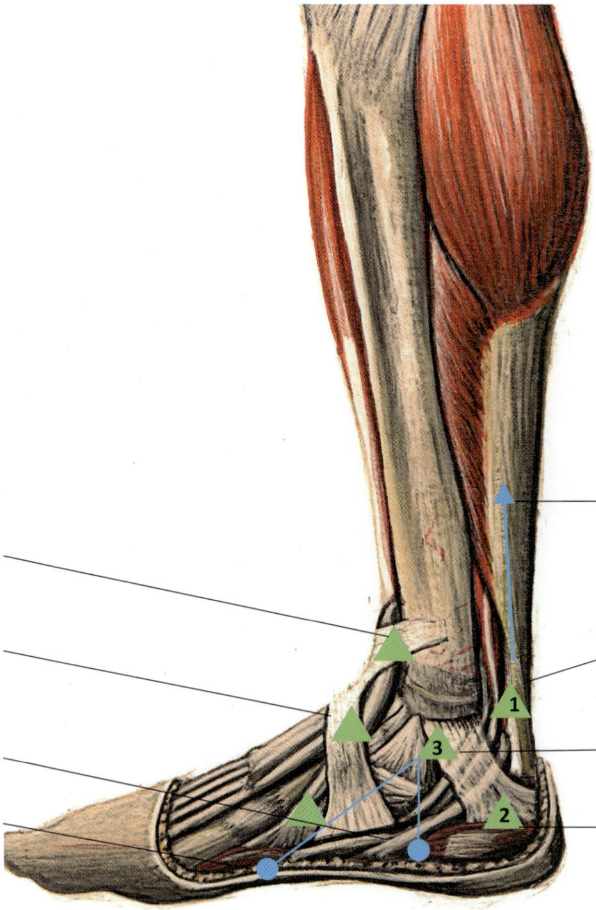


**그림 4.63.** re-me-pe 1,2,3 CF의 해부학적 위치

(그림 5.59 참조)

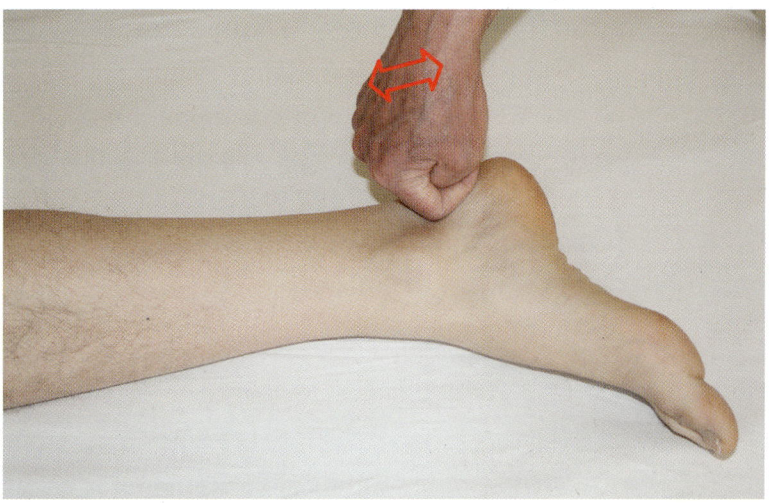

**그림 4.64.** re-me-pe 1 CF의 치료

환자는 복와위 또는 측와위 자세로, 치료사는 손가락 너클을 이용하여 종골(calcaneus) 위의, 내측과(medial malleolus)의 후방 경계와 아킬레스건(Achilles tendon)의 전방 경계 사이에서 과밀도화 지점을 찾고 치료한다(KI 4).

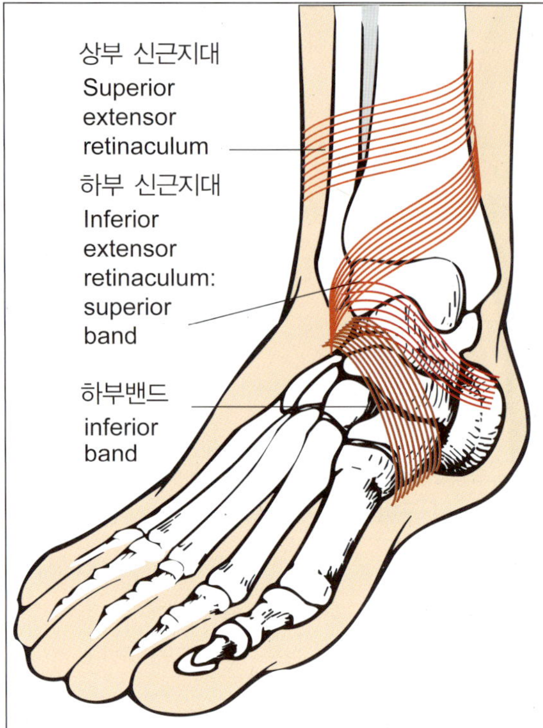


Pes–talus의 굴근지대는 근막(muscular fascia) 내에 포함되며, 근막과 마찬가지로 두 개의 얇은 판(표층, 심층)으로 구성된다. 이 판은 비골근지대(peroneal retinaculum)를 형성하는 두 개의 판과 연결된다.

**그림 4.65.** re-me-pe 2 CF의 해부학적 위치

re-me-pe 2 CF는 굴근지대(flexor retinaculum)의 중간 밴드가 부착되는 종골 융기(calcaneal tuberosity)의 내측 표면에 위치한다.
이 층의 일부는 신근지대(extensor retinaculum)와 연결되기도 한다.

굴근지대는 두 개의 판(lamina)으로 나뉜다:
하나의 판은 하퇴의 심부 근막(deep fascia)과 비골근지대(peroneal retinaculum)로 이어진다.
다른 판은 종아리근막의 표층판(superficial lamina of the crural fascia)과 이어지는데 이는 후방으로는 하퇴삼두근 힘줄을 둘러싸고 전방으로는 원형으로 굴근지대에 연결된다.

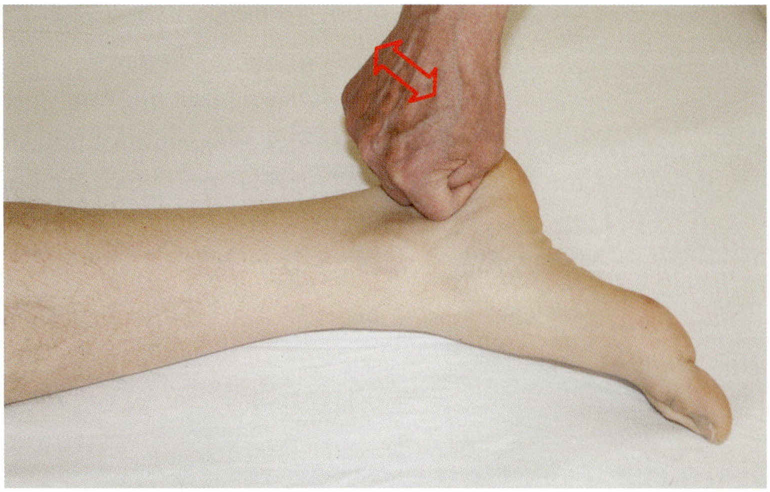

**그림 4.66.** re-me-pe 2 CF의 촉진검증과 치료

환자는 복와위 또는 측와위 자세로, 치료사는 너클을 사용하여 종골 내측 표면의 과밀도화된 지점을 찾는다.
과밀도화가 해결될 때까지 가동치료한다 (KI 4-5).

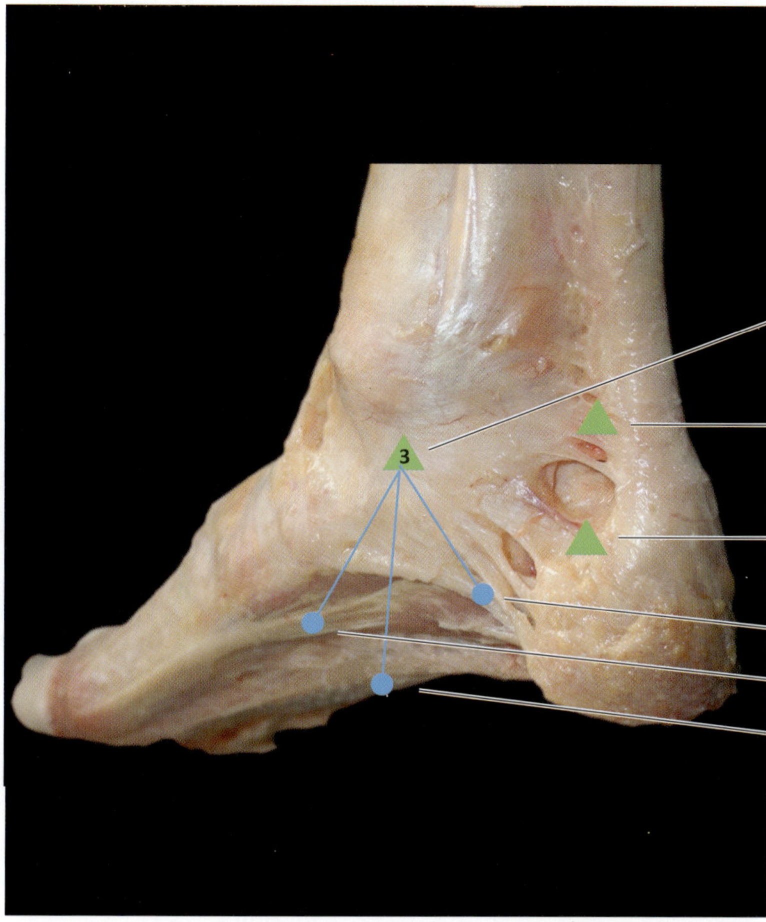


**그림 4.67.** re-me-pe 3 CF의 해부학적 위치

(그림 5.61 참조)

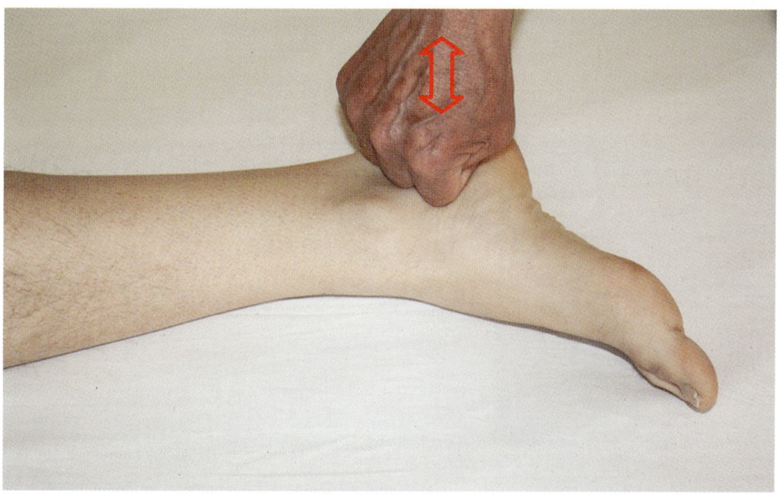

**그림 4.68.** re-me-pe 3 CF의 촉진검증과 치료

환자는 복와위 또는 측와위 자세로, 치료사는 내측과(medial malleolus) 아래 굴근지대의 변화를 찾기 위해 너클을 이용한다. 과밀도화가 확인되면 부드럽게 가동 치료한다(KI 6).

# 융합중심 : 후-내측-발목
## Centre of fusion: retro-medio-talus

## re-me-ta

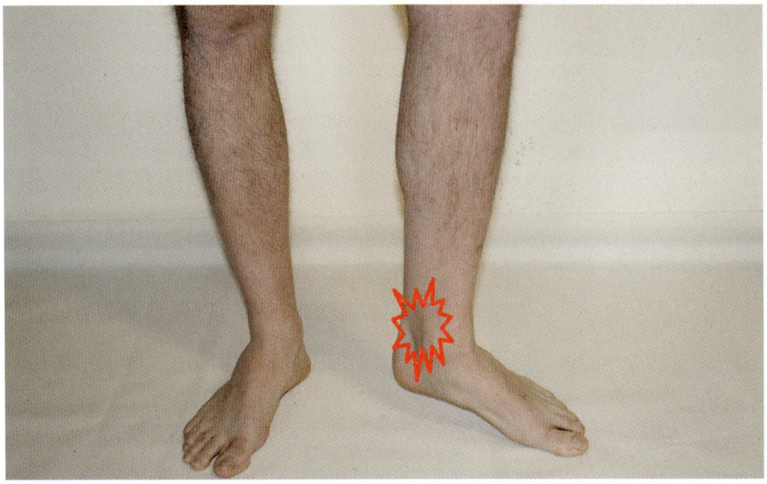

**그림 4.69.** 후-내측-발목 융합중심 (re-me-ta CF)의 기능장애

하지의 긴장과 위약.
발목 움직임의 협응운동실조.
종골 골막의 과민증(hypersensitivity), 이는 종종 아킬레스건 부착부병증(enthesopathy)과 관련이 있다.
재발성 발목 염좌에 따른 굴근지대(flexor retinaculum)의 섬유증으로 인한 발목의 불안정성.

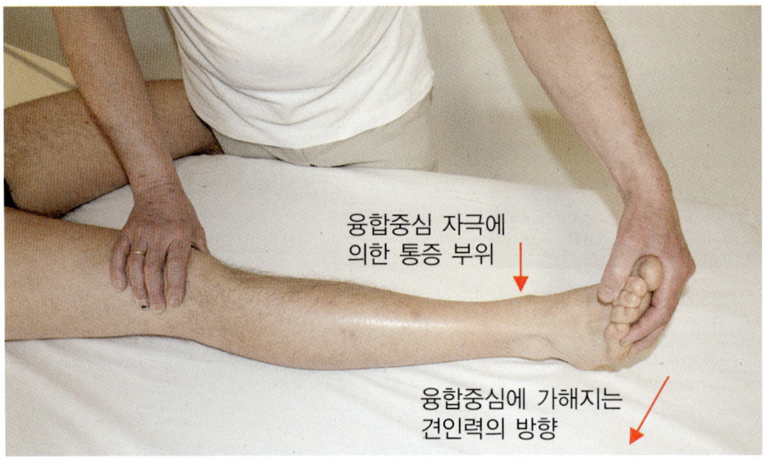


**그림 4.70.** re-me-ta CF의 수동운동검증

re-me-ta CF의 운동검증은 re-me-pe CF의 운동검증과 동일하다.
어떤 CF가 기능장애에 더 많이 관련되어 있는지에 따라 환자는 하퇴 또는 발에서 더 큰 긴장을 느낄 것이다.

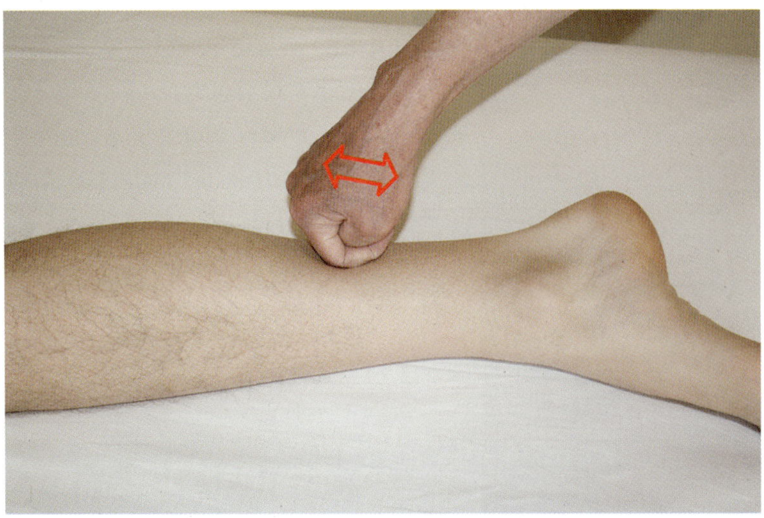

**그림 4.71.** re-me-ta 1 CF의 능동운동검증

환자는 측와위 자세로,
촉진검증은 경골과 아킬레스건 사이의 고랑을 따라 수행된다.
과밀도화가 확인되면 팔꿈치를 사용하여 도수치료한다(KI 7).

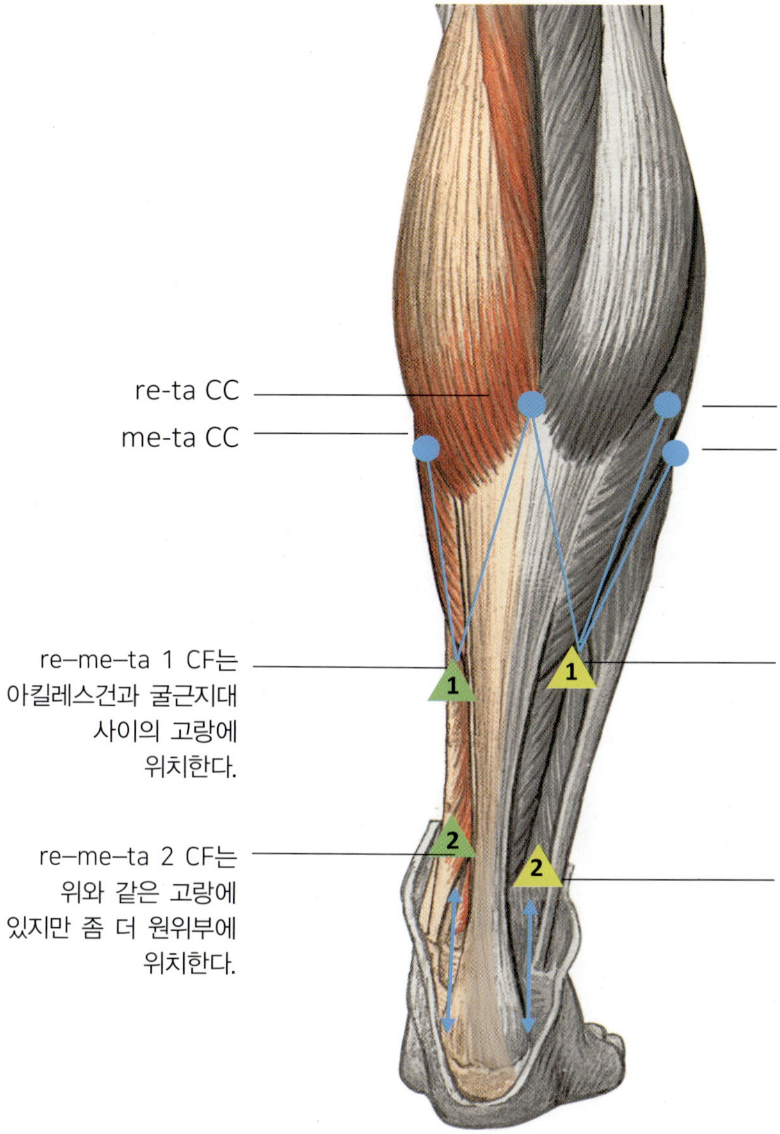


**그림 4.72.** re-me-ta 1,2 CF의 해부학적 위치

(그림 5.68 참조)

*(Modified from G. Chiarugi and L. Bucciante, Istituzioni di anatomia dell'uomo. Piccin)*

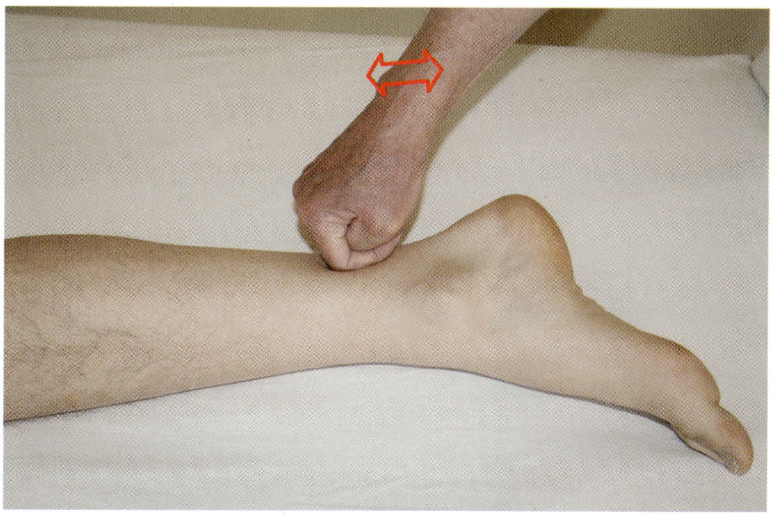

**그림 4.73.** re-me-ta 2 CF의 촉진검증과 치료

환자는 측와위 자세로, 치료사는 검지손가락 너클을 이용하여 이전 설명과 동일한 고랑에 있는 re-me-ta 2 CF의 과밀도화를 찾는다 (KI 8).

## 융합중심 : 후-내측-무릎
## Centre of fusion: retro-medio-genu

## re-me-ge

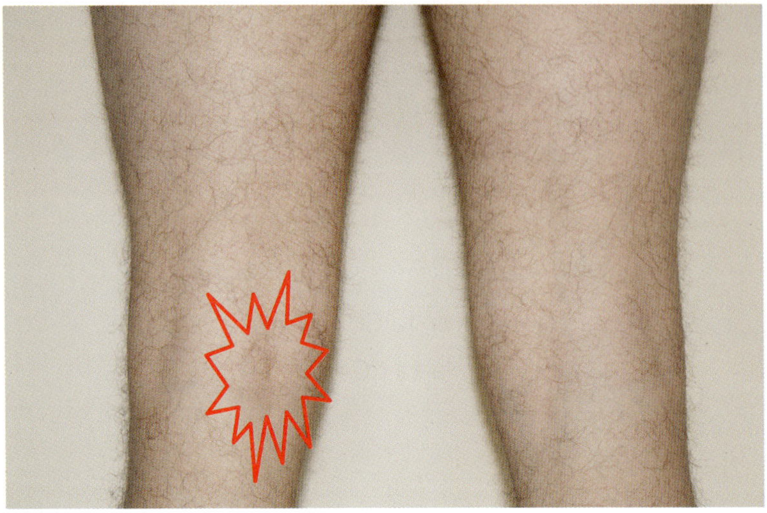

**그림 4.74.** 후-내측-무릎 융합중심 (re-me-ge CF)의 기능장애

무릎의 움직임에 장애가 발생한다. 때로는 Baker's cyst에 의해 슬와부(popliteal fossa)의 부은 듯한 느낌이 발생한다. 무릎 내측에 지방이 축적되며, 대부분 중년 여성에게서 발견된다.

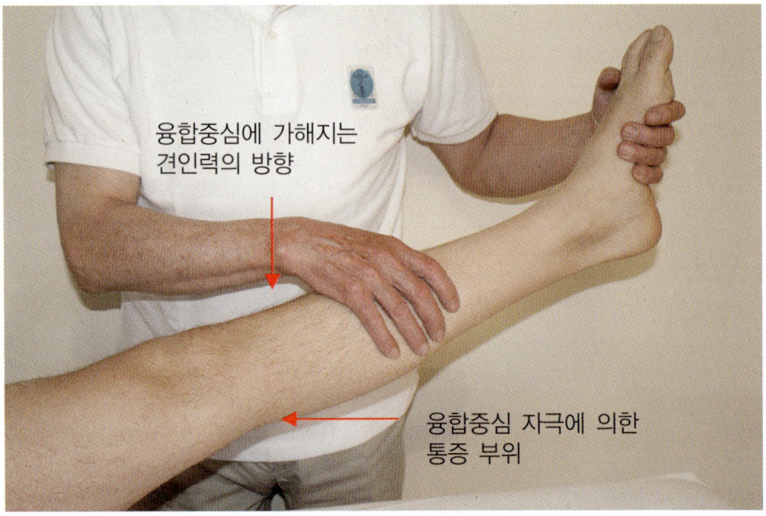


**그림 4.75.** re-me-ge CF의 수동운동검증

치료사는 한 손으로 환자의 다리를 상방-외측으로 들어 올리면서 다른 손으로 무릎을 신전 상태로 유지한다. 슬와 근막(popliteal fascia)에 과밀도화가 있으면, 환자는 무릎의 후방-내측에서 과도한 스트레칭을 느낀다.

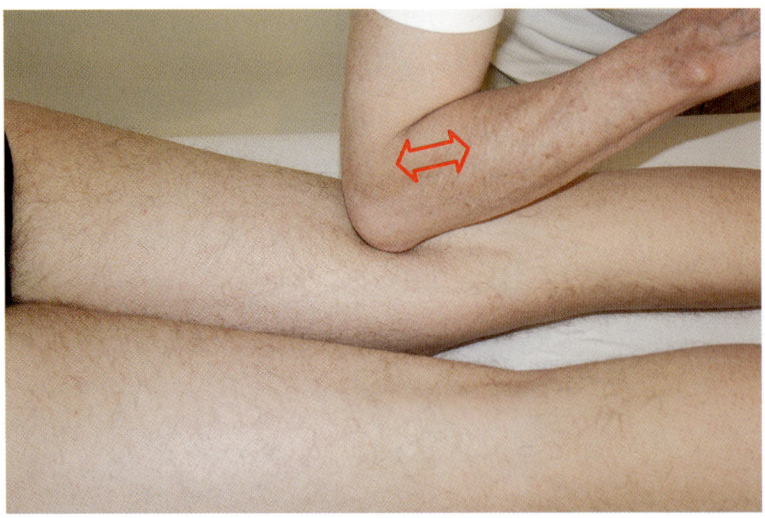

**그림 4.76.** re-me-ge 1 CF의 촉진검증과 치료

환자는 복와위 자세로, 치료사는 후방 관절강(posterior joint space)을 피하도록 주의해서, 반건양근(semitendinosus)과 반막양근(semimembranosus)의 근건접합부 내에 위치한 근막을 도수치료 한다(KI 10).

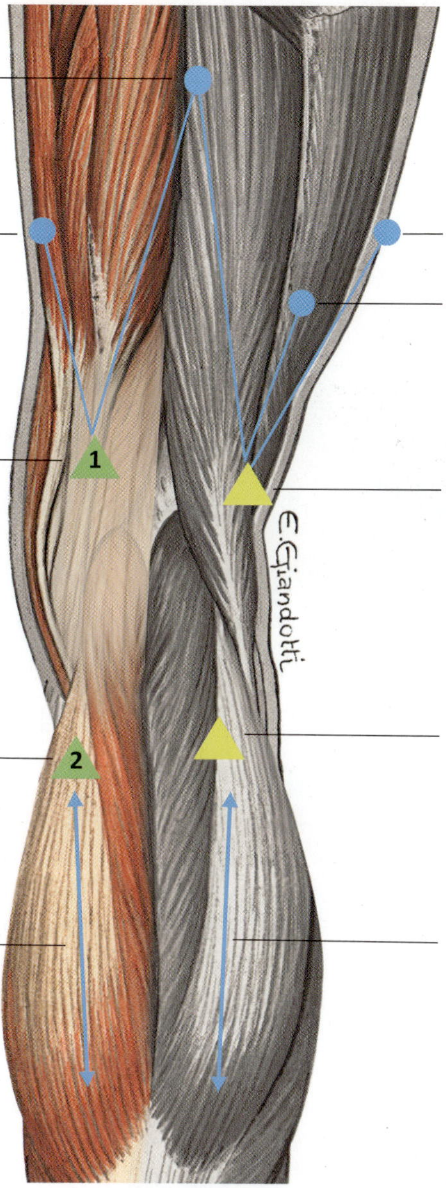


**그림 4.77.** re-me-ge 1, 2 CF의 해부학적 위치

*(Modified from G. Chiarugi and L. Bucciante, Istituzioni di anatomia dell'uomo. Piccin)*

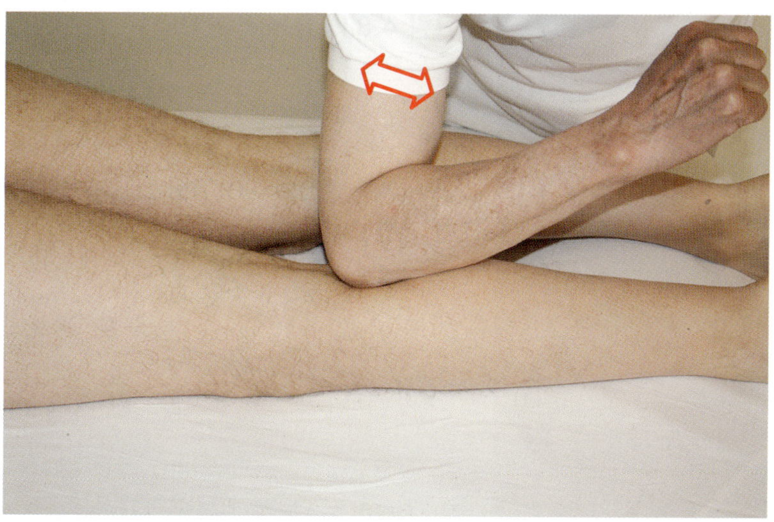

**그림 4.78.** re-me-ge 2 CF의 치료
환자는 복와위 자세로,
치료사는 슬와 근막을 비복근 내측두
근위부 근건접합부 방향으로 도수치료하고
슬와의 중심부에서 작업하지 않도록
주의한다(LV 7).

## 융합중심 : 후-내측-고관절
Centre of fusion: retro-medio-coxa

## re-me-cx

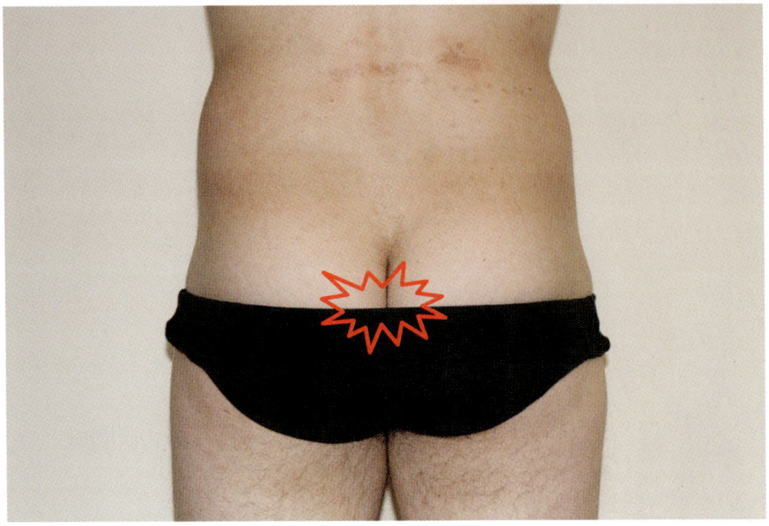

**그림 4.79.** 후-내측-고관절 융합중심(re-me-cx CF)의 기능장애

re-me-cx CF와 관련된 가장 흔한 장애는 미골통(coccygodynia)이다.
이는 미골(coccyx) 부위로 낙상 후 발생하며, 미골의 편위(deviation)가 동반되기도 한다.
천미인대(sacrococcygeal ligament)의 과밀도화는 회음부와 허벅지 내측부로 통증이 방사될 수 있다.

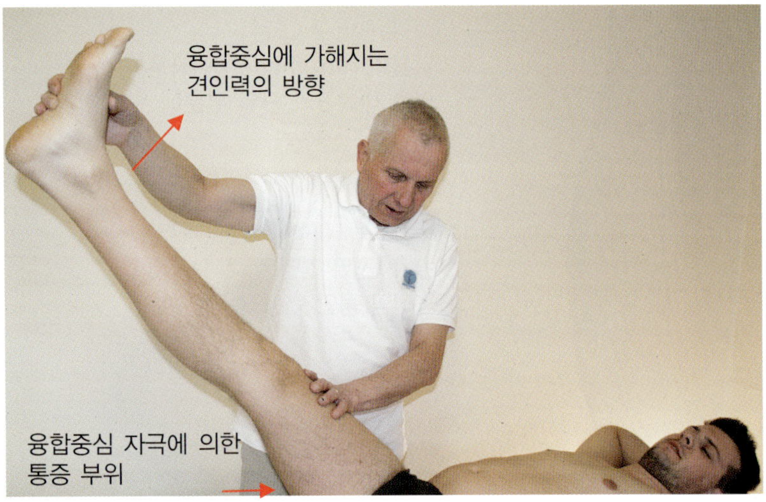


**그림 4.80.** re-me-cx CF의 수동운동검증

환자는 앙와위 자세로,
테스트는 무릎에 사용된 것과 동일하지만,
대부분의 신전되는 느낌은
허벅지의 후방-내측부에 집중된다.
이 동작 검증은 Lasègue test 또는 SLRT와 유사하다.

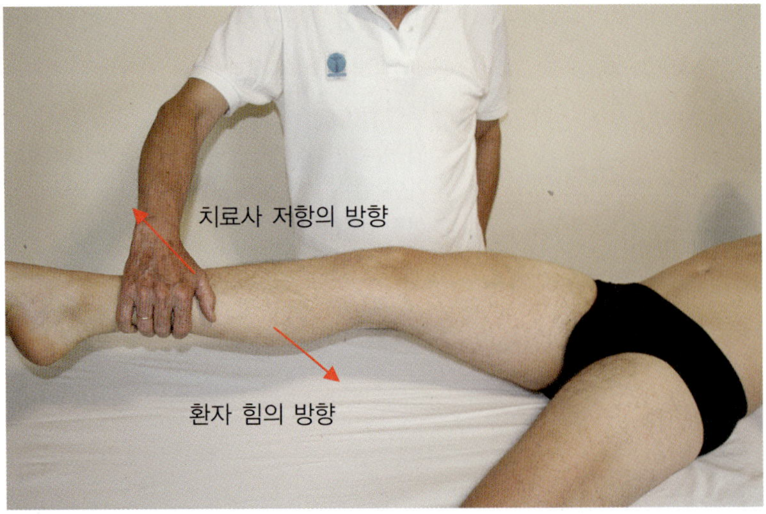


**그림 4.81.** re-me-cx CF의 능동운동검증

치료사는 환자에게 하지를 하방-내측으로 움직이도록 요청한다.
이 운동계획 동안 햄스트링 근육의 경련이나 내전근의 찌르는 듯한 통증이 유발될 수 있다.

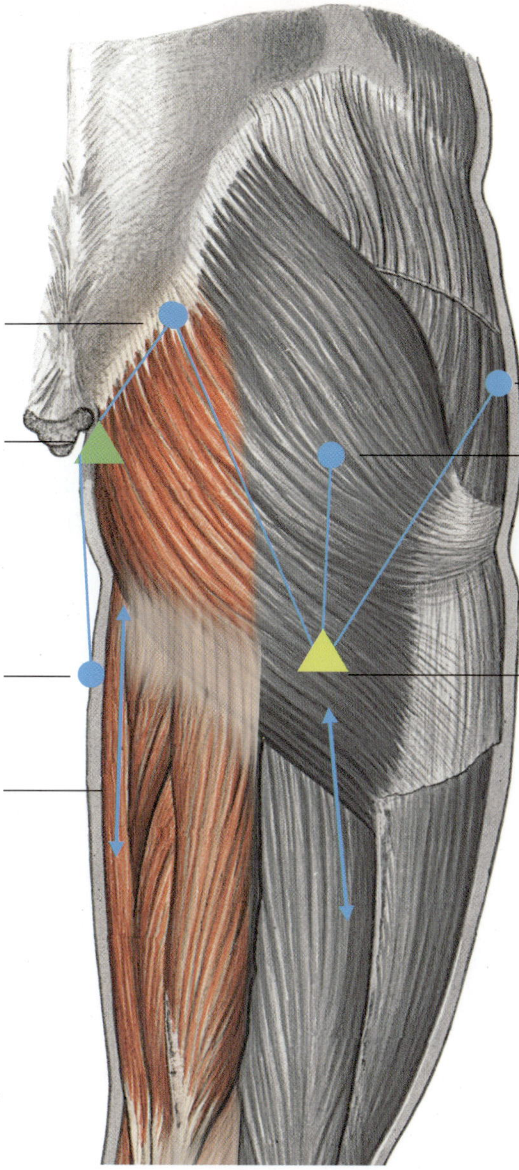


**그림 4.82.** re-me-cx CF의 해부학적 위치

(그림 5.78 참조)

*(Modified from G. Chiarugi and L. Bucciante, Istituzioni di anatomia dell'uomo. Piccin)*

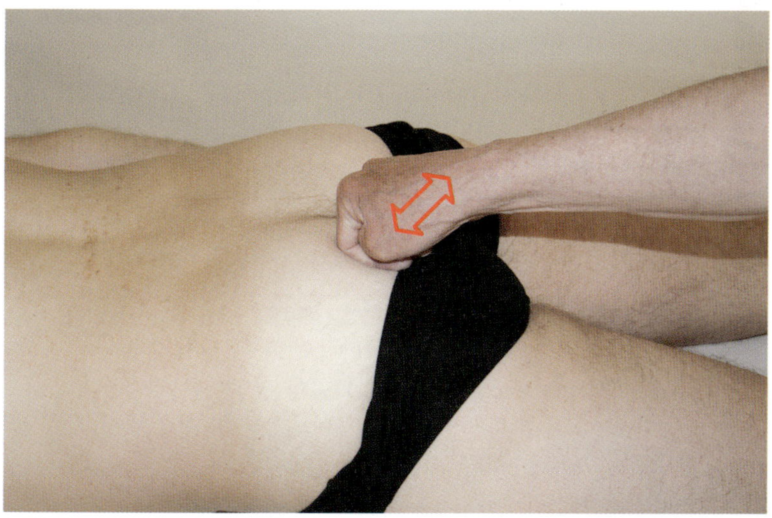

**그림 4.83.** re-me-cx CF의 촉진검증과 치료

환자는 복와위 자세로, 치료를 시작하기 전에 치료사는 미골 양옆에서 촉진검증을 수행해야 한다. 통증이 중앙에 있을 수 있지만, 원인은 미골 양옆의 천미인대(sacrococcygeal ligament)일 수 있기 때문이다(BL 35).

# RETRO-MEDIO DIAGONAL의 치료 전략

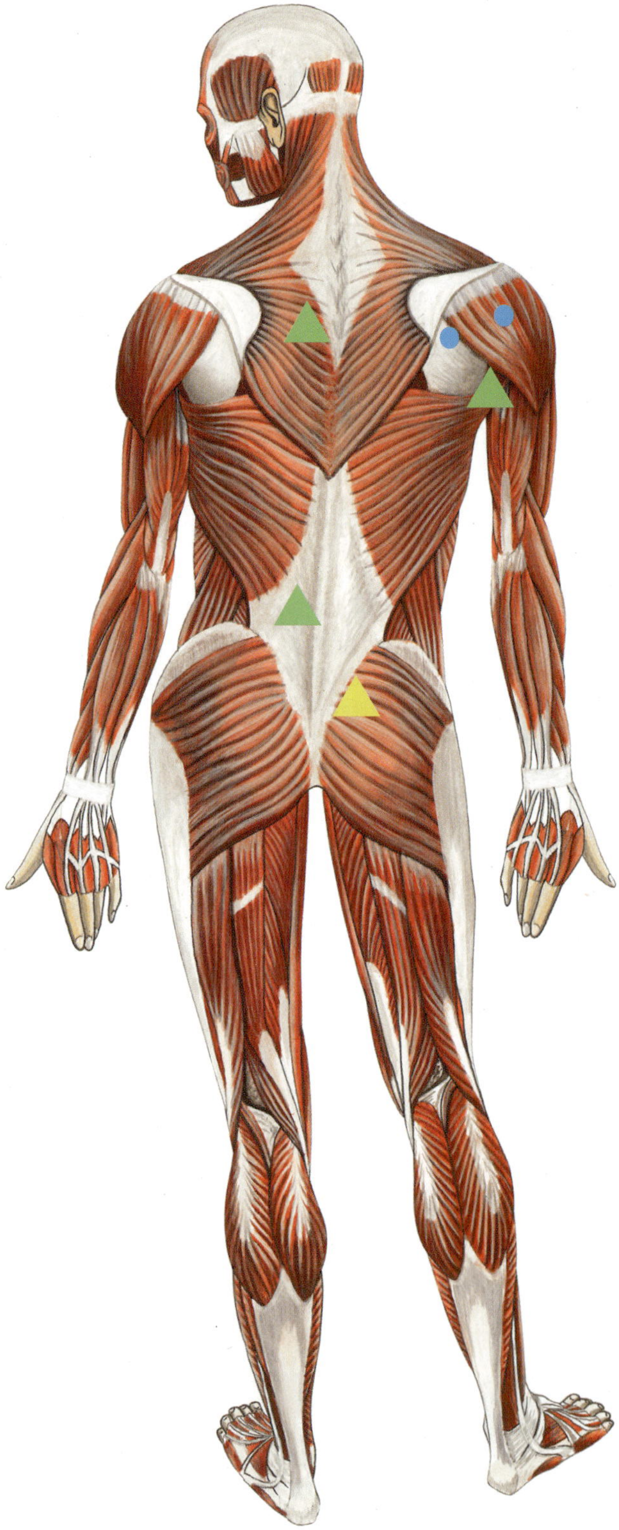

그림 4.84. retro-medio CF의 기능장애

## 분절의 적응증
## INDICATIONS FOR A SEGMENT

**운동검증:** 환자가 팔을 ante-latero 방향으로 움직일 때 어깨 앞쪽 부분의 통증.

**수동운동검증:** 치료사는 환자의 팔을 retro-medio 방향으로 움직이며, 이때 저명한 움직임의 제한이 나타난다.

**촉진검증:**
an-la-hu와 re-me-hu CF와 an-hu와 re-hu의 CC는 모두 같은 정도로 민감하다.

**치료:**
re-hu CC와 re-me-hu CF 부터 치료하기로 한다.
반대 운동계획(ante-latero) 동안 유발된 통증이 후방 근막의 경직에 의한 견봉하 충돌(subacromial conflict)에 의한 것이라고 판단했기 때문이다.

**결과:**
re-me-hu의 운동계획을 완화시킨 직후,
an-la-hu 운동은 잘 움직이고 통증이 줄어든다.

## 전체 체간의 적응증
## INDICATIONS FOR THE ENTIRE TRUNK

**진단:** 후방 흉부 통증.

**운동검증:** 환자는 서 있는 자세에서 머리를 앞으로 숙인다. 이 움직임은 흉추를 따라 통증을 유발하는데, 특히 왼쪽에서 심하다.

**촉진검증:**
좌측 re-me-th 2 CF 및 re-me-lu 2 CF는 민감하고 과밀도화되어 있다.

**치료:**
촉진검증으로 확인된 두 개의 CF를 도수치료한 후 환자는 척추 주위의 통증이 호전되지만,
반대측 둔부에 새로운 통증을 호소한다.
자세의 평형을 회복하기 위해 이 환자의 몸이 re-la-pv CF에 과밀도화를 만들어온 것이었다.
이 무증상이었던 CF를 치료한 후 새로 발생한 증상은 해결된다.

# 후-외측 근막 대각선
## The myofascial diagonal of retro-latero

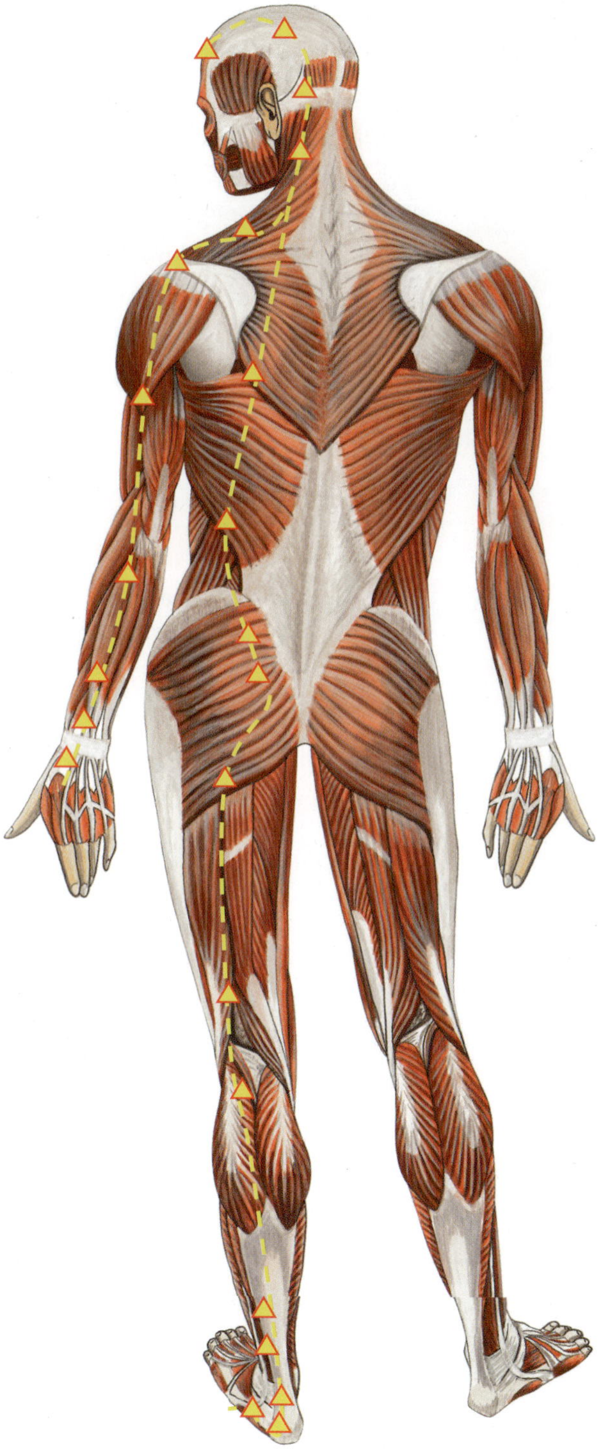

그림 5.1. 후-외측 대각선(Diagonal of retro-latero).

후-외측 근막 대각선(retro-latero mf diagonal)은 신체 분절을 후방(posterior), 외측(lateral)으로 움직인다. 여기에는 다음과 같은 융합점들이 포함된다.

### 상지(Upper limb)

| | |
|---|---|
| retro-latero-scapula 1, 2 | re-la-sc 1, 2 |
| retro-latero-humerus | re-la-hu |
| retro-latero-cubitus | re-la-cu |
| retro-latero-carpus 1, 2 | re-la-ca 1, 2 |
| retro-latero-digiti 1, 2 | re-la-di 1, 2 |

### 체간(Trunk)

| | |
|---|---|
| retro-latero-caput 1, 2, 3 | re-la-cp 1, 2, 3 |
| retro-latero-collum | re-la-cl |
| retro-latero-thorax | re-la-th |
| retro-latero-lumbi | re-la-lu |
| retro-latero-pelvis 1, 2 | re-la-pv 1, 2 |

### 하지(Lower limb)

| | |
|---|---|
| retro-latero-coxa | re-la-cx |
| retro-latero-genu 1, 2 | re-la-ge 1, 2 |
| retro-latero-talus 1, 2 | re-la-ta 1, 2 |
| retro-latero-pes 1, 2, 3 | re-la-pe 1, 2, 3 |

re-la 운동계획은 주로 외회전(extrarotation)을 포함하며, 이러한 이유로 re-la diagonal의 경로는 extrarotation mf sequence와 평행하다.

# 상지의 후-외측 근막 대각선
# RE-LA DIAGONAL OF THE UPPER LIMB

## 융합중심 : 후-외측-손
Centre of fusion: retro-latero-digiti

## re-la-di

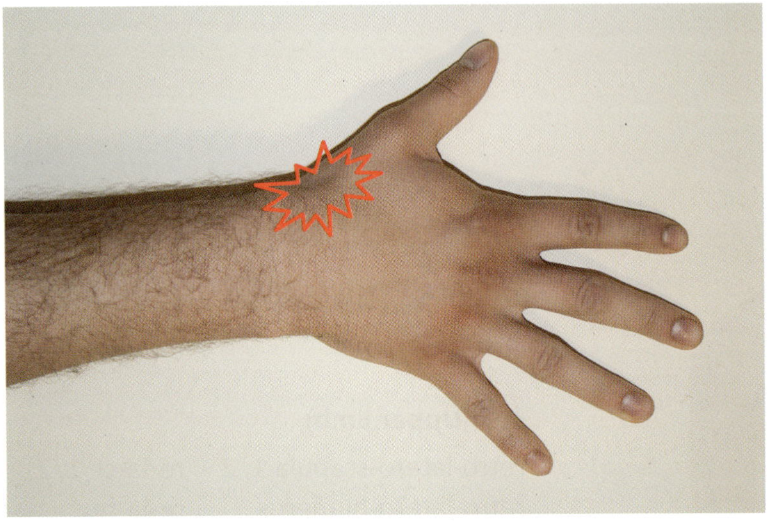

**그림 5.2.** 후-외측-손 융합중심(re-la-di CF)의 기능장애

첫 번째 및 두 번째 손가락의 기능 제한, 손의 작은 근육 경련, 첫 번째 중수지절 관절의 골관절염 및 건초염.
복합 부위 통증 증후군(CRPS) 또는 반사성 교감신경 이영양증 (reflex sympathetic dystrophia) 또는 동통성 신경이영양증후군(algoneurodystrophy syndrome) 또는 작열통(causalgia) 또는 수덱 증후군(Sudeck's syndrome) 등.

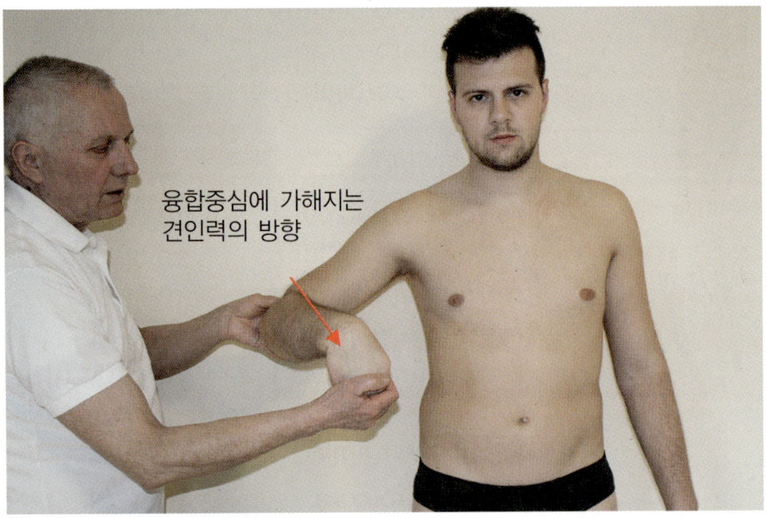


**그림 5.3.** re-la-di 1 CF의 수동-능동운동검증

신근지대(extensor retinaculum)와 힘줄의 탄력성(elasticity)을 테스트하기 위해, 환자는 주먹 안으로 엄지를 쥐고 치료사는 손목에 긴장을 가한다.
이 자세에서 환자는 저항에 대해 손가락을 신전한다.

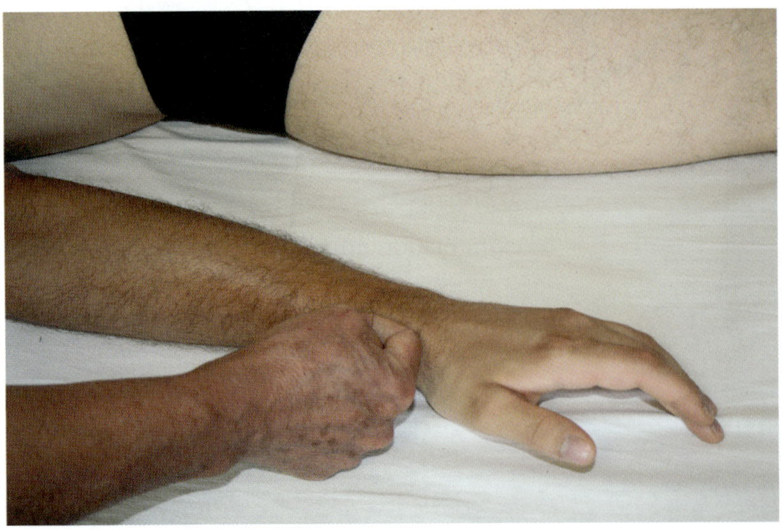

**그림 5.4.** re-la-di 1 CF의 촉진검증과 치료

환자는 앙와위 또는 복와위 자세로, 치료사는 손가락 끝을 사용하여 anatomical snuffbox 내 근막을 검사한다. 그런 다음 검지손가락 너클로 과밀도화(densification)를 도수치료(manipulation) 한다(LI 5).

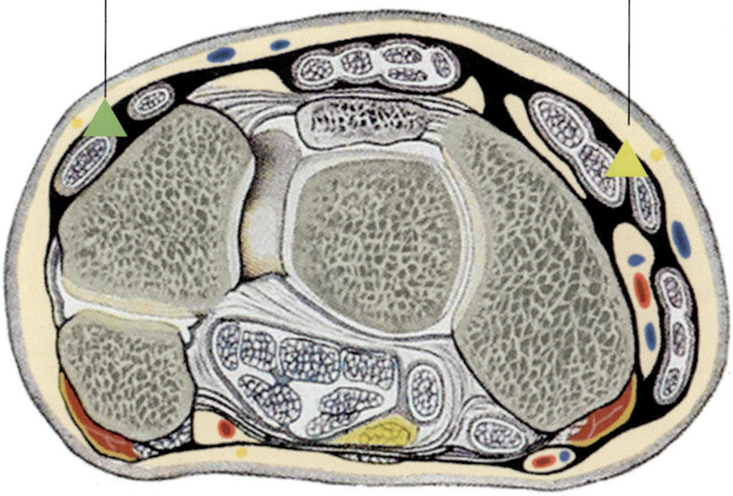


**그림 5.5a.** 두상골(pisiform), 유두골(capitate), 주상골(scaphoid)의 단면

**그림 5.5b.** re-la-di 1 CF의 해부학적 위치와 단면선

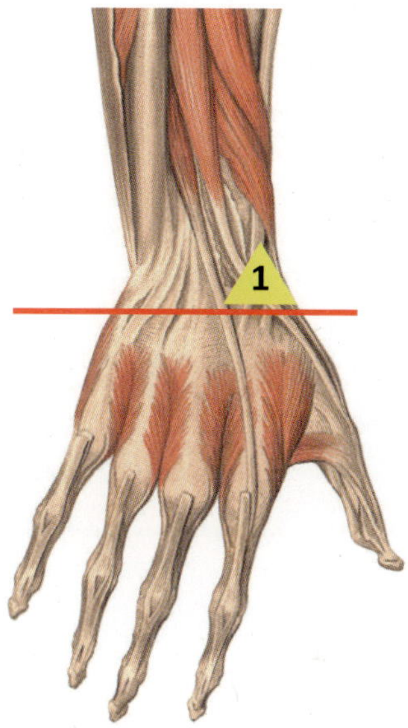


(그림 4.5 참조)

*(Modified from G. Chiarugi and L. Bucciante, Istituzioni di anatomia dell'uomo. Piccin)*

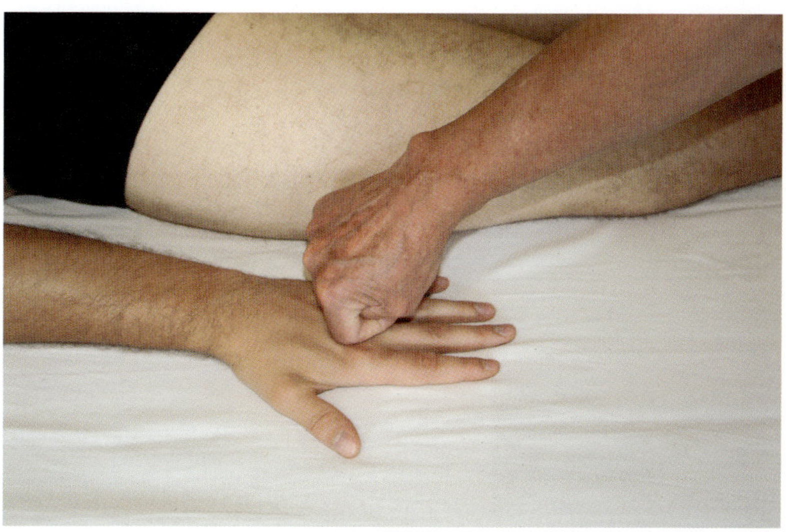

**그림 5.6.** re-la-di CF 2의 촉진검증과 치료

환자가 복와위 또는 앉은 자세로, 치료사는 손가락 끝을 사용하여 두 번째 중수골두 근위부 인접 공간에 위치한 근막을 검사한다. 그런 다음 검지손가락 너클을 이용하여 과밀도화를 도수치료한다(LI 3).

# 융합중심 : 후-외측-손목
## Centre of fusion: retro-latero-carpus

## re-la-ca

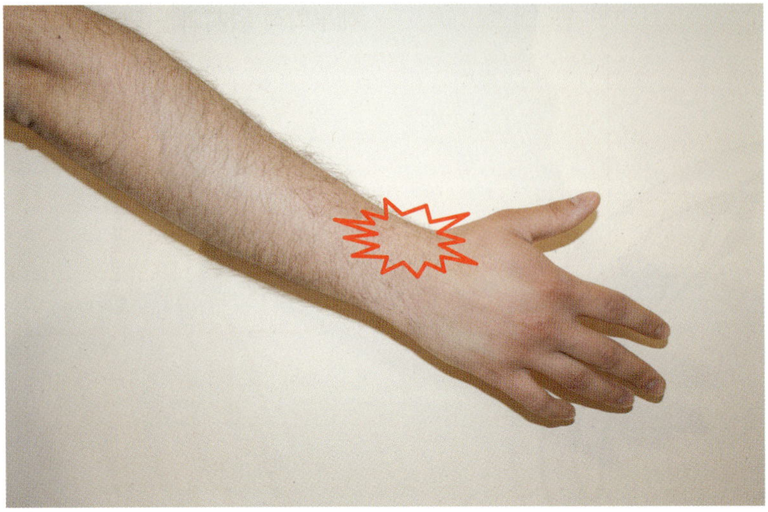

**그림 5.7.** 후-외측-손목 융합중심 (re-la-ca CF)의 기능장애

신전 운동 중 엄지의 긴장과 위약.
드 퀘르뱅 증후군.
엄지손가락 신전 시 방아쇠 손가락 유형의 걸려서 멈추는 증상(catching)이 있는 섬유증(fibrosis).
요측 손목의 부종.
이 영역은 la-ca 근막단위의 인지중심 (Centre of Perception of the la-ca mf unit)과 요골 신경의 피부 분지(cutaneous branch of the radial nerve)가 나오는 지점에 해당한다.

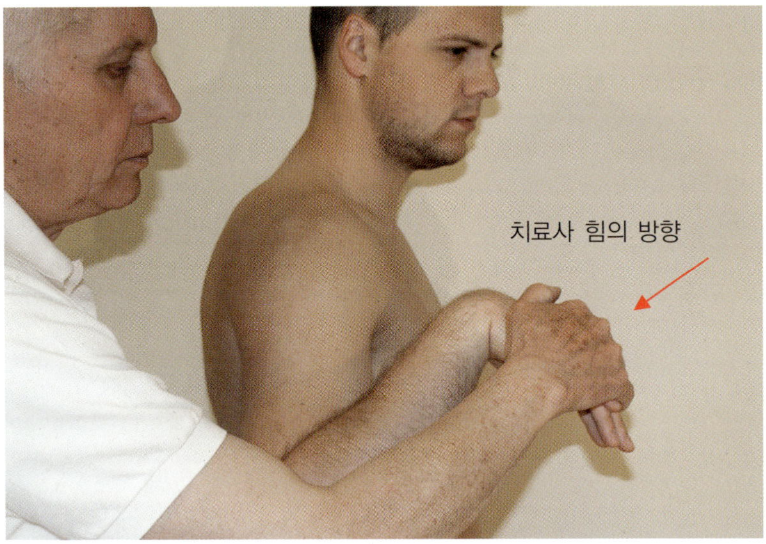


**그림 5.8.** re-la-ca CF의 운동검증

손목의 능동 척측 편위 또는 수동 요측 스트레칭을 시행하면 환자는 손목 요측에 통증을 호소한다.
엄지손가락을 구부린 상태에서 손목의 척측 편위를 시행하는 Finkelstein 검사는 양성일 것이다.

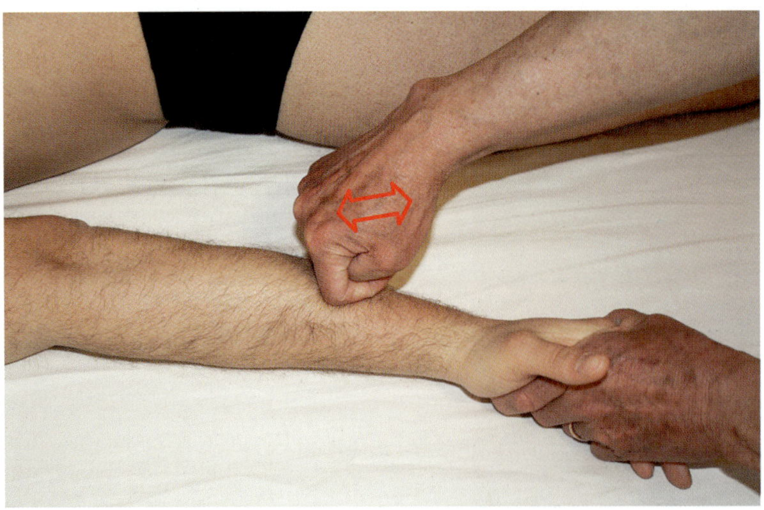

**그림 5.9.** re-la-ca 1 CF의 촉진검증과 치료

환자는 복와위 자세로,
촉진검증과 치료는 신근지대 근위부, 단무지신근(extensor pollicis brevis)과 장무지외전근(abductor pollicis longus)의 근건 접합부 위로 연결된 근막에서 수행된다(LI 7).

re–me–ca CF는
척측 신전근(unlar extensors)과
소지신근(extensor digit minimi)의
힘줄 사이에 위치

re–la–ca CF는
요측 신전근(radial extensors)과
단무지신근(extensor pollicis
brevis)의 힘줄 사이에 위치

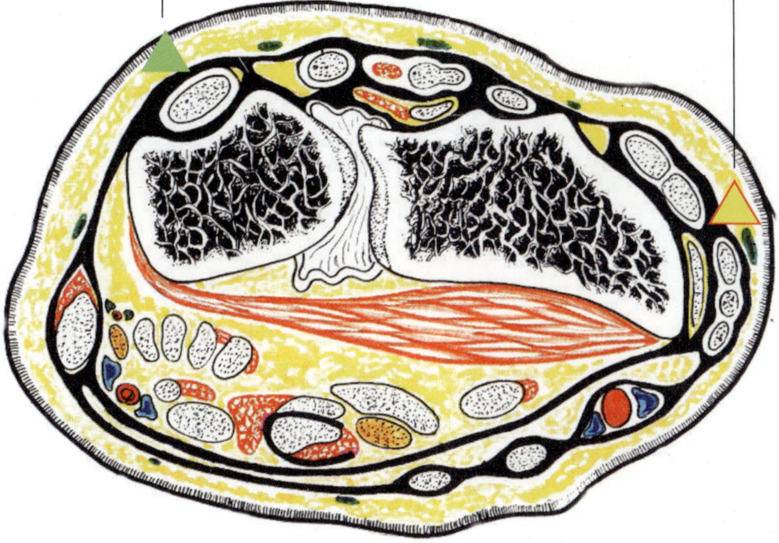

**그림 5.10a**. 전완 원위부의 단면

*(Modified from G. Chiarugi and L. Bucciante, Istituzioni di anatomia dell'uomo. Piccin)*

**그림 5.10b**. re-la-ca 1,2 CF의 해부학적 위치와 단면선

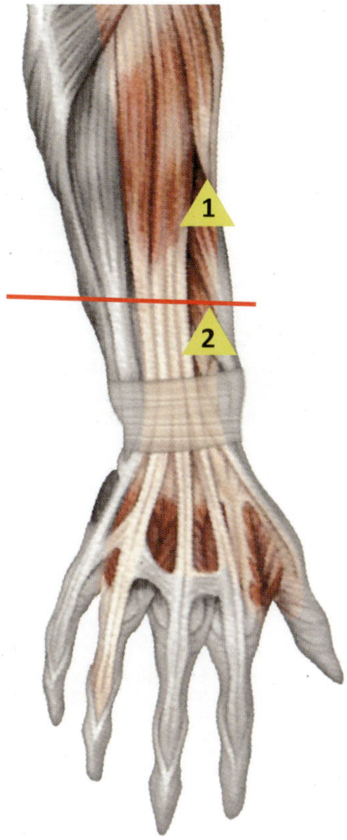


(그림 4.10 참조)

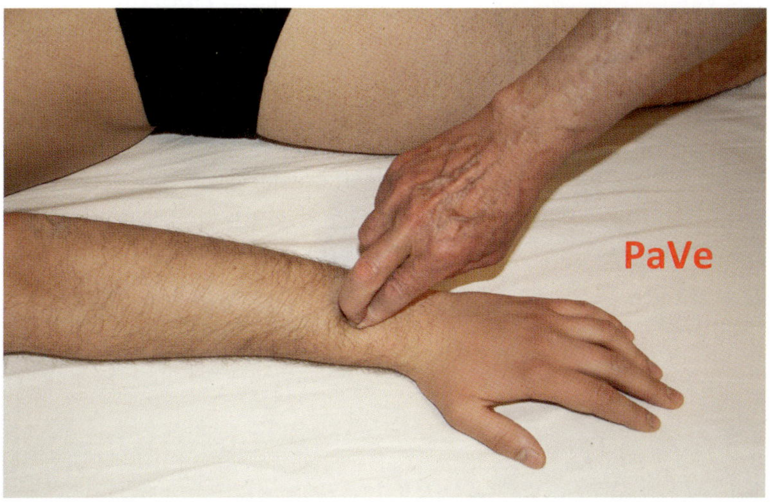


**그림 5.11.** re-la-ca 2 CF의 촉진검증과 치료

환자는 앙와위 또는 복와위 자세로, 치료사는 검지손가락 너클을 이용하여 상완요골근(brachioradialis)과 단무지신근(extensor pollicis brevis)의 원위 힘줄 사이에 연결된 근막을 가동치료 한다(mobilise).
환자의 전완을 회전하면서 이 지점을 확인할 수도 있다(LI 6, TE 6).

# 융합중심 : 후-외측-팔꿈치
## Centre of fusion: retro-latero-cubitus

# re-la-cu

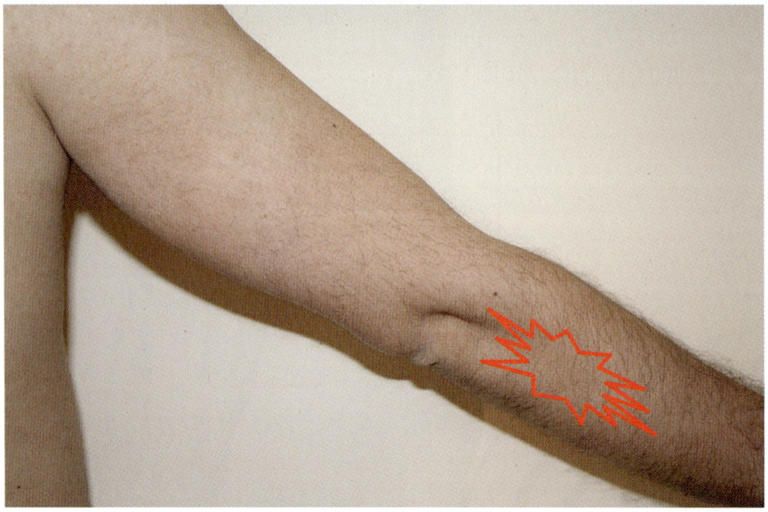

**그림 5.12.** 후-외측-팔꿈치 융합중심(re-la-cu CF)의 기능장애

통증 부위는 er-ca mf unit의 CP 부위와 re-la-ca 사분면에서 요골신경 피부 분지(cutaneous branch of the radial nerve)의 출현 지점에 해당한다.

손목(carpus)과 팔꿈치(cubitus) 분절의 운동장애.

외측 전완에 저린 증상이 있는 경추상완통(cervicobrachialgia)이 있는 경우, re-la-cl CF와 re-la-cu CF를 교대로 치료하는 것이 유용하다.

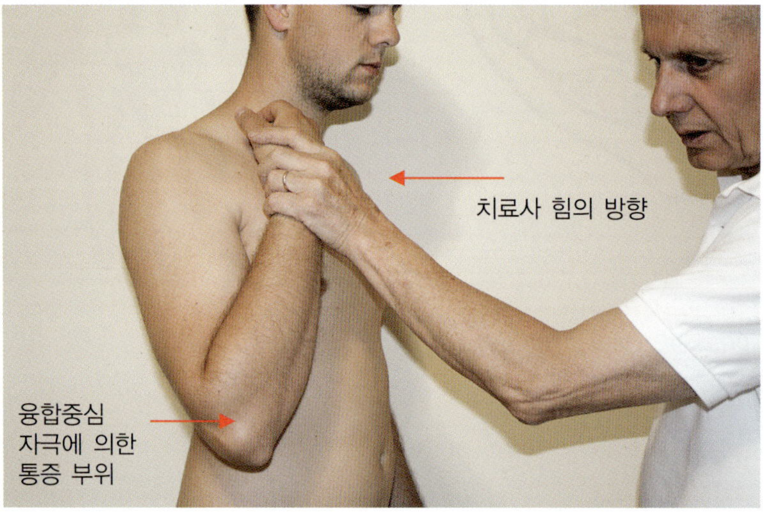


**그림 5.13.** re-la-cu CF의 수동운동검증

re-la-cu CF에 대한 수동운동검증은 환자의 손을 어깨 쪽으로 밀어 수행한다. 환자는 팔꿈치와 손목 분절의 후외측 부분에 통증을 호소할 수 있다.

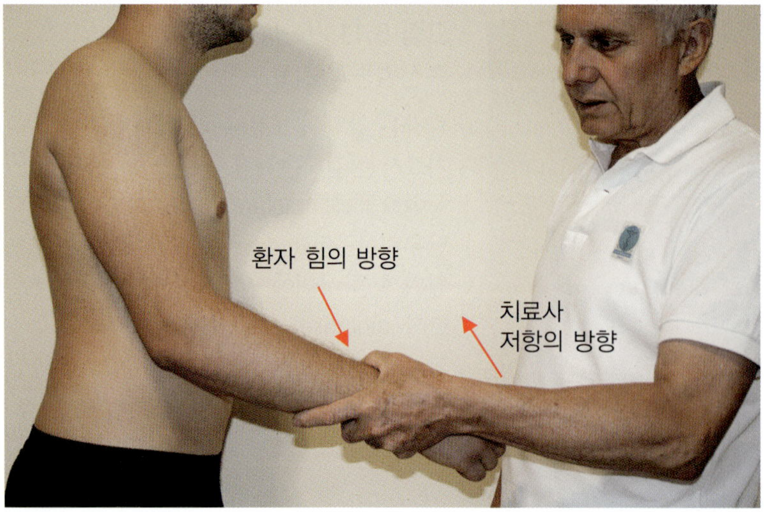


**그림 5.14.** re-la-cu CF의 능동운동검증

능동운동검증 시 환자에게 팔을 강하게 신전(extend), 외전(abduct) 및 외회전(extrarotate)하도록 요청한다. re-la-cu CF의 과밀도화는 통증과 함께 위약으로 나타난다.

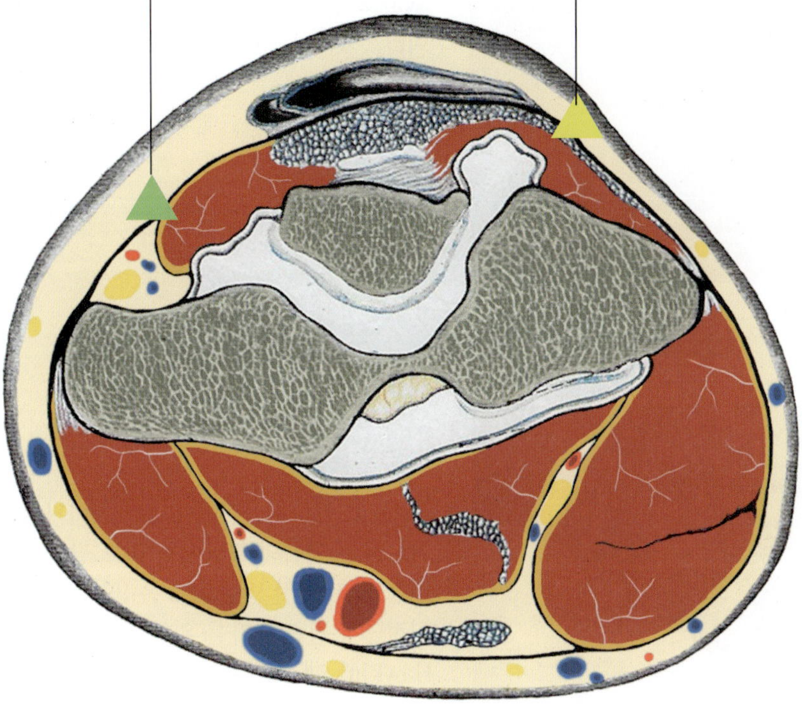


**그림 5.15a.** 주두 높이에서의 팔꿈치 단면

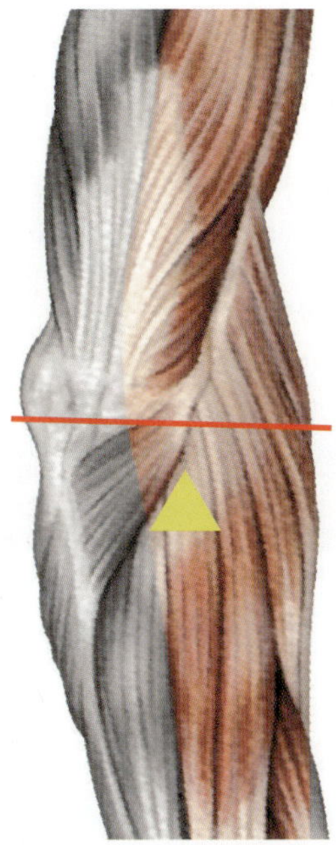

**그림 5.15b.** re-la-cu CF의 해부학적 위치와 단면선

(그림 4.15 참조)

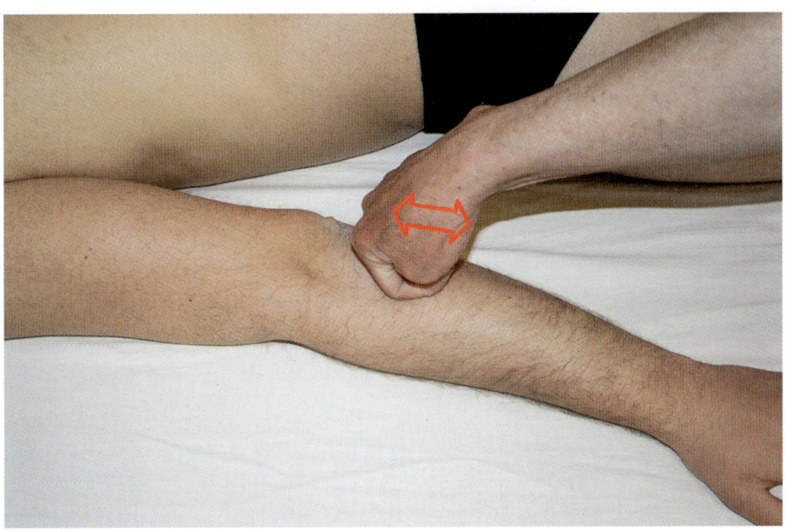

**그림 5.16.** re-la-cu CF의 촉진검증과 치료

환자는 복와위 자세로,
치료사는 외측상과 원위부의 주근(anconeus)과 수지신근(extensor digitorum) 사이의 고랑에 검지손가락 너클을 놓고 도수치료한다. 이 부분은 특히 통증이 강할 수 있다(LI 11).

## 융합중심 : 후-외측-상완
Centre of fusion: retro-latero-humerus

## re-la-hu

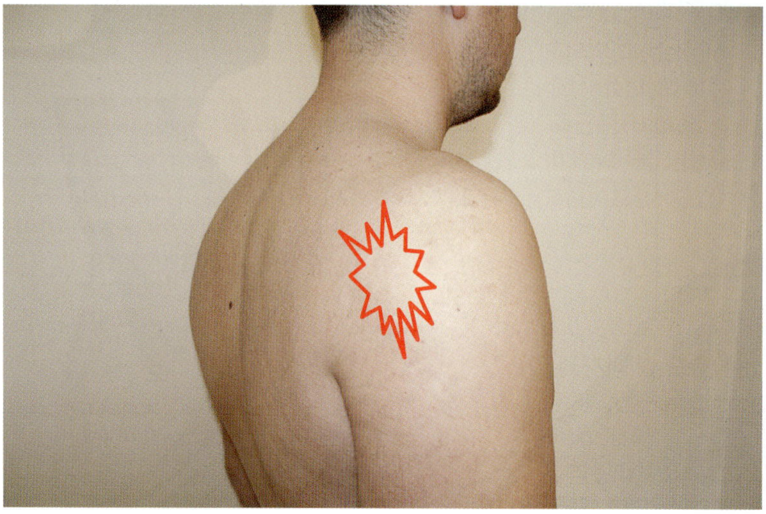

**그림 5.17.** 후-외측-상완 융합중심 (re-la-hu CF)의 기능장애

외굴(lateromotion), 후굴(retromotion) 및 외회전(extrarotation) 시행 중 어깨 통증. la-hu, re-hu 및 er-hu의 근막 단위의 힘줄 부착부가 이 융합중심(CF)에 모이게 된다.

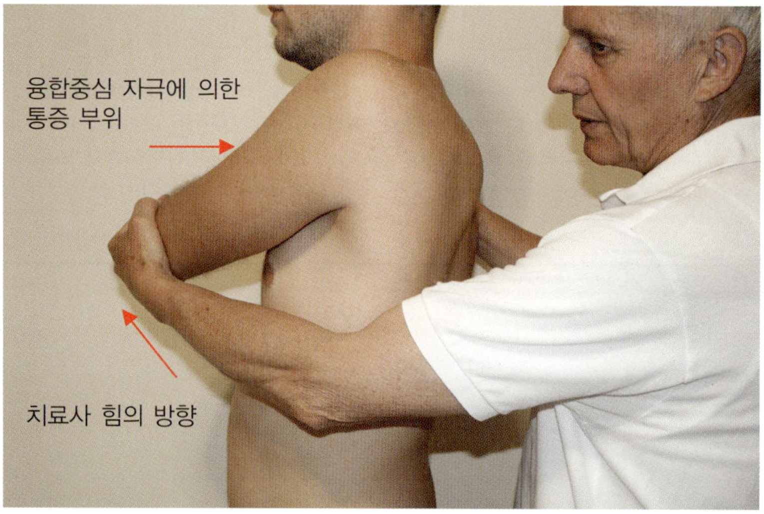


**그림 5.18.** re-la-hu CF의 수동운동검증

re-la-hu CF의 근막을 스트레치하기 위해, 치료사는 환자의 팔꿈치를 잡고 팔을 굴곡, 내전 및 내회전 방향으로 움직인다.
회전근개 병변 평가를 위한 Hawkin's 테스트는 양성일 수 있다.

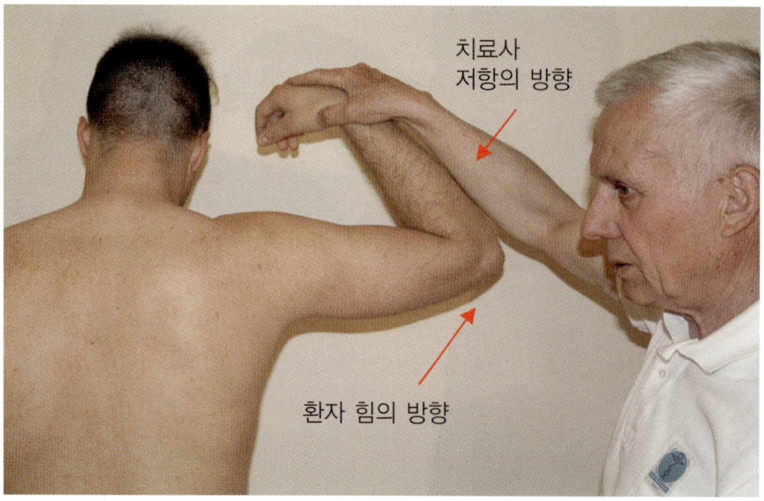


**그림 5.19.** re-la-hu CF의 능동운동검증

환자는 서있는 자세로,
치료사는 환자가 외전 90°에서 관절와상완관절(glenohumeral joint)의 신전을 수행할 때 저항을 준다.
극상근 기능을 평가하기 위한 Jobe 테스트와 유사하다.

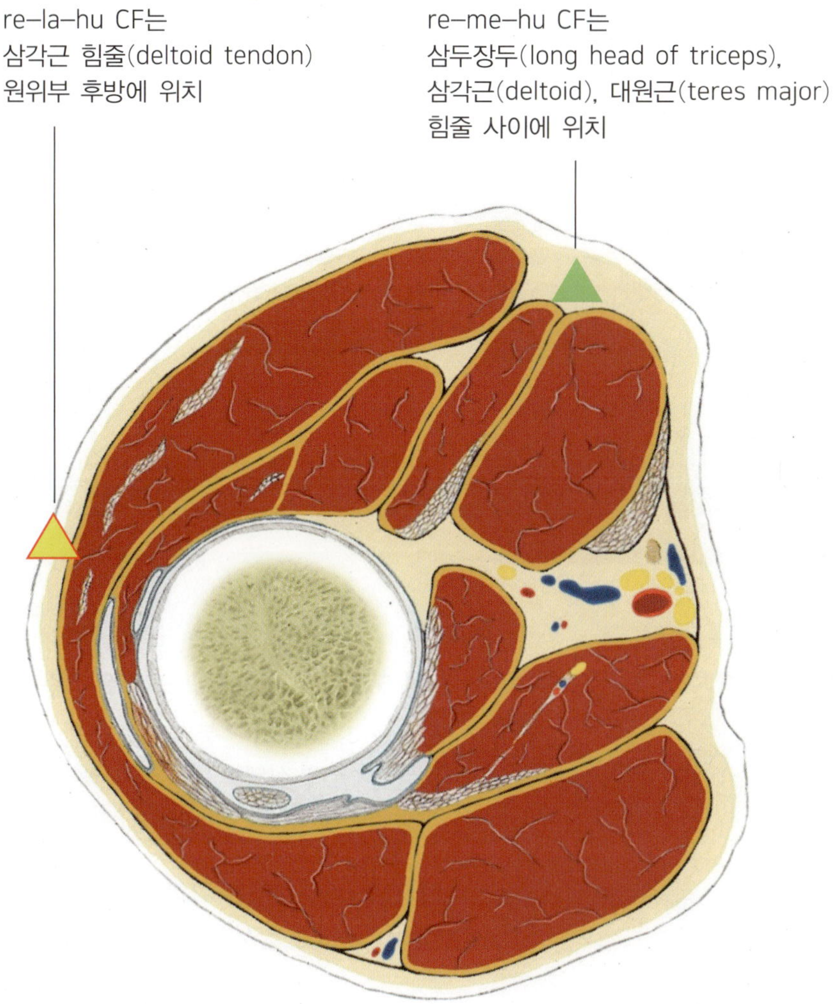


**그림 5.20a.** 상완골두를 통과하는 사면

**그림 5.20b.** re-la-hu CF의 해부학적 위치와 단면선

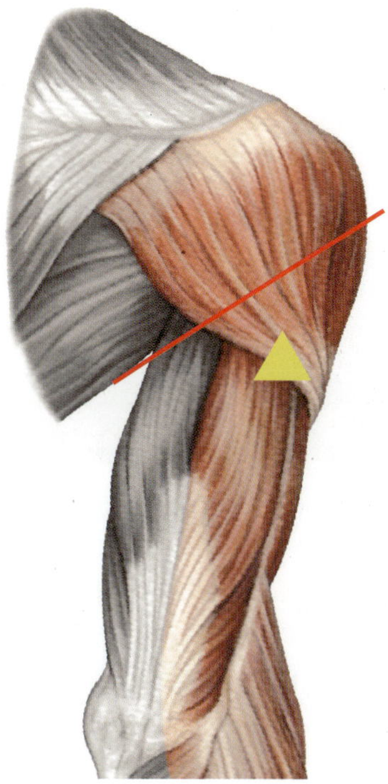

(그림 4.20 참조)

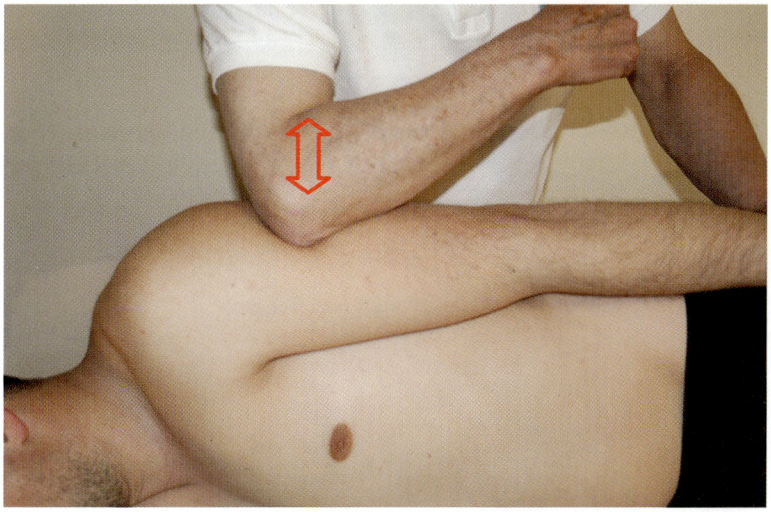

**그림 5.21.** re-la-hu CF의 촉진검증과 치료

환자는 측와위 자세로,
치료사는 환자의 뒤에 또는 앞에 서서
팔꿈치를 삼각근의 상완골 부착부 뒤쪽에
위치시키고, 근막을 횡방향으로 가동치료
한다(TE 13).

## 융합중심 : 후-외측-견갑
Centre of fusion: retro-latero-scapula

## re-la-sc

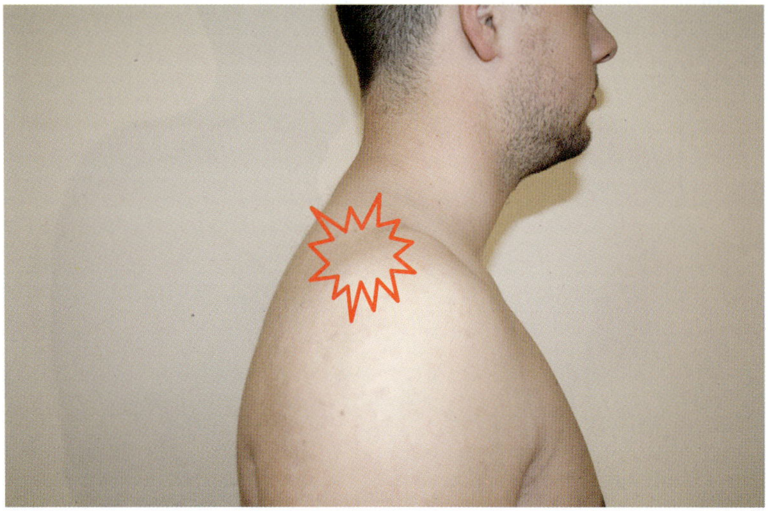

**그림 5.22.** 후-외측-견갑 융합중심 (re-la-sc CF)의 기능장애

견쇄관절(acromioclavicular joint)의 통증.
상지의 피로감.
관절와순 또는 견봉하 충돌.
쇄골 또는 상완골 골절 후 발생한 어깨의 근력 저하.

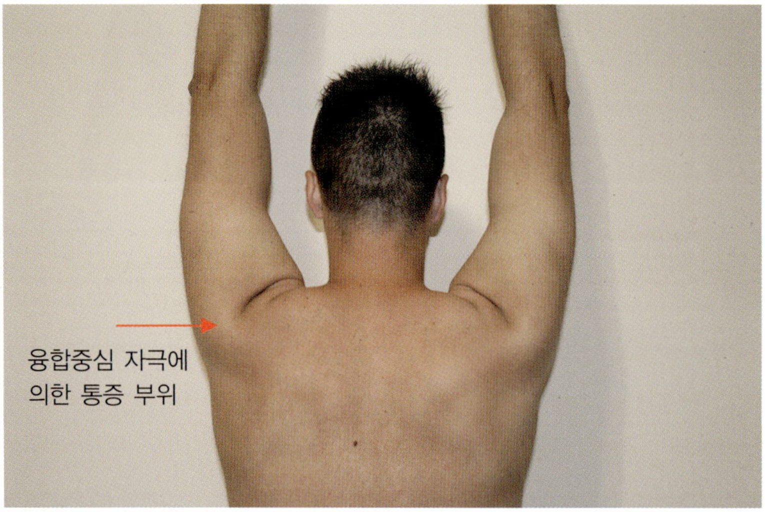


**그림 5.23.** re-la-sc CF의 운동검증

re-la-sc 1, 2 CF의 운동검증을 위해, 환자의 팔을 편 상태로 위로 올리도록 한다. 견쇄 충돌이 있으면 end range pain이 나타난다.
견쇄관절 기능장애를 확인하기 위한 O'Brien 검사는 양성일 수 있다.

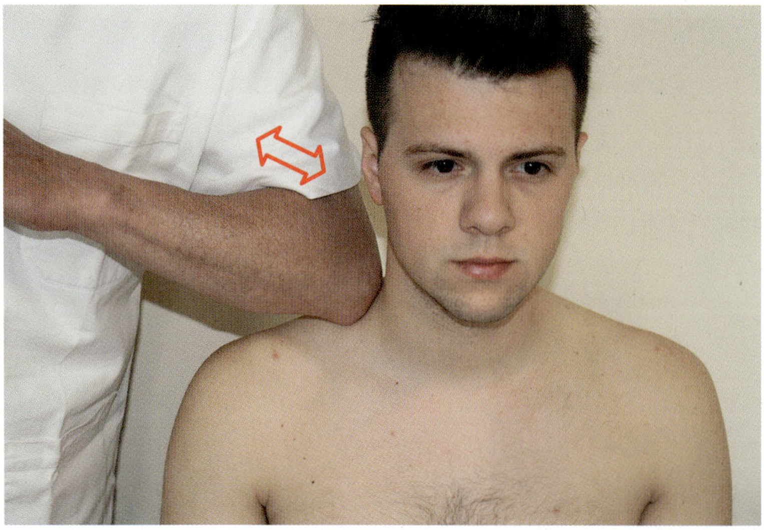

**그림 5.24.** re-la-sc 1 CF의 촉진검증과 치료

환자는 앉은 자세로, 승모근의 쇄골 부착부 위에 위치한 근막에서 촉진검증 및 치료가 수행된다.
치료는 이 근육의 중심에서 앞쪽 방향으로 이동하면서 시행된다(GB 21).

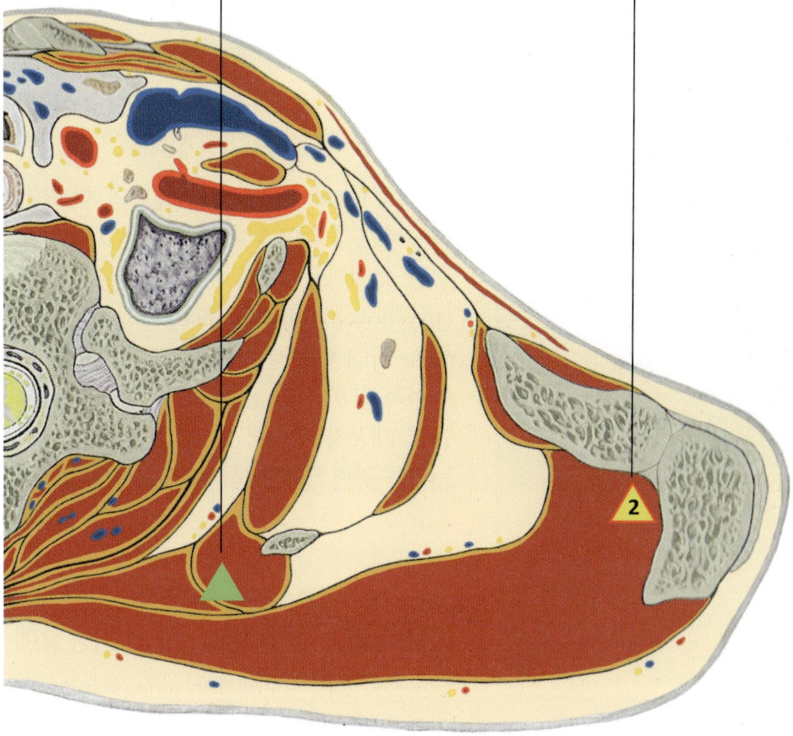


**그림 5.25a.** 흉추 2번 높이에서의 단면

**그림 5.25b.** re-la-sc 1,2 CF의
해부학적 위치와 단면선

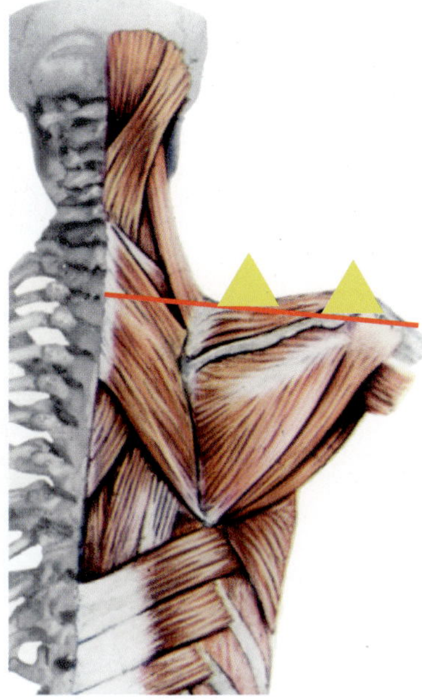

(그림 4.25 참조)

*(Modified from G. Chiarugi and L. Bucciante, Istituzioni di anatomia dell'uomo. Piccin)*

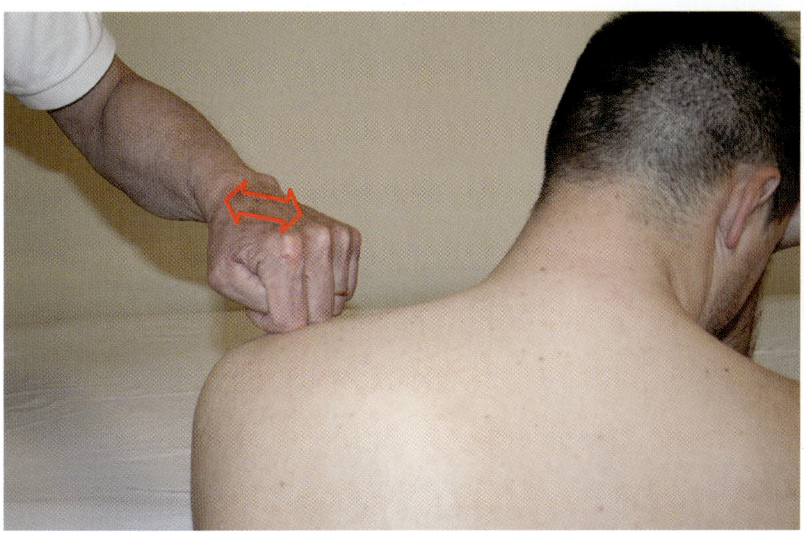

**그림 5.26.** re-la-sc 2 CF의
촉진검증과 치료

환자는 앉은 자세로,
치료사는 견봉쇄골 인대를
검지손가락 너클을 이용하여 도수치료한다.
환자가 연관통을 포함한 모든 통증이
사라졌다고 할 때까지 시행한다
(LI 16),

# 체간의 후-외측 근막 대각선
# RE-LA DIAGONAL OF THE TRUNK

## 융합중심 : 후-외측-머리
## Centre of fusion: retro-latero-caput

## re-la-cp

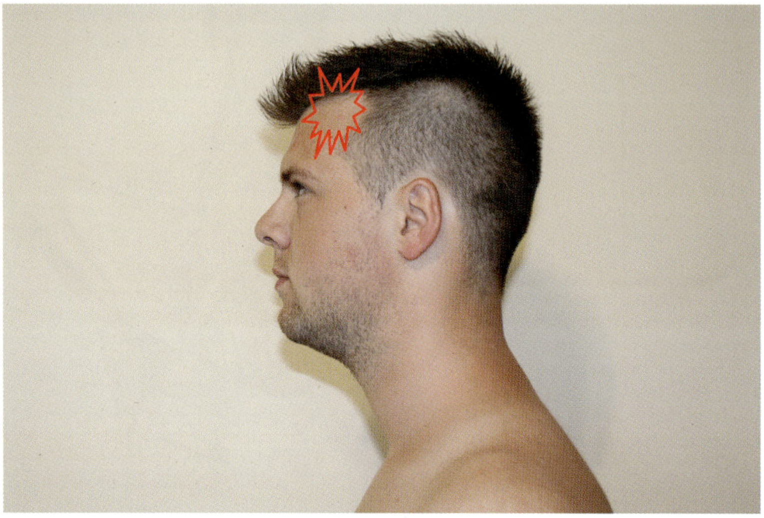

**그림 5.27.** 후-외측-머리 융합중심 1 (re-la-cp 1 CF)의 기능장애

세 개의 re-la-cp CF에는 다음의 세 가지 공통적인 증상이 있다.
두통, 어지러움(vertigo) 및 심인성 장애 (psychogenic disturbance)
re-la-cp 1 CF에는 다음과 같은 특정적 징후가 있다.
안와 가장자리의 통증, 시각 장애, 눈꺼풀 경련 및 안검하수.

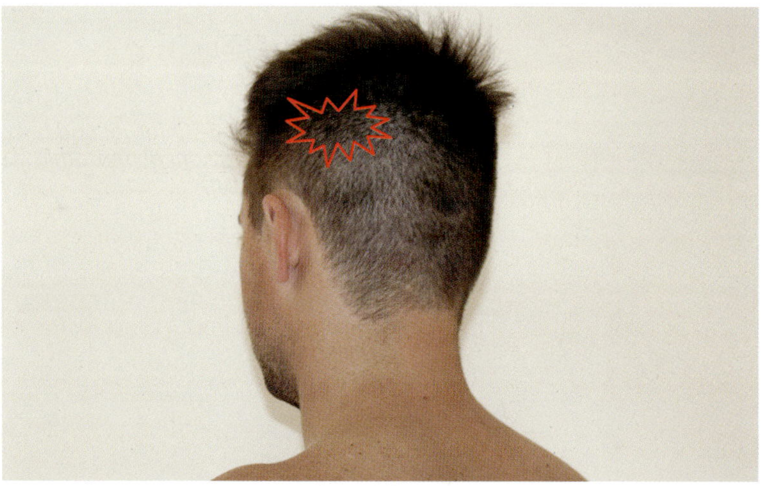

**그림 5.28.** re-la-cp 2 CF의 기능장애

두개골의 CF는 모상건막(galea capitus)의 탄력에도 영향을 미친다.
이는 3차원 공간 지각력과 자신의 신체의 인지에 필수적 요소이다.
re-la-cp 2 CF에서의 구심성 정보에 이상이 생기면 신체적, 심인성 평형감각 모두에 장애가 발생한다.

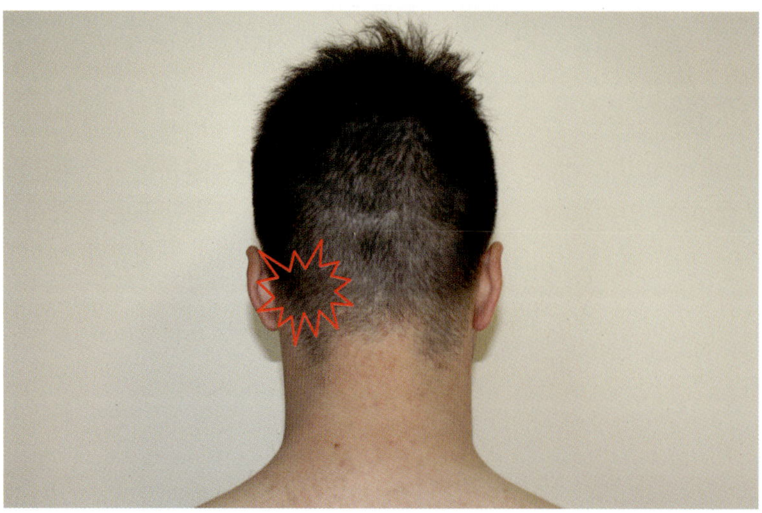

**그림 5.29.** re-la-cp 3 CF의 기능장애

re-la-cp 3 CF는 측두골(temporal bone)의 유양돌기(mastoid) 부분에 위치한다.
유양돌기는 이복근(digastric), 두판상근(splenius capitis) 및 흉쇄유돌근(sternocleidomastoid)의 부착점이다.
이 지점은 청각 장애(이명, 중이염) 및 경부 강직에 관여한다.

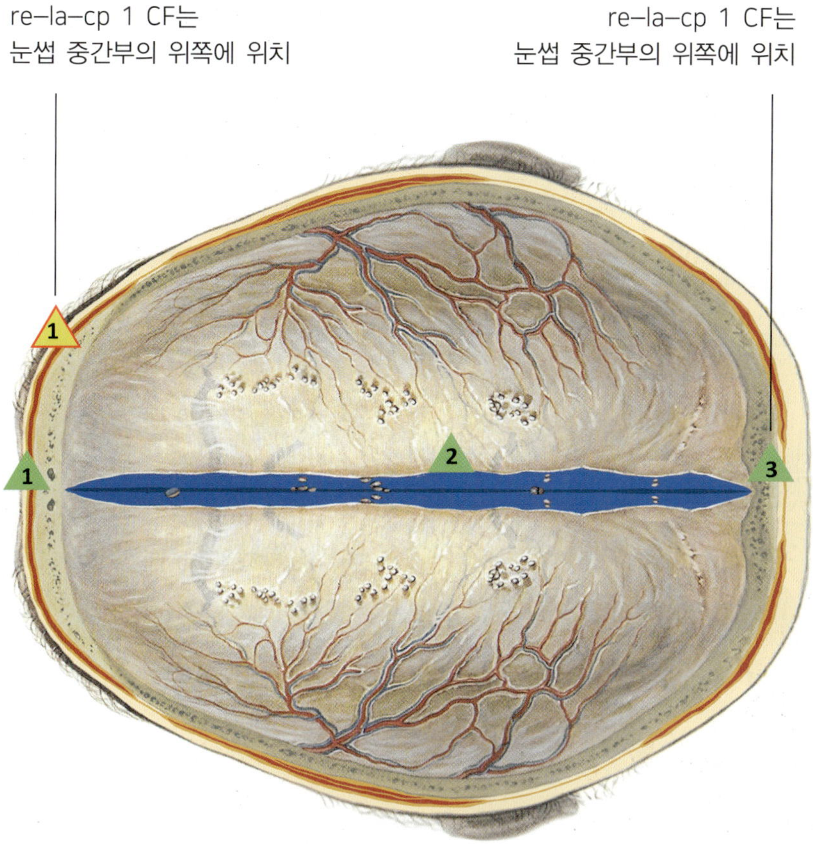


**그림 5.30a**. 빨간선 높이에서 머리의 단면(**그림 5.30b**).

**그림 5.30b**. re-la-cp 1 CF의 해부학적 위치와 단면선

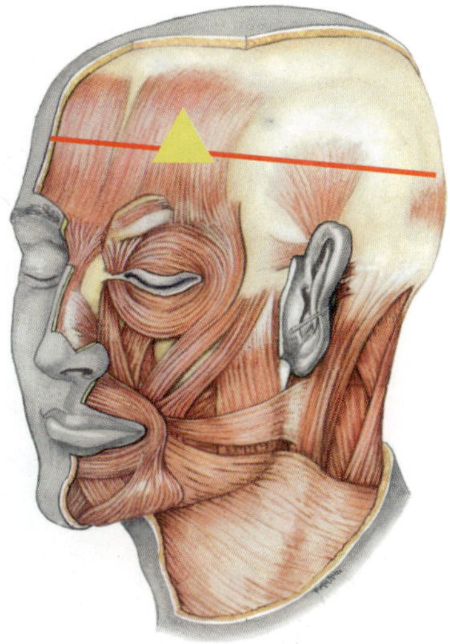

(그림 4.30 참조)

*(Modified from G. Chiarugi and L. Bucciante, Istituzioni di anatomia dell'uomo. Piccin)*

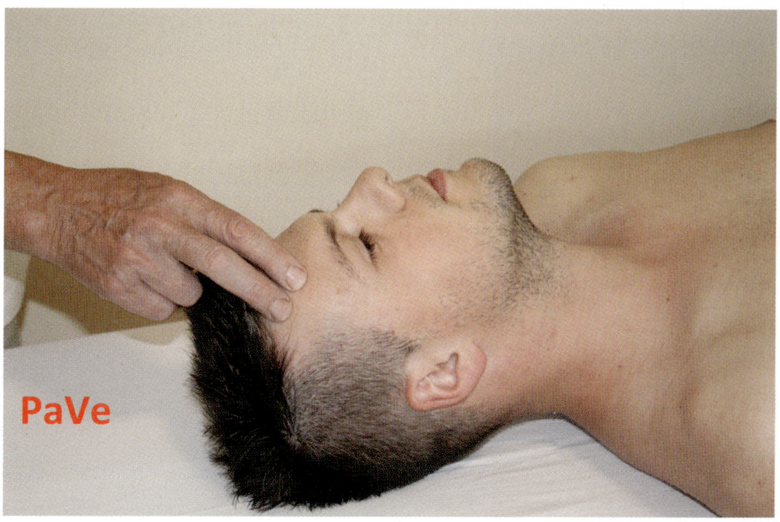


**그림 5.31.** re-la-cp 1 CF의 촉진검증과 치료

환자는 앙와위 자세로,
촉진검증은 중지와 검지의 손가락 끝으로 하는 반면, 치료는 검지손가락 너클을 이용하여 시행하는 것이 좋다.
치료 포인트는 눈썹의 중간 부분 위, 이마의 중간 또는 헤어 라인에 더 가까운 부분에서 찾을 수 있다(GB 14, 15).

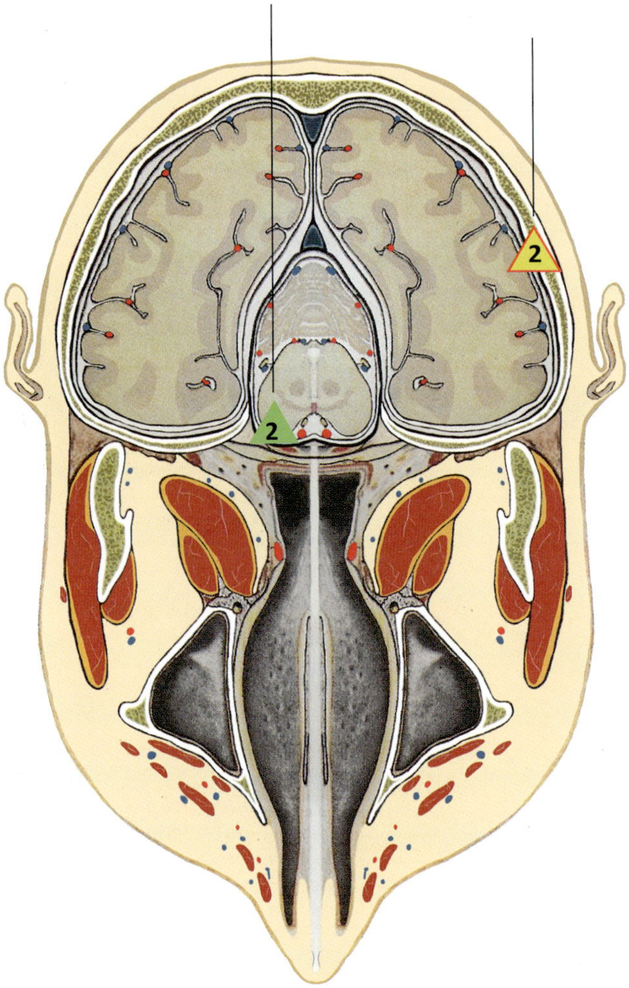


**그림 5.32a.** 상악골(maxilla)을 지나는 머리의 사면

**그림 5.32b.** re-la-cp 2 CF의 해부학적 위치와 단면선

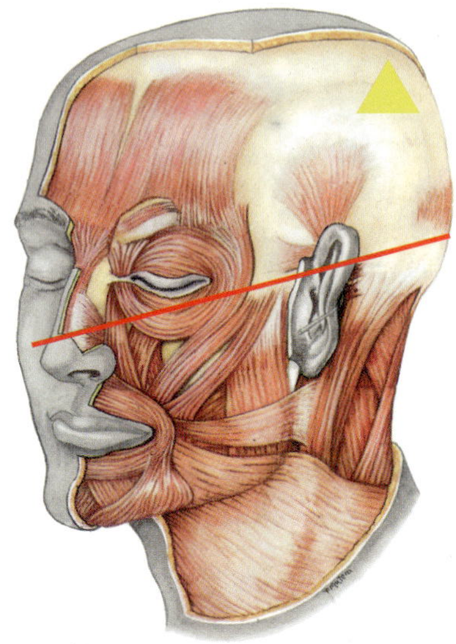

(그림 4.32 참조)

*(Modified from G. Chiarugi and L. Bucciante, Istituzioni di anatomia dell'uomo. Piccin)*

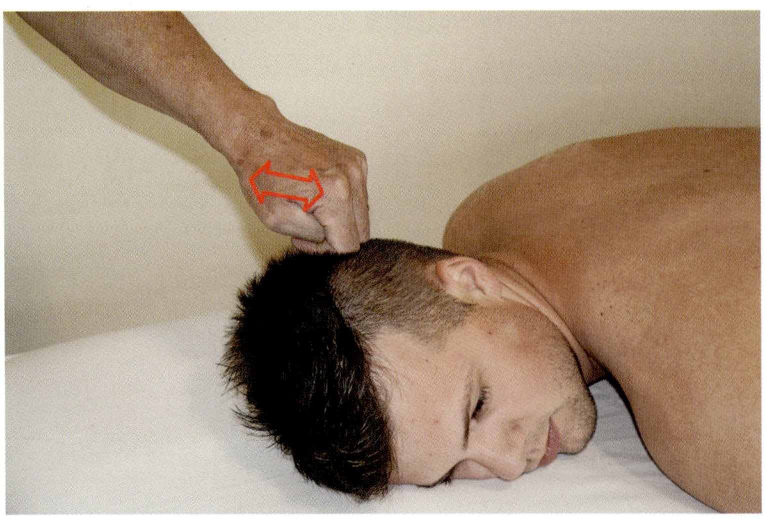

**그림 5.33.** re-la-cp 2 CF의 촉진검증과 치료

환자는 앉거나 복와위로 받침대에 머리를 편하게 놓은 자세로,
치료사는 두정골 융기(parietal protuberance) 부위의 모상건막(galea capitis)의 과밀도화(densification)를 찾는다.
탄력(elasticity)이 회복될 때까지 가동치료한다(GB 17–18).

re-la-cp 3 CF는
유양돌기(mastoid)의
흉쇄유돌근(SCM) 부착부에 위치

re-me-cp 3 CF는
두정골 융기(parietal
protuberance)의 측면에 위치

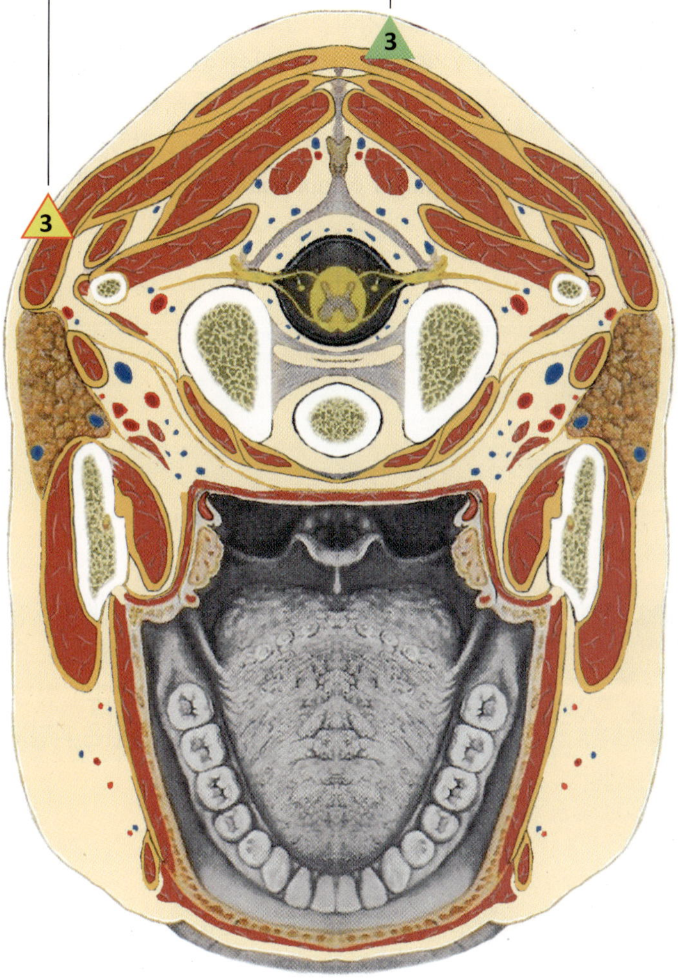


**그림 5.34a**. 하악골을 통과하는 머리의 단면

**그림 5.34b**. re-la-cp 3 CF의
해부학적 위치와 단면선

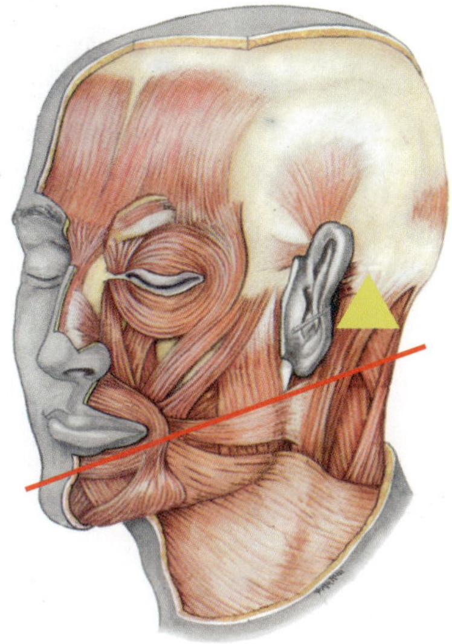

(그림 4.34 참조)

*(Modified from G. Chiarugi and L. Bucciante, Istituzioni di anatomia dell'uomo. Piccin)*

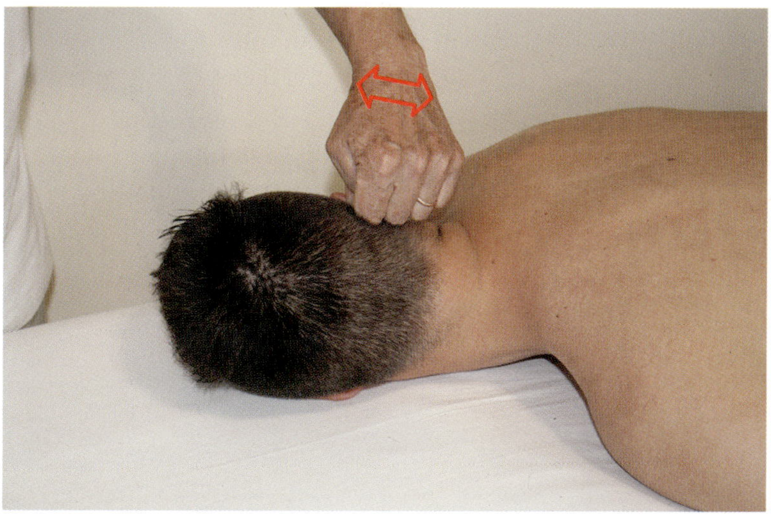

**그림 5.35**. re-la-cp 3 CF의
촉진검증과 치료

환자는 앉거나 복와위로 받침대에 머리를 편하게 놓은 자세로,
치료사는 유양돌기(mastoid process)의 뒤쪽과 위쪽에서 가장 민감한 지점을 찾아 통증이 사라질 때까지 검지손가락 너클로 이 지점을 도수치료한다(GB 19, GB 11).

# 융합중심 : 후-외측-경부
## Centre of fusion: retro-latero-collum

## re-la-cl

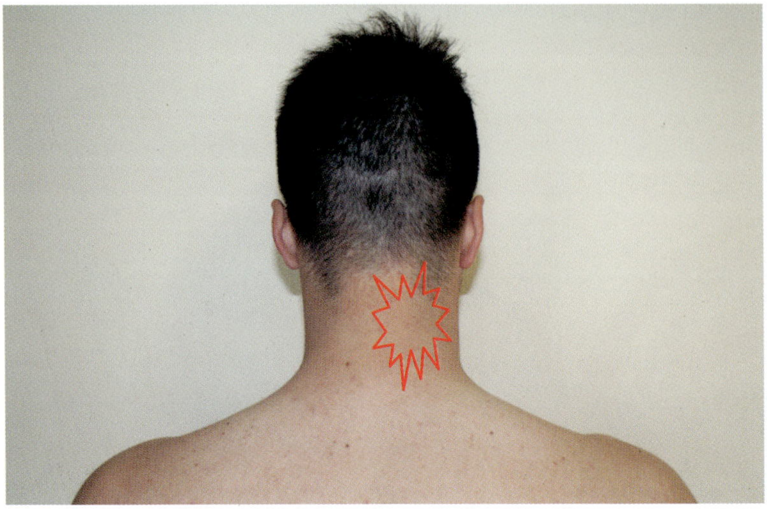

**그림 5.36.** re-la-cl CF의 기능장애

re-la-cl CF의 과밀도화(densification)는 경부 강직을 초래하고 때때로 상지를 따라 통증과 감각 이상을 유발한다.
이 CF의 과밀도화는 종종 같은 이름의 근막 대각선(diagonal)을 따라 장력 보상(tensional compensation)을 유발한다.

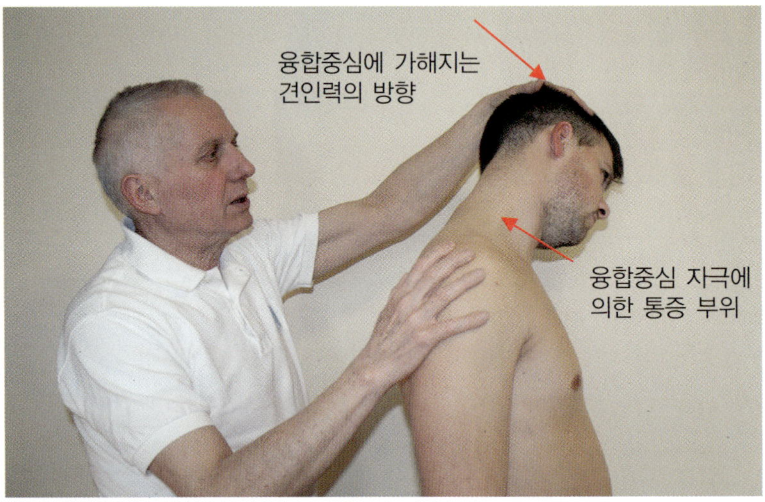


**그림 5.37.** re-la-cl CF의 수동운동검증

치료사가 환자의 머리를 좌우 양측의 전외측 방향(anterolateral direction)으로 움직일 때, 환자는 가장 당기는 느낌의 방향을 말한다. 한쪽으로만 당기는 느낌은 과밀도화된 부분을 나타낸다.

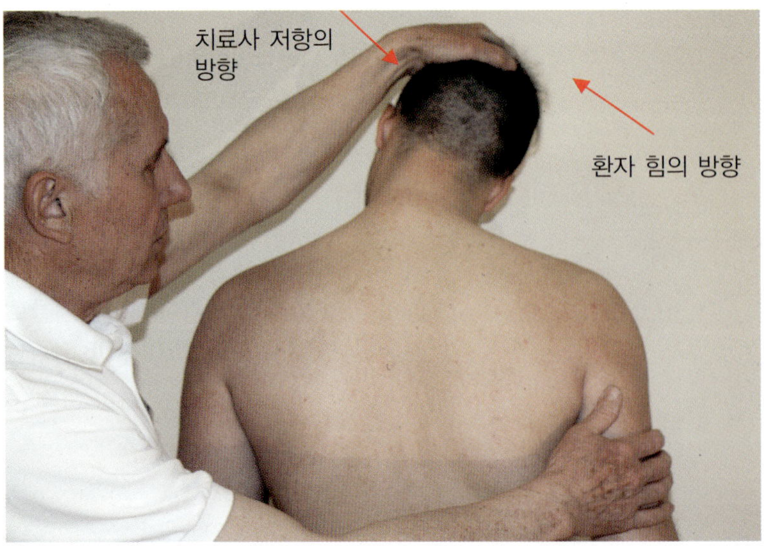


**그림 5.38.** re-la-cl CF의 능동운동검증

치료사는 환자의 머리에 한 손을 얹고 환자가 머리와 목을 retro-lateral 방향으로 움직일 때 저항을 가한다.
그런 다음 반대쪽에서도 동일한 동작을 반복한다.

re–la–cl CF는
승모근(trapezius)과
견갑거근(levator scapulae)
사이의 고랑에 위치

re–me–cl CF는
목덜미인대(nuchal ligament)의
측면에 위치

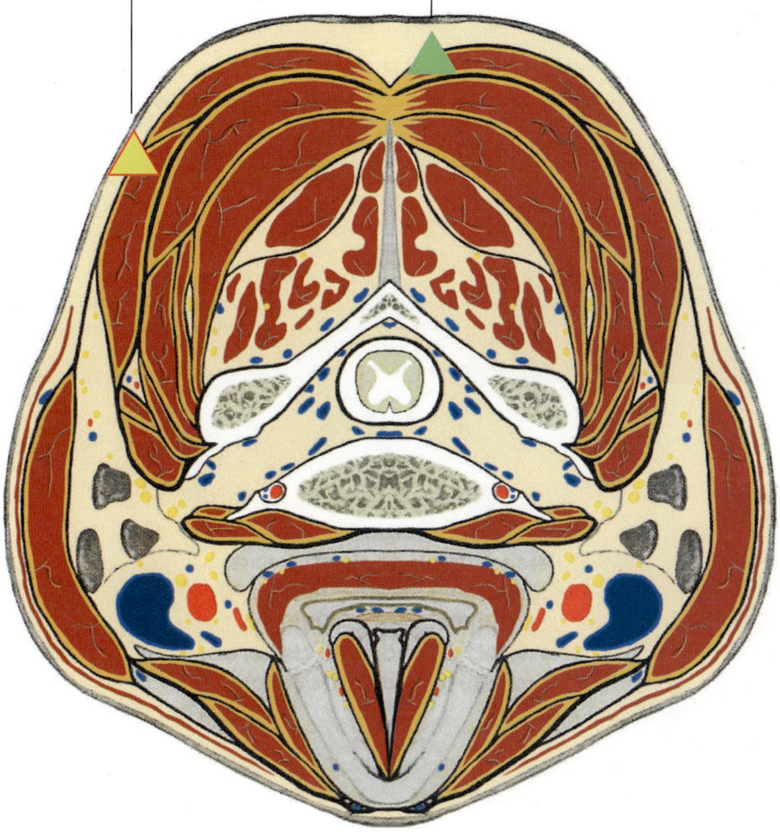

**그림 5.39a.** 제5 경추 높이에서 목의 단면

**그림 5.39b.** re-la-cl CF의 해부학적 위치와 단면선

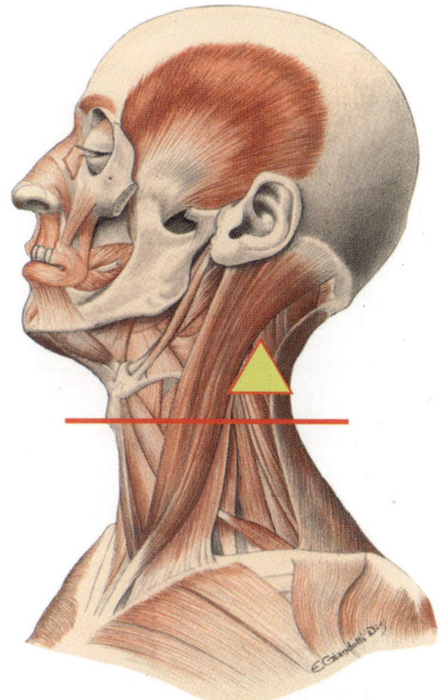

(그림 4.39 참조)

*(Modified from G. Chiarugi and L. Bucciante, Istituzioni di anatomia dell'uomo. Piccin)*

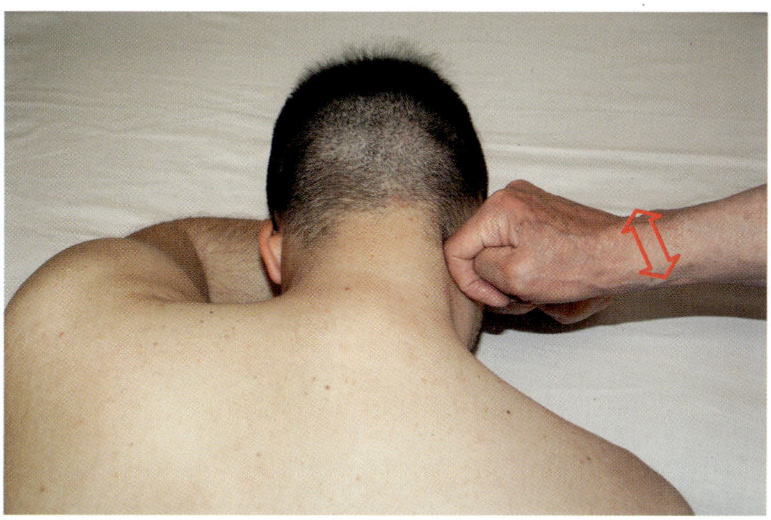

**그림 5.40.** re-la-cl CF의 촉진검증과 치료

환자는 앉아서 받침대에 머리를 편하게 놓은 자세로,
이 CF의 도수치료는
견갑거근(levator scapulae) 뒤쪽에 위치한, 두판상근(splenius)과 두반극근(semispinalis capitis)의 근막에서 수행된다(LI 17).

## 융합중심 : 후-외측-흉부
Centre of fusion: retro-latero-thorax

## re-la-th

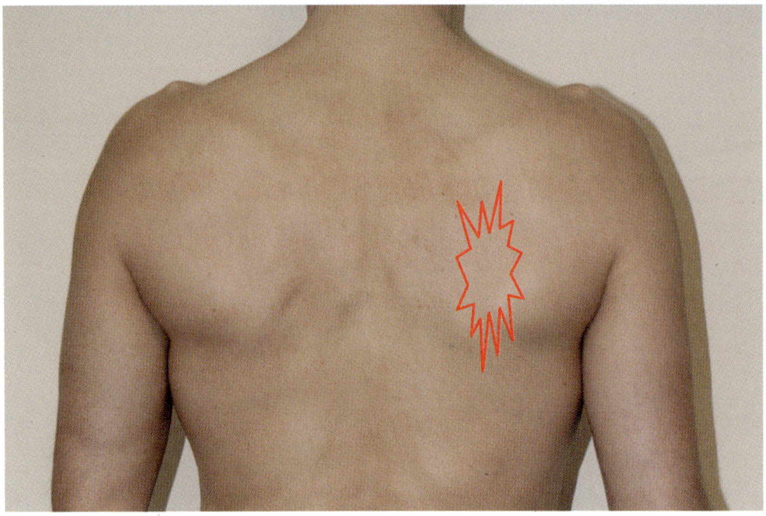

**그림 5.41.** 후-외측-흉부 융합중심 (re-la-th CF)의 기능장애

주로 편측 등쪽 통증으로 나타나고, 목, 어깨 또는 동측 허리로 연관통이 나타난다. 견갑골 사이 부위 또는 견갑골 하각 아래에서 날카로운 찌르는 듯한 통증이 있다.

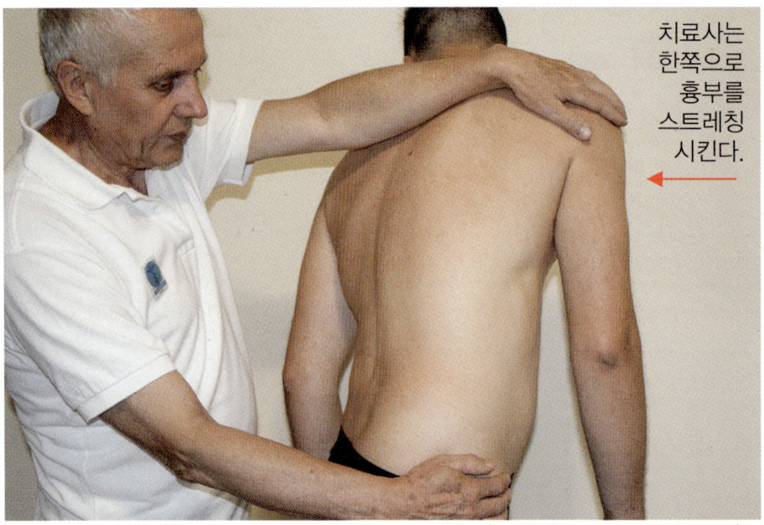


**그림 5.42.** re-la-th CF의 수동운동검증

치료사는 환자 뒤에 서서 등쪽 부위의 외측 근막을 늘리기 위해 흉부를 한쪽으로 당긴다. 장늑근(iliocostalis) 근막이 과밀도화되면 환자는 스트레칭되는 쪽을 따라 긴장이나 통증을 느낀다.

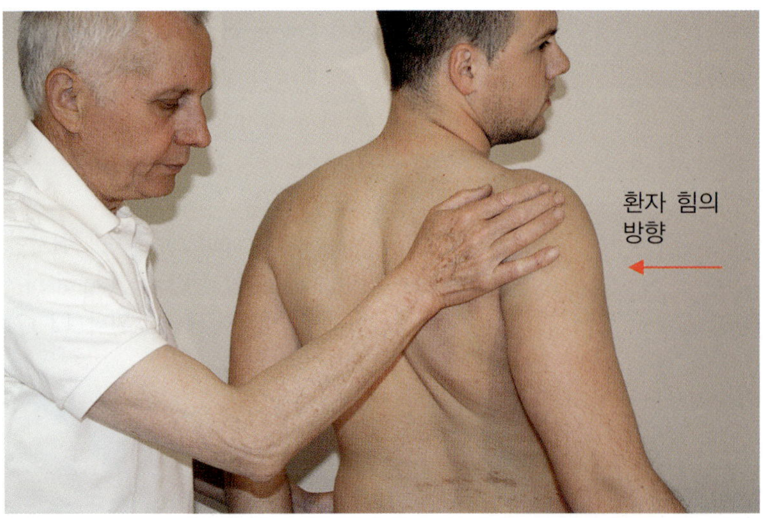


**그림 5.43.** re-la-th CF의 능동운동검증

치료사가 저항을 가하는 동안, 환자는 견갑골을 후-외측으로 움직인다. 저항 움직임 동안 환자는 일종의 견갑골 사이의 경련이나 근력 저하를 경험할 수 있다.

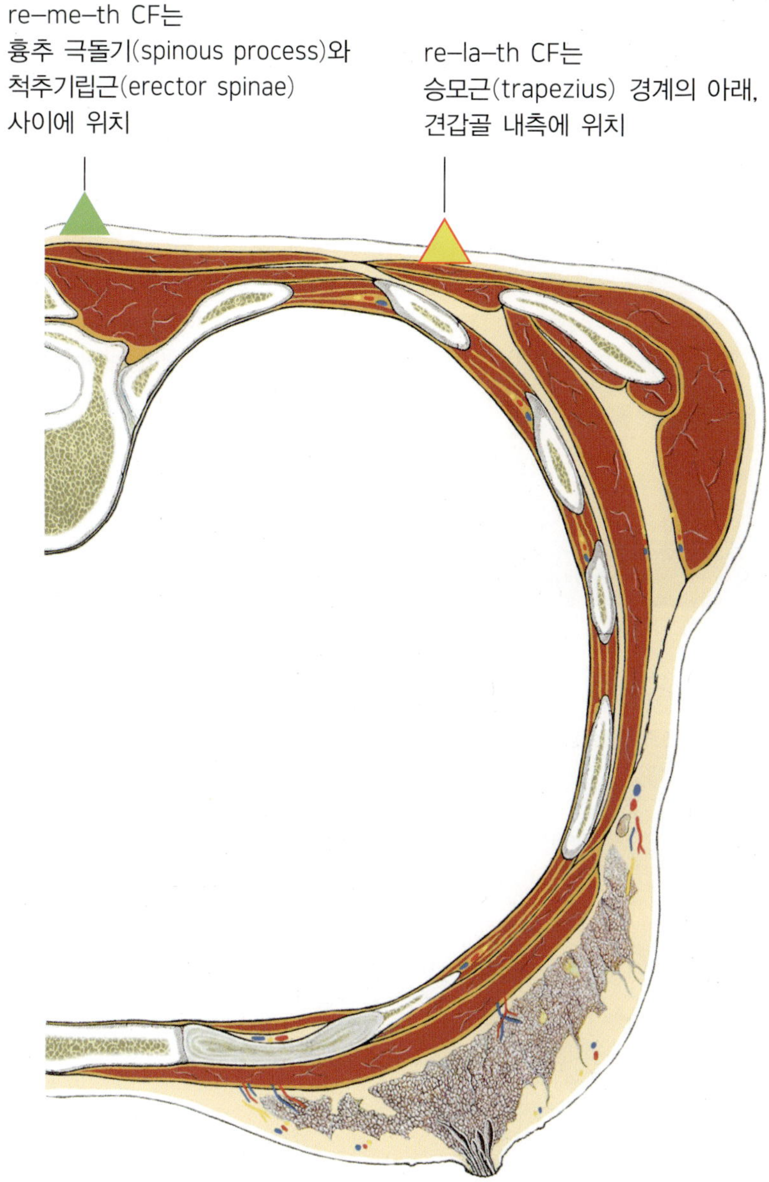


**그림 5.44a.** 제5흉추를 통과하는 흉부의 단면

**그림 5.44b.** re-la-th CF의 해부학적 위치

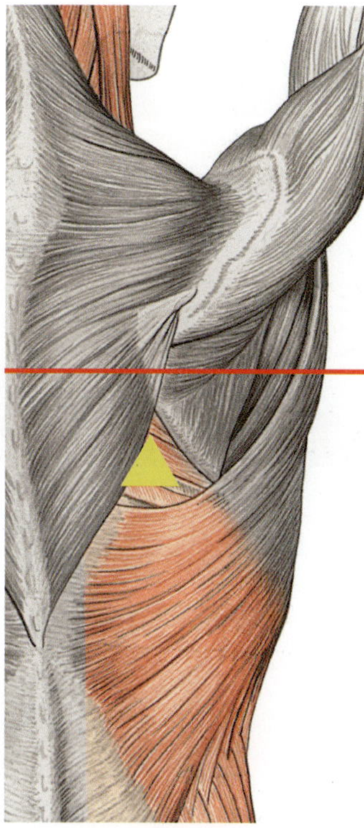

(그림 4.44, 4.48 참조)

*(Modified from G. Chiarugi and L. Bucciante, Istituzioni di anatomia dell'uomo. Piccin)*

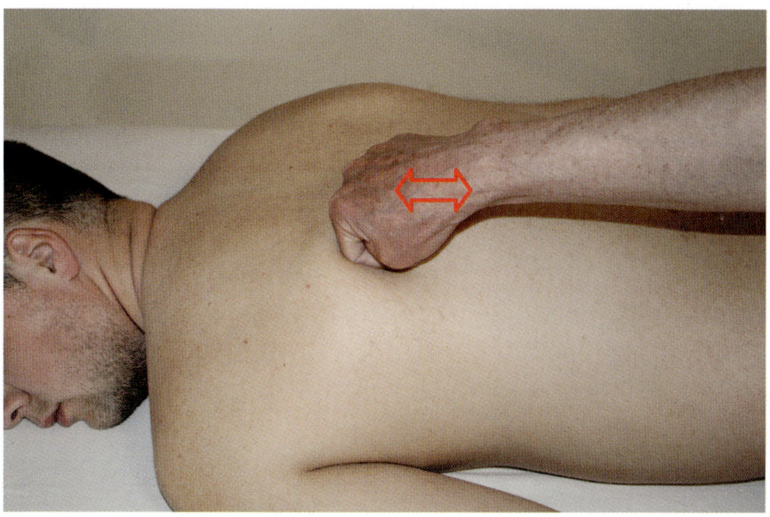

**그림 5.45.** re-la-th CF의 촉진검증과 치료

환자는 복와위 자세로,
치료사는 승모근의 아래쪽 경계와 광배근 위로 뻗어 있는 근막을 촉진하여 과밀도화 지점을 찾는다.
도수치료는 손가락 너클 또는 팔꿈치로 수행할 수 있다(BL 45-46).

## 융합중심 : 후-외측-요부
### Centre of fusion: retro-latero-lumbi

## re-la-lu

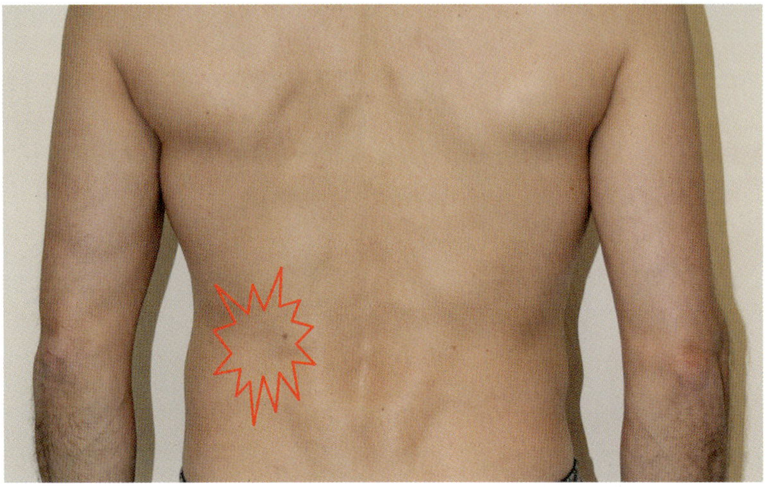

**그림 5.46.** 후-외측 요부 융합중심 (re-la-lu CF)의 기능장애

환자는 요통 진단을 받을 수 있지만, 병력 청취를 해보면 통증이 한쪽으로 우세하게 나타나며 이는 retro-latero-extrarotation 운동 과정에서 두드러지게 나타나는 것을 알 수 있다.

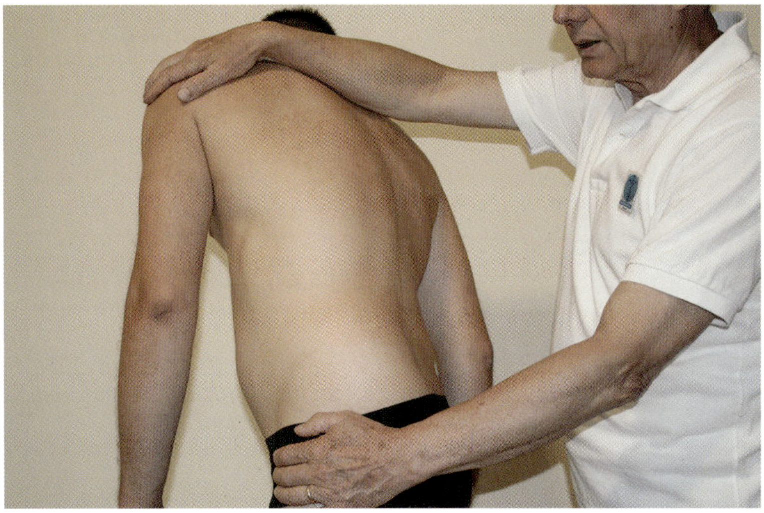

**그림 5.47.** re-la-lu CF의 수동운동검증

치료사는 한 손은 환자의 어깨에,
다른 한 손은 장골능에 놓은 다음, 몸통을 전-외측으로 민다.
환자는 허리 측면 통증 여부에 대해 말한다.
같은 방법을 반대쪽에 대해서도 수행한다.

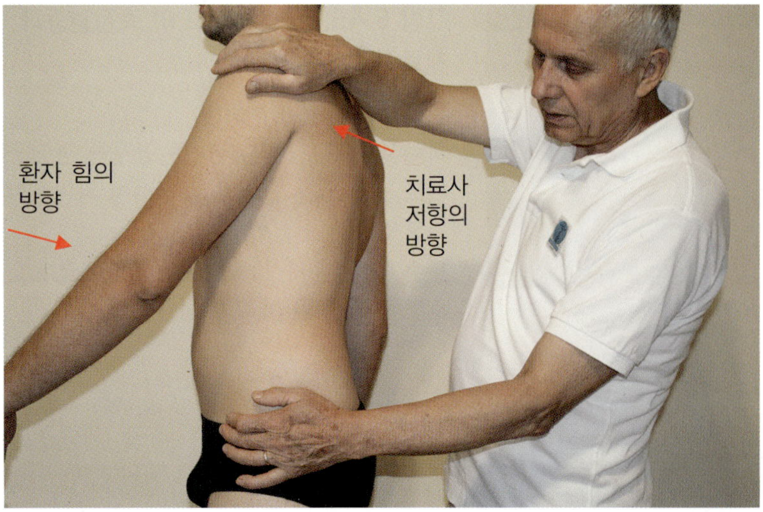


**그림 5.48.** re-la-lu CF의 저항운동검증

치료사는 환자의 견갑골에 저항을 가한 다음 환자에게 몸통을 동측 후방으로 밀어보도록 요청한다.
이 테스트는 re-la-lu CF 힘의 정도를 확인한다.

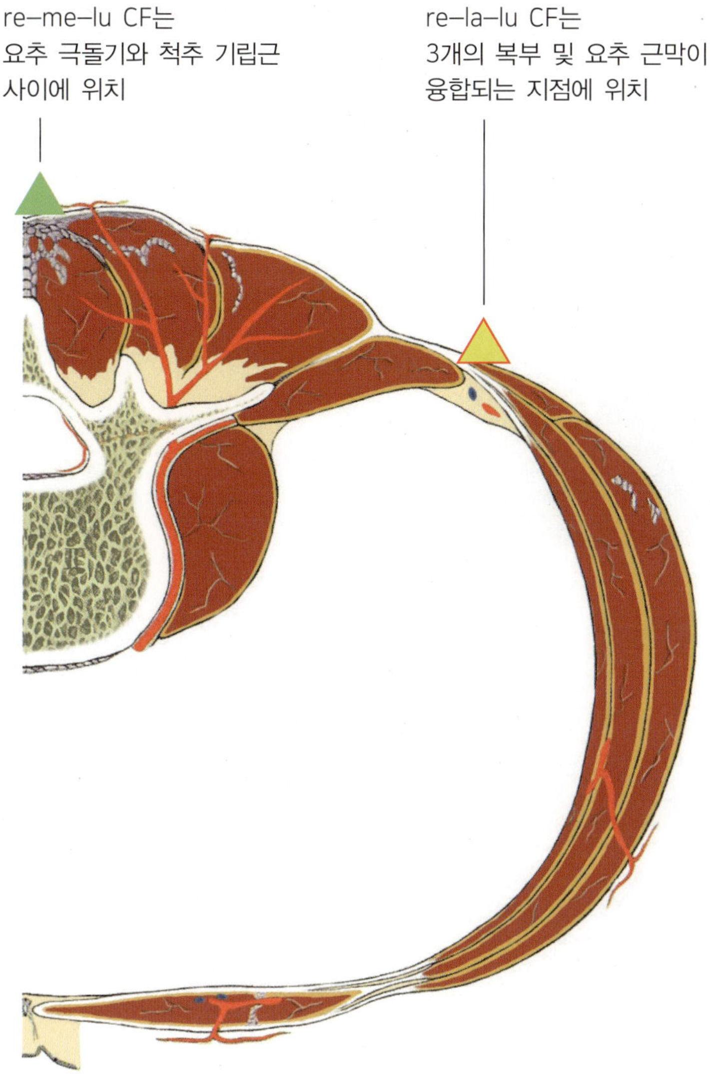


**그림 5.49a.** 제2 요추를 통과하는 중복부(mesogastrium)의 단면

**그림 5.49b.** re-la-lu CF의 해부학적 위치

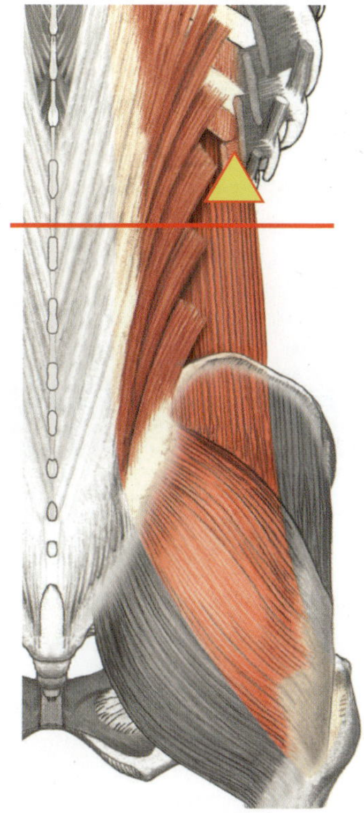

(그림 4.53 참조)

*(Modified from G. Chiarugi and L. Bucciante, Istituzioni di anatomia dell'uomo. Piccin)*

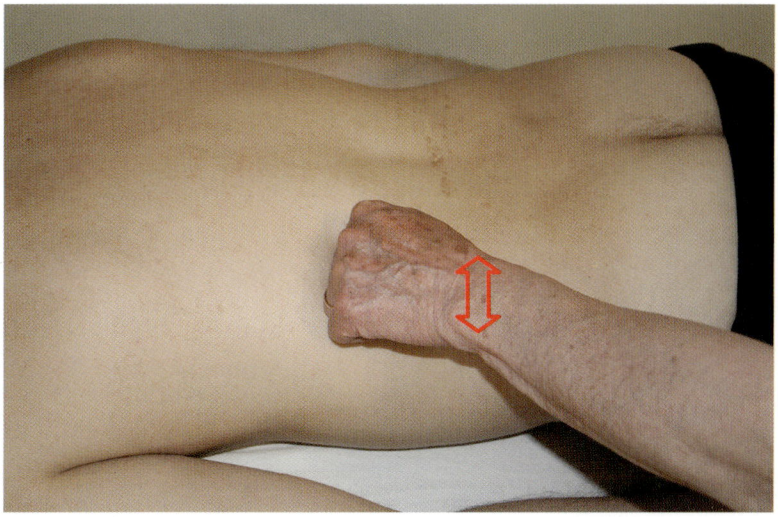

**그림 5.50.** re-la-lu CF의 촉진검증과 치료

환자는 복와위 자세로,
치료사는 검지손가락 너클을 이용하여 12번째 갈비뼈 아래에 마찰을 가한다.
이 부위는 요방형근(quadratus lumborum)과 하후거근(serratus posterior inferior)의 부착부이다(BL 50).

## 융합중심 : 후-외측-골반
Centre of fusion: retro-latero-pelvis

## re-la-pv

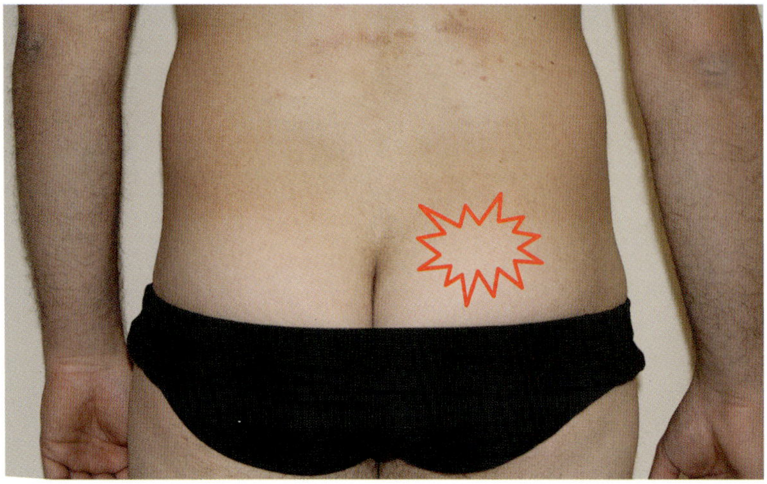

**그림 5.51.** 후-외측-골반 융합중심(re-la-pv CF)의 기능장애

환자는 앉거나 장시간 서 있어야 할 때 악화되는 둔부 및 대퇴부의 통증을 호소한다. 진단은 천장관절염(sacroiliitis)일 수 있다.

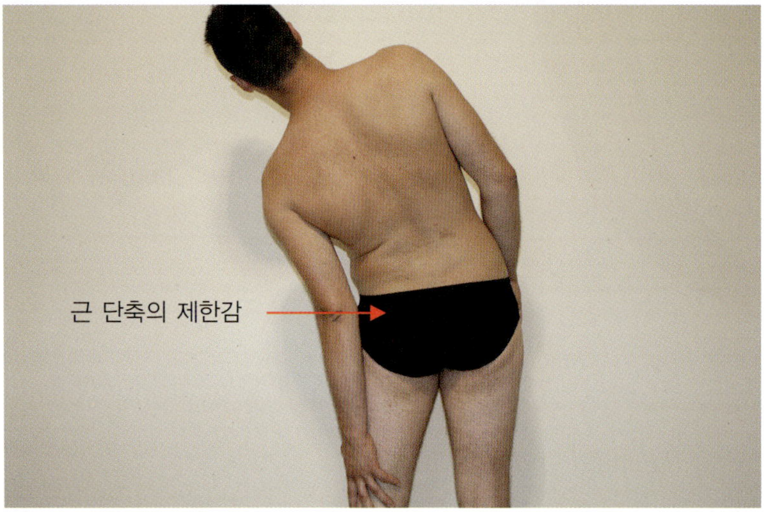


**그림 5.52.** re-la-pv CF의 능동운동검증

치료사는 환자에게 동측 허벅지 바깥쪽으로 손을 쓸어 내리도록 한다.
이 과정에서 re-la-pv CF에 압력이 가해진다. 결국 이 CF에 과밀도화가 있다면 천장관절에서 통증이 유발될 수 있다.

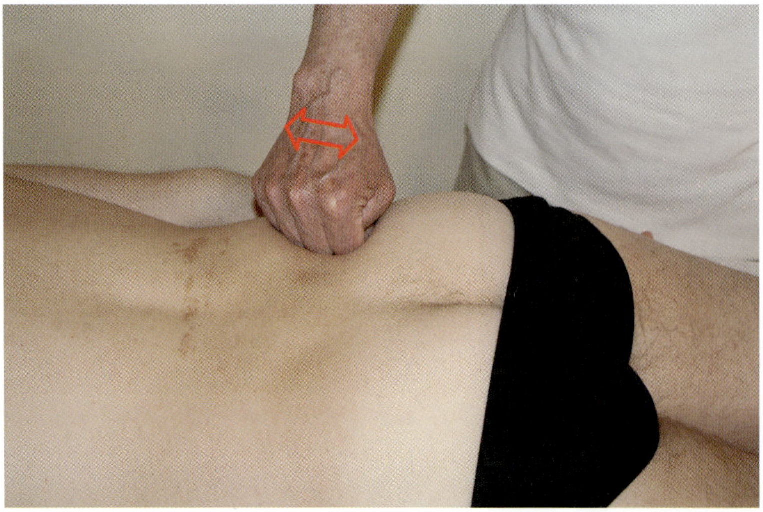

**그림 5.53.** re-la-pv CF 1의 촉진검증과 치료

환자는 복와위 또는 측와위 자세로, 치료사는 후상장골극(PSIS)의 외측 경계를 촉진한다. 이는 후천장인대(posterior sacroiliac ligament)의 상부를 자극하기 위함이다(BL 53).

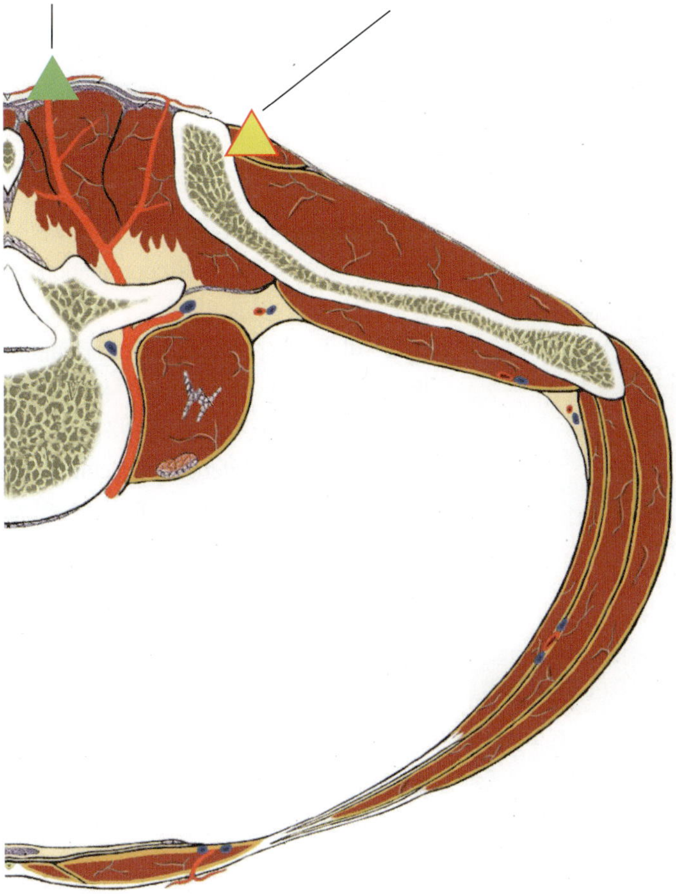


**그림 5.54a**. 치골 결합(symphysis pubis)을 통과하는 하복부(hypogastrium)의 단면

**그림 5.54b**. re-la-pv 1, 2 CF의 해부학적 위치

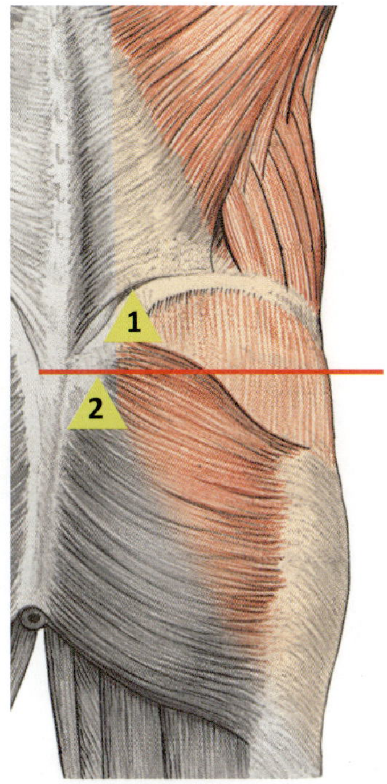


(그림 4.58 참조)

*(Modified from G. Chiarugi and L. Bucciante, Istituzioni di anatomia dell'uomo. Piccin)*

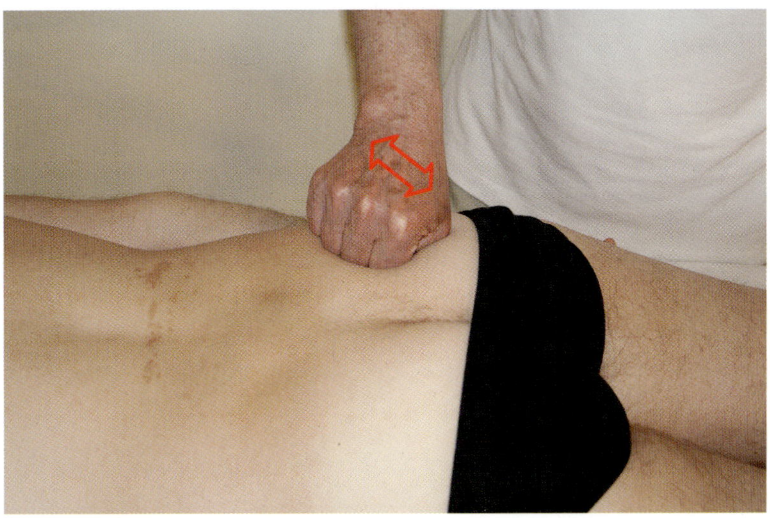

**그림 5.55**. re-la-pv 2 CF의 촉진검증과 치료

환자는 복와위 자세로,
치료사는 후방 천장인대(posterior sacroiliac ligament)의 하부를 도수치료한다.
이 인대는 외측 천골 능선(lateral sacral crest)에서 시작하여 장골의 후방 가장자리(posterior margin of the iliac bone)에 부착된다. PSIS와 PIIS 사이에 위치한다(BL 30).

# 하지의 후-외측 근막 대각선
## RE-LA DIAGONAL OF THE LOWER LIMB

### 융합중심 : 후-외측-발
Centre of fusion: retro-latero-pes

### re-la-pe

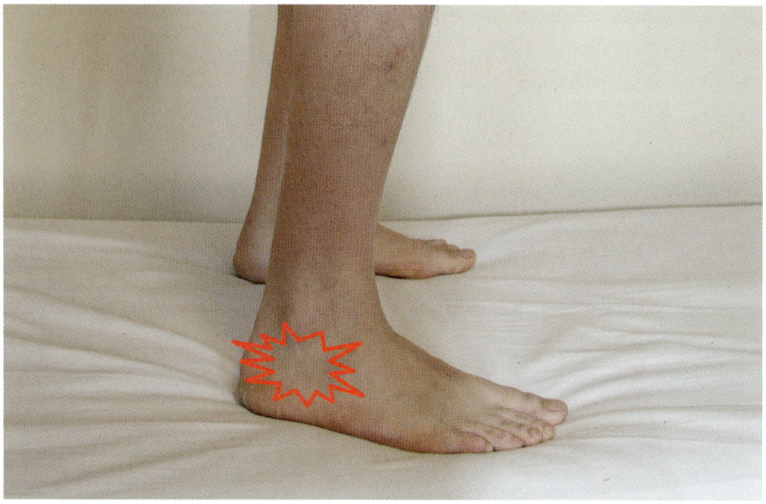

**그림 5.56.** 후-외측-발 융합중심 (re-la-pe CF)의 기능장애

지대(retinaculum)는 골지건기관과 상호작용하여 운동을 조절(coordination)하는 주요 기능을 가지고 있다.
상부 비골근지대(superior retinaculum of the peroneals)는 거골(talus) 분절의 위치에 따라 힘줄의 각도를 변형시키는 반면, 하부 비골근지대(inferior retinaculum of the peroneals)는 전족부(forefoot)의 위치에 따라 힘줄과 상호작용한다.

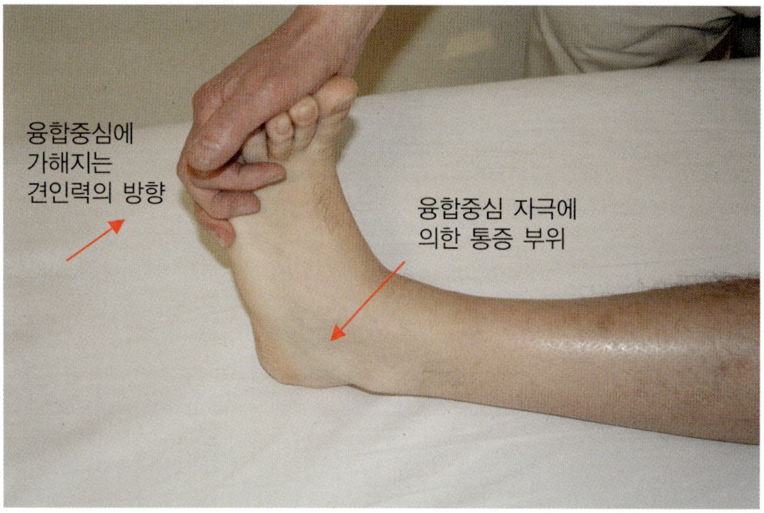


**그림 5.57.** re-la-pe CF의 수동운동검증

환자는 앙와위 자세로,
비골근지대를 수동적으로 스트레칭하기 위해 치료사는 환자의 앞발을 단단히 잡고 내측(medial) - 배측(dorsal) 움직인다.
환자는 발 측면(lateral part)에서 통증을 통증을 수반한 긴장(painful tension)을 느낄 수 있다.

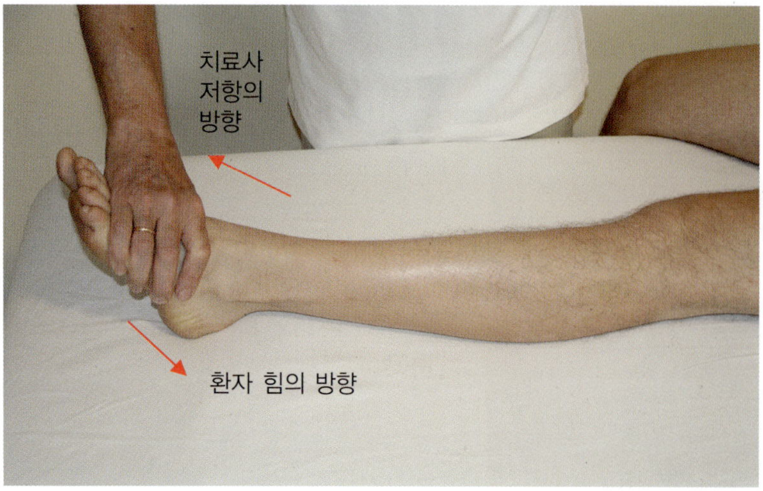


**그림 5.58.** re-la-pe CF의 능동운동검증

환자는 앙와위 자세로,
위에서 언급한 최대 스트레치 위치에서 환자는 저항에 대항하여 발을 외측(outward)-하측(downward)으로 움직여서 re-la-pe CF를 활성화한다.

re–la–pe CF,
단비골근(peroneus brevis)과
장비골근(peroneus longus)
힘줄 사이에 위치

re–me–pe CF,
후경골근(tibialis posterior)과
무지외전근(abductor hallucis)
힘줄 사이에 위치

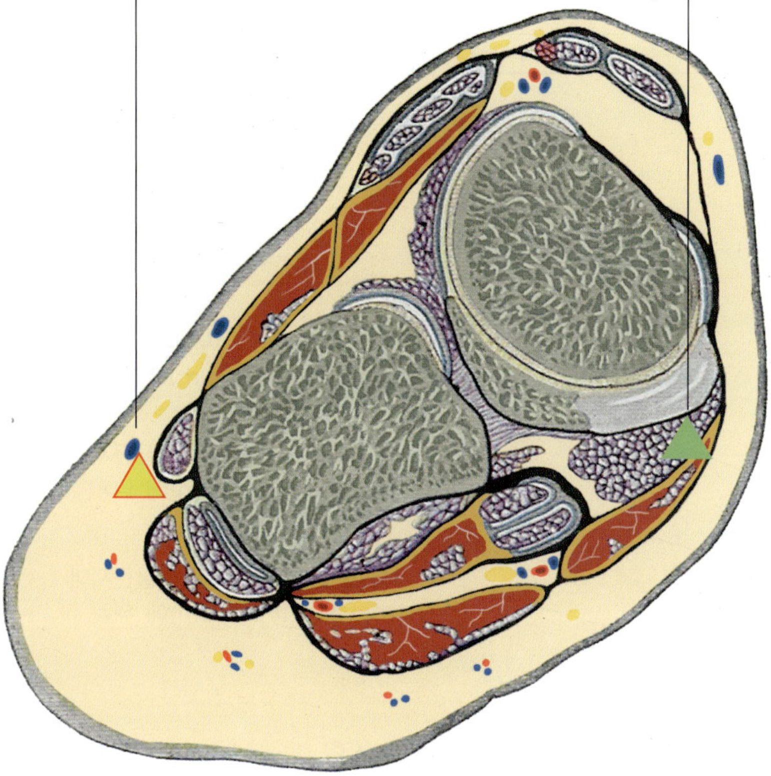

**그림 5.59a.** 거골(talus), 주상골(navicular), 입방골(cuboid) 높이에서 발의 단면

**그림 5.59b.** re-la-pe CF의 해부학적 위치와 단면선

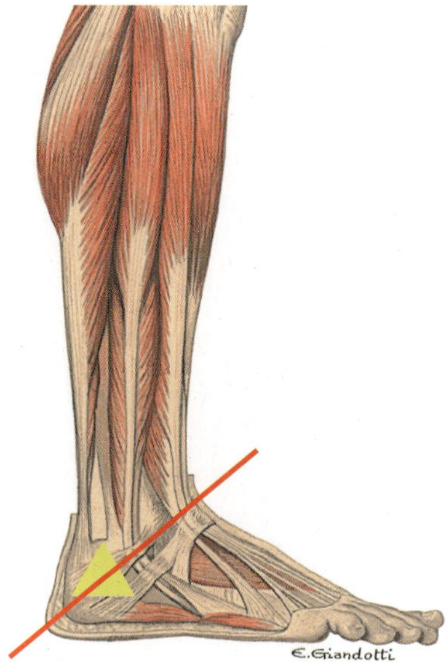


(그림 4.63 참조)

*(Modified from G. Chiarugi and L. Bucciante, Istituzioni di anatomia dell'uomo. Piccin)*

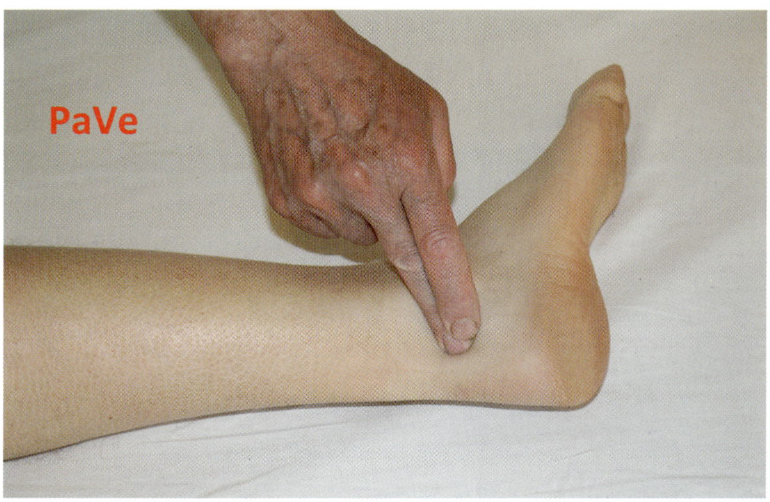


**그림 5.60.** re-la-pe 1 CF의 촉진검증과 치료

환자는 측와위 자세로,
치료사는 상부 비골근지대(superior part of the peroneal retinaculum)에서 과밀도화(densification)를 찾기 위해 손가락 끝을 사용한다. 비골근지대는 이중층(bilaminar)으로 되어 있다.
깊은 층(deep lamina)은 하퇴부의 깊은 근막(deep fascia of lower leg)과 연결되고 표재층은 하퇴부의 표재근막으로 이어진다(BL 60).

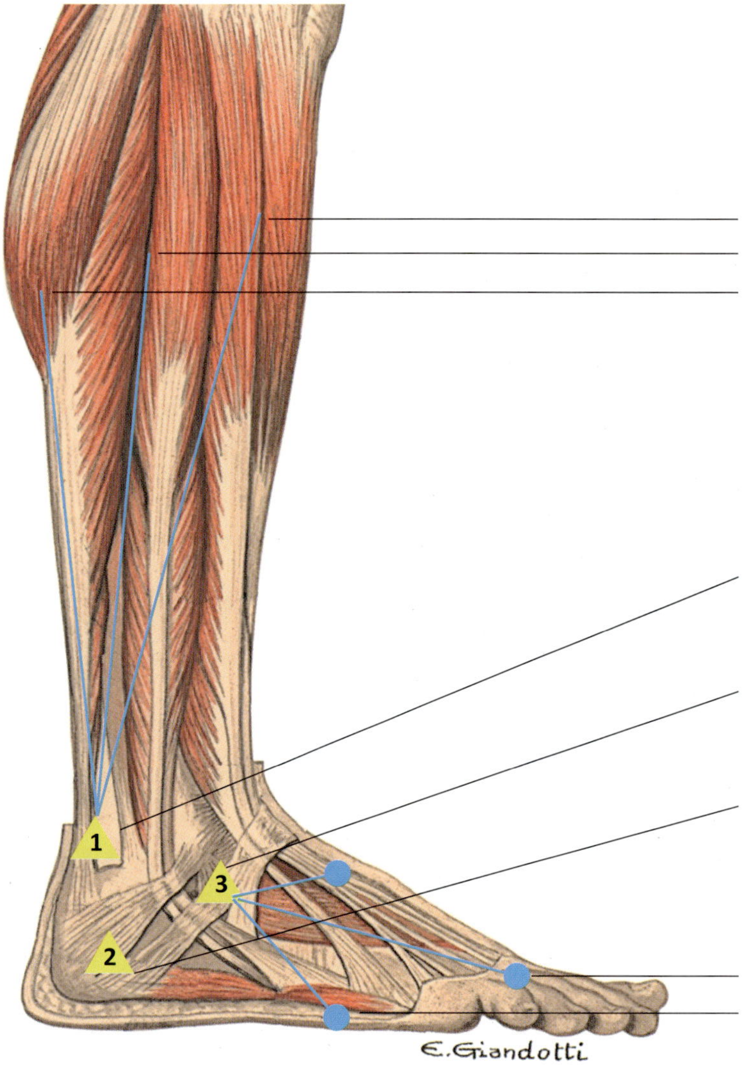


**그림 5.61.** re-la-pe 1,2,3 CF의 해부학적 위치

(그림 4.67 참조)

*(Modified from G. Chiarugi and L. Bucciante, Istituzioni di anatomia dell'uomo. Piccin)*

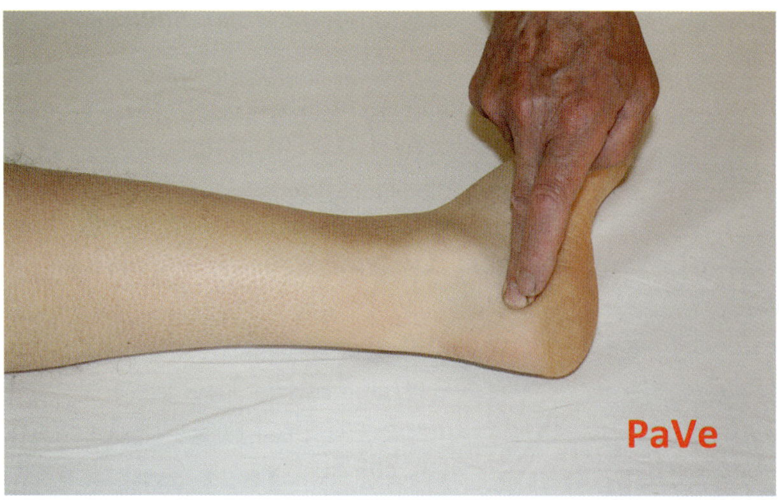


**그림 5.62.** re-la-pe 2 CF의 촉진검증과 치료

환자는 측와위 자세로,
중간 비골근지대가 종골(calcaneus)의 측면에 부착되어 두 개의 비골근(peroneal muscles)을 위한 두 개의 골섬유관(osteo-fibrous canal)을 형성한다 (BL 61).

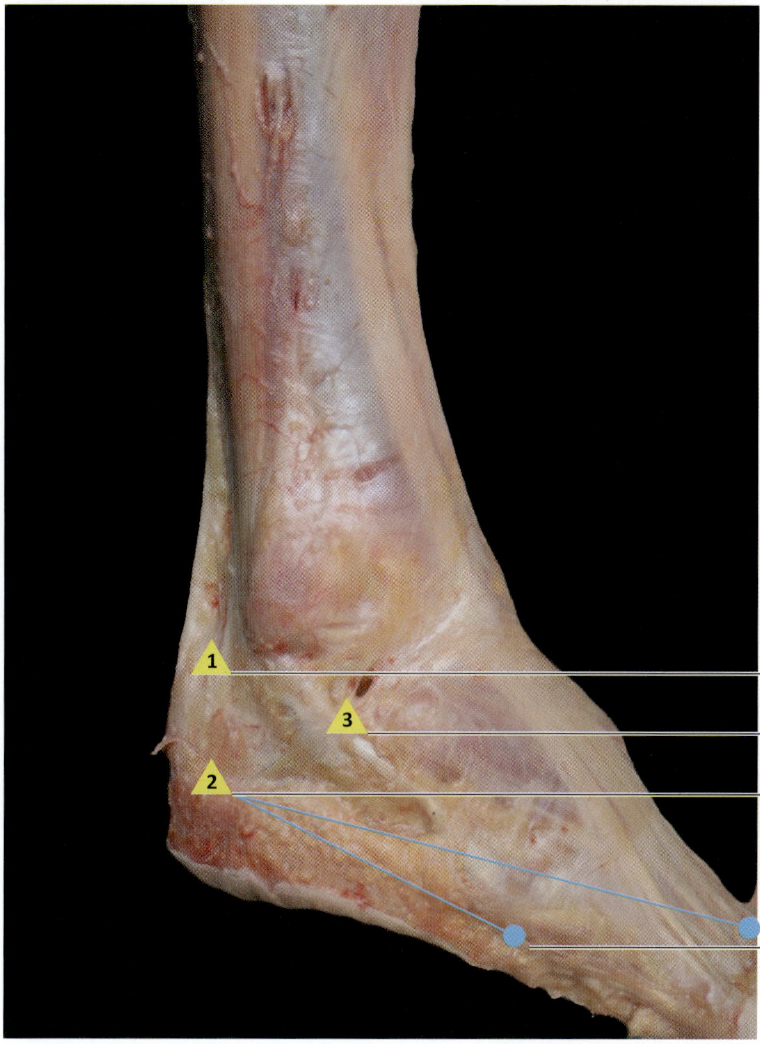


**그림 5.63.** re-la-pe CF의 해부학적 위치

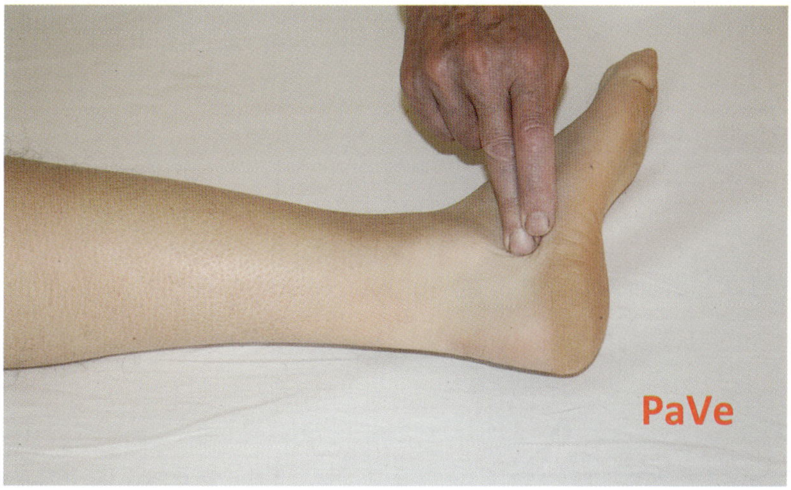


**그림 5.64.** re-la-pe 3 CF의 촉진검증과 치료

환자는 측와위 자세로,
치료사는 중지의 끝부분을 사용하여
하부 비골근지대의 변성된 부분을 찾는다.
이 부분은 십자지대(cruciform retinaculum)에 이어진다(BL 62).

## 융합중심 : 후-외측-발목
## Centre of fusion: retro-latero-talus

## re-la-ta

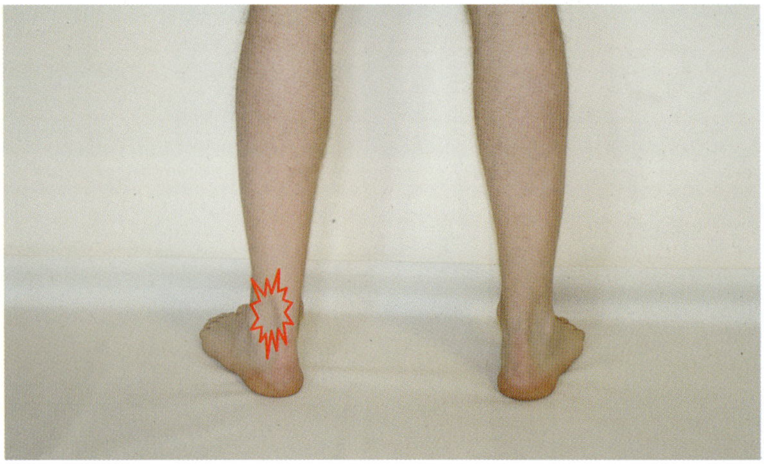

**그림 5.65.** 후-외측-발목 융합중심 (re-la-ta CF)의 기능장애

하지의 긴장과 위약.
발목 움직임의 협응운동실조.
발목 염좌로 인한 증상들(outcomes).
발목 관절(tibiotarsal joint) 인대의 이완(laxity).

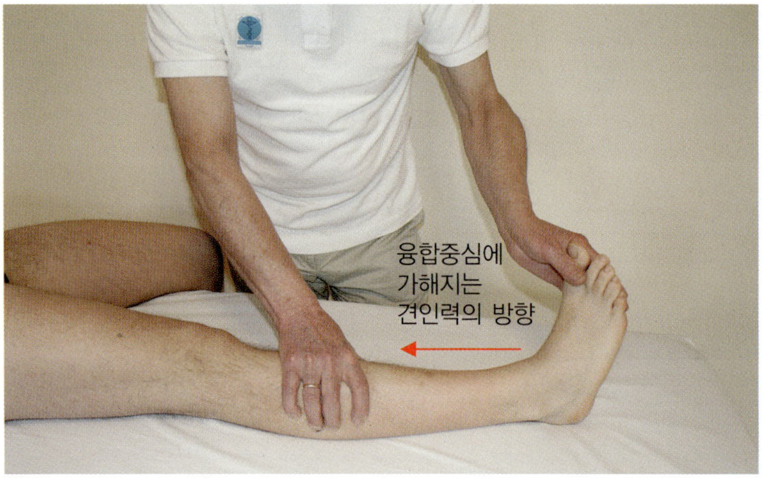


**그림 5.66.** re-la-ta CF의 수동운동검증

re-la-ta 1, 2 CF의 운동검증은 re-la-pe 1, 2, 3에 대해 설명된 것과 동일하지만, 이 경우 환자는 특히 하퇴부의 측면에서 긴장을 느낀다.

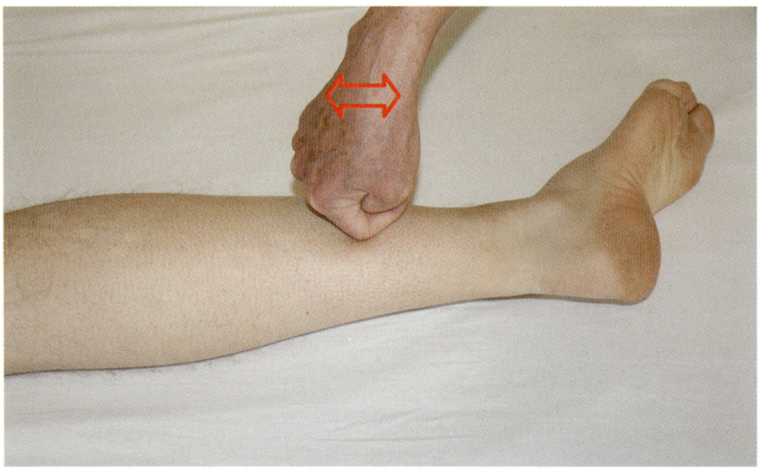

**그림 5.67.** re-la-ta 1 CF의 촉진검증과 치료

환자는 앙와위 또는 측와위 자세로, 촉진검증은 장비골근(peroneus longus)과 단비골근(peroneus brevis)의 근건접합부에 대하여 비골의 뒤쪽에서 시행한다 (BL 59).

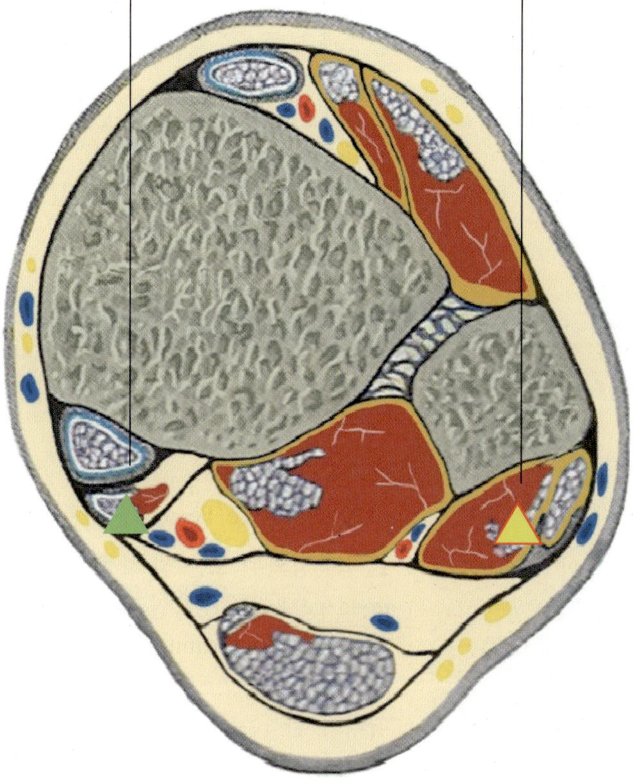


**그림 5.68a.** 복사뼈(malleoli) 위, 하퇴 아래 1/3의 단면

**그림 5.68b.** re-la-ta 1,2 CF의 해부학적 위치

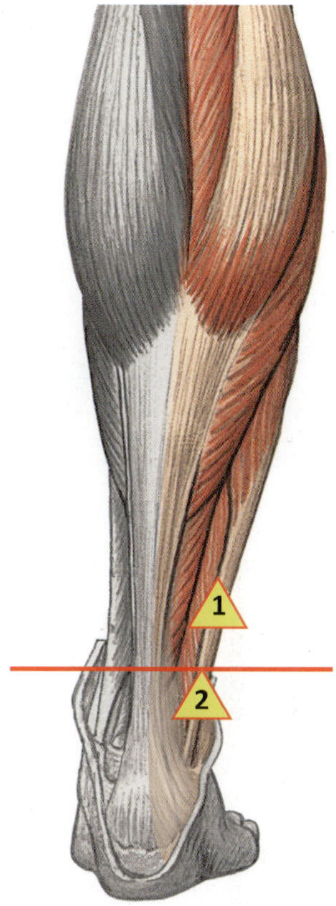


(그림 4.72 참조)

*(Modified from G. Chiarugi and L. Bucciante, Istituzioni di anatomia dell'uomo. Piccin)*

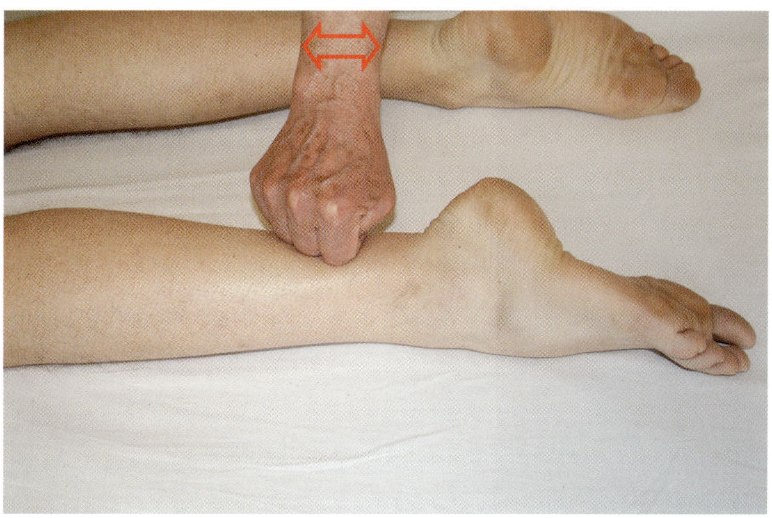

**그림 5.69.** re-la-ta 2 CF의 촉진검증과 치료

환자는 복와위 자세로,
치료사는 검지손가락 너클을 이용하여
장비골근과 단비골근을 덮는 근막의 후방 및 원위부를 도수치료한다(GB 39).

## 융합중심 : 후-외측-무릎
Centre of fusion: retro-latero-genu

## re-la-ge

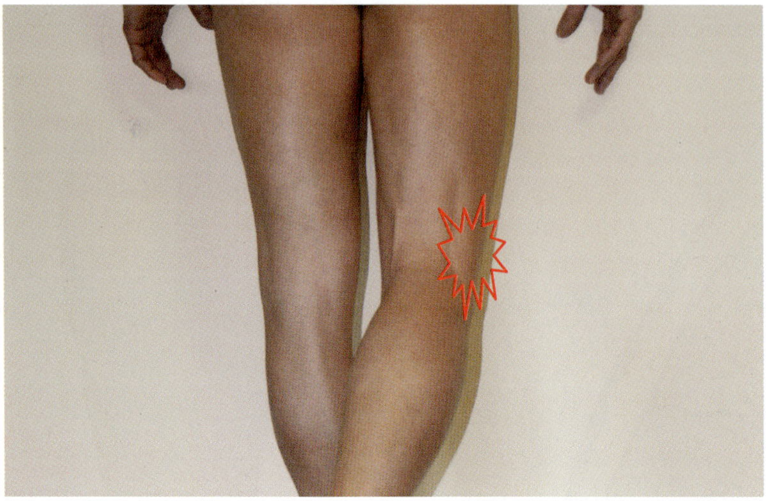

**그림 5.70.** 후-외측-무릎 융합중심 (re-la-ge CF)의 기능장애

무릎 후-외측(retro-lateral part)의 통증과 부종.
하지의 기능적 저하.
환자는 무릎이 경직되고 부자연스럽게 느낀다.

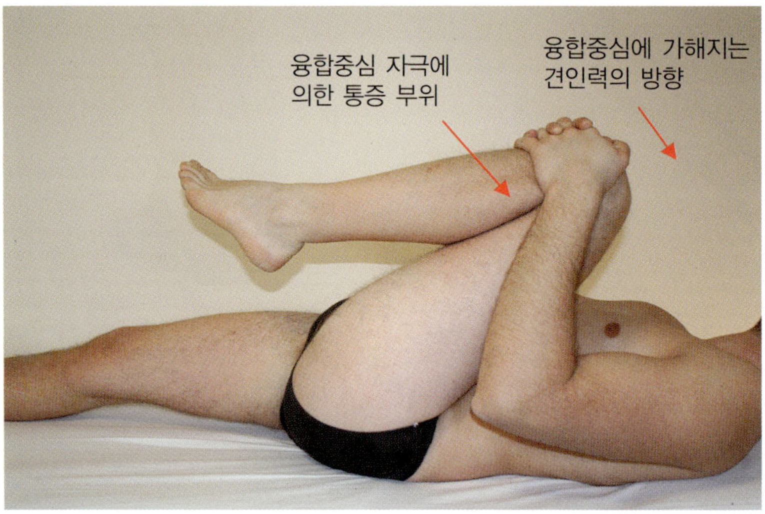


**그림 5.71.** re-la-ge CF의 운동검증

환자가 앙와위 또는 선 자세로,
re-la-ge 1, 2 CF에 연결된 근막의 과밀도화는 연장(lengthening) 시보다 단축(shortening) 시 더 강조되어 나타난다.
따라서, 환자는 누워서 무릎을 최대한 구부리거나, 선 자세에서 최대한 쭈그려 앉도록 한다.

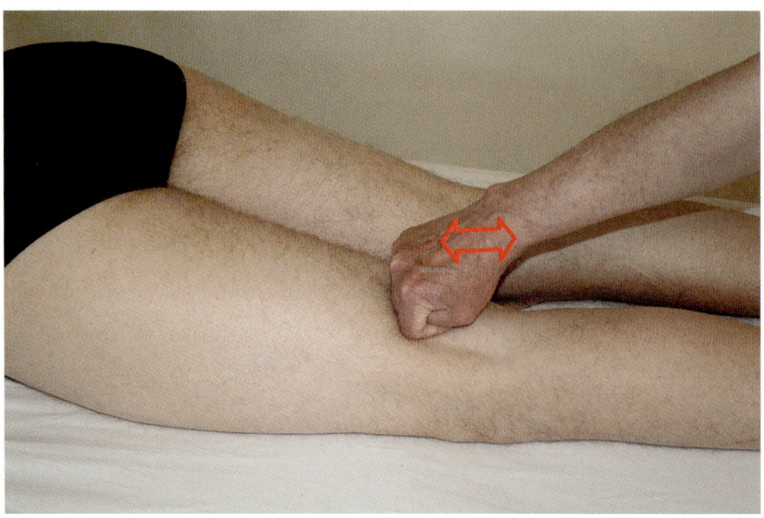

**그림 5.72.** re-la-ge 1 CF의 촉진검증과 치료

환자는 복와위 자세로,
치료사는 검지 너클을 이용하여 대퇴이두근(biceps femoris)의 원위부 힘줄인 슬와주름(popliteal fold)의 측면 근위부에서 과밀도화를 찾는다.
그런 다음, 슬와 지대(popliteal retinaculum) 부위를 종방향으로 가동치료한다(BL 38, 39).

re–me–ge CF는
비복근(내측두), 반건양근(semitendinosus)
및 반막양근(semimembranosus) 상에 위치

re–la–ge CF는
비복근(외측두)과
족저근(plantaris)에 위치

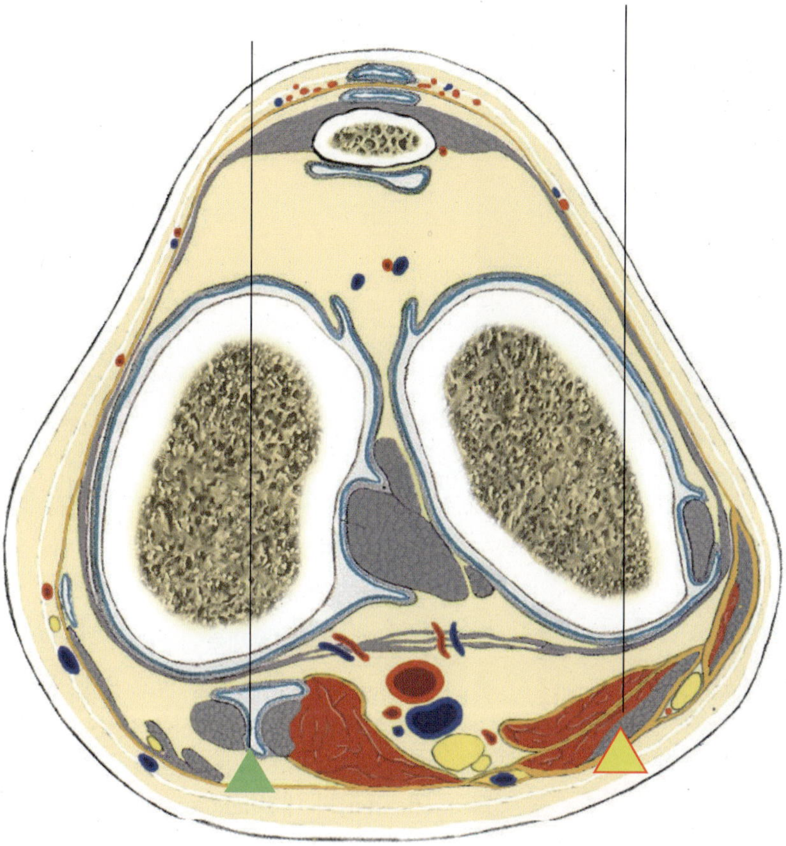

**그림 5.73a.** 대퇴골과(femoral condyle)를 통과하는 무릎의 단면

**그림 5.73b.** re-la-ge 1,2 CF의 해부학적 위치

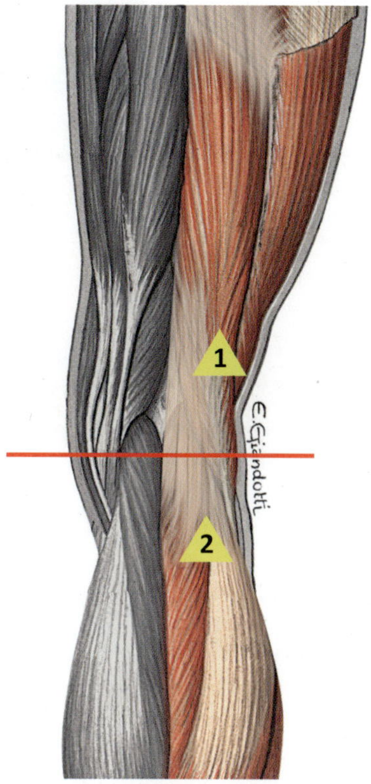


(그림 4.77 참조)

*(Modified from G. Chiarugi and L. Bucciante, Istituzioni di anatomia dell'uomo. Piccin)*

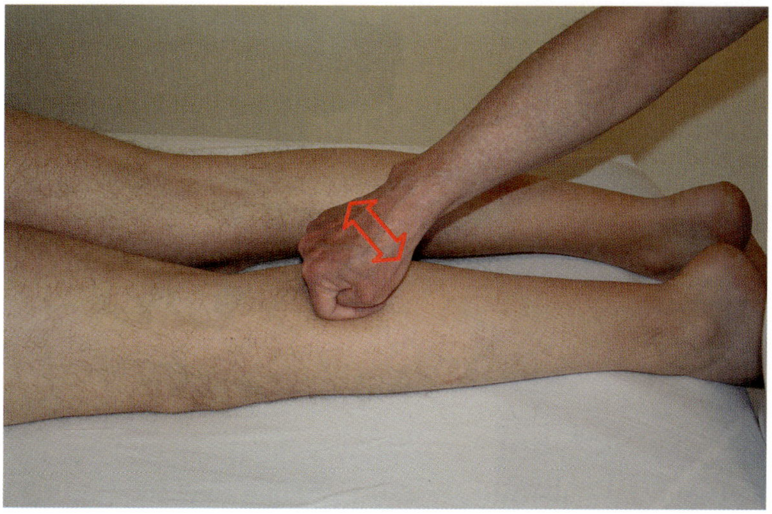

**그림 5.74.** re-la-ge 2 CF의 치료

환자는 복와위 자세로,
치료사는 외측 비복근의 근건접합부에 대해 검지 너클을 위치시키고, 과밀도화가 확인되면 이 지점을 횡방향으로 가동치료한다(BL 55).

# 융합중심 : 후-외측-고관절
Centre of fusion: retro-latero-coxa

## re-la-cx

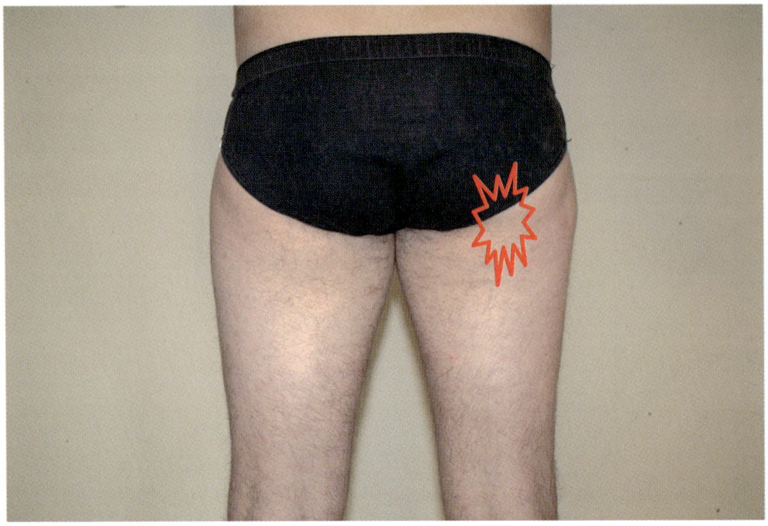

**그림 5.75.** 후-외측-고관절 융합중심(re-la-cx CF)의 기능장애

허벅지 후-외측의 통증과 감각이상.
하지의 위약과 협응운동실조.
환자는 병변 부위 방향으로 누워 있으면 잠을 잘 수 없다고 보고한다.

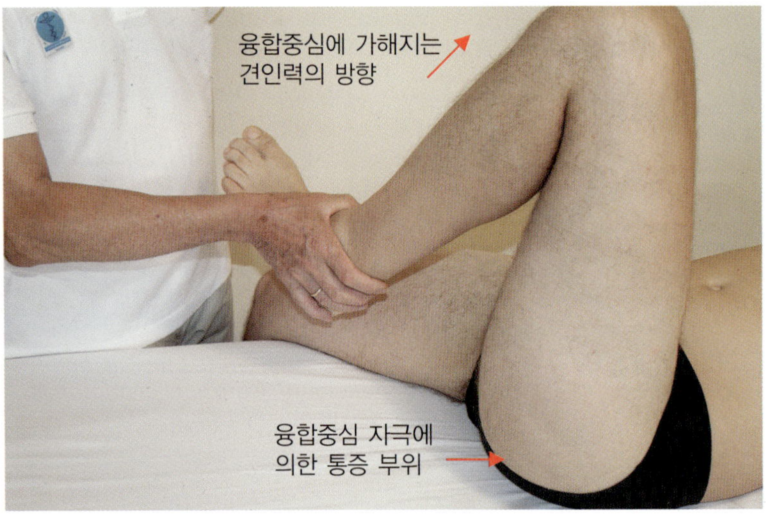


**그림 5.76.** re-la-cx CF의 수동운동검증

환자는 앙와위 자세로,
후외측 허벅지 근육을 덮고 있는 근막을 스트레칭하기 위해 치료사는 한 손으로 환자의 발목을 잡고 다른 손으로 무릎을 굴곡(flexion)과 내전(adduction) 시킨다.
이 근막이 경직된 경우, 환자는 강한 긴장을 느낀다.

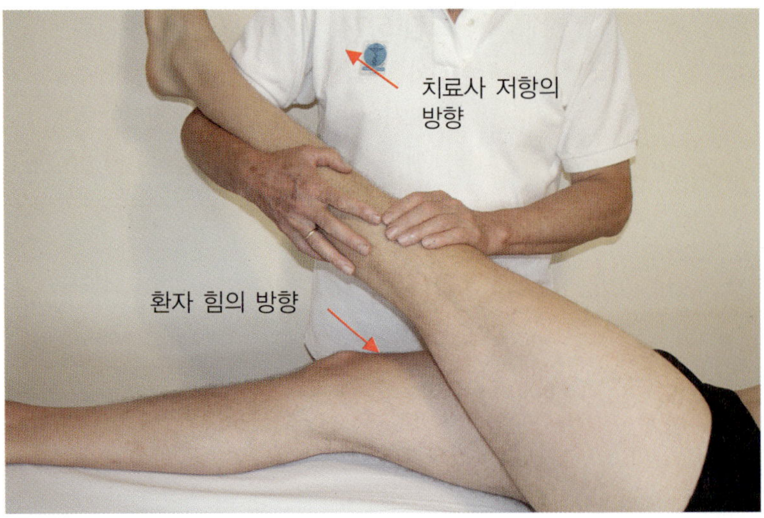


**그림 5.77.** re-la-cx CF의 능동운동검증

치료사는 테스트 하고자 하는 다리의 반대쪽에 서서 환자의 무릎을 잡는다.
환자는 re-la-cx의 움직임을 수행한다.
이 움직임은 한쪽의 근력 약화 또는 통증의 악화를 나타낼 수 있다.

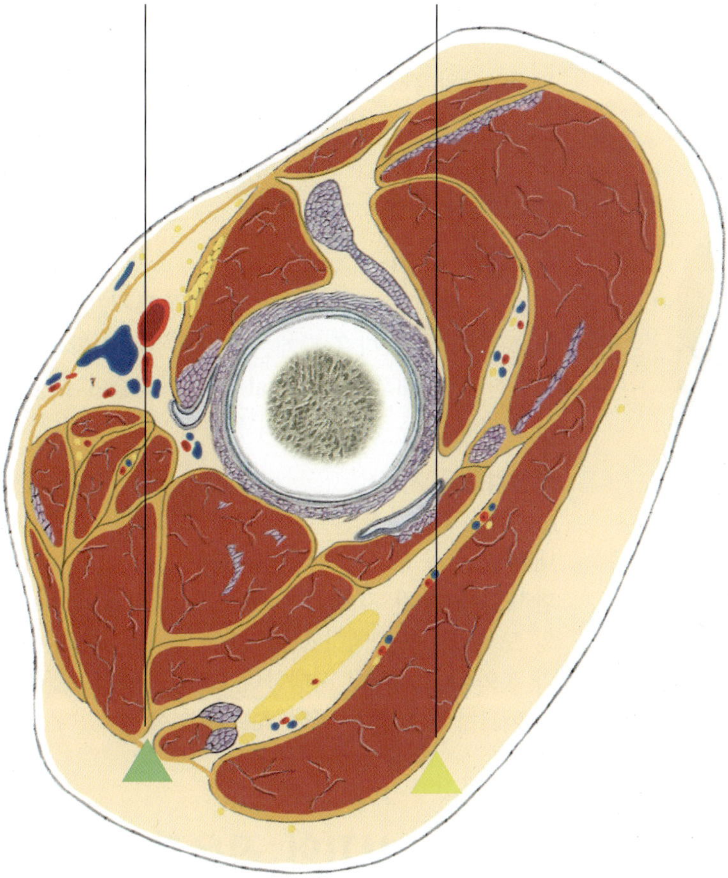


**그림 5.78a.** 대퇴경부 축에 수직인 대퇴부(thigh)의 단면

**그림 5.78b.** re-la-cx CF의 해부학적 위치와 단면선

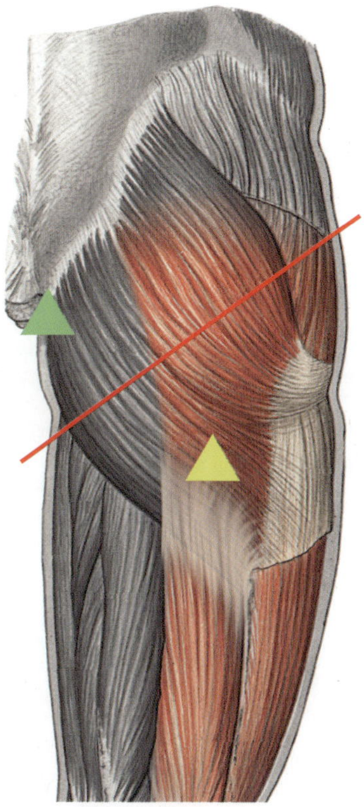

(그림 4.82 참조)

*(Modified from G. Chiarugi and L. Bucciante, Istituzioni di anatomia dell'uomo. Piccin)*

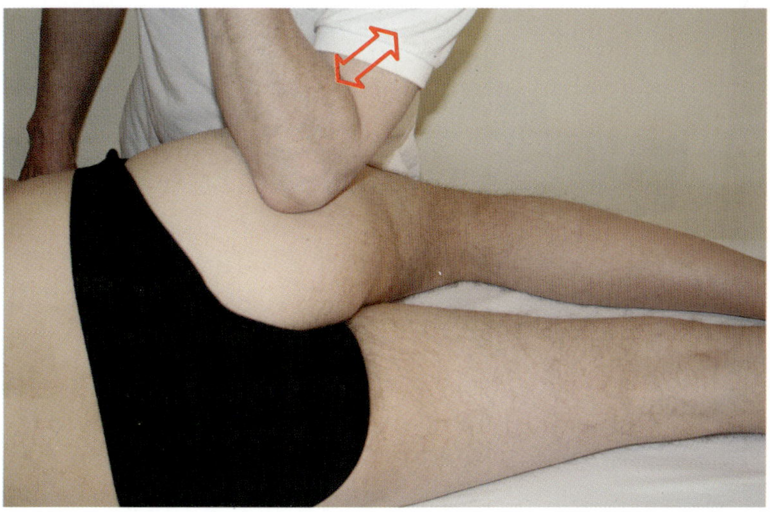

**그림 5.79.** re-la-cx CF의 촉진검증과 치료

환자는 측와위 자세로,
치료사는 팔꿈치를 사용하여 좌골결절과 대전자 사이의 과밀도화를 찾는다.
이 점에서 고랑(sulcus)을 따라 종방향으로 도수치료한다(BL 36).

# RETRO-LATERO DIAGONAL의 치료 전략

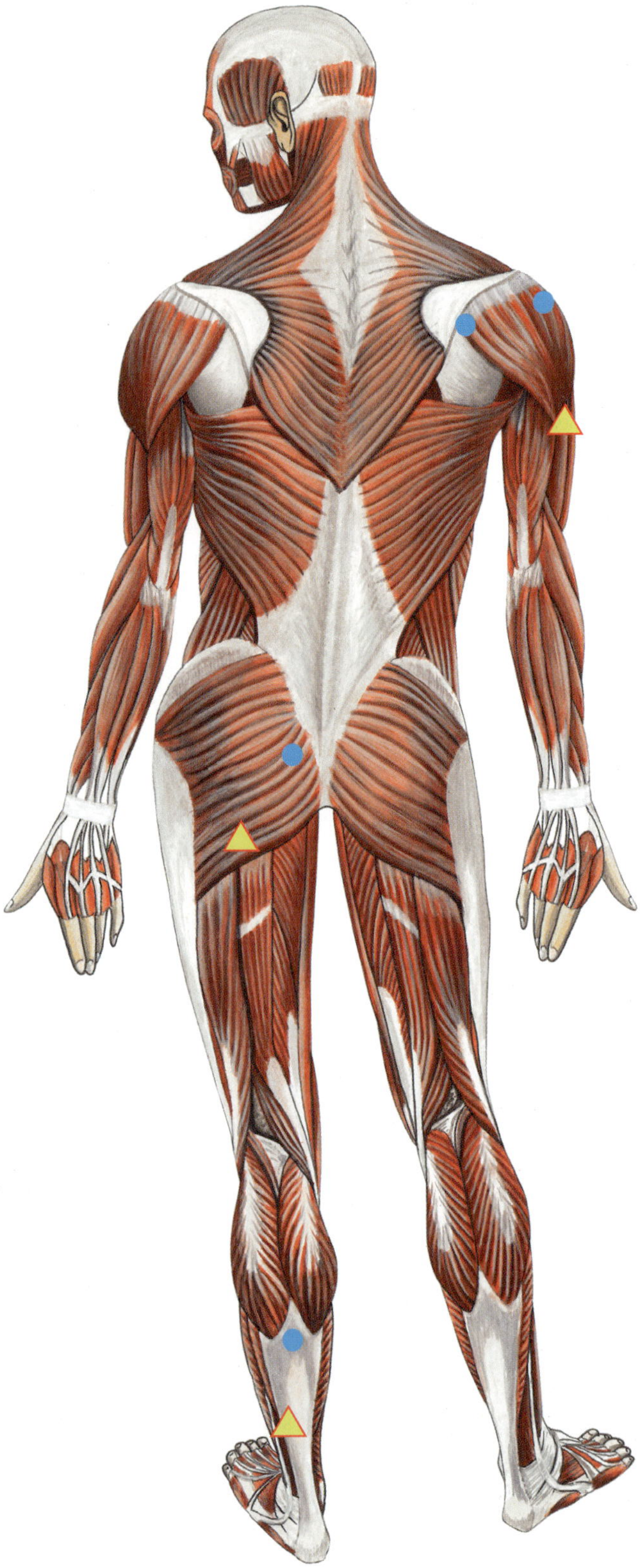

**그림 5.80.** re-la diagonal의 장력 보상(tensional compensation)

## 분절의 적응증
## INDICATIONS FOR A SEGMENT

관절와상완 관절 주위염(Glenohumeral periarthritis)은 어깨관절에 광범위하고 만성적 통증이 있는 상태로, 이를 한 예로 논의를 하고자 한다. 환자는 다양한 움직임에 의해 통증을 느낀다.

**운동검증:**
세 가지 평면(spatial plane)에서의 능동적인 움직임에는 통증이 없다. 다음 단계는 스트레칭과 저항 운동을 활용한 근막 대각선(diagonal)의 운동검증이다.
re-la-hu 운동 동안 약간의 통증이 발생한다.

**촉진검증 및 치료:**
re-la-hu CF의 촉진은 약간 민감한 과밀도화를 나타내는 반면, re-hu CC의 촉진은 강한 과민성을 나타낸다. 환자가 측와위 자세에서 re-la-hu CF와 la-hu CC의 도수치료를 시행하고, re-hu CC의 도수치료는 환자가 복와위 자세에서 시행한다. CF와 함께 CC를 동시에 치료하면 상당한 완화 효과를 얻을 수 있다.

## 사지의 적응증
## INDICATIONS FOR A LIMB

**진단:**
발뒤꿈치 통증, 아킬레스 건염.
환자는 짧은 거리를 걷기만 해도 발뒤꿈치에 심한 통증을 호소한다. 병력 조사 결과 동측 둔부 부위에 이전에 통증이 있었던 것을 알아낸다.
첫 번째 치료 세션에서는 re-cx와 re-ta의 CC에 도수치료를 했고, 치료 직후 확실한 결과(discrete result)가 나타난다.
두 번째 세션에서 환자는 발뒤꿈치 통증이 다시 발생했으며 이전과 동일하다고 한다.
retro-lateral diagonal 운동검증은 스트레칭으로 수행되는데, 둔부의 통증이 재현된다.
retro-lateral diagonal을 따라 치료하는 것으로 결정한다. re-la-cx CF와 2개의 re-la-ta CF의 도수치료는 위에서 언급한 CC만을 치료했을 때와 비교하여 더 즉각적인 호전을 나타낸다.

# 지대의 해부학과 생리학(Physiology and anatomy of retinacula)
# 근막 나선의 해부학과 생리학(Physiology and anatomy of spirals)
# 근막 나선의 치료(Treatment of the spiral)

융합중심(CF)은 관절의 근위부에 위치하는데, 이 부위에는

- 힘줄(tendon)의 부착부
- 건막성 근막(aponeurotic fascia)에 포함된 지대
- 손목과 발목처럼 힘줄이 진행 방향에서 벗어나는 위치에 있는 건초(tendon sheath) 등이 포함된다.

모든 힘줄은 건외막(epitendon)으로 둘러싸여 있는데, 이것은 근외막(epimysium)에서 연속된 구조물이다. 다양한 힘줄 내의 콜라겐 섬유 다발은 근주막(perimysium)과 근내막(endomysium)에서 이어지는 건내막(endotendon)으로 둘러싸여 있다.

장액 건초(serous tendon sheath) 및 점막 윤활낭(mucosal bursa)는 활액(synovial fluid) 또는 활액막(synovium)을 포함하는 결합조직 캡슐로 둘러싸여 있다. 이 활액은 힘줄에 영양을 공급한다. 건간막(mesotendon), 또는 건끈(vincula tendina)은 콜라겐 섬유 밴드로 힘줄을 뼈와 주변 근막에 부착하는 역할을 한다.

이 특별한 '구조물' (mesotendon)로 인해 힘줄은 다음과 같은 다양한 기능을 수행한다.

- 근육이 수축하는 동안 뒤틀림(torsion)을 변화시켜 다른 시점의 골지건기관(GTO) 그룹을 활성화시킬 수 있음.
- 근주막(perimysium)의 수동적 스트레치에 의해 발생된 장력을 전달해서 다른 시점의 근방추(muscle spindle) 그룹을 활성화시킬 수 있음.
- 다른 시점의 수용체 그룹을 활성화 시켜서 움직임을 감지하는 능력을 제공함. 실제로 힘줄이 지대(retinacula) 밑으로 미끄러져 들어갈 때 힘줄은 근막의 다른 부위를 스트레치 시키게 된다.

힘줄은 근막 나선(myofascial spiral)과 건막(aponeuroses), 또는 편평한 건(flat tendon) 등과 이러한 기능을 공유한다. 나선형 콜라겐 섬유는 손목과 발목 분절(segment)의 지대(retinacula)에서 발견되는데, 이는 팔다리와 체간의 건막성 근막(aponeurotic fascia)에도 존재한다.

대각선(diagonal)과 나선(spiral)은 손목과 발목에서 시작되는데, 여기는 손과 발의 작은 근육이 손목과 발목의 지대에서 기시하는 부분이고, 그 결과 근막 나선(mf spiral)과 격막(septa)의 콜라겐 섬유의 원위-근위 스트레치(distal-proximal stretch)가 유발되게 된다.

관절을 지나가는 근막 나선(mf spiral)은 힘줄과 일부 근육 섬유를 연결한다. 예를 들어:

- 슬관절에서는 슬개골지대(patellar retinaculum)가 있으며, 이는 내측광근과 외측광근의 건성 팽창(tendinous expansion)에 의해 형성된 구조물이다.
- 서혜부에서는 복횡근과 복사근이 수렴해서 합쳐지는 서혜부 인대(inguinal ligament)(그림 6.27)가 지대(retinaculum)와 같은 구조물로 간주된다.
- 체간에서는 복직근초(rectus sheath)가 복사근에서 기시하는 큰 지대(retinaclum)의 역할을 한다.
- 등쪽에는 광배근의 건막(aponeusroses)이 있는데, 이는 흉요근막(thoraco-lumbar fascia)에서 많은 부분을 차지하고 있다.
- 팔꿈치 앞쪽에는 상완이두근의 건막(lacertus fibrosus)이 있는 반면, 팔꿈치 뒤쪽에는 상완 삼두근의 건막(lacertus fibrosus)이 위치한다.

이러한 근막의 부착부 외에도 지대(retinacula)가 뼈에 부착하는 곳 역시 존재한다. 움직임이 발생함에 따라 생기는 관절 각도의 변화가 근육과 근막의 긴장도 변화를 결정한다.

근막 내 콜라겐 섬유의 조직 구조가 '복잡한 운동의 오케스트라(orchestra of motor complexity)'를 지휘하는데 기여하고 있다. 이 콜라겐 섬유는 골지건기관(GTO)과 근방추에 긴장도(tension)를 전달한다. 우리가 글을 쓰고, 악기를 연주하고, 발로 차고, 돌을 던지는 등 동작을 할 때마다, 우리는 뼈, 근육, 근막의 상호적인 긴장 상태를 유지하면서 우리의 사지(손, 발, 머리)에 집중한다.

모든 움직임에는 세 가지 구성 요소가 개입한다:

1) 근막 배열(sequence)에 의해 조정된 자세 요소(postural component),
2) 근막 대각선(diagonal)에 의해 조정된 운동 계획 요소(motor scheme component),
3) 근막 나선(spiral)에 의해 조정된 운동 동작 요소(motor gesture component).

특정 움직임에서 통증이 있다면, 치료사는 이중 문제가 있는 요소를 거슬러 올라가 찾을 수 있어야 한다.

# 지대의 생리학
## PHYSIOLOGY OF RETINACULA

이 구간은 다음으로 구성되어 있다:

- 운동 동작의 진화
(evolution of the motor gestures)
- 지대의 기능
(functions of the retinacula)

## 지대의 생리학
PHYSIOLOGY OF RETINACULA

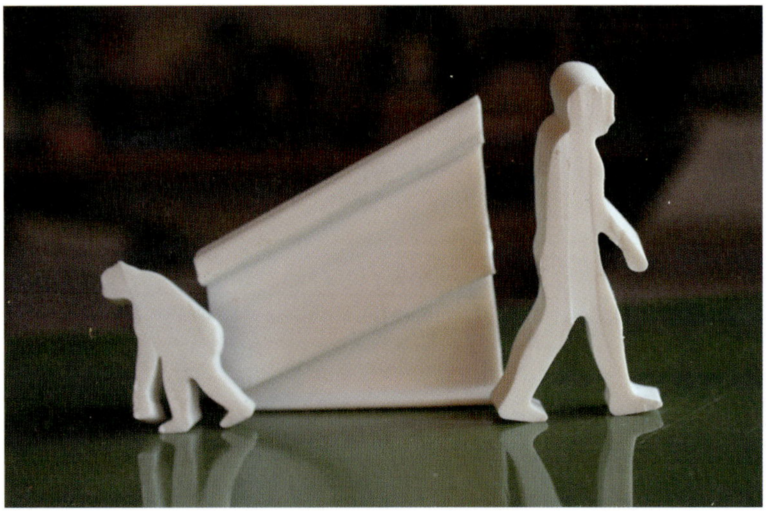

## 운동 동작의 진화
Evolution of the motor gestures

**그림 6.1.** 근막 나선(spiral)의 진화

근막 나선(spiral)은 운동 기관 진화의 최고봉을 보여준다.
동물계에서는 영장류만이 물체를 조작하거나 던지는 등의 능력을 부분적으로 가지고 있다.
인간에게 있어서, 발과 발목의 지대(retinacula)의 발달은 직립 자세를 가능케 했으며, 손가락과 손목의 지대(retinacula)의 발달은 엄지손가락의 대립(opposition)과 숙련된 움직임을 가능케 했다.

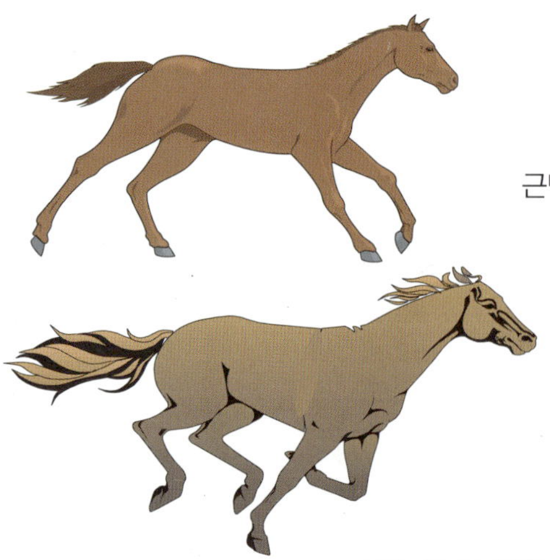

말은 시속 6킬로미터의 속도까지는 걷는다. 그러다가 보폭이 증가하게 되면 근막을 신장하게(stretch) 되어 자동적으로 속보(trot)로 전환하게 된다. 말이 시속 40km의 속도에 도달하면 질주(gallop)가 촉발된다.

**그림 6.2.** 움직임을 관리하는 데 있어서 근막의 역할

근주막(perimysium)과 근외막(epimysium)은 근막 단위(mf unit)의 운동단위(motor unit)를 조정한다.
근막 부착부는 근막 배열(mf sequence)의 근막 단위(mf unit)를 조정한다. 두 근막 배열(mf sequence) 사이의 융합 라인은 운동 계획(motor scheme)을 조정한다.
나선형으로 배열된 콜라겐 섬유는 여러 분절(segment) 동시에 포함하는 운동 동작(motor gesture)을 조정한다(통합적으로).

## 지대의 생리학
PHYSIOLOGY OF RETINACULA

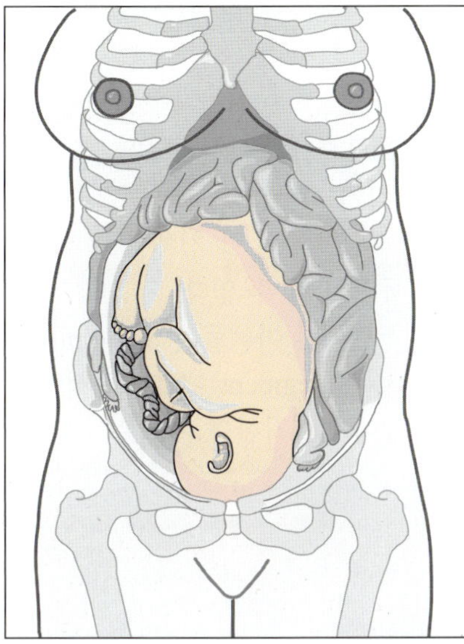


## 운동 동작의 진화
Evolution of the motor gestures

**그림 6.3.** 신체의 운동 감각의 발달

해부 결과 태아의 발목과 손목에는 지대(retinacula)가 존재하지 않는 것으로 나타났다. 이러한 콜라겐 구조(retinacula)의 형성을 촉진하는 것은 사지의 움직임의 반복이다.
순차적으로, 운동 발달은 신체의 운동 감각이나 공간(우측 좌측, 전방-후방)과 시간(전후)에서의 행동 구성을 용이하게 한다.

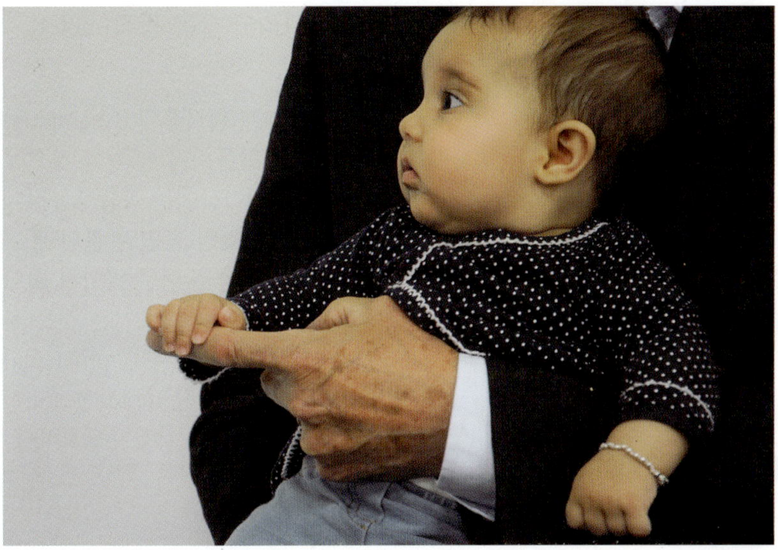

**그림 6.4.** 생후 첫 해에 나선(spiral)의 발달

생후 첫 달에 나타나는 반사는 파악 반사(grasp reflex)처럼 손과 발에서 시작된다. 그러나 체간은 아직 자체적인 움직임을 제어하지 못하기 때문에 보조를 받아야 한다.
생후 몇 달 동안, 아기들은 엄지손가락의 대립(opposition) 없이, 나머지 네 손가락만을 사용해서 잡는다.

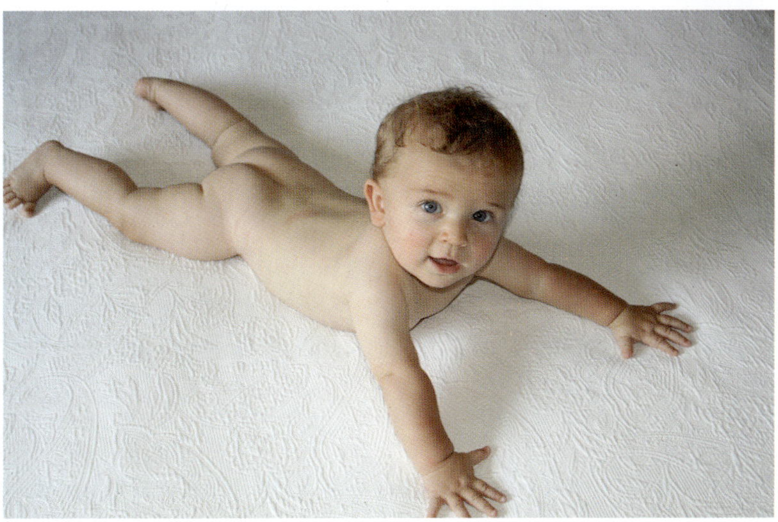

**그림 6.5.** 생후 1년에서 4년 사이의 나선(spiral)의 발달

상지와 하지의 나선(spiral)은 생후 2년 이내에 손과 발의 움직임에 따라 형성된다. 이것은 나선(spiral)이 사지에서부터 유래하고 팔다리의 협응이 원위부에서 근위부 방향으로 이뤄진다는 것을 보여준다.
아기들은 먼저 목과 머리를 조절하고 나서, 몸을 뒤집고, 앉은 다음, 마지막으로 일어선다. 이것은 배열(sequence)이 머리에서 시작하며, 자세 조절(postural control)이 머리꼬리방향(cephalocaudal)으로 이뤄진다는 것을 나타낸다.

# 지대의 생리학
PHYSIOLOGY OF RETINACULA

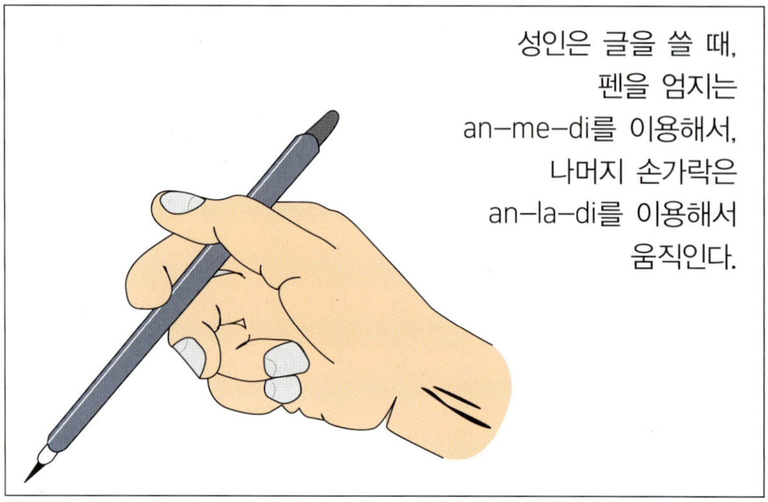
성인은 글을 쓸 때,
펜을 엄지는
an–me–di를 이용해서,
나머지 손가락은
an–la–di를 이용해서
움직인다.

## 운동 동작의 진화
Evolution of the motor gestures

**그림 6.6.** 숙련된 손 동작(gesture)의 운동 발달

두 살 때, 아기들은 엄지손가락의 대립(opposition)을 사용하지 않고, 손 전체를 사용해서 펜을 잡기 시작한다.
낙서를 할 때, 그들은 팔 전체를 움직이고 길항적인 동작을 할 수 없다.
겨우 3살 무렵에야 아이들은 상지(spirals)의 다양한 분절(segment)에서 길항적인 움직임을 보이기 시작한다.

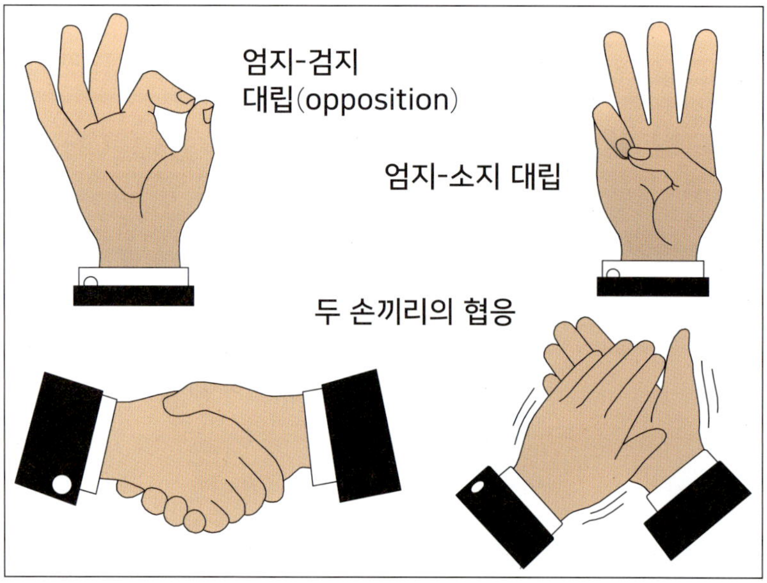


**그림 6.7.** 지대(retinacula)에서 나선(spiral), 그리고 운동 동작(motor gesture)까지

Venturelli(2000)는 필기장애(dysgraphia)를 펜을 잡을 때 협응력이 부족한 것으로 정의한다. 그러나 필기장애는 통합행동장애(dyspraxia)의 문자적인 측면일 뿐이다.
손동작(hand gesture)은 너무 많아서 아이들에게 각각의 손동작을 가르치는 것은 불가능하다. 대신에, 그들의 지대(retinacula)가 자율적으로 운동 동작(motor gesture)을 조직화할 수 있도록 하는 것이 중요하다.

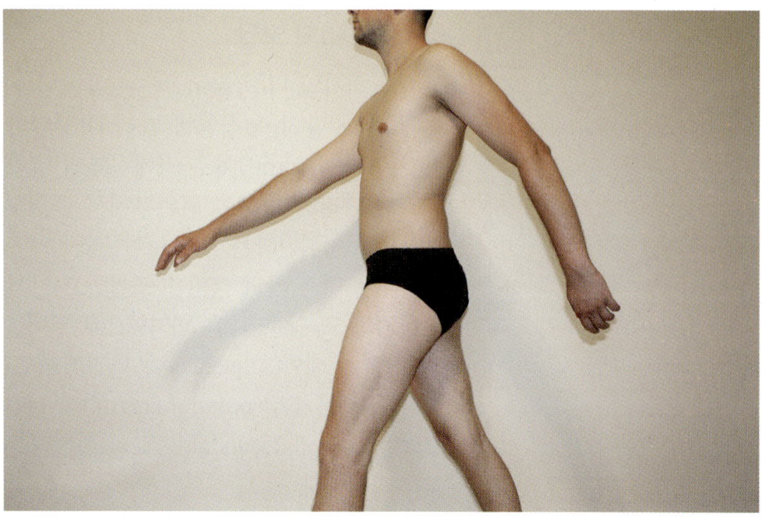

**그림 6.8.** 4세 이후 나선(spiral)의 발달

4살이 지나면, 체간의 나선(spiral)은 상지와 하지의 나선(spiral)과 통합된다. 짧은 나선의 형성은 걷는 동안 다리 사이의 협응을 가능하게 한다.
던지기, 점프 등과 같은 인간에게 전형적인 통합 운동 동작(global motor gesture)은 긴 나선(spiral)의 형성을 필요로 한다.

# 지대의 생리학
## PHYSIOLOGY OF RETINACULA

## 지대의 기능
### Functions of the retinacula

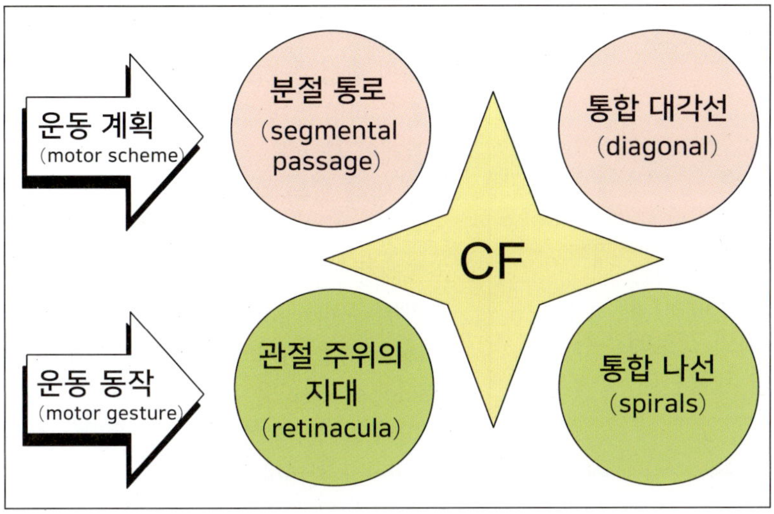


**그림 6.9.** 융합 중심(Center of fusion, CF) 및 운동 동작(motor gestures)

CF는 분절 수준(segmental level)에서 두 개의 근막 단위(mf unit)의 골지건기관(GTO)에 작용한다.

CF는 통합 운동 계획(global motor scheme)을 동기화하는 대각선(diagonal)과 관련이 있다.

CF는 지대(retinacula)에 있는 손과 발의 근육의 견인력에 관여한다.

CF는 통합 운동 동작(global motor gesture)을 수행하기 위해 나선형(spiral-form) 콜라겐 섬유에 의해 함께 연결된다.

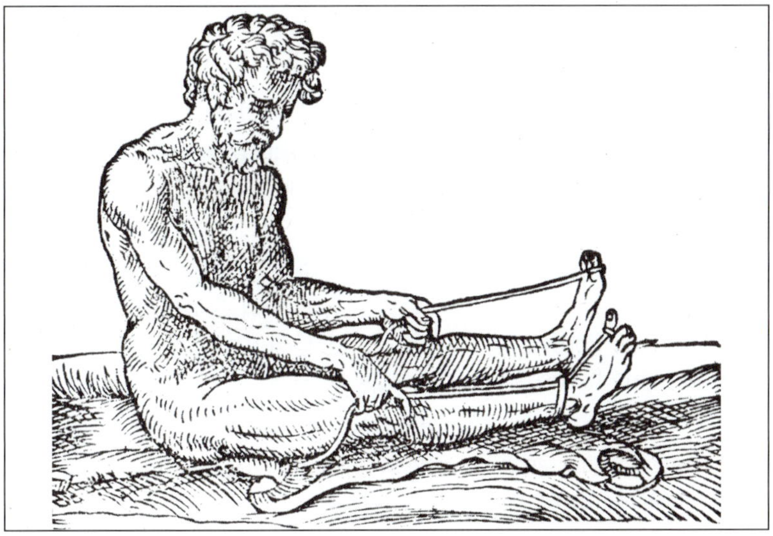

**그림 6.10.** 지대(retinacula)에 대한 Vesalius의 설명

Vesalius 시대(1543년) 이후로, 지대(retinacula)는 힘줄을 고정하는 구조물로 여겨져 왔다.

Vesalius의 책에서 가져온 이 그림은 지대(retinacula)가 없을 경우 무지신근 힘줄이 발목에서 멀어질 것임을 시사한다.

사실, 근육이 수축하는 동안 힘줄은 움직이지 않는다. 왜냐하면 근육은 비골(fibula)과 골간막(interosseous membrane)에서 시작하여 복사뼈 수준까지 내려가기 때문이다.

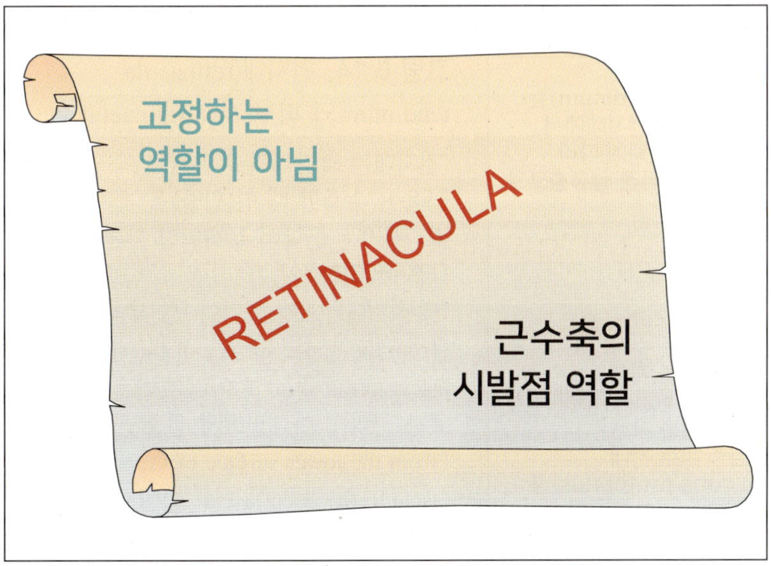


**그림 6.11.** 지대(retinacula)에 대한 새로운 시각

1984년 Viladot는 지대(retinacula)가 힘줄을 고정하는 역할에 이의를 제기하며 "지대는 매우 느슨하고 쉽게 팽창할 수 있는 섬유이다. 탄성 때문에 기계적 안정성에 거의 영향을 미치지 않는다.

단지신근(extensor brevis)의 경우처럼 힘줄을 고정하는 것이 아니라 근육의 기시부로서 역할을 한다.

족부 내번(inversion) 시 지대(retinacula)가 스트레치 되면 이 섬유는 비골근 수축 반사(peroneal contraction relfex)를 유발한다." (Viladot A. 1984)

## 지대의 생리학
## PHYSIOLOGY OF RETINACULA

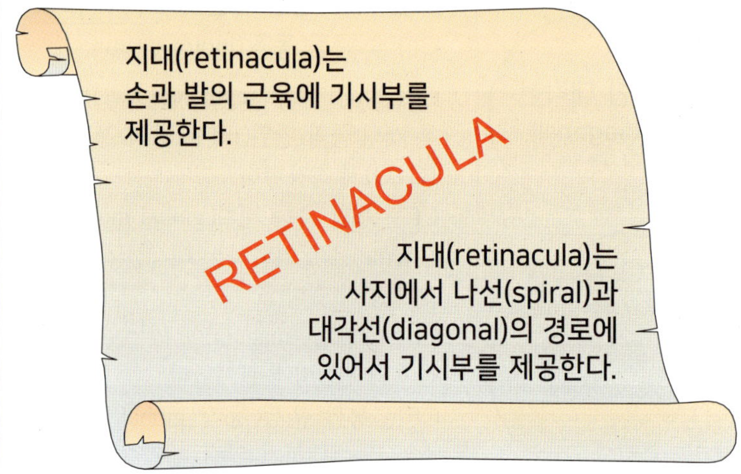


## 지대의 기능
## Functions of the retinacula

**그림 6.12.** 지대(retinacula)의 생리학

근육이 활성화되고 동작하는 것에 따라 힘줄은 다양한 방법으로 지대를 스트레치 시킨다.
손과 발에 있는 지대의 일부는 종방향 스트레칭에 관여하고 일부는 사선 스트레칭에 관여한다.
근위부 분절(segment)의 CF가 대각선(diagonal)을 따라 늘어나면 운동 계획(motor scheme)을 관리하고, 나선(spiral)을 따라 늘어나면 복잡한 운동 동작(motor gesture)을 관리하게 된다.

- **기시부 지대** (retinacula of origin)
  - 손목 지대
    - 굴근 지대(Flexor retinaculum)
    - 신근 지대(Extensor retinaculum)
  - 발목 지대
    - 굴근 지대(Flexor retinaculum)
    - 비골근 지대(Peroneal retinaculum)
    - 신근 지대(Extensor retinaculum)
- **중간 지대** (intermediate retinacula)
  - 팔꿈치 지대
    - 상완 이두근의 건막(lacertus fibrosus)
    - 상완 삼두근의 건막(lacertus fibrosus)
  - 무릎의 지대
    - 슬개골 지대(Patellar retinaculum) (ante)
    - 슬와 지대(Popliteal retinaculum) (retro)

**그림 6.13.** 지대 (Retinacula)

해부학 교과서에서는 발목의 환형 지대(annular retinacula)와 슬관절지대(patellar retinacula)에 대해 언급하고 있다.
손목과 발목에서의 지대(retinacula)만이 힘줄을 억제하는 역할을 가진다고 하지만 사실상, 그들은 원위 근육의 당겨짐을 감지하고 이러한 당겨짐을 근위 방향으로 전달하는 역할을 한다.
대퇴사두근의 외측광근과 내측광근의 힘줄 팽창은 중간 지대(intermediate retinacula)를 형성한다.

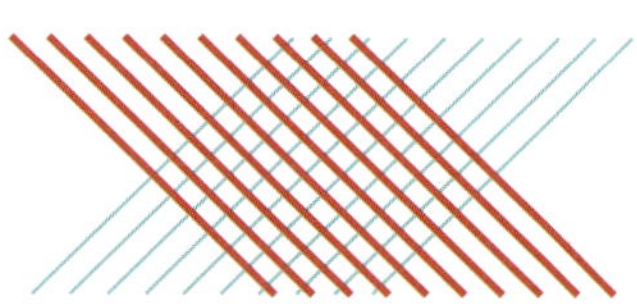

건지대(retinacula tendinum)는 건지대에 부착하거나 건지대에서 기시하는 근육의 견인력에 따라 정렬된, 교차하는 콜라겐 섬유층으로 구성된다.

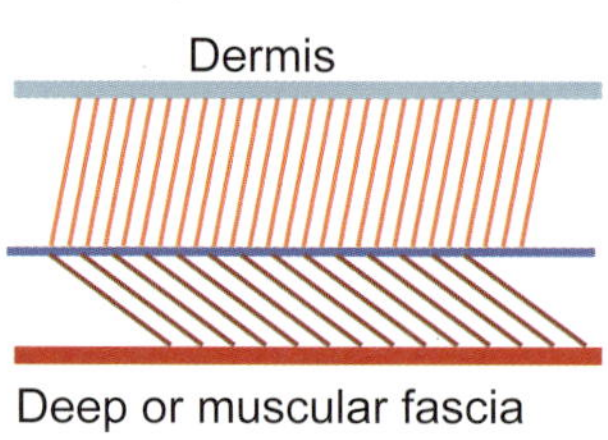


피부 지대(retinacula cutis)는 표층 근막까지 이어지는 수직 콜라겐섬유인 표층 피부 지대(retinaculum cutis superficialis)와 심층 근막까지 이어지는 사선 콜라겐섬유인 심층 피부 지대(retinaculum cutis profundus)를 포함한다.

**그림 6.14.** 건지대(retinacula tendinum)와 피부 지대(retinacula cutis)

"건지대는 팔다리의 원위 부분에 있는 근육이 수축할 때 건(힘줄)을 제자리에 고정시키는 근막이 두꺼워진 부분이다." (테이버 의학 사전)
"피부 지대는 표층 근막의 윗면부터 피부까지(from the upper surface of the superficial fascia to the skin) 이어지는, 또는 표층 근막의 아래면에서 심층 근막까지(from the lower surface of the superficial fascia to the deep fascia) 이어지는 콜라겐 섬유이다." (스테드먼 의학 사전)

# 지대의 생리학
PHYSIOLOGY OF RETINACULA

**건지대 (retinacula tendinum)의 기능**

1 – 힘줄의 가변저항기(rheostat)
2 – 2개의 융합 중심(CF) 간의 가변저항기
3 – 2개의 분절(segement)간의 가변저항기
4 – 힘(force)을 감지하는 수용체
5 – 힘의 전송기
6 – 수용체의 참고 자료

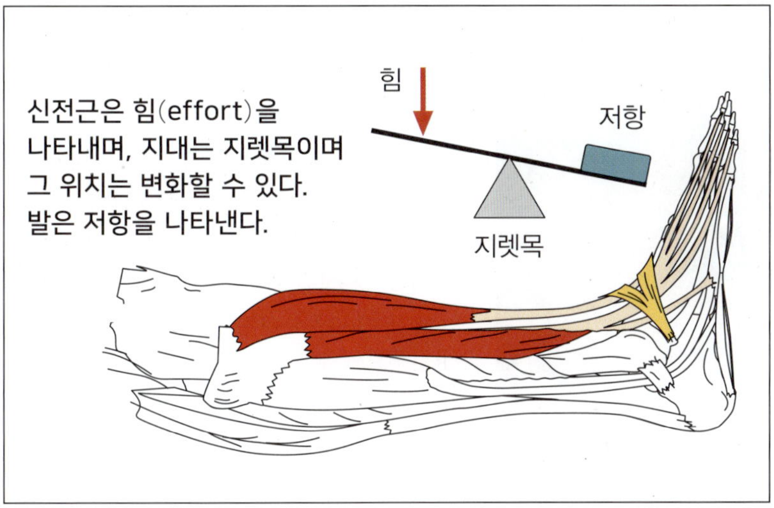


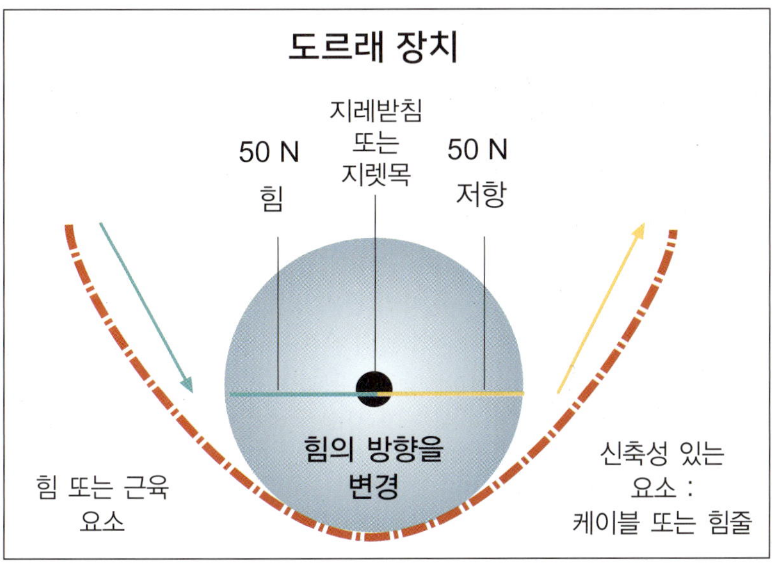


## 지대의 기능
Functions of the retinacula

**그림 6.15.** 건지대(retinacula tendinum)의 생리학

뇌에서 근막으로 운동 조정 기능의 일부를 넘긴다면 지대는 단순히 수동적인 억제나 고정의 역할보다는 다른 많은 기능들을 수행할 수 있다.
이것은 건지대가 고립된 구조가 아니기 때문에 가능하다. 건지대는 건막성 근막(aponeurotic fascia) 내에 포함된 나선형 콜라겐 섬유의 연속이다.

**그림 6.16.** 지대(retinacula)의 첫 번째 기능

힘줄에 대한 가변저항기(rheostat).
신근 지대(extensor retinaculum)는 지렛대의 지렛목과 같은 역할을 하며, 무엇보다도 힘줄의 가변저항기와 같은 역할을 한다.
움직임이 일어나면 힘줄의 다른 부분이 지대 아래를 지나면서 각기 다른 그룹의 골지건기관(GTO)을 활성화한다.

역) 가변저항기(rheostat): 전자회로에서 저항값을 임의로 바꿀 수 있는 저항기이다. 가변저항을 사용하여 저항을 바꾸면 전류의 크기도 바뀐다. 조광기 등에 쓰인다.

**그림 6.17.** 지대(retinacula)의 두 번째 기능

발목과 손목 부분의 지대(retinaculum)는 도르래나 1등급 레버와 같은 역할을 하지만, 무엇보다도 힘의 방향을 바꾸는 복합 도르래와 같은 역할을 한다.
한 분절(segment) 내에서 지대는 두 방향 사이에서 교대로 힘의 방향을 바꿔주는 역할을 한다. 예를 들어, 걷는 동안, 발목의 신근 지대는 an-me-pe와 an-la-pe 사이의 교환기 또는 스위치로 기능한다.

# 지대의 생리학
# PHYSIOLOGY OF RETINACULA

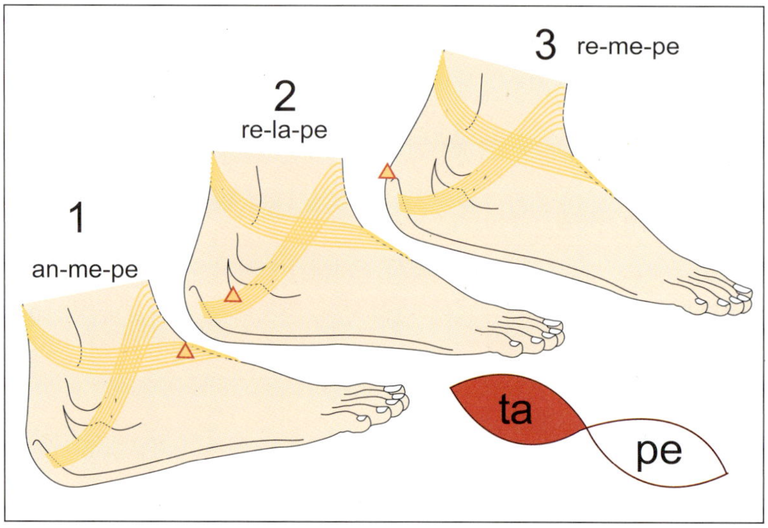


## 지대의 기능
## Functions of the retinacula

**그림 6.18.** 지대(retinacula)의 세 번째 기능

인간의 움직임은 정밀한 직각의 평면에서 일어나지 않는다. 대신에, 움직임은 종종 하나의 운동 계획(motor scheme)에서 다른 운동 계획으로 전환되는 양상을 나타낸다. 예를 들어, 걷는 동안, 전족부(forefoot)는 발끝 밀기(toe-off) 단계 직전에 an-me 위치에서 re-la 위치로 이동하고, re-me로 끝난다. 동시에 발목은 반대 방향으로 움직인다. 지대(retinacula) 내에 위치한 CF는 이러한 운동 변수의 관리에 개입한다.

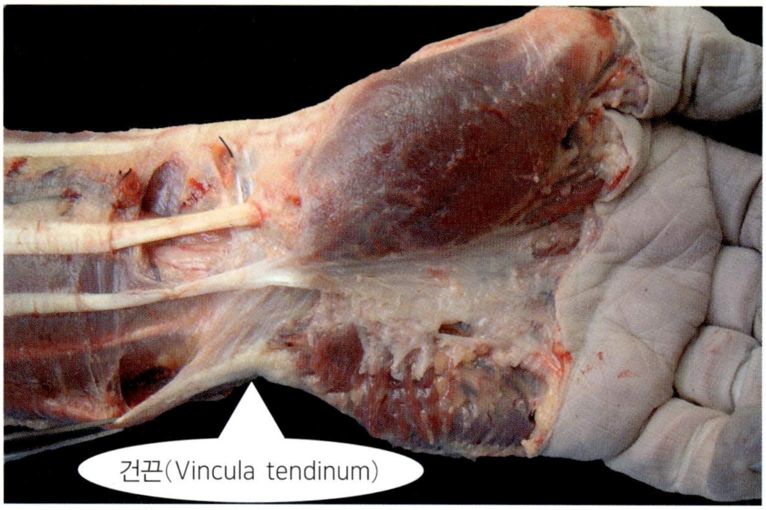


**그림 6.19.** 지대(retinacula)의 네 번째 기능

건간막(mesotendon)의 건끈(vincula tendina)은 힘줄들을 위, 아래를 감싸고 있는 지대와 연결하는 역할을 한다.
우리는 이 사진에서 포셉을 이용하여 척측수근굴근(flexor carpi ulnaris) 힘줄을 잡아당김으로써 힘줄을 따라서 굴근 지대(flexor retinaculum)가 늘어나는 것을 볼 수 있다; 이처럼, 지대는 힘줄과 연결되어 있다.

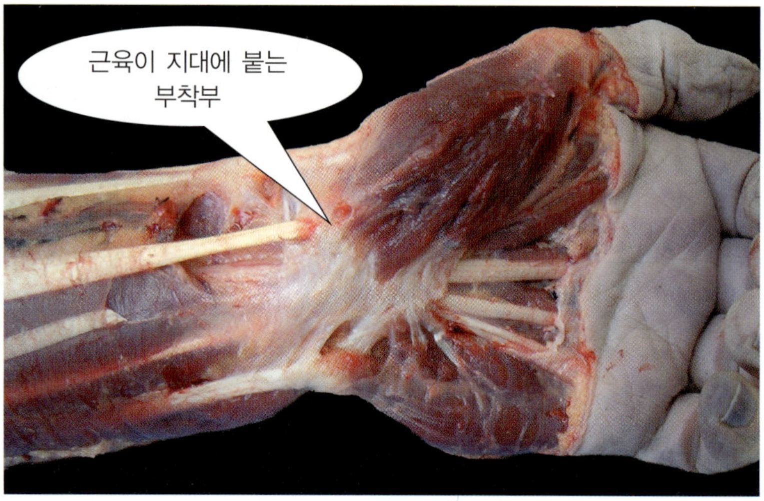


**그림 6.20.** 지대(retinacula)의 다섯 번째 기능

손목과 발목의 지대(retinacula)는 손과 발의 근육에게 부착부를 제공한다. 이를 통해 사지 근육의 긴장도는 근막의 나선형 섬유를 따라 근위 방향으로 전달된다.
손과 발의 운동 동작(motor gesture)의 변화에 따라 손목과 발목 분절(segment)의 지대의 긴장 상태가 변화한다.

# 지대의 생리학
PHYSIOLOGY OF RETINACULA

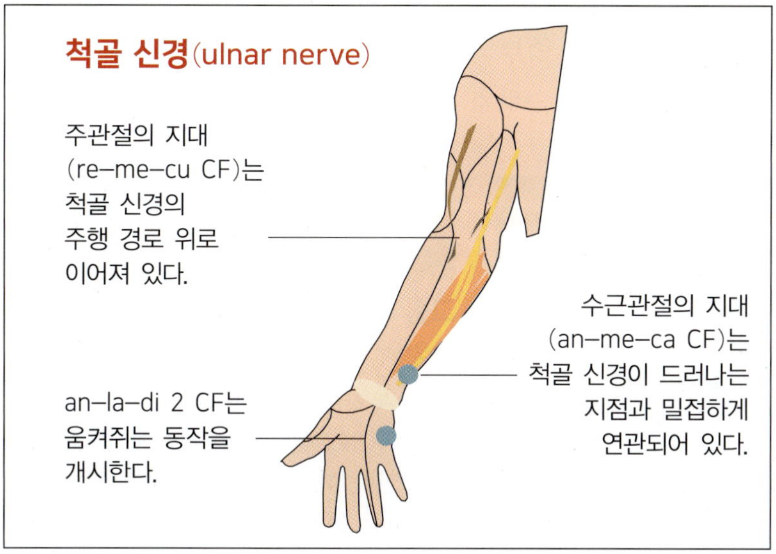


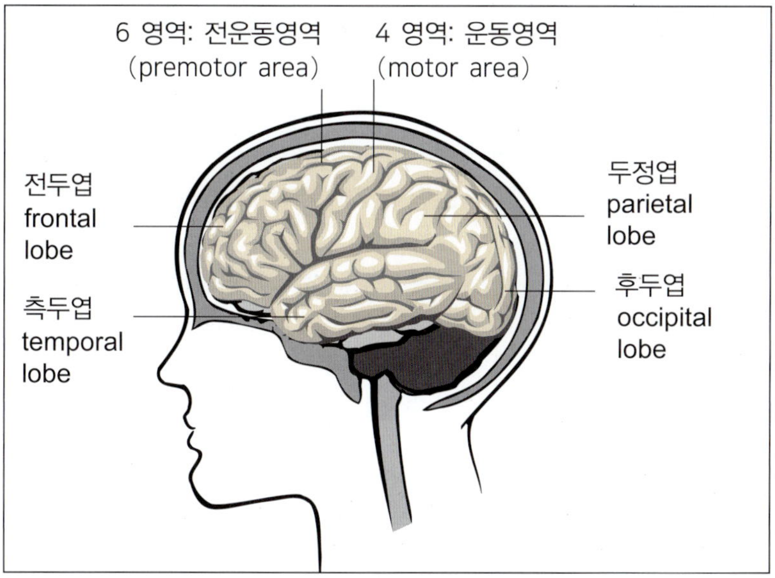


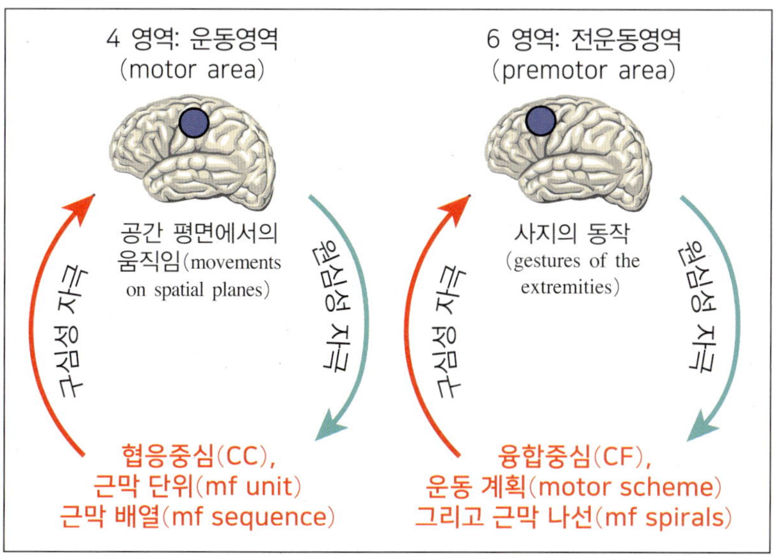


## 지대의 기능
Functions of the retinacula

**그림 6.21.** 지대(retinacula)의 여섯 번째 기능

지대(retinacula)는 근육 내 신경(근방추와 골지건기관) 및 수용체(루피니, 파치니 및 자유신경종말)와 상호 작용한다.
다양한 각도의 관절 운동 동안, 지대의 위치는 이러한 수용체의 자극을 촉진시킨다. 이러한 방식으로 수용체의 특정 집단이 활성화되고, 그들은 프로그램된 움직임의 정확한 수행에 관한 정보를 중추신경계(CNS)로 전송한다.

**그림 6.22.** 신경과학과 나선(spiral)

지대(retinacula)와 나선은 태어날 때 존재하지 않는다. 그러나 이들은 약 7세까지 점진적으로 발달한다. 비슷한 변화가 뇌에서도 발견된다.
"수의적인 운동에 관여하는 뇌의 4영역(area 4)은 4세 경에 완전히 발달하는 반면, 복잡한 운동 동작을 시작하는 데 필수적인 전운동영역(premotor area, area 6)은 7세 경에 발달한다."
(Lurija A.R. 1912)

**그림 6.23.** 감각운동기능(sensorimotor function)

영역 4에서 중추신경계(CNS)는 공간 평면에서의 움직임을 프로그래밍하고 한 방향으로 움직이는 근육 섬유에 원심성 자극(efferent stimuli)을 전달한다.
일방향 구심성 신경(unidirectional afferents)은 각 근막 배열(mf sequence)의 근막 구획의 정보를 다시 뇌로 전달한다.
영역 6에서 중추신경계(CNS)는 사지에 대한 운동 동작(motor gesture)을 프로그래밍한다. 이 영역의 활성화는 대각선(diagonal)과 나선(spiral)과 연관되며, 이러한 동작(gesture)에 의해 형성된 구심성 자극은 이들 근막을 통해 뇌로 전달되게 된다.

# 지대의 해부학 ANATOMY OF RETINACULA

이 구간은 다음으로 구성되어 있다:

- 체간의 지대
- 족부의 지대
- 수부의 지대

## 지대의 해부학 ANATOMY OF RETINACULA

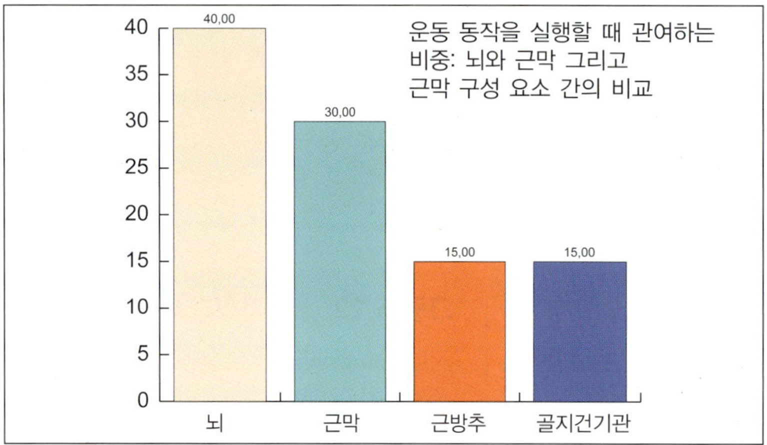


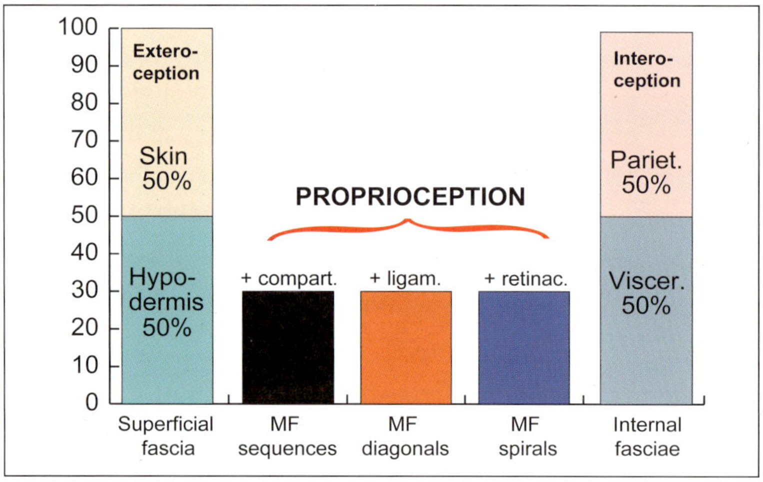


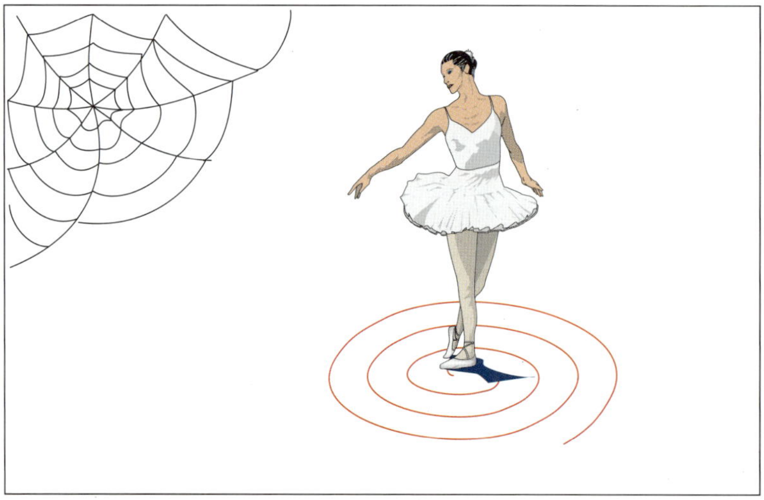

## 체간의 지대 Retinacula of the trunk

**그림 6.24.** 말초 운동 구성에 대한 근막의 관여

운동 동작(motor gesture)의 40%가 중추신경계(CNS)에 의해 프로그래밍된다는 가설이 있다. 복잡한 움직임이나 운동 동작을 실행하는 동안 골지건기관(GTO)과 근방추(muscle spindle)들이 총 30% 정도 개입하며, 이들은 근내근막(endomuscular fascia)과 건주근막(peritendinous fascia; retinacula)에 의해서도 조정된다(30%).

**그림 6.25.** 지각(perception)에 대한 근막의 관여

근막 자체는 지각을 담당하는 기관은 아니지만 구심성 자극(afferents)에 의미를 부여한다.

수용체는 모든 신체와 근막에서 동일하다. 수용체는 항상 스트레치에 의해 활성화된다. 수용체를 활성화 시키는 것은 근막이며, 근막의 형태에 따라, 근막은 각기 다른 방법과 다른 타이밍으로 수용체를 자극한다. 이와 같은 방식으로, 근막은 구심성 자극(afferents)에 해석된 의미를 부여한다.

**그림 6.26.** 다양한 움직임에서 근막의 상호작용

근막은 획일적인 거미줄처럼 우리 몸에 펼쳐져 있지 않다. 근막은 인체의 움직임을 조정하고 지각하는 데 적합한 방식으로 조직되어 있다.

근막 배열(mf sequences)은 자세 유지에 적합한 구조를 갖는다.

근막 대각선(mf diagonal)은 두 방향 사이에 균형 잡힌 위치에 있다.

근막 나선(mf spiral)은 운동 동작(motor gesture) 역동성을 만드는 것에 더 적합한 형태를 가지고 있다.

## 지대의 해부학
## ANATOMY OF RETINACULA

## 체간의 지대
## Retinacula of the trunk

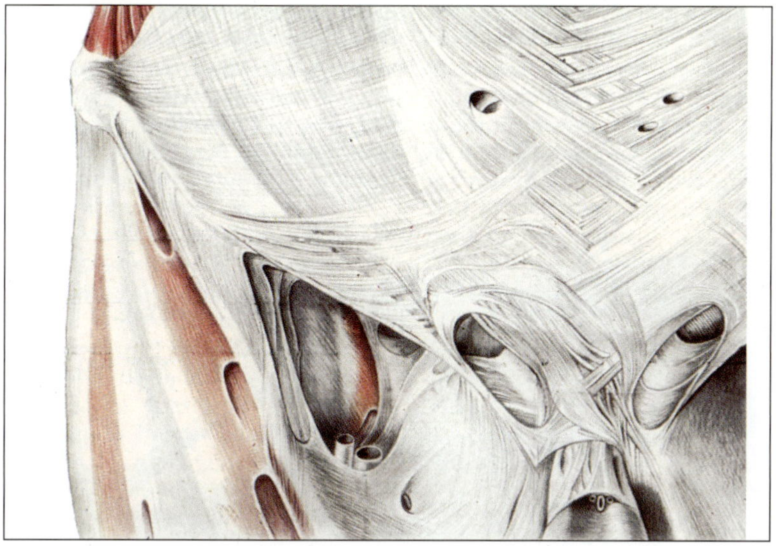

**그림 6.27.** 체간에 있는 지대(retinacula)의 해부학

체간에는 진짜 지대보다는 콜라겐 섬유로 이루워진 그물망이 있다. 왼쪽의 해부학적 그림을 관찰하면 콜라겐 섬유가 그물구조를 형성한다는 것을 알 수 있다.
실제로, 서혜부에는 서로 교차하는 많은 콜라겐 섬유들이 있어서, 말단에서 체간으로 장력(tension)에 대한 정보를 전달할 수 있고, 그 반대의 경우도 일어난다.

*(Modified from G. Chiarugi and L. Bucciante, Istituzioni di anatomia dell'uomo. Piccin)*

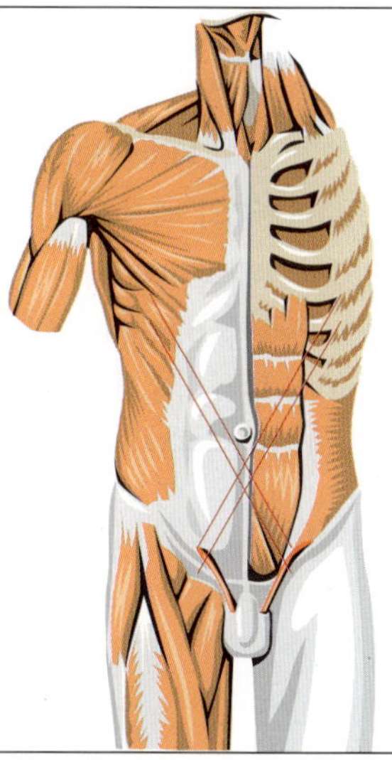


**그림 6.28.** 체간 전면의 지대(retinacula)

침술에서 건근 경선(tendinomuscular meridians)은 몸의 한쪽에서만 그려진다.
현대 의학 문헌에서도 근육은 몸의 한쪽에만 연속성을 따라가며 묘사된다.
이러한 방식으로 나선(spiral) 내에 존재하는 연속성은 무시 당하게 되며, 결과적으로 신체의 양 측면 사이의 콜라겐 섬유의 조정 기능을 이해하지 못하게 된다.

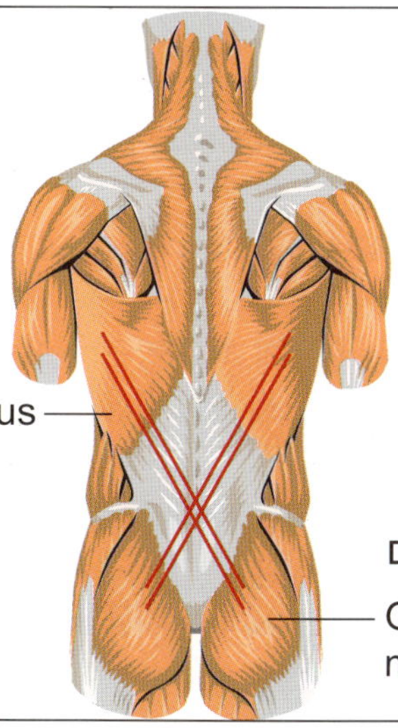


**그림 6.29.** 체간 후면의 지대(retinacula)

흉요근막(thoracolumbar fascia)은

1) 힘 전달을 하는 힘줄과
2) 한쪽 상지와 반대쪽 하지 사이의 근육 조정을 하는 지대로써의 이중 역할을 수행하는 건막(aponeurosis)이다.

대둔근(gluteus maximus)의 힘줄 섬유의 80%는 대퇴근막(fascia lata)과 장경인대(iliotibial tract)로 이어진다.

# 지대의 해부학
# ANATOMY OF RETINACULA

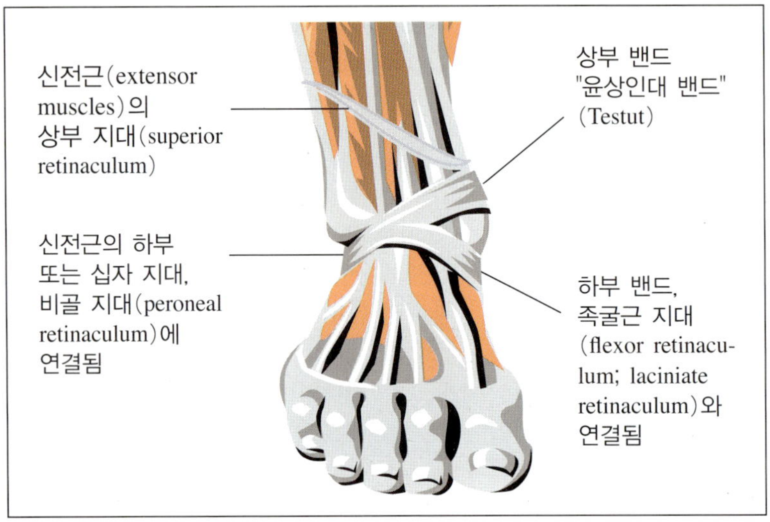


## 족부의 지대
## Retinacula of the foot

**그림 6.30.** 발에 위치한 지대의 해부학

근위관절의 길항건과 상호작용하기 위해 나선형 콜라겐 섬유의 경로는 팔다리와 체간의 후방에서 전방으로 주행하거나 전방에서 후방으로 주행한다.

Testut는 지대가 고리처럼 손목과 발목을 둘러싸고 있기 때문에 이를 '윤상 인대(annular ligament)'라고 칭했다.

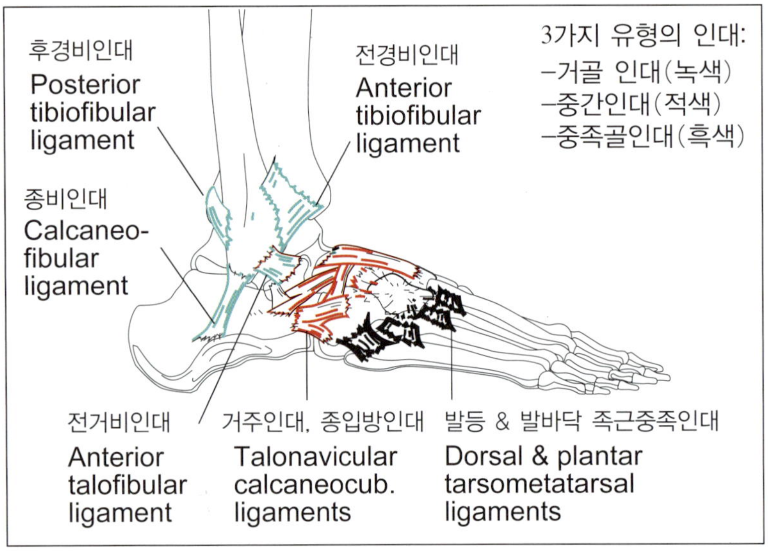


**그림 6.31.** 발목과 발의 인대

발의 주요 인대는 다음과 같다.

- 경골과 비골을 후족부(hidfoot)에 결합하는 거골인대(talus ligament)
- 중족부(midfoot)의 뼈들을 결합하는 족근인대(tarsus ligament)
- 다섯 개의 중족골(metatarsal bone)과 족근골(tarsal bone)을 연결하는 중족골 인대(metatarsal ligament)와 전족부(forefoot)의 뼈를 연결하는 중족골간 인대(intermetatarsal ligament)가 있다.

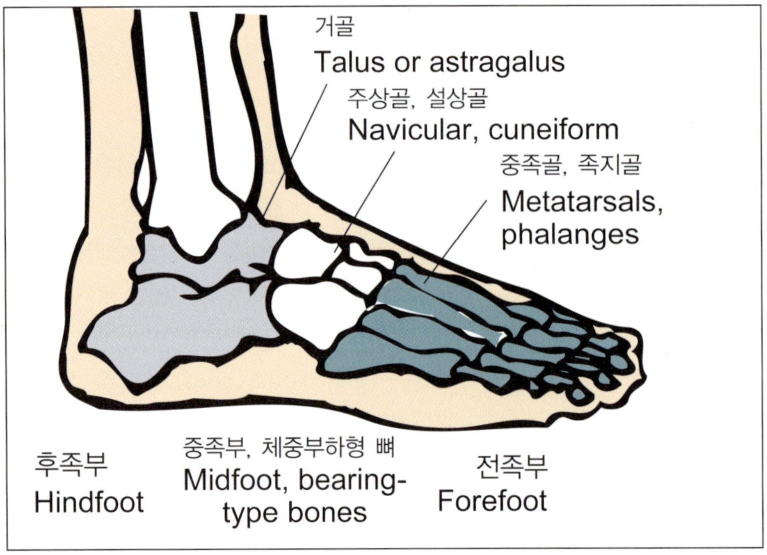


**그림 6.32.** 발과 발목의 뼈

발의 뼈는 다음과 같이 나뉜다.

- 후족부(hidfoot): 종골(calcaneus bone)과 경거관절(tibiotalar joint)에 의해 형성되고 하퇴근육에 의해 움직인다.
- 중족부(midfoot): 발의 움직임으로부터 발목의 움직임을 분리하는 베어링 역할을 하는 일련의 뼈(입방골: cuboid, 주상골: navicular, 세 개의 설상골: cuneiform)에 의해 형성된다.
- 전족부(forefoot): 후족부와 반대 방향으로 움직일 수 있는 중족골(metatarsals)과 족지골(phalanges)에 의해 형성된다.

## 지대의 해부학
## ANATOMY OF RETINACULA

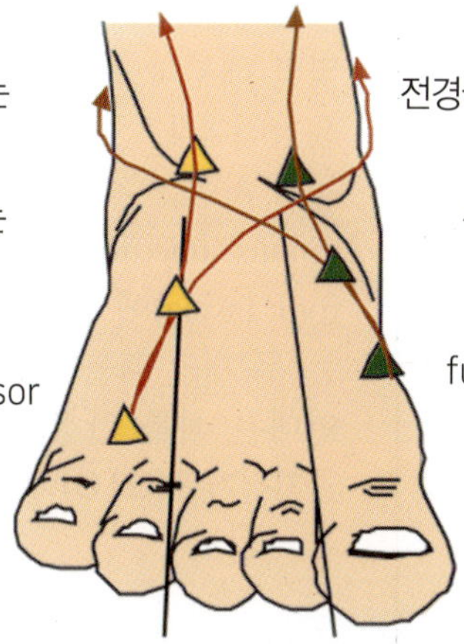


외굴(Lateromotion)의 근막 배열 전굴(Antemotion)의 근막 배열

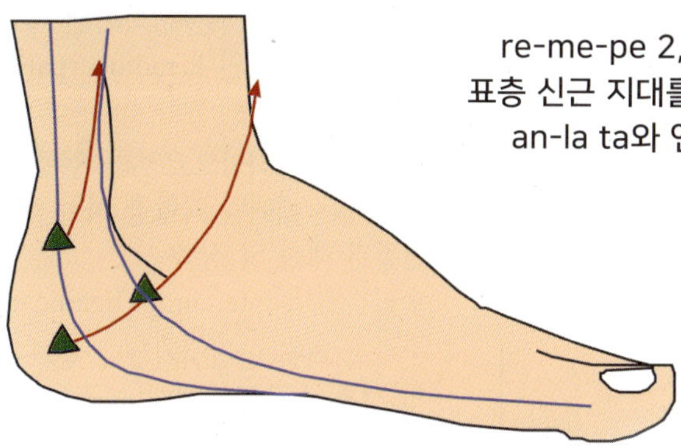


내굴(mediomotion)과 내회전(intrarotation)의 근막 배열(mf sequence)

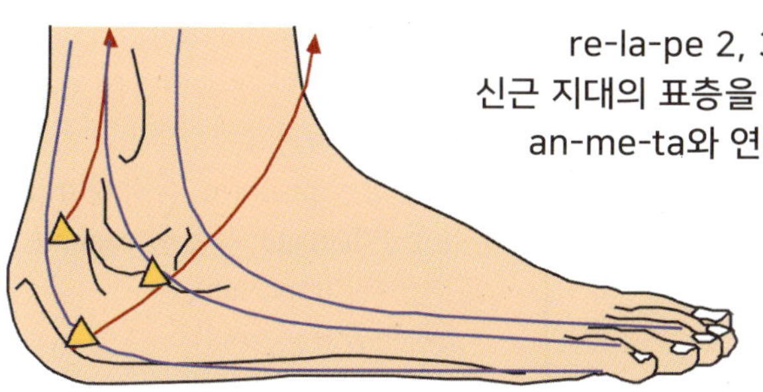


후굴(retromotion), 외회전(extrarotation), 외굴(lateromotion)의 근막 배열(mf sequence)

## 족부의 지대
## Retinacula of the foot

**그림 6.33.** 발등의 근막(dorsal fascia of the foot)

발의 ante-latero 근막은 다음을 포함한다.

- an-la-pe 1 CF: 대각선(diagonal)과 결합하는 신전근의 힘줄에 위치한다.
- an-la-pe 2, 3 CF: 5번째 발가락 쪽으로 위치하며, 그 근막은 심부 신근지대(deep extensor retinaculum)와 함께 이어진다.

발의 anteo-medio 근막에는 다음이 포함된다.

- An-me-pe 1 CF: 대각선으로 이어지는 전경골근(tibialis anterior)의 힘줄에 위치
- an-me-pe 2, 3 CF: 신근지대의 내측 섬유에 위치한다.

**그림 6.34.** 굴근지대(flexor retinaculum)와 융합중심(center of fusion, CF)

발의 굴근지대에는 다음과 같은 것들이 있다.

- re-me-pe 1 CF를 포함하고 대각으로 이어지는 상부 밴드(superior band)
- re-me-pe 2 및 3 CF와 결합하고 신근지대(십자형)의 표층과 근위부로 이어지는 중하부 밴드(inferior middle band).

"신근지대(extensor retinaculum)는 표층과 심층의 두 부분으로 나뉘는데, 이들은 수많은 시상 중격(sagittal septa)에 의해 서로 결합된다." (Testut L. 1987)

**그림 6.35.** 비골근지대(peroneal retinaculum)와 융합중심(center of fusion, CF)

비골근지대에는 다음과 같은 것들이 있다.

- re-la-pe 1 CF를 포함하고 같은 이름의 대각선(diagonal)으로 이어지는 상부 표층 밴드(superior superficial band)
- re-la-pe 2와 3 CF를 포함하는 하부 밴드(inferior band): 이 밴드는 발목의 ante-medio part(an-me-ta)를 향해 전방 및 근위 방향으로 신근지대와 함께 이어진다.

# 지대의 해부학
ANATOMY OF RETINACULA

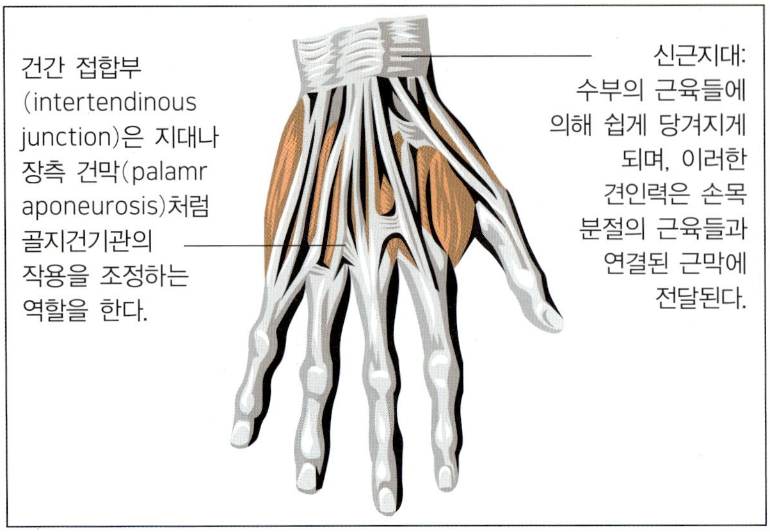


## 수부의 지대
Retinacula of the hand

**그림 6.36.** 손에 위치한 지대의 해부학

몇몇 해부학 문헌에서 지대(retinacula)는 윤상인대라고 불린다.
둘의 차이는 지대와 건간 접합부(intertendinous juncture)는 건막성 근막(aponeurotic fascia)에 필수적인 부분인 반면, 인대는 두 개의 뼈를 연결한다는 사실에 있다. 인대는 뼈를 안정시키고, 지대는 힘줄과 골지건기관(GTO)에 상호작용한다.

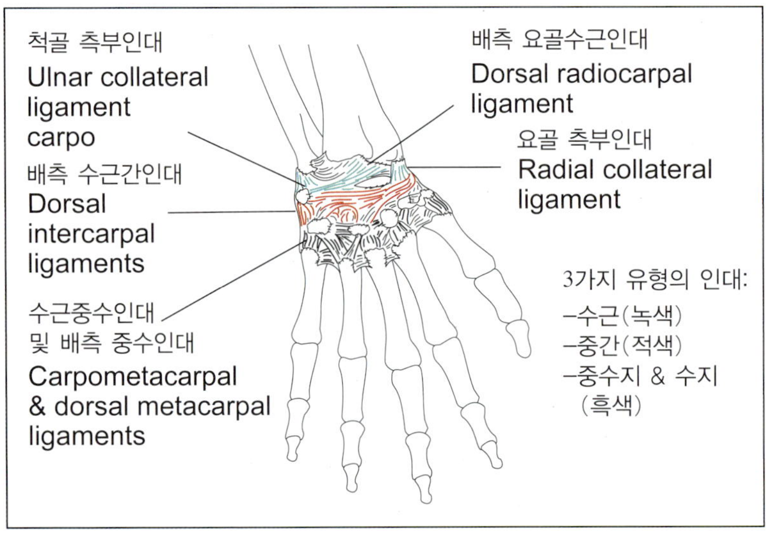


**그림 6.37.** 손의 배측(dorsal)과 장측(palmar) 인대의 거울상 배치

손의 주요 인대는 다음과 같다.

- 손목을 안정시키는데 특화된 배측 및 장측 요골수근인대(radiocarpal ligament)
- 손가락의 움직임으로부터 손목 움직임을 분리하는 베어링 역할을 하는 뼈와 연결된 배측 및 장측 수근간인대(intercarapl ligament)
- 손가락 뼈를 안정시키는데 특화된 배측 및 장측 수근중수인대(carpometacarapl ligament)

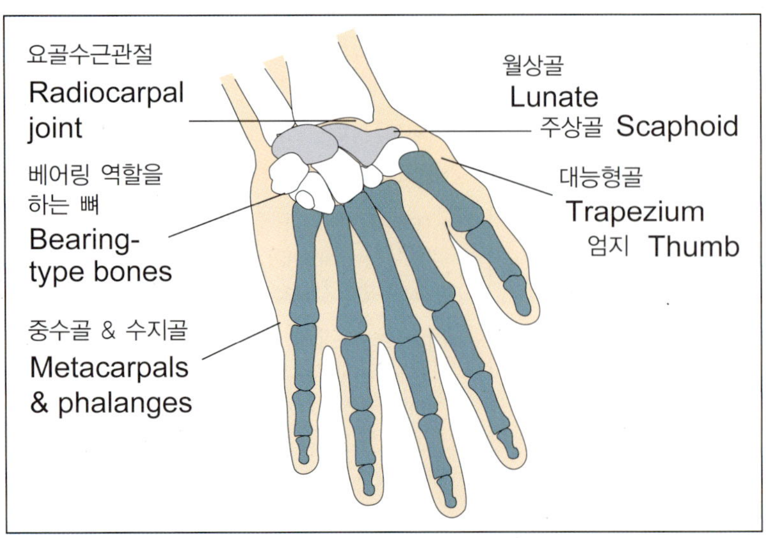


**그림 6.38.** 손목과 손가락의 뼈

손의 뼈는 세 부분으로 나뉜다.

- 손목 분절의 근육이 작용하는 요골수근관절(radiocarpal joint)
- 손목과 손가락의 움직임을 분리하기 위해 베어링과 같은 역할을 하는 6개의 뼈(두상골:pisiform, 삼각골:triquetrum, 유구골:hamate, 유두골:capitate, 대능형골:trapezium, 소능형골:trapezoid)
- 손가락의 독립적인 제스처를 허용하는 중수골(metacarpals)과 수지골(phalanges).

# 지대의 해부학
## ANATOMY OF RETINACULA

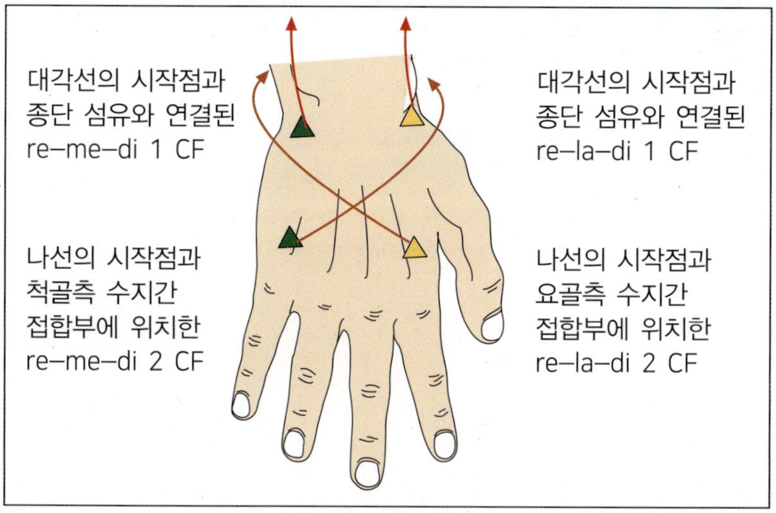


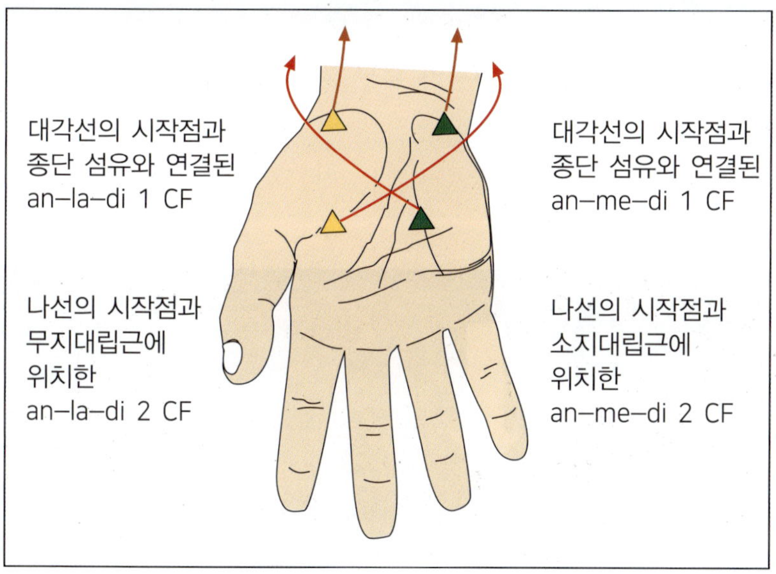


**굴근 지대 : 손목**
**Flexor retinacula: carpus**

- 표층 superf layer
  - diagonal an–la–di 1 — 단무지외전근(abductor pollicis brevis)
  - diagonal an–me–di 1 — 소지의 단수장근(palmaris brevis of 5th finger)
- 중간층 middle layer
  - spiral an–la–di 2 — 무지대립근(opponens pollicis muscle)
  - spiral an–me–di 2 — 소지대립근(opponens digiti minimi muscle)
- 심층 deep layer
  - ante seq. 단수무지굴근(flexor pollicis brevis)
  - intrar. seq. 수지굴근(flexor digitorum)
  - medio. seq. 소지굴근(flexor digiti minimi)

## 수부의 지대
### Retinacula of the hand

**그림 6.39.** 신근지대(Extensor retinaculum)와 융합중심(center of fusion, CF)

손등의 대각선(diagonal) 및 나선(spiral):

- Re-me-di 1과 Re-la-di 1 CF는 각각의 대각선과 연결된 종단 콜라겐 섬유(longitudinal collagen fibres)로 이어진다.
- 보다 원위에 있는 CF인 re-me-di 2와 re-la-di 2는 수지간 접합부(interdigital commissure)에서 유래하며, 이들은 각각의 나선과 연결된 사선 콜라겐 섬유(oblique collagen fibres)로 이어져 굴근지대까지 도달한다.

**그림 6.40.** 굴근지대(Flexor retinaculum)와 융합중심(center of fusion, CF)

손바닥에 있는 대각선(diagonal)과 나선(spiral):

- an-me-di 1과 an-la-di 1 CF는 같은 이름의 대각선과 연결된 종단 콜라겐 섬유로 계속 이어진다.
- an-me-di 2 CF는 소지대립근(opponens digiti minimi)에서 유래하며, 이것은 ante-latero-digiti의 움직임을 조정한다.
- an-la-di 2 CF는 엄지손가락의 ante-medio 운동을 조정하는 모지대립근(opponens policis muscle)에서 유래한다.

**그림 6.41.** 손목 분절의 굴근지대(Flexor retinaculum)

"손목의 전 윤상인대(anterior annular ligament)는 두 개의 섬유 평면(plane of fibre)으로 구성되어 있다: 장장근(palmaris longus)의 힘줄과 연결된 얇은 평면과, 깊은 평면이다. 그리고 골격 구조와 관련이 있는 횡수근 인대(transverse carpal ligament)라고 불리는 세 번째 그리고 더 깊은 구조물도 존재한다." (Testut L. 1987)
근막 도수치료(fascial manipulation)에서 콜라겐 섬유의 이 세 가지 평면과 30개의 근육은 세 가지 다른 운동 기능과 관련이 있다.

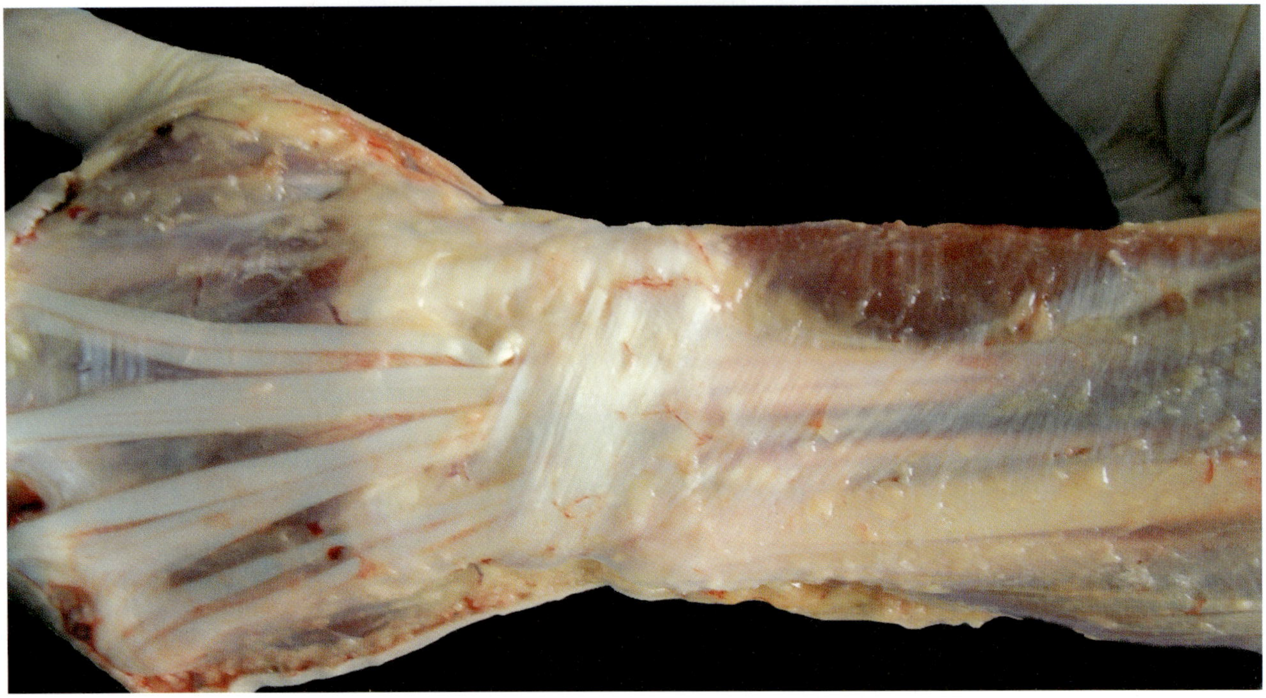

**그림 6.42.** 신근지대는 지신근(extensor digitorum) 힘줄 위에 놓여 있으며, 손과 전완부의 근막과 이어진다.

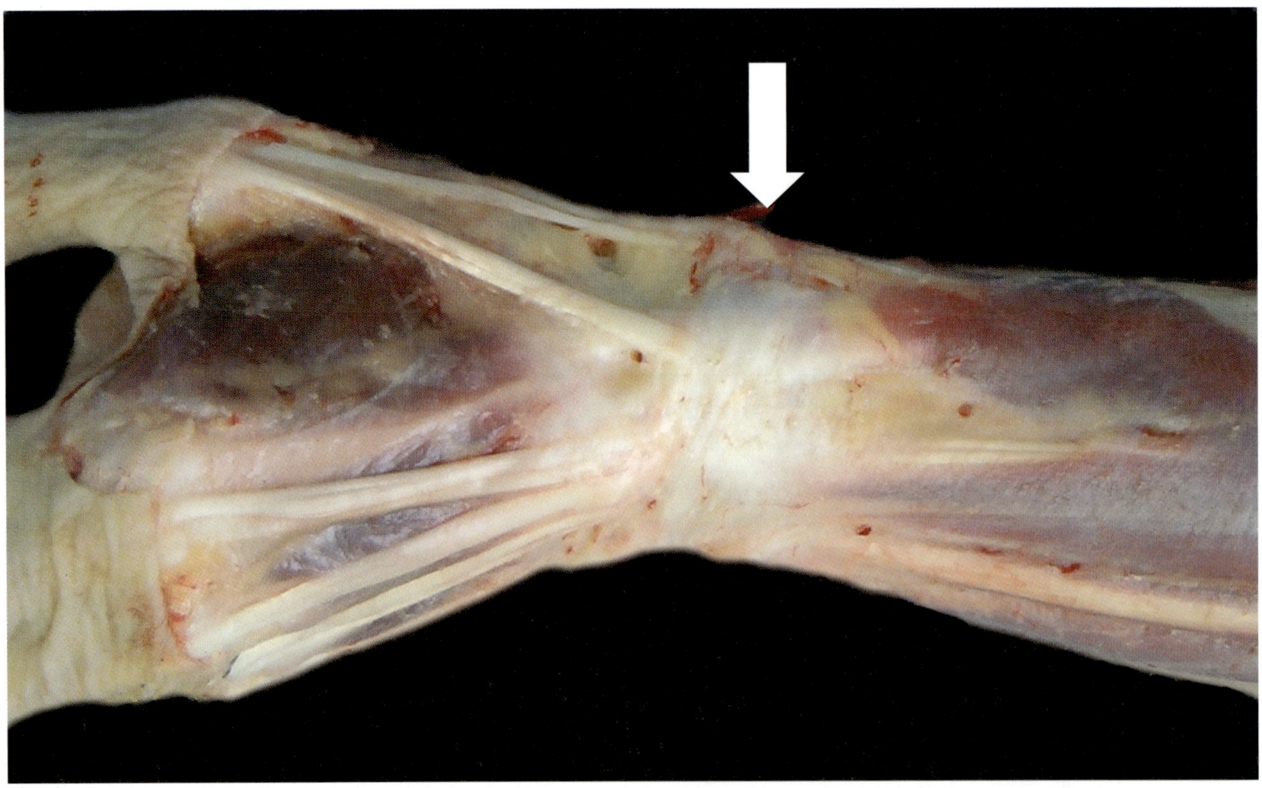

**그림 6.43.** 장무지외전근(abductor pollicis longus)과 단무지신근(extensor pollicis brevis) 힘줄을 덮고 있는 신근지대를 절개하고, 손을 수동적으로 움직인다 하더라도, 이 힘줄들은 여전히 제자리에 고정된 모습을 보인다.

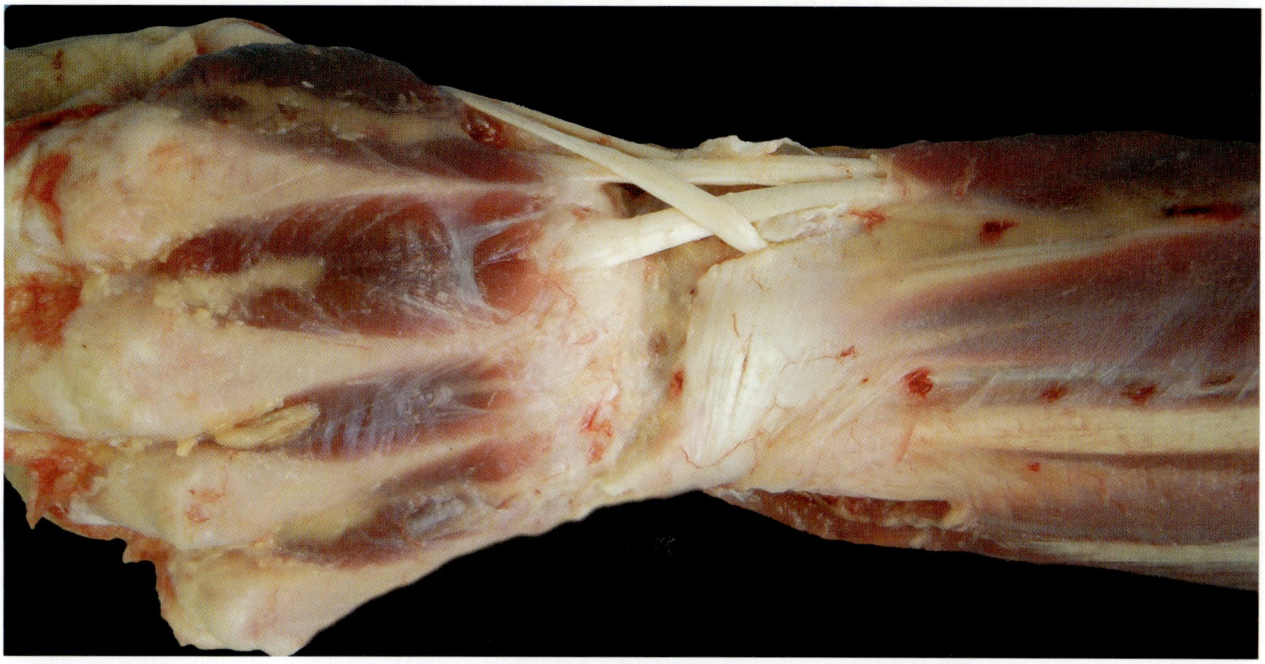

**그림 6.44.** 장무지신근(extensor pollicis longus)과 요측수근신근(extensor carpi radials) 힘줄을 덮고 있는 신근지대를 절개하는 경우에도 힘줄은 역시 제자리에 고정되어 있다.

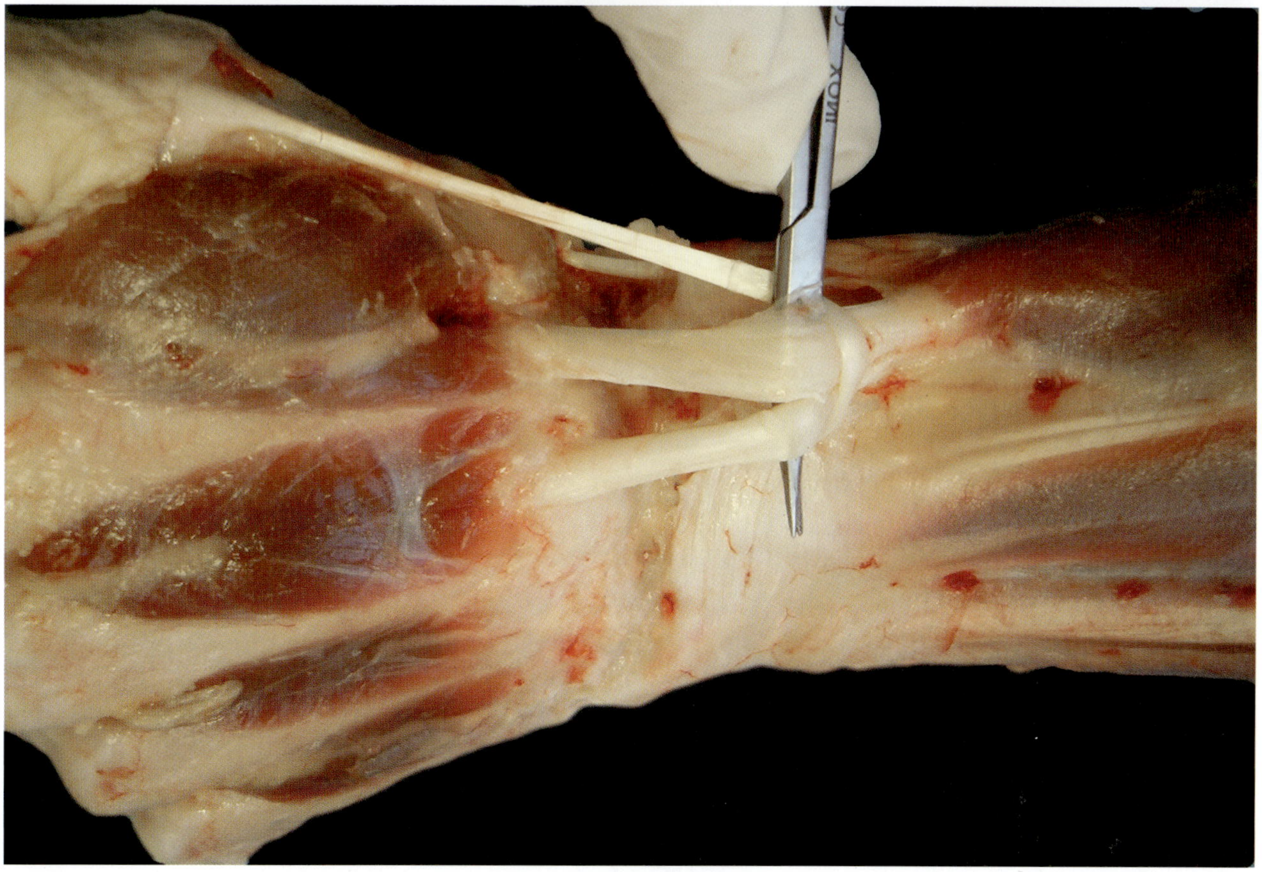

**그림 6.45.** 지신근(extensor digitorum) 힘줄과 신근지대를 절단한 후, 요측수근신근(extensor carpi radialis) 힘줄을 잡아당기는 경우에도 요측수근신근은 제자리에 고정되어 있다.

# 근막 나선의 생리학
# PHYSIOLOGY OF THE SPIRALS

이 장은 다음으로 구성되어 있다:

- 운동 동작의 협응
- 나선의 해부학
- 나선의 기원
- 신경근

## 근막 나선의 생리학
## PHYSIOLOGY OF THE SPIRALS

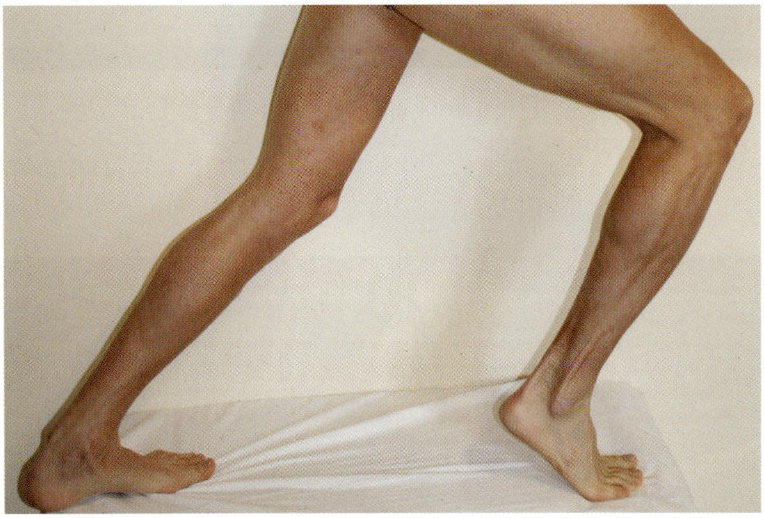

### 운동 동작의 협응
### Coordination of motor gestures

**그림 6.46.** 발 운동 동작의 말초 구성

걷거나 뛸 때, 거골(talus)와 족부 분절에 있는 지대는 전족부(forefoot)가 후족부(hindfoot)와 반대 방향으로 회전하게끔 도와준다.
이 지대는 건막성 근막 안에 있는 나선형의 콜라겐 섬유로부터 연장되기 때문에, 자동적 운동 반응이 무릎과 허리까지도 연장된다.

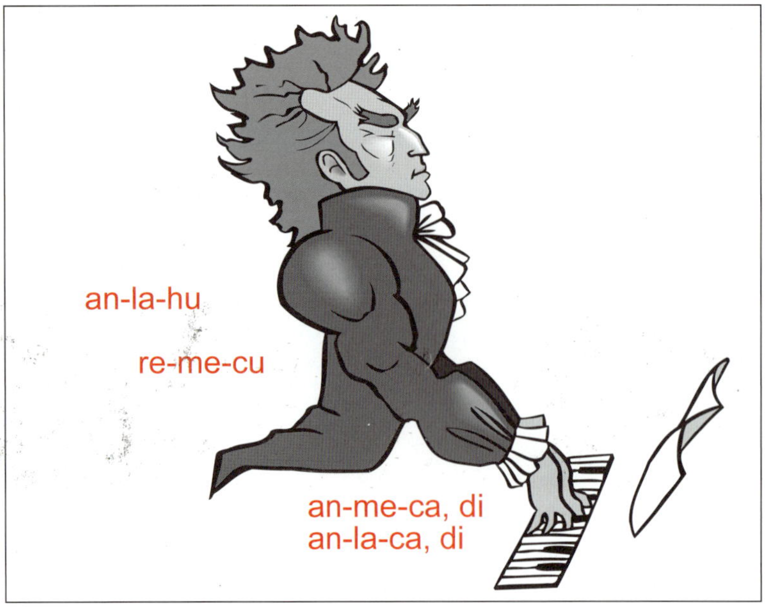


**그림 6.47.** 대각선(diagonal)과 나선(spiral)의 시너지와 연장

나선(spiral)의 존재는 대각선(spiral)을 제외시키지 않는다. 실제로, 많은 운동동작들은 두 개의 나선 조직과 두 개의 대각선 조직이 같이 협응된다.
예로, 피아노 연주자의 손가락과 손목은 ante-latero, ante-medio diagonal으로부터 동시에 협응이 되며,
팔꿈치와 어깨는 retro-medio-cubitus와 ante-latero-humerus spiral로부터 동시에 협응된다.

# 근막 나선의 생리학
## PHYSIOLOGY OF THE SPIRALS

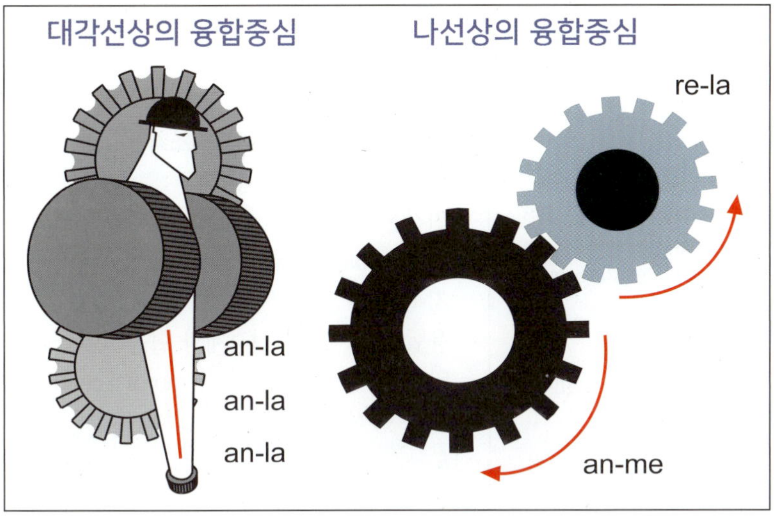


## 운동 동작의 협응
### Coordination of motor gestures

**그림 6.48.** 대각선(diagonal)에서 나선(spiral)까지

대각선에 존재하는 모든 융합중심은 같은 움직임을 선사한다.
다른 말로, 사지와 체간으로 흐르는 통로를 협응시킨다.
하지만, 나선에 있는 융합중심이 한 분절의 움직임을 한 방향으로 조정한다면, 연속적인 분절의 융합중심은 반대 방향으로 움직이게 된다.

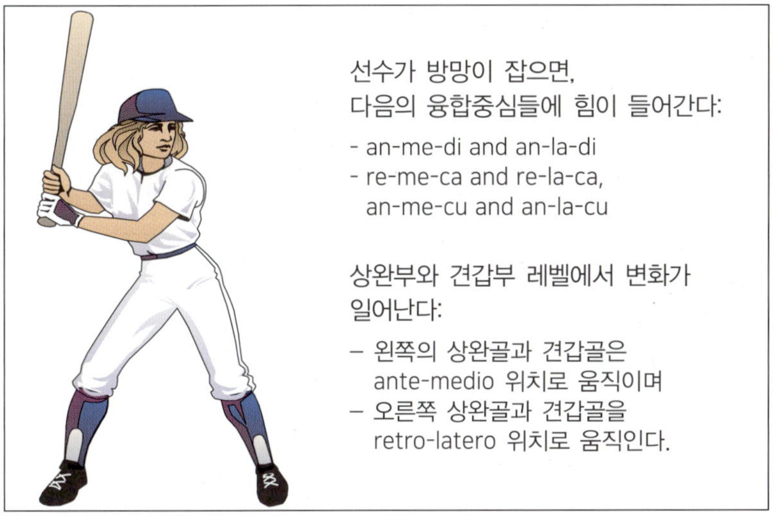


**그림 6.49.** 나선의 필요성

인간의 운동동작은 다양한 분절 사이 길항적인 움직임을 필요로 한다.
예로, 야구선수가 방망이를 잡을 때 견갑대(shoulder girdle)와 하지대(pelvic girdle)는 반대의 방향으로 움직인다.
이러한 경우에, 다리는 대각선으로부터 안정화되며, 팔은 나선에 의해 협응하게 된다.

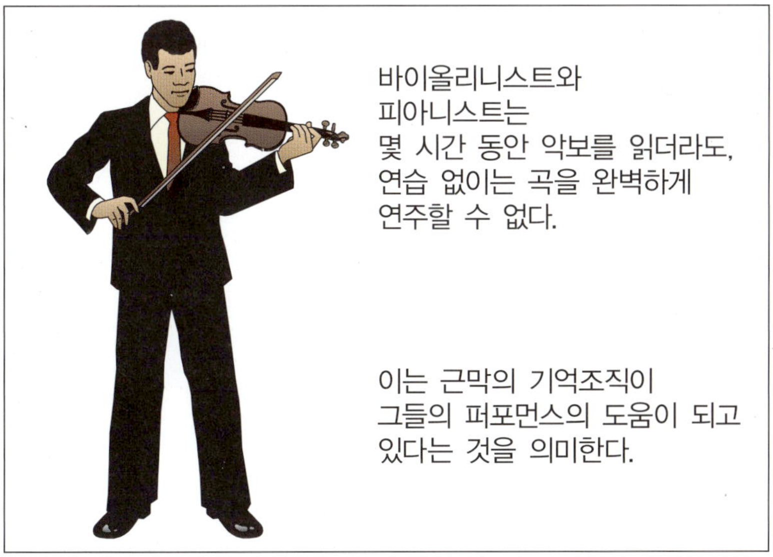
바이올리니스트와
피아니스트는
몇 시간 동안 악보를 읽더라도,
연습 없이는 곡을 완벽하게
연주할 수 없다.
이는 근막의 기억조직이
그들의 퍼포먼스의 도움이 되고
있다는 것을 의미한다.

**그림 6.50.** 나선의 기억

한 바이올리니스트가 손을 이식 받는 상황이 오면, 그들은 이전의 손으로 연습한 양만큼 다시 연습을 시행해야 같은 퍼포먼스의 레벨을 도달할 수 있다.
이는 기존에 갖고 있던 손의 근막 기억조직이 없기 때문이다.
뇌의 학습과 연관되어, 콜라겐 섬유 네트워크에는 말초 기억이 존재한다.

## 근막 나선의 생리학
## PHYSIOLOGY OF THE SPIRALS

**Motion**
- 3 평면에서의 기본 움직임
  - 분절(segment) = 근막단위(mf unit)
  - 사지(limb) = 근막배열(mf sequence)
  - 체간(body) = 자세(posture)
- 기초 운동 계획
  - 1 분절 = 두 근막단위 사이의 융합중심
  - 2 분절 = ca–di, ta–pe
  - 체간 = 근막 대각선(mf diagonals)
- 운동 동작과 기술
  - 사지의 나선 = 미세 동작
  - 짧은 나선 = 큰 운동 동작 (gross motor skills) (예. 걷기)
  - 긴 나선 = 전체 운동 동작 (global gestures) (예. 던지기, 점프)

## 운동 동작의 협응
## Coordination of motor gestures

**그림 6.51.** 움직임과 그의 구성요소

운동은 움직임의 시행, 조절, 협응할 수 있는 능력을 뜻한다. 어떠한 움직임의 이해를 하기 위해서는, 우리는 다양한 조각들로 이를 바라보아야 한다.
인간은 근막 배열(mf sequence)의 기저 긴장도(basal tone)를 통해 서있는 상태를 지속할 수 있다.
융합중심은 중추신경계와 협응하여 말초 기관의 운동 계획(motor scheme)과 운동 동작을 조절한다.

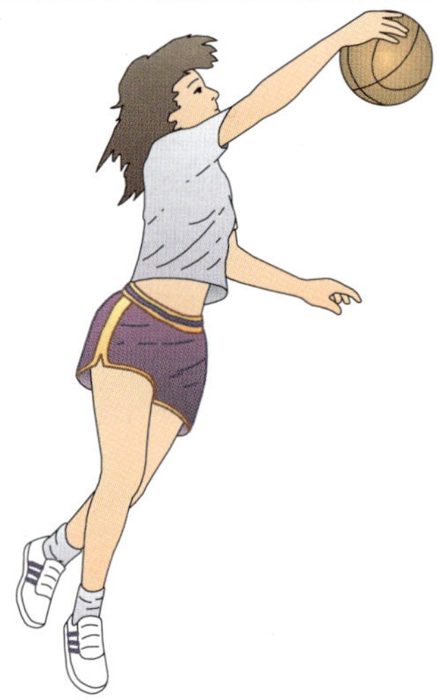

선수의 움직임 속도는 뇌가 몸 전체의 움직임을 결정지을 수 있는 시간보다 훨씬 빠르다. 그러므로, 몸 전체에 걸쳐 있는 근막 구조만이 이 "마리오네트"의 줄을 관리할 수 있다.

**그림 6.52.** 말초의 운동 협응 (peripheral motor coordination)

농구선수가 공을 잡으려고 할 때, 그들은 손의 움직임에 집중하는 방면, 상체의 팔과 체간은 이 동작에 적응하여 움직일 뿐이다. 뇌는 팔의 움직임을 공 쪽으로 향하게 하고, 결론적으로, 대각선(diagonal)과 나선(spiral)의 배열(sequence)들이 상호간 늘어지면서 운동의 동작을 조절한다.

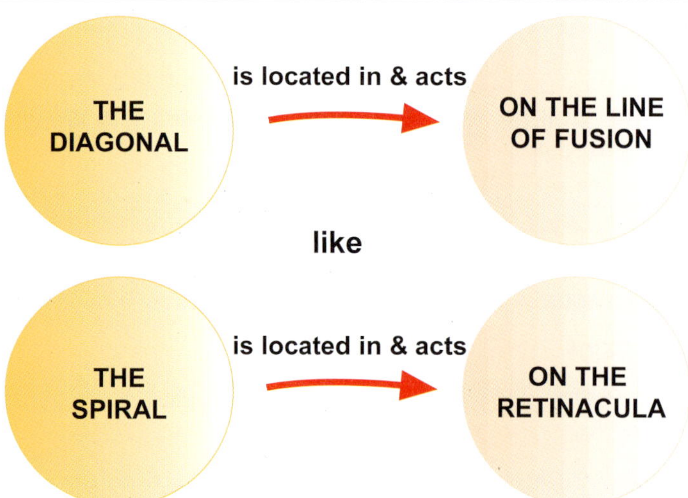


**그림 6.53.** 융합선(lines of fusion)과 지대(retinacula)

말초 운동협응에 대한 제안은 뇌가 동작을 조절하는 부담을 줄여주며, 다양한 해부학적 조직의 존재의 의미를 부여한다:

- 근막 융합선(lines of fusion)은 운동 계획과 연관되어 있다.
- 콜라겐섬유를 구성하는 나선(spiral)은 운동 동작과 운동 능력 조정에 대한 해석을 제공한다.

# 근막 나선의 생리학
## PHYSIOLOGY OF THE SPIRALS

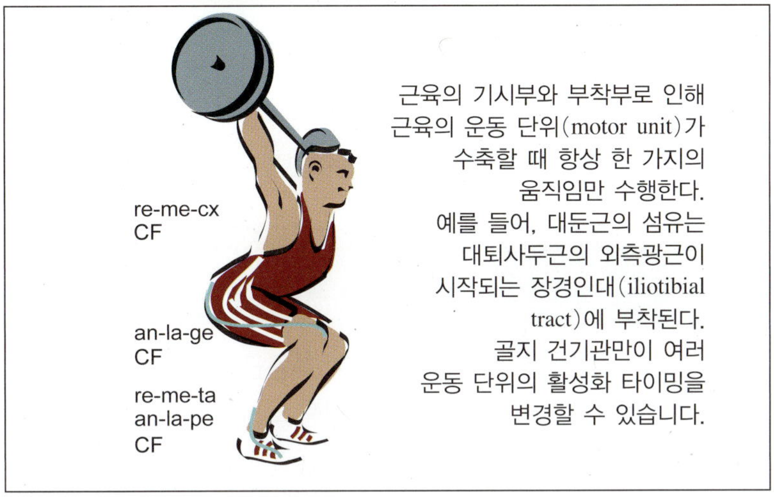
re-me-cx
CF
an-la-ge
CF
re-me-ta
an-la-pe
CF
근육의 기시부와 부착부로 인해
근육의 운동 단위(motor unit)가
수축할 때 항상 한 가지의
움직임만 수행한다.
예를 들어, 대둔근의 섬유는
대퇴사두근의 외측광근이
시작되는 장경인대(iliotibial
tract)에 부착된다.
골지 건기관만이 여러
운동 단위의 활성화 타이밍을
변경할 수 있습니다.

## 운동 동작의 협응
### Coordination of motor gestures

**그림 6.54.** 운동 동작 요소들의 분리

역도(an-la-ge)를 할 때 무릎에 통증이 오는 경우는 대둔근(re-me-cx)과 발목(re-me-ta)의 불균형으로부터 야기될 수 있다. 대각선과 나선의 배열들은 늘어나면서 힘을 축적하고 원래대로 돌아갈 때 힘을 발산한다.

키네틱 사슬에 있는 연결고리가 불균형을 이루게 되면 같은 사슬에 있는 다른 연결고리에서도 마찬가지로 이 불균형을 나타낼 수 있다.

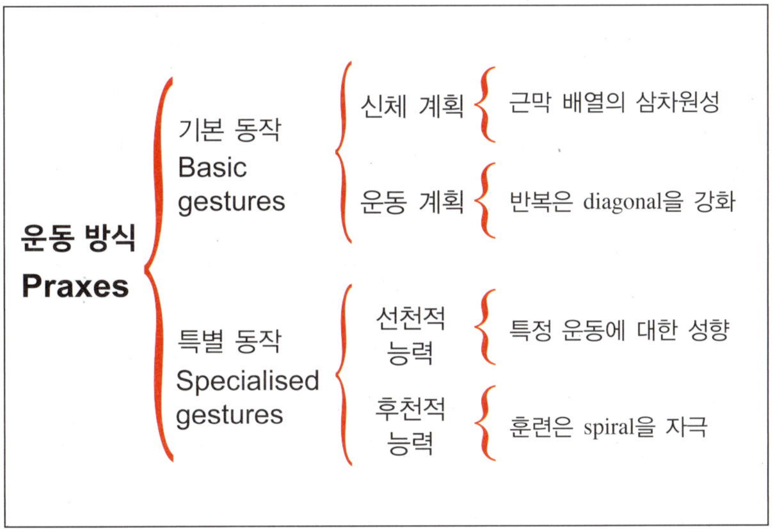


**그림 6.55.** 습관 또는 훈련

모든 운동 동작은 지속적인 반복을 통해서 쉬워진다:

"감각운동은 신경계의 뉴런 네트워크의 형성을 자극해서 그 얻어진 정보에 대한 기억을 유지시켜 줄 수 있도록 한다." (Edelman G. 2013).

근막 도수치료의 핵심 기억조직은 콜라겐 섬유의 배열과 나선의 기억조각이 도움을 준다.

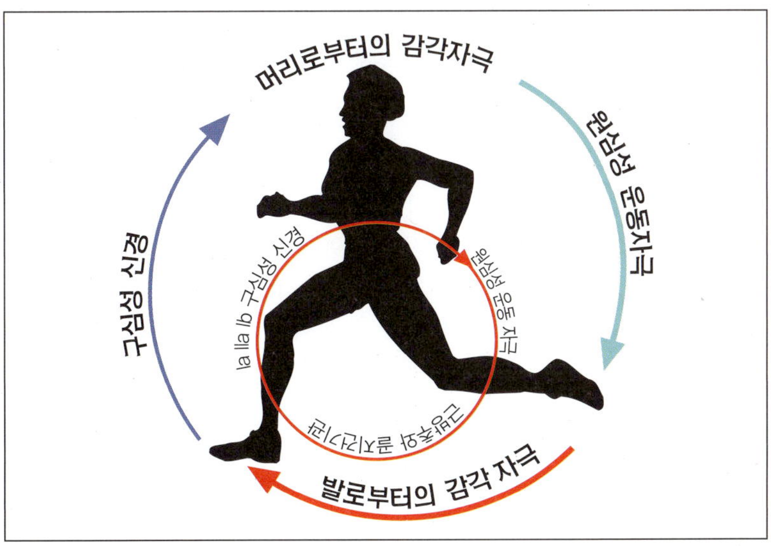


**그림 6.56.** 근막 단위(mf unit)부터 근막 나선(mf spiral)까지

운동의 협응은 시각, 이석, 긴장성 목반사(tonic neck reflex), 그리고 근막배열로부터 영향을 받는다. 이런 다중시냅스 신경회로는 소뇌가 정적과 동적의 밸런스를 유지하는 데에 있어 아주 중요한 역할을 한다. 또한 근막 대각선과 나선을 통해 척수에서 근방추와 골지건기관을 관리하는 단일 시냅스 말초 운동 조직이 있다.

# 근막 나선의 해부학 ANATOMY OF THE SPIRALS

이 장은 다음으로 구성되어 있다:

- 나선의 기원 (origins of the spirals)
- 신경총(nerve plexuses)과 근막분절(fasciatome)

## 근막 나선의 해부학 ANATOMY OF THE SPIRALS

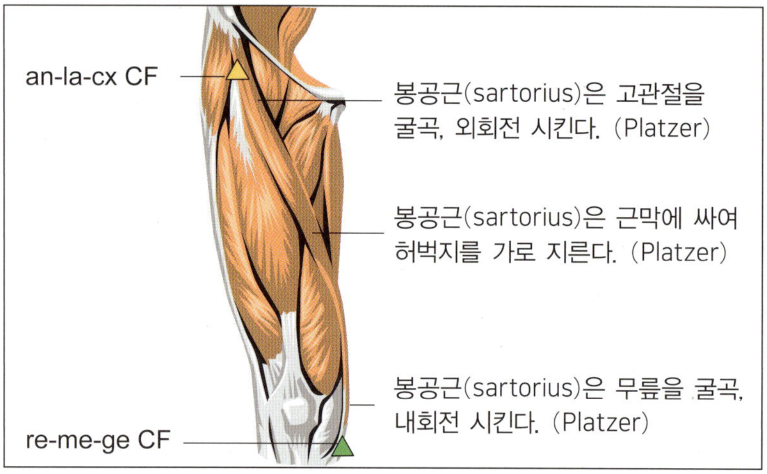


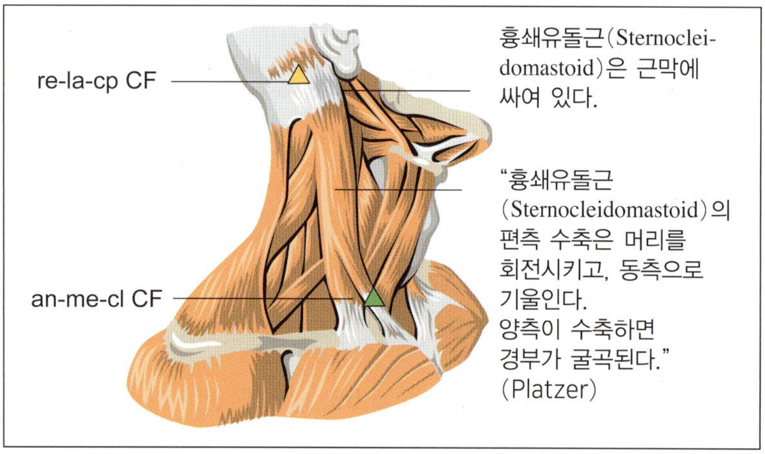


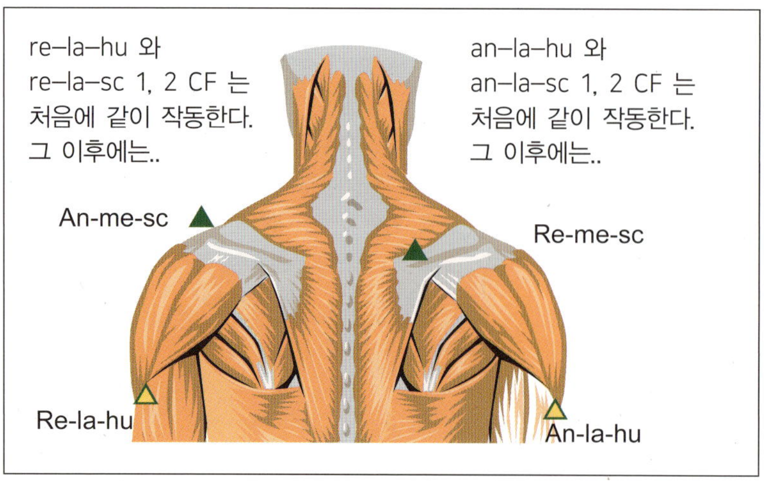


## 나선의 기원 Origin of the spirals

**그림 6.57.** 봉공근(sartorius)은 나선(spiral)과 같다.

나선의 실체는 지대의 존재로 완벽히 설명될 수 없으며, 근육들의 배치도 고려의 대상이다. 예를 들어, 고관절의 antemotion–extrarotation과 무릎의 retromotion–intrarotation은 매 걸음마다 반복된다. 이 운동 동작의 반복은 봉공근을 둘러싸는 나선형의 콜라겐 섬유를 강화하여 독립적인 근초(sheath)를 형성한다.

**그림 6.58.** 흉쇄유돌근(Sternocleidomastoid)은 나선과 같다.

목에서 일어나는 가장 많은 운동 동작(motor gesture)은 나선(spiral)이다. 목이 비틀렸을 때, 아래부분이 ante–medio–intra 위치로 이동하게 되며, 목덜미 부분은 retre–latero 방면으로 움직이게 된다. 하지만, 목에는 나선형 섬유를 가진 건막성 근막은 없으며, 삼각근과 대둔근도 마찬가지이다. 대신에 근막은 이런 부분들의 동작을 조정한다.

**그림 6.59.** 삼각근은 나선과 같다.

상완골이 ante–latero 방향으로 움직이게 되면, 상완골과 견갑골은 초기 각도에서 함께 움직인다. 90° 이상에서는 견갑골이 최적의 위치에서 retro–medio 방향으로 움직인다. 삼각근은 삼각근 원위부 힘줄(an–la–hu)과 견갑골극(re–me–sc CF가 위치한) 부분을 연결시킨다.
반대방향의 나선은 re–la–hu와 an–me–sc의 CF 사이에 존재한다.

## 근막 나선의 해부학
## ANATOMY OF THE SPIRALS

앞쪽 짧은 나선은 주로 표층 근육인 대흉근(pectoralis major)과 외복사근(external oblique)를 사용하며 복직근을 통과한다.

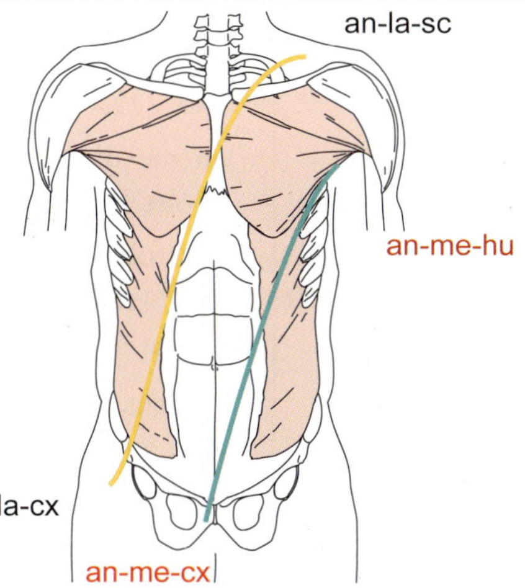


뒤쪽 짧은 나선은 주로 표층 근육인 승모근(trapezius), 광배근(latissimus dorsi) 및 대둔근(gluteus maximus)을 사용하며 흉요근막(thoracolumbar fascia)을 통과한다.

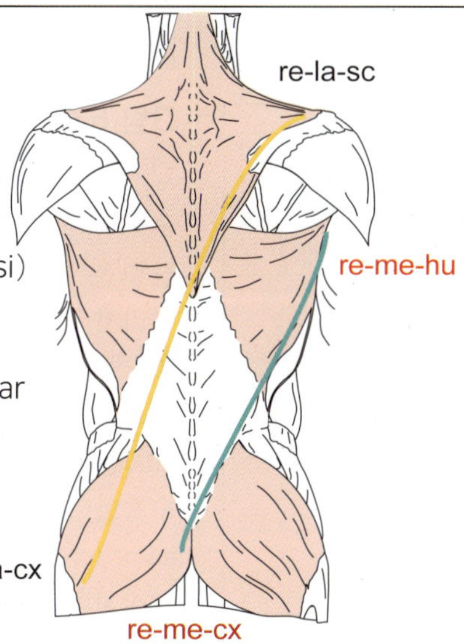


긴 나선은 주로 체간 근막의 중간층의 근육을 사용한다. 거근군(전거근, 상후거근, 하후거근), 회전근군(중둔근, 이상근, 두판상근, 경판상근) 및 내복사근.

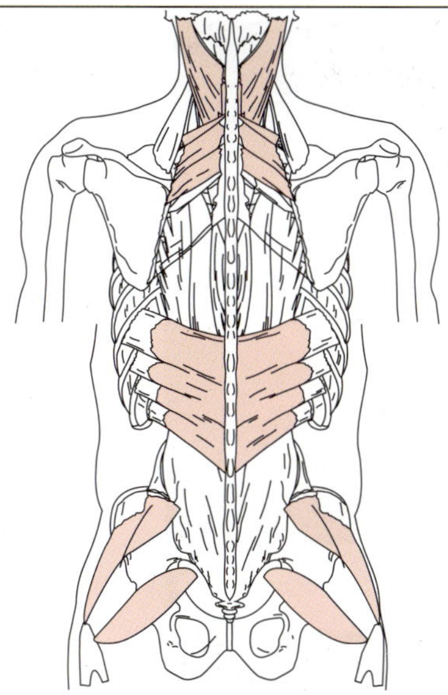

## 나선의 기원
## Origin of the spirals

**그림 6.60.** 앞쪽 짧은 나선

걷는 동작에서, 체간의 콜라겐 섬유의 짧은 나선은 하지의 움직임을 상지의 움직임과 연결시킨다.

콜라겐 섬유의 앞쪽 나선은 허벅지 근육에서부터 시작되어 복직근의 섬유를 따라 연속된다.

반대에 있는 대흉근의 섬유는 복직근 섬유의 가까운 부분의 연속을 담당한다.

**그림 6.61.** 뒤쪽 짧은 나선

Vleeming A.(2014)과 Stecco C.(2015)는 흉요근막의 연속과 그 반대편에서의 대둔근의 근육 섬유질의 연속을 소개한 바 있다. 이러한 연속은 re-me-cx과 반대측 re-me-hu의 움직임의 결합을 결정짓는 뒤쪽 짧은 나선의 배치와 상관관계가 있다.

**그림 6.62.** 긴 나선

긴 나선은 짧은 나선과 같이 오른편에서 왼편으로 통과할 뿐 아니라, 앞쪽에서 뒤쪽의 방향으로도 통과한다.

짧은 나선은 궁극적으로 체간 심부근막의 표층 내 근육을 이용하고, 긴 나선은 중간층 내 근육을 이용한다.

## 근막 나선의 해부학
## ANATOMY OF THE SPIRALS

## 나선의 기원
## Origin of the spirals

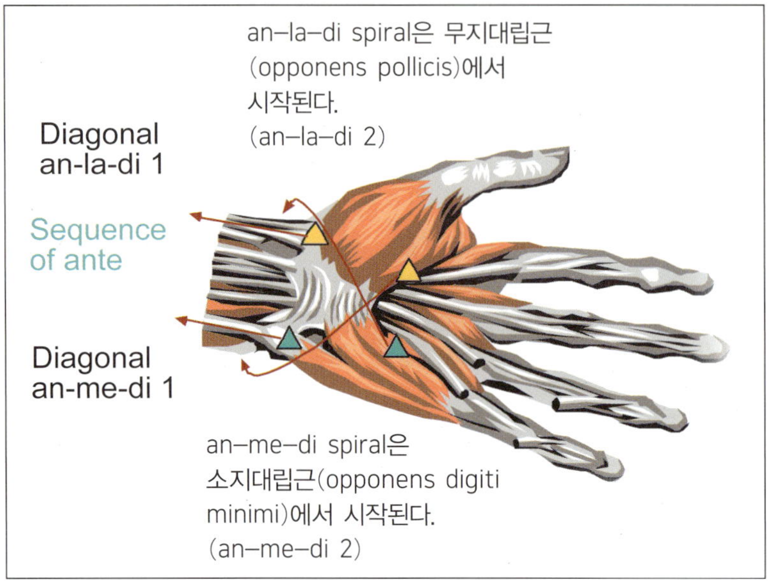


**그림 6.63.** 손 나선의 기원

손의 그립에 힘을 주게 되면, an-me-di 2와 an-la-di 2가 중요한 융합중심(CF)이다. 이로부터 발생한 비스듬한 장력(oblique traction)은 원위 굴근지대를 형성한다.

엄지의 맞섬(opposition)은 ante-latero diagonal이나 전굴 배열(ante sequence)과는 다른 방향의 움직임을 따른다.

그러므로, 무지대립근(opponens pollicis)의 수축은 지대를 단무지굴근(flexor pollicis brevis)과 단무지외전근(abductor pollicis brevis)과는 다른 방식으로 당긴다.

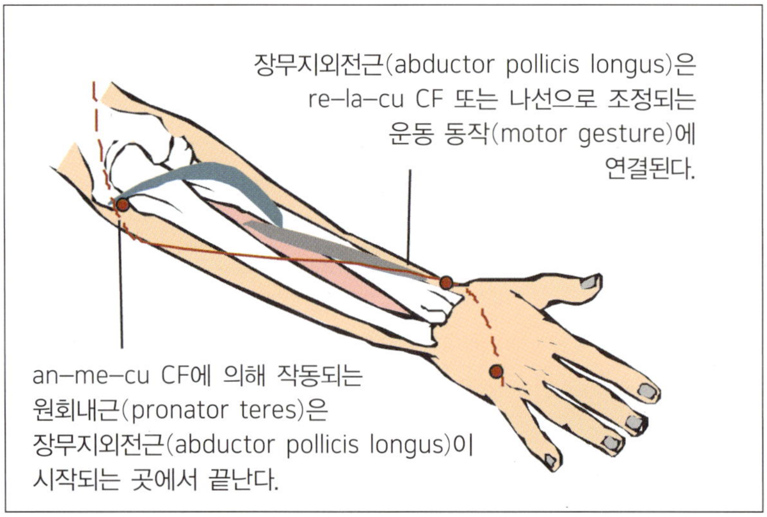


**그림 6.64.** 나선들 사이에서의 근건의 연속성

손의 융합중심(an-me-di 2)의 원위-근위 장력은 건막성 근막의 콜라겐 섬유만을 따라서 전파되는 것은 아니다. 이는 골격근의 근외막을 따라서도 전파된다.

예로, 장무지외전근(abductor pollicis longus)는 손목의 외전과 외회전(re-la-ca)을 수행한다. 그것의 기시부는 원회내근(pronator teres)의 부착부와 이어지는데, 이는 팔꿈치의 전굴, 내회전(an-me-cu)을 담당한다.

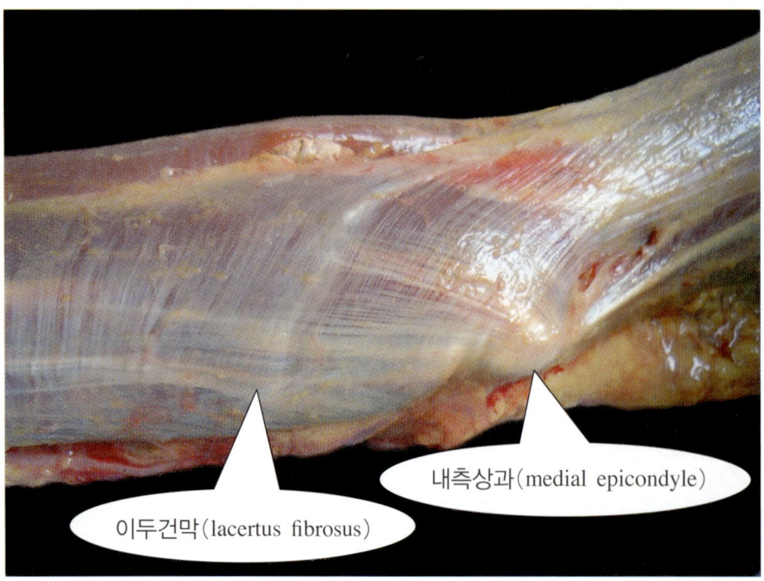


**그림 6.65.** 이두건막(lacertus fibrosus)은 나선과 같다.

이두건막(lacertus fibrosus)은 전완의 나선형 섬유의 연속이다. 팔꿈치에서는 이두건막의 섬유가 원회내근(pronator teres)의 반대편 나선의 콜라겐 섬유와 만나 지대를 형성한다.

이두건막의 섬유는 an-me-cu CF를 형성하고 팔을 retro-latero-humerus CF까지 올린다.

## 근막 나선의 해부학
## ANATOMY OF THE SPIRALS

### 나선의 기원
### Origin of the spirals

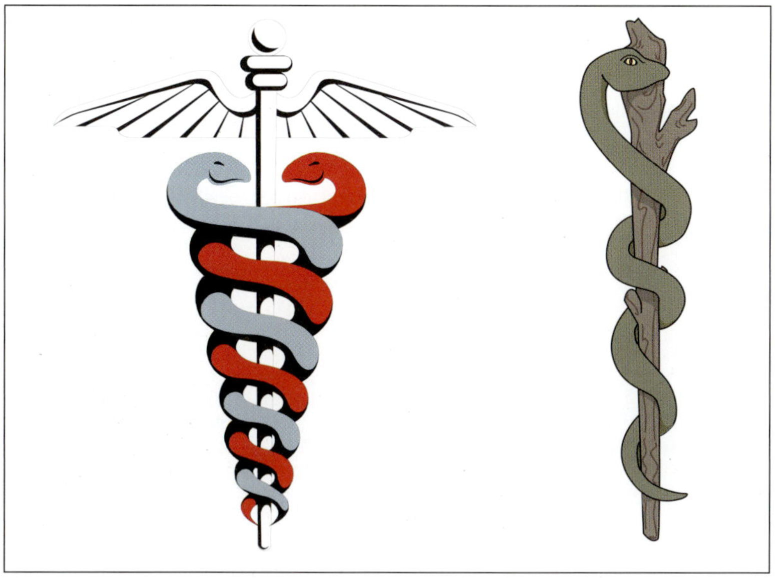

**그림 6.66.** 이중 나선(double spiral)과 단일 나선(single spiral)

나선들은 각각의 경로가 존재하지만, 보통 한 나선은 다른 나선과 짝을 이루어 작용한다.
예로, 발 한짝이 ante-medio 방향으로 움직일 때, 동시에 ante-latero 방향으로는 움직이지 못한다. 하지만, 매 걸음마다 발은 ante-medio 위치에서 ante-latero 위치로 연속적으로 움직인다. 이 교대 패턴(alternating pattern)은 두 협력 나선(synergic spiral)에 의해 조절된다.

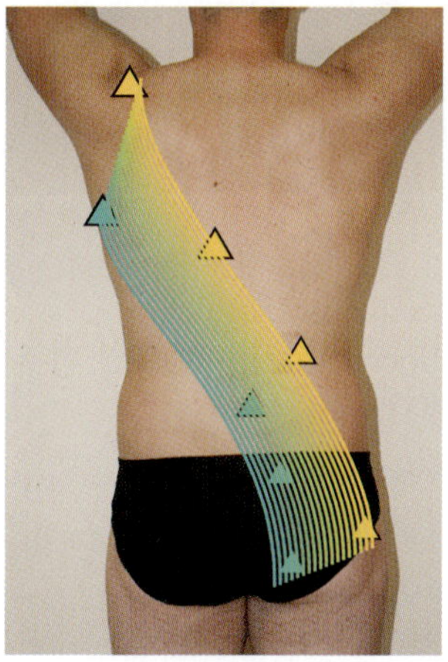

re-la-sc lt
re-me-hu lt
re-la-th lt
re-la-lu rt
re-me-lu lt
re-me-pv rt
re-la-cx rt
re-me-cx rt

좌측 상지와 우측 하지 사이 체간의 **짧은 나선** (short spiral)

**그림 6.67.** 체간에서 연합된 나선

사지에서 나선의 연합은 카두케우스(두개의 독사가 얽혀서 만들어진 신화속 지팡이)와 같다. 왜냐하면 두 개의 나선 또한 서로 얽혀있기 때문이다. 체간에서는 더 넓은 지팡이로 얽혀 있다고 생각하면 된다.
예로, 왼쪽 상지와 오른쪽 하지 사이에 있는 짧은 뒤쪽 나선은
왼쪽 re-me-hu, re-me-lu CF와
오른쪽의 re-me-pv, re-me-cx CF를 포함하고, 뿐만 아니라 re-la-lu, re-la-pv CF 또한 포함한다.

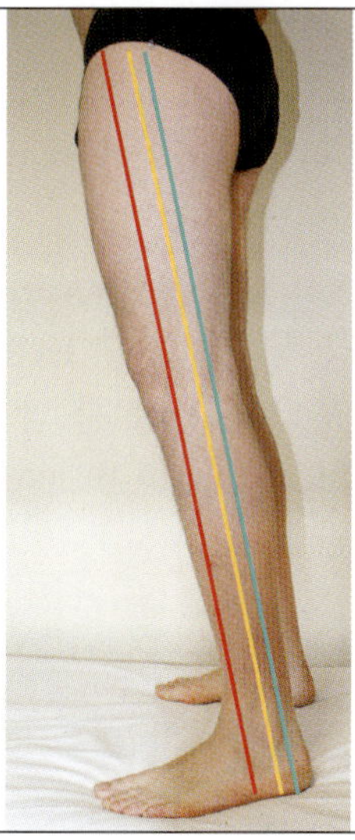

하지의 건막성 근막에는 latero sequence(빨강), retro-latero diagonal(노랑), extrarotation sequence(녹색)의 세로 섬유가 있다.

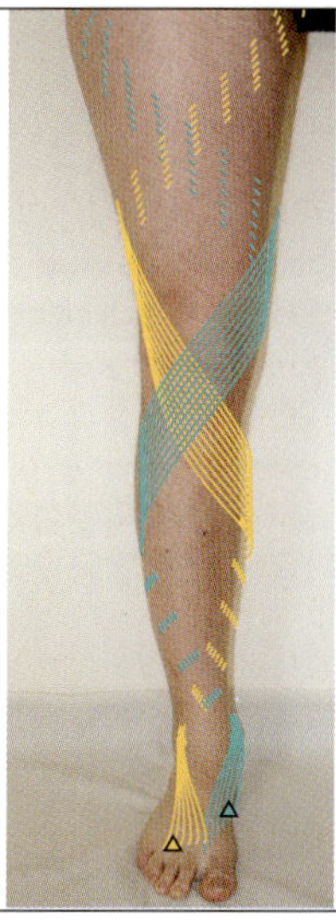

건막성 근막에는 나선형의 콜라겐 섬유가 존재하고, 발목 뒤쪽과 무릎 앞쪽에서 교차하여 진행한다.

**그림 6.68.** 사지의 이중 나선

하지의 건막성 근막에서는 세로형(longitudinal)과 나선형(spiral form) 콜라겐 섬유가 있다. 이는 상완이두근과 상완삼두근의 건막(lacertus fibrosus)과 비슷하다.
예로, 무릎 지대(patellar retinaculum)는 건막성 근막으로 연장되는 힘줄의 확장으로부터 만들어진다. 다리오금에는 햄스트링의 힘줄 확장도 존재하며, 이는 하퇴의 건막성 근막까지 연장된다.

# 근막 나선의 해부학
# ANATOMY OF THE SPIRALS

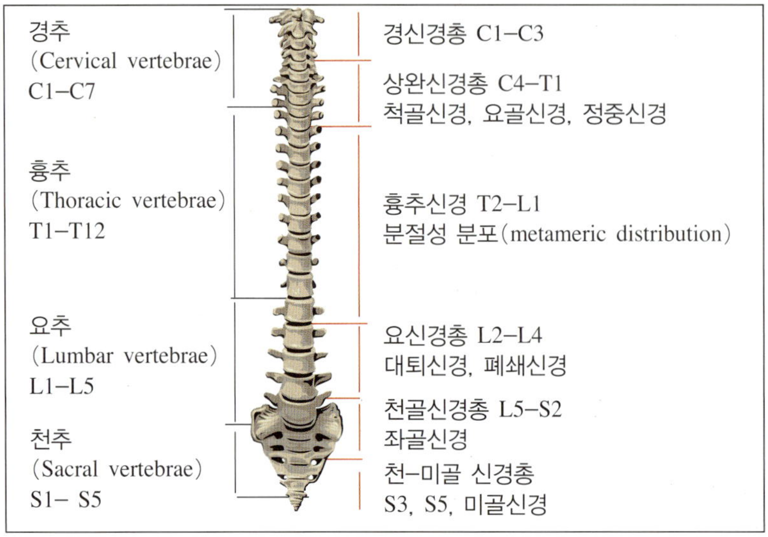


## 신경총과 근막분절
## Nerve plexuses and fasciatomes

**그림 6.69.** 근막 배열(sequence), 근막 대각선(diagonal), 근막 나선(Spiral)의 신경지배

생리학 책들이 보편적으로 운동 구성(motor organisation)에 중추신경계의 역할을 강조하지만, 이 책은 말초 운동 구성에 초점을 맞추고 있다.

아래의 설명에서는 말초신경계와 근막 배열(sequence), 근막 대각선(diagonal), 근막 나선(spiral)의 분포가 주요 내용들이다.

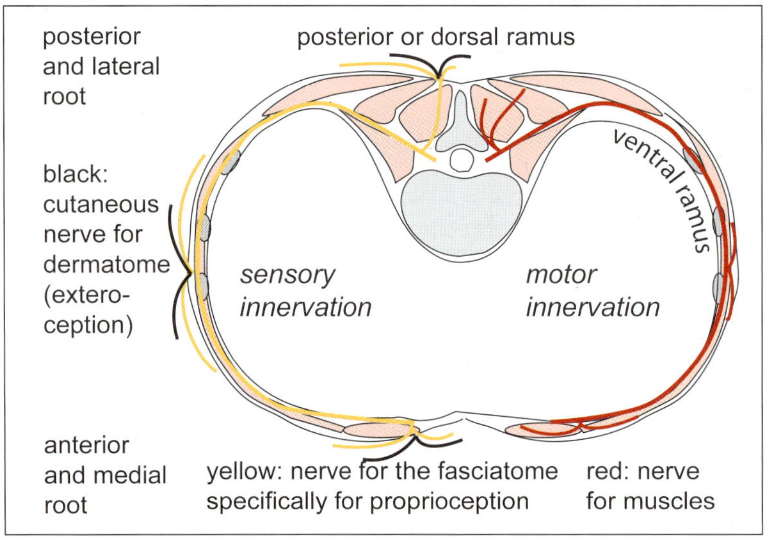


**그림 6.70.** 흉추 신경(thoracic nerve)

흉추 신경은 다음과 같이 나뉜다:

- 척추 후지 신경 (primary posterior or dorsal ramus): 중심부(midline) 주위의 근육과 피부를 담당하는 후지내측지(medial branch)와 장늑근(iliocostalis)과 그 주위 피부(피부분절)를 담당하는 후지외측지(lateral branch).
- 척추 전지 신경(primary anterior or ventral or intercostal ramus): 전지외측지, 전측지(lateral, anterior branch)는 두 가지로 나뉘어져 다양한 근막배열에 관여한다(근막분절).

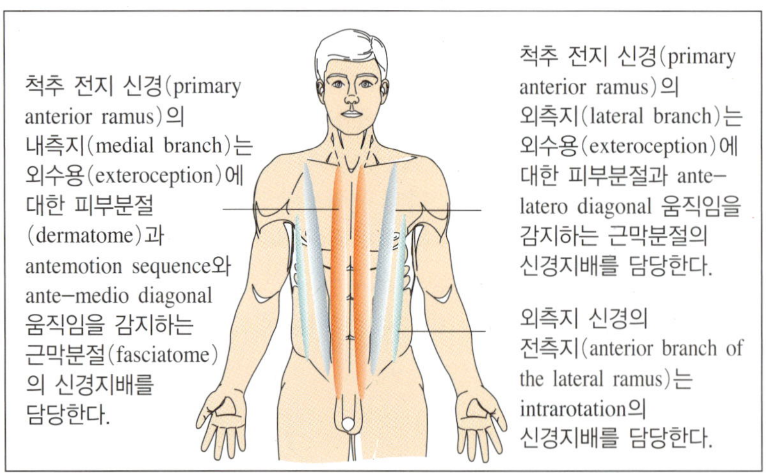


**그림 6.71.** 앞쪽 체간의 신경지배(근막, 피부분절)

흉추 신경의 운동요소의 분포는 감각 요소와 같다. 척추 전지 신경은 복직근(rectus abdominis, antemotion sequence)를 담당하는 가지와 ante–latero line of fusion을 담당하는 가지로 나뉜다.

## 근막 나선의 해부학
## ANATOMY OF THE SPIRALS

## 신경총과 근막분절
## Nerve plexuses and fasciatomes

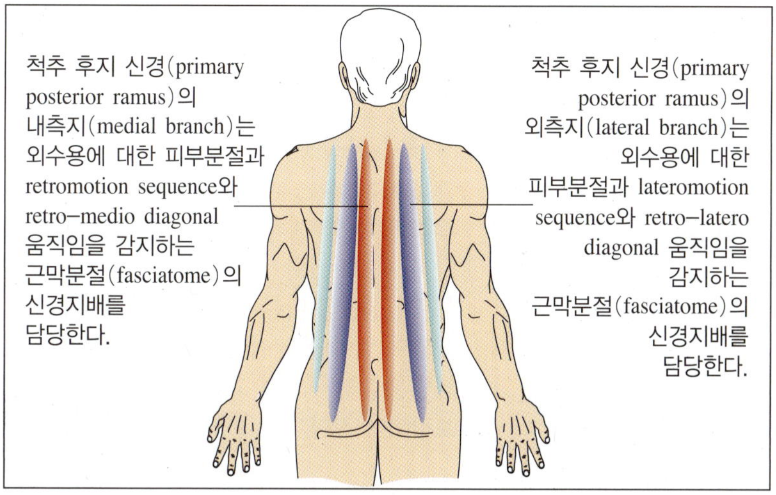


**그림 6.72.** 뒤쪽 체간의 신경지배 (근막, 피부분절)

체간에서 외부수용기(exteroception)인 피부신경과 근막내에 있는 고유감각신경이 서로 교차하고 있다. 이것은 사지와는 다른 구조를 이루고 있다.
후지내측지(medial branch)는 retromotion, 후지외측지(lateral branch)는 lateromotion을 인지한다.
전지후측지(posterior branch)는 extrarotation을 인지한다.

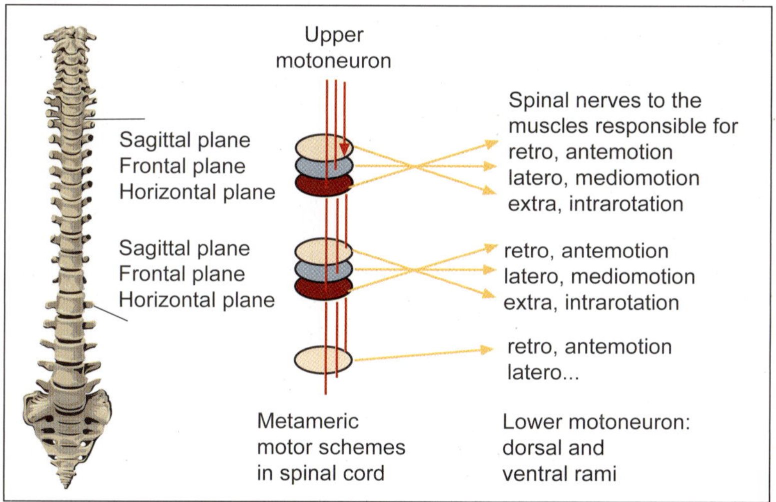


**그림 6.73.** 체간에서의 근막 배열(mf sequence)의 운동신경지배

체간에는 각 척수 분절에 세 개의 운동계획(motor scheme)이 있다:

- 시상면 운동계획(ante–retromotion)
- 관상면 운동계획 (latero–mediomotion)
- 횡단면 운동계획(intra–extrarotation)

하위운동신경원(lower motoneuron)은 특정 운동계획을 담당하는 척수의 위치에서 나간다.

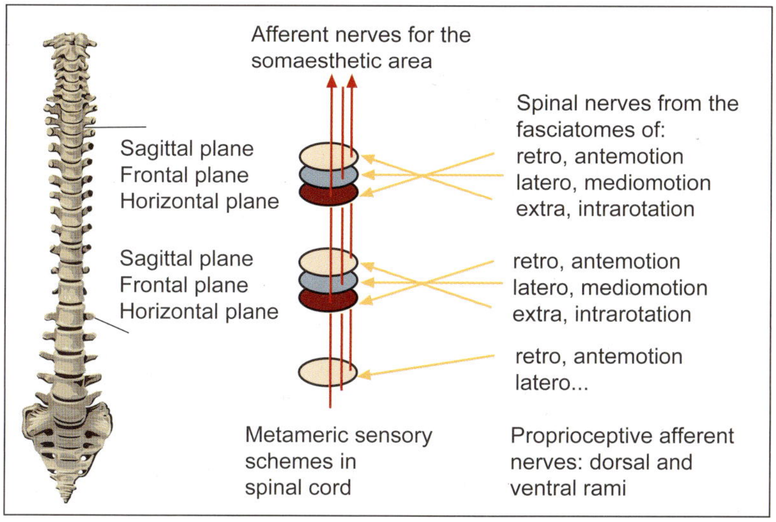


**그림 6.74.** 흉수의 구심성 신경

세 개의 공간적 표면과 관련된 척수에서의 세 개의 운동계획의 존재는 아래에 대해 도움이 된다.

- 작용근–길항근 사이의 Renshaw 억제 회로(inhibitory circuit)
- 근방추와 골지건기관의 알파–감마 회로
- 원심성과 같은 신경에서 전달되는 구심성 신경

## 근막 나선의 해부학
## ANATOMY OF THE SPIRALS

## 신경총과 근막분절
## Nerve plexuses and fasciatomes

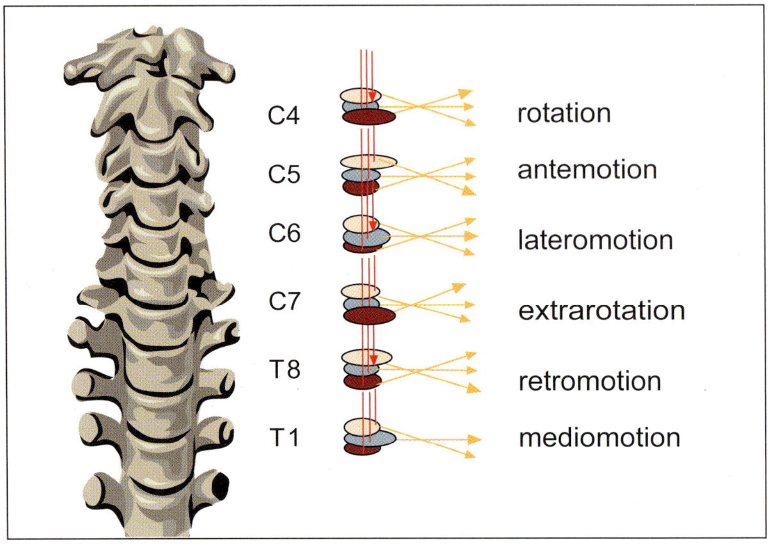


**그림 6.75.** 상완신경총의 운동신경

상완신경총과 요천골신경총의 레벨에서, 지배적인 역할을 하는 운동 계획은 각 척수 분절에서 나온다. 예로, C5에서는 antemotion의 움직임은 그 어떤 운동 계획과 비교했을 때 보다 더 강하게 나타난다. 상완신경총의 다른 척수 분절에서도 같은 상황이 일어난다. 이러한 운동의 분포는 근막분절의 구심성 고유감각으로 인해 더 보강되어 진다.

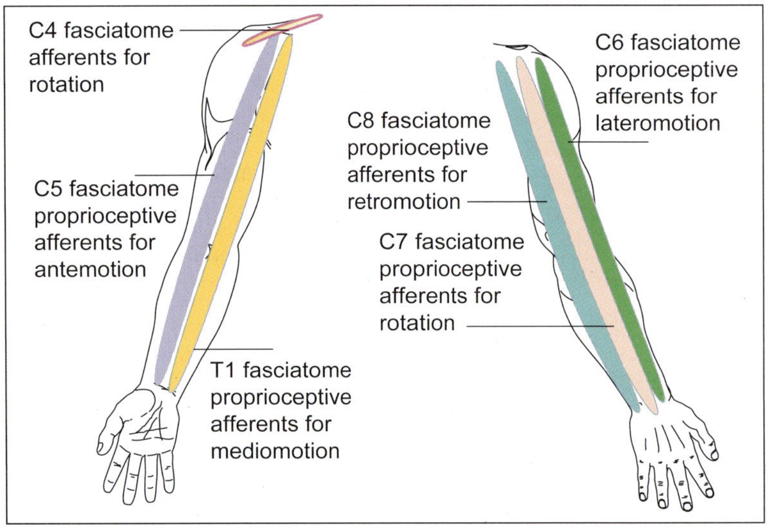


**그림 6.76.** 상완신경총의 근막분절 (Fasciatomes of the brachial plexus)

근막분절은 근막의 고유감각 신경지배(proprioceptive innervation)와 일치한다. 이는 피부의 신경지배와는 다르다. 근막분절의 고유감각 신호(proprioceptive impulses of each fasciotome)는 여러 구심성 신경을 통해 하나의 신경근(nerve root)으로 흐른다. 예로, antemotion의 근막분절은 구심성 고유감각을 근피신경(musculocutaneous nerve), 정중신경(median nerve) 등을 통해 C5의 신경근에만 전달한다.

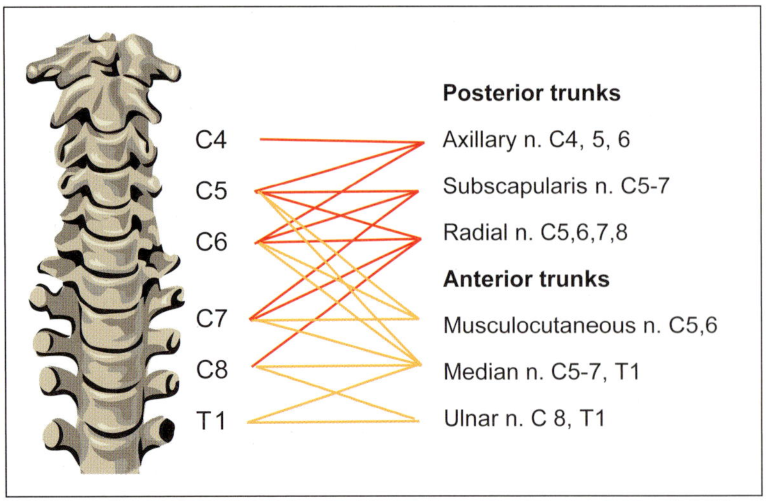


**그림 6.77.** 신경근과 상완신경총

많은 상완신경총 신경들은 여러 개의 신경근과 이어진다. 이는 각 신경이 여러 개의 근막단위에 분포 되어있는 운동 단위로 원심성 신호를 전달하기 때문이다. 그리고 각 신경은 여러 근막분절에서 오는 구심성 신호를 척수로 전달한다. 예로, 요골 신경(radial nerve)은 lateromotion, retromotion, extrarotation, antemotion 근막단위(mf unit)를 지배한다. 마찬가지로, 요골 신경의 구심성 신호 또한 여러 다른 척수 분절로 전달된다.

## 근막 나선의 해부학
## ANATOMY OF THE SPIRALS

## 신경총과 근막분절
## Nerve plexuses and fasciatomes

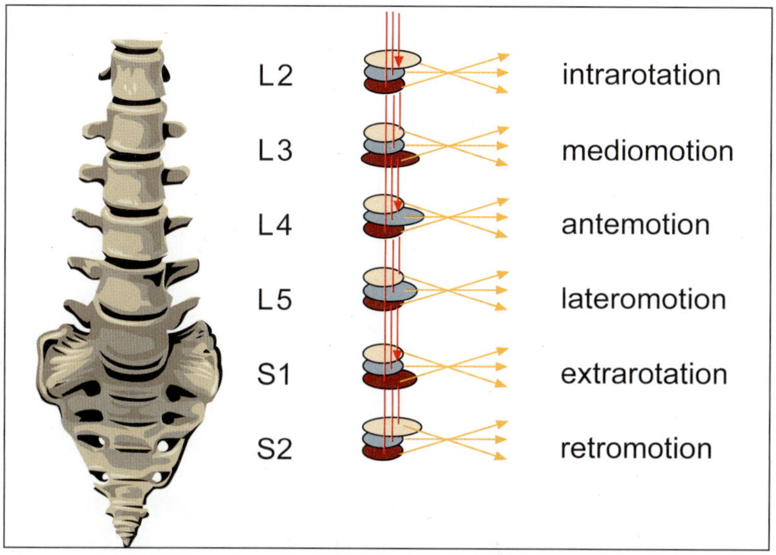


**그림 6.78.** 요천골신경총의 운동신경

체간에서는 각 신경근이 세 개의 운동계획으로 연결 되어있다.
그러므로, 신경총이 필요하지 않다. 팔과 다리에서는, 각 척수 분절은 한 방향의 움직임만을 주로 관장한다. 이는 여러 신경들의 지배를 받는 많은 근육들에 의해 작동된다. 따라서 신경총이 팔, 다리에서는 필요하다.
요골신경총의 신경들은 대퇴골의 앞쪽을 지나 an-me-ir의 움직임을 담당한다.
반면, 천골신경총의 신경은 대퇴골의 뒤쪽을 지나 re-la-er의 움직임을 진행하도록 한다.

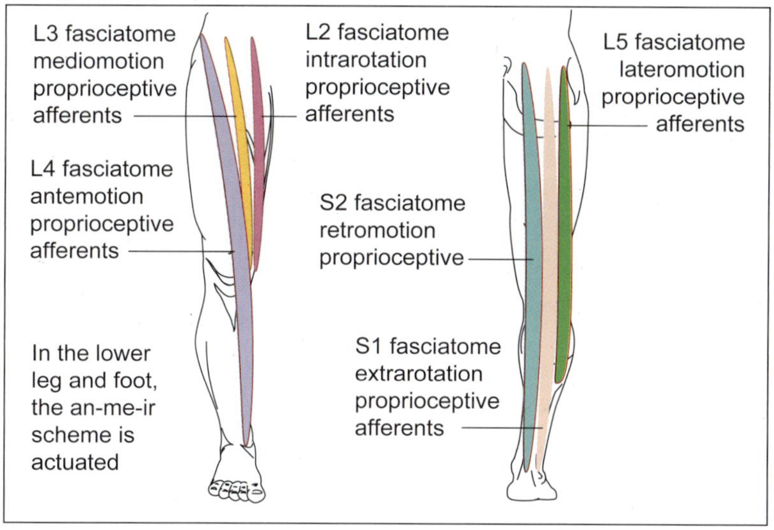


**그림 6.79.** 요천골신경총의 근막분절

허벅지에서는 전대퇴 신경줄기(pre-femoral nerve trunks)가 ante, medio, intra의 움직임을 담당한다. 따라서 이 신경은 세 개의 다른 근막분절의 구심성 신경도 전달한다.
하지만, 족관절-족부(talus-pes)에서는 하나의 운동계획만 있다.
따라서 세 가지의 근막분절은 하나로 합쳐져 복재신경(saphenous nerve)에 의해 지배를 받는다. 후대퇴신경근은 다른 일을 담당한다(retro-extra-latero).

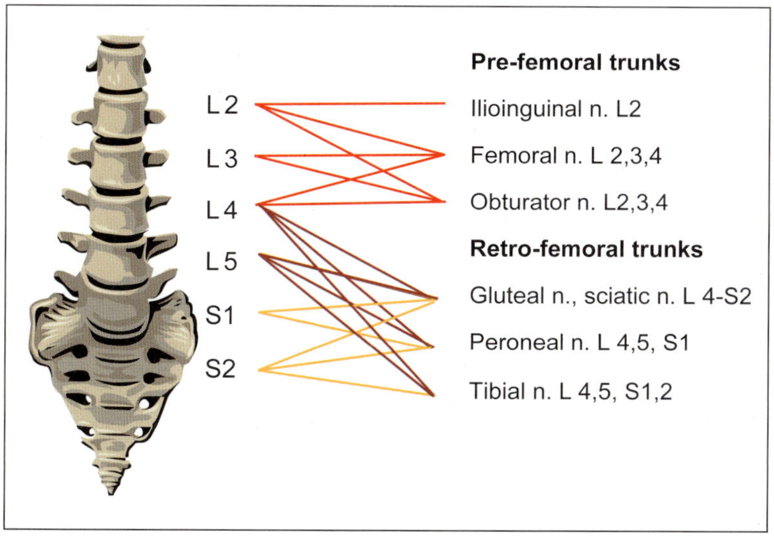


**그림 6.80.** 요천골신경총의 신경근

L5 추간판 탈출증을 앓고 있는 환자들은 다리의 옆쪽으로부터 통증을 느낀다고 한다. 이는 추간판 탈출의 위치가 해당부위를 담당하는 신경근 주위에 있기 때문이다.
Lateromotion을 시행하는 모든 운동 단위들에 신호를 전달하기 위해서, L5 신경근에서부터 요천골신경총을 통해 다양한 신경들로 이어진다.

# 근막 나선 치료
## TREATMENT OF THE SPIRALS

이 장은 다음으로 구성되어 있다:

- 나선의 기능장애
- 정보 수집과 가설
- 운동 검증과 촉진 검증
- 치료와 결과

### 근막 나선 치료
### TREATMENT OF THE SPIRALS

- **연구 Research**
  - 신체 통증 Physical pain
    - 통증의 분포를 바탕으로, 대각선과 나선을 따라서 하나의 평면(plane)에 대해 조사한다.
  - 운동 장애 Motor disorders
    - 손상된 운동 동작을 바탕으로, 손, 발, 머리부터 시작해서 나선을 따라서 조사한다.

### 나선의 기능장애
### Dysfunctions of the spirals

**그림 6.81.** 찾고 싶은 것을 찾게 된다.

치료사들은 자신들이 다룰 수 있는 정보를 찾는다. 보편적으로 치료사들은 환자의 통증의 위치를 물어본다. 이는 가장 명확한 기능장애의 지표가 되기 때문이다.
하지만, 통합운동장애(dyspraxia)와 같은 운동기능(locomotor apparatus)의 변화를 보는 검사들을 통해서 통증을 일으키지 않고 운동 장애와 정신적인 고통을 일으키는 것을 확인할 수 있다.

- **통증 위치 Sites of pain**
  - 단방향 분포 Unidirectional distribution
    - 하나의 분절
    - 하나의 근막 배열(mf sequence)
    - 두 개의 길항 근막 배열 따라서, 하나의 공간적 평면에서
  - 양방향 분포 Bidirectional distribution
    - 단일의 분절에서, 하지만 두 개의 방향에서 악화된다.
    - 여러 분절에서, 하지만 대각선 계획(diagonal scheme)에서 악화된다.
  - 다방향 분포 Multidirectional distribution
    - 팔다리의 운동 동작에서 통증은 ante, retro에 위치한다.
    - 몸통의 운동 동작에서 통증은 right, It...에 위치한다.

**그림 6.82.** 신체 통증의 분포

근골격계 질환은 다양한 증상을 보일 수 있으며 하나의 조직(local), 또는 몇 개의 조직으로 부터 발생할 수 있다.
통증이 한 방향으로 흐를 때 근막 배열(mf sequence)로 인해 더욱더 증폭될 수 있고, 다방향으로 흐르는 경우에는 근막 대각선(diagonal), 근막 나선(spiral)으로 인해 증폭될 수 있다.

## 근막 나선 치료
## TREATMENT OF THE SPIRALS

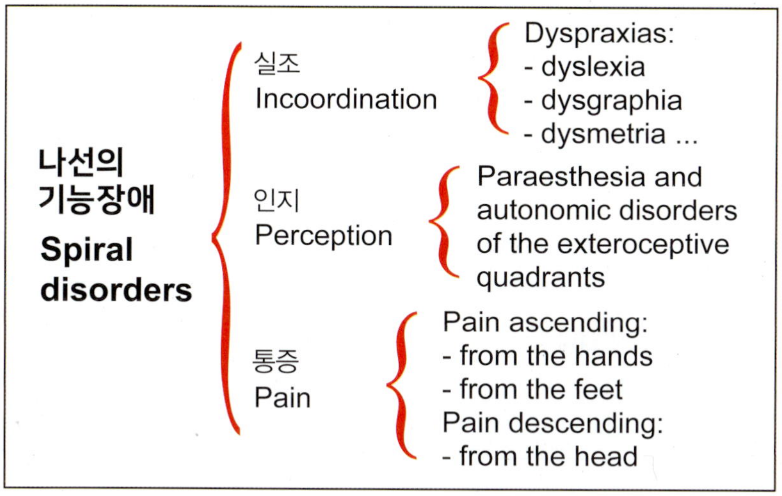


## 나선의 기능장애
## Dysfunctions of the spirals

**그림 6.83.** 나선을 따른 기능질환

성장 중에 있는 신체는 유연성이 좋다. 이는 근막의 수축에 대해 적응력이 뛰어남을 의미하고, 결국엔 통증이 줄어들 수 있다. 하지만, 이런 적응력은 문제가 해결 된다기 보다 문제부위의 위치가 다른 곳으로 옮겨 가게 된다.

- 때로는 운동 협응문제(motor incoordination) 또는 통합운동장애(dyspraxia)로 나타날 수 있다.
- 또 다른 경우에는, 이상감각 또는 신경자극으로 나타날 수 있다.
- 결국은, 보상(compensation)이 지속된다면, 통증을 일으킨다.

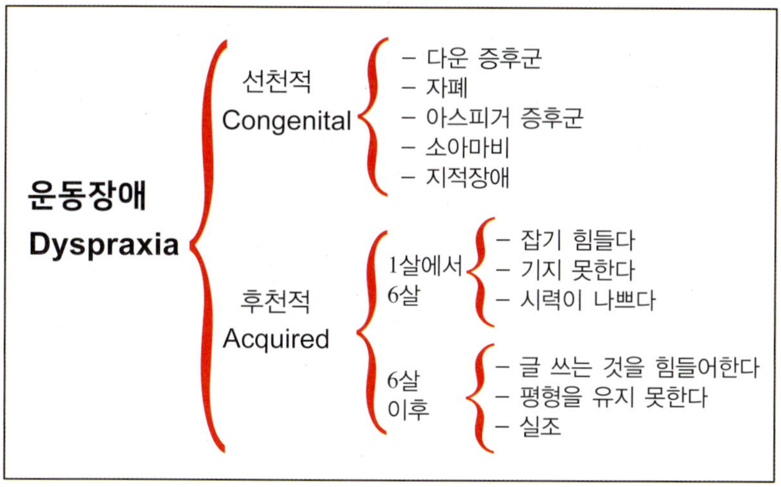


**그림 6.84.** 나선의 기능장애

선천적 또는 후천적 통합운동장애(dyspraxia)는 통증을 유발하지는 않지만, 나선의 기능에 변화를 일으킬 수 있다. 통합운동장애는 주로 유아에게서 나타나는데, 손, 발, 머리의 미세 운동 동작(fine motor gesture)과 같은 운동 협응(motor coordination)에 어려움을 가진다.

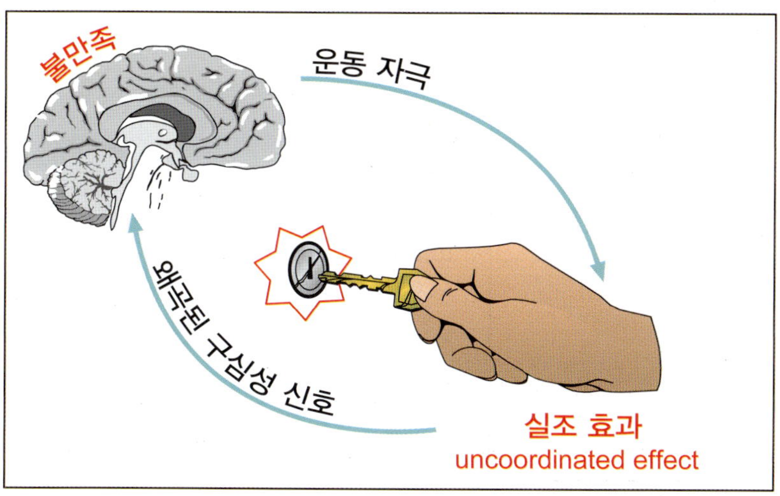


**그림 6.85.** 통합운동장애에서부터 심리적인 문제까지

많은 연구자들은 운동장애와 심리장애를 연관짓는 신경학적 이상을 발견하지 못했다는 것을 근거로 이 둘의 연관성이 없다고 말한다. 통합운동장애는 미세 운동 동작(fine motor gesture)의 협응에 문제가 발생하는 것이기 때문에, 우리는 여기에 나선(spiral)의 문제가 있을 가능성을 추측할 수 있다. 아마도 운동장애의 근원은 spiral 변형에 있으며, 장기적으로 봤을 때 심리적인 문제도 발생할수 있을 것이다.

## 근막 나선 치료
## TREATMENT OF THE SPIRALS

**운동 동작: 손**

- 표현 동작 Expressive gestures
  - – 손가락을 가르킨다
  - – 손을 쥐어 주먹을 만든다
  - – 손짓으로 말한다
- 행동 장애 Dysfunctional gestures
  - 난필증(Dysgraphia):
  - – 그림 그리는 것이 어렵다
  - – 글 쓰는 것이 어렵다

**운동 동작: 머리**

- 표현 동작 Expressive gestures
  - 눈: 눈동자, 눈꺼풀
  - 모방하는 얼굴 표정
  - 머리의 위치
- 행동 장애 Dysfunctional gestures
  - – 안구운동장애
  - – 발성장애
  - – 불완전한 목 자세

**운동 동작: 발**

- 표현 동작 Expressive gestures
  - 발은 넓게 벌린다: 우세
  - 뛴다: 행복
  - 다리를 교차한다: 닫음
- 행동 장애 Dysfunctional gestures
  - – 뛸 때의 부조화
  - – 뛰는 것이 어렵다
  - – 평형을 유지하기 어렵다

## 나선의 기능장애
## Dysfunctions of the spirals

**그림 6.86.** 손의 운동장애

손 동작은 인간의 대화 수단이다.
이는 우리의 언어적 기능과 같은 선상에서 발전했다.
잘 협응된 손동작을 제대로 수행하지 못하는 것은 구심성신경의 장애에 의한다.
예로, 난필증(dysgraphia)은 성장과정에서 물건을 손으로 못 다루는 증상과 같은 통합 운동장애의 선행이 있은 후 발생한다.

**그림 6.87.** 머리의 운동장애

얼굴근육 또는 표정근육은 표층 근막(superficial fascia)에 위치하여 감정과 연관된 웃음, 울음과 같은 동작을 만든다.
이것들은 내분비 기관(피부발색)과 자율신경계(발한작용)에도 영향을 받는다.
머리의 각 기관들은 장애를 나타낼 수 있다:

- 복시(diplopia)(광수용체)
- 발성장애(dysphonia)(기계수용체)
- 연하곤란(dysphagia)(화학수용체)

**그림 6.88.** 발의 운동장애

발에서 오는 감각은 심리상태(안정감, 불안감)와 대화 감정 상태(수용, 거절 등)에 영향을 줄 수 있다.
발과 바닥 사이의 협응 실조(poor incoordination)가 있으면 다음과 같은 문제를 일으킬 수 있다:

- 달리거나 점프할 수 없음
- 공을 찰 때 실조
- 평형의 불안정성

# 근막 나선 치료
TREATMENT OF THE SPIRALS

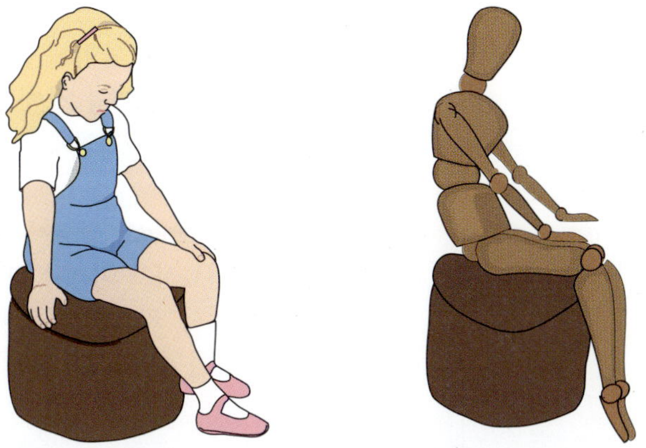

신체상(body image): 신체를 하나의 전체로 인지

운동장애(dyspraxia): 신체를 연결되지 않은 조각으로 인지

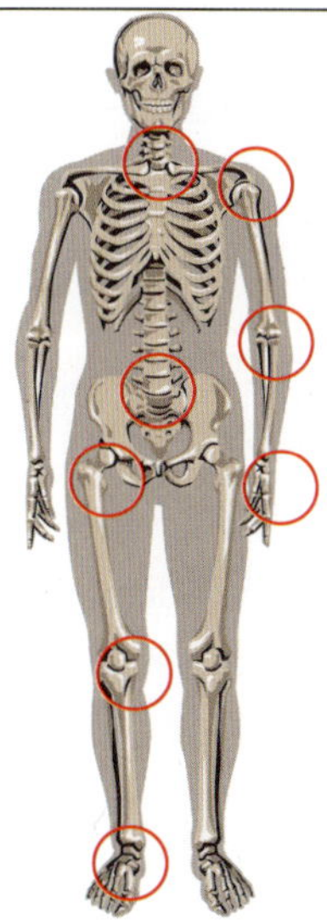

관절 주위 구조는 우리 몸에 대한 인식을 제공하지는 않는다.
신체에서 뇌로 전체 구심성 정보를 전달하는 것은 근막배열(mf sequence), 대각선(diagonal) 및 나선(spiral)에 내장된 수용체이다.
대각선은 지대와 관절 주위 인대에 결합되어 있다.
이 조직을 통해 사람은 자신의 신체를 하나의 전체로 인식할 수 있다.

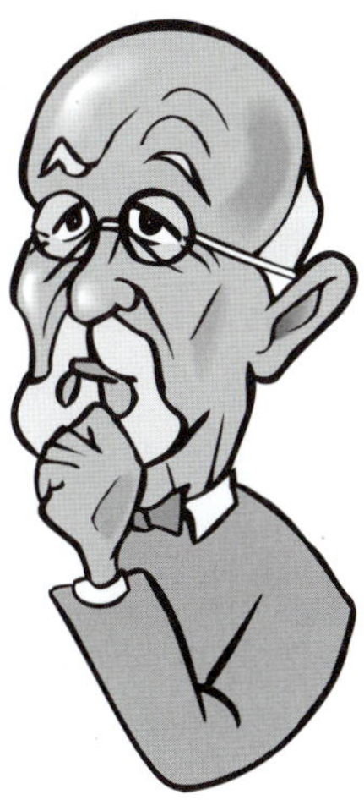

우리의 잠재의식은 인지하지 못하는 사이에 우리에게 영향을 미친다.

운동장애 환자에서도 같은 일이 발생하는데, 나선(spiral)에서 구심신경이 없거나 변성되어 일관되지 않은 신경 전달을 초래한다.
환자는 기능장애의 원인을 설명할 수 없다.

## 나선의 기능장애
Dysfunctions of the spirals

**그림 6.89.** 운동 계획(motor scheme)의 장애

운동의 발달은 신체상(body image)과 계획의 발달로 이어진다.
운동 계획의 기능은 시간과 공간상에서 움직임을 체계화하는 것이다.
신체상의 기능은 상하지 사이, 그리고 체간과 사지 사이의 움직임의 통합을 이루는 것이다.
신체상이 부족하다면, 숙련된 움직임이 늦어질 수 있고, 결국엔 통합운동장애로 나타날 수 있다.

**그림 6.90.** 운동장애 (Dyspraxias or motor disorders)

운동장애는 자신의 신체에 대한 인지가 조각화 된 것과 연관성이 있다.
이는 일상 속 움직임(글쓰기, 읽기, 말하기, 씻기, 옷 입기)의 기능적 장애로 나타난다.
이러한 운동 동작의 부조화(incoordination in motor gesture)는 구심성 신경의 결함 그리고 대각선(diagonal), 나선(spiral) 콜라겐 섬유의 가소성(plasticity)과 연관되어 있다.

**그림 6.91.** 운동장애에서의 근막기억(fascial memory)의 역할

운동 동작 장애에는 감각의 저하와 변형이 같이 있다. 구심성 신경의 변형은 운동 조직의 불협응 또는 기능저하를 야기시킨다.
근막의 가소성 저하는 말초 기억 저장을 느리게 할 수 있다. 이는 원래 운동에 의해 기억되고 재정의 된다.

# 근막 나선 치료
## TREATMENT OF THE SPIRALS

## 정보 수집에서 부터 가설까지
### From data to hypothesis

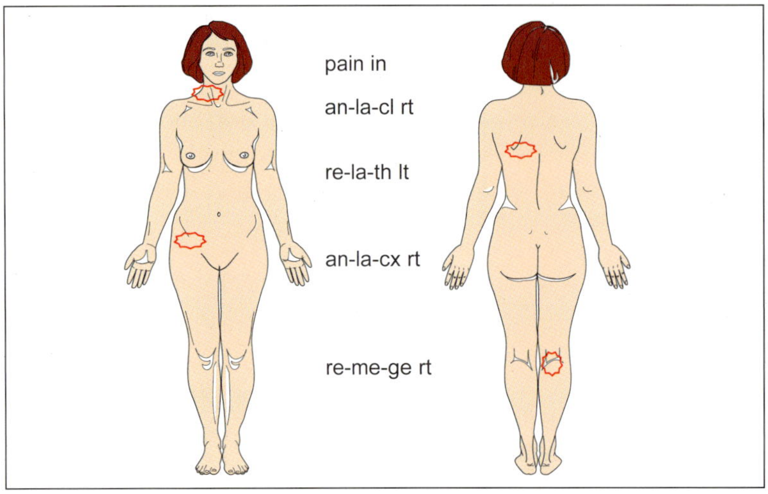


**그림 6.92.** 데이터 수집

환자는 종종 여러 신체 부위에 분포하는 일련의 통증 부위 또는 기능 장애를 호소하며 이는 여러 방향의 움직임에 의해 악화된다.
근막 대각선(mf diagonal) 및 나선(spiral)에 대한 지식은 치료사가 이러한 기능장애들을 서로 연결해서, 치료 계획을 세우고 운동 및 촉진 검증을 수행할 수 있도록 도움을 준다.

**보상**
**Compensations**

- 손가락 Fingers: 손에서 손목, 상지까지 오르는 보상
- 머리 Head: 머리에서 목, 그리고 몸통의 나선까지 내려가는 보상
- 발 Foot: 발부터 목말뼈, 그리고 하지 나선까지 오르는 보상

**그림 6.93.** 아리아드네의 실타래(Ariadne's thread)를 따라서

통증 부위가 전신에 걸쳐 여러 부위에 있을 때 순서대로 따라 가는 것이 중요하다.
통증이 말단(머리, 손가락 또는 발)에서 시작된 경우 보상이 대각선 또는 나선을 따라 발생했을 가능성이 있다.
비교 촉진검증은 수부-완관절(digiti-carpus)과 족부-족관절(pesl-talus) 분절의 진단 포인트에서 수행한다.

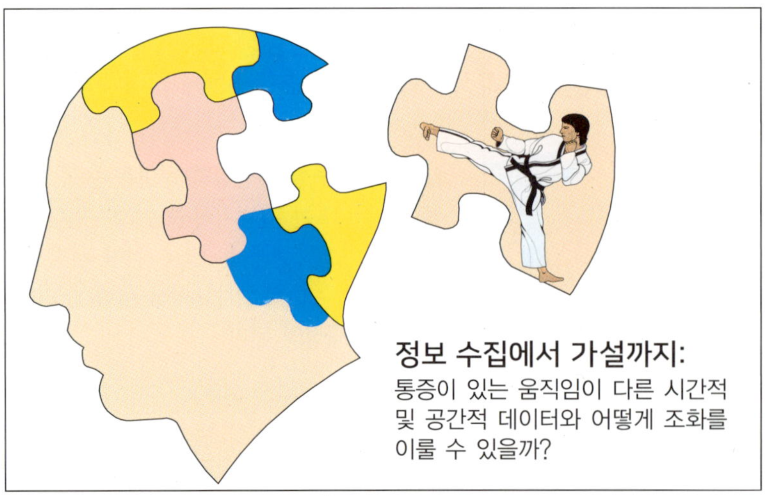


**그림 6.94.** 가설

환자의 데이터를 분석할 때 치료사는 다양한 통증 부위의 분포가 근막배열(mf sequence), 대각선(diagonal) 또는 나선(spiral)을 따라 있는지 고려해야 한다.
대각선 장애(impairment of the diagonal)가 있다고 가정한다면 운동 계획(motor schemes)의 운동 검증을 시행한다. 나선 장애(impairment of the spiral)가 있다고 가정한다면 환자에게 통증을 악화시키는 운동 동작(motor gesture)을 수행하도록 한다.

## 근막 나선 치료
## TREATMENT OF THE SPIRALS

## 운동검증과 촉진검증
## MoVe and PaVe

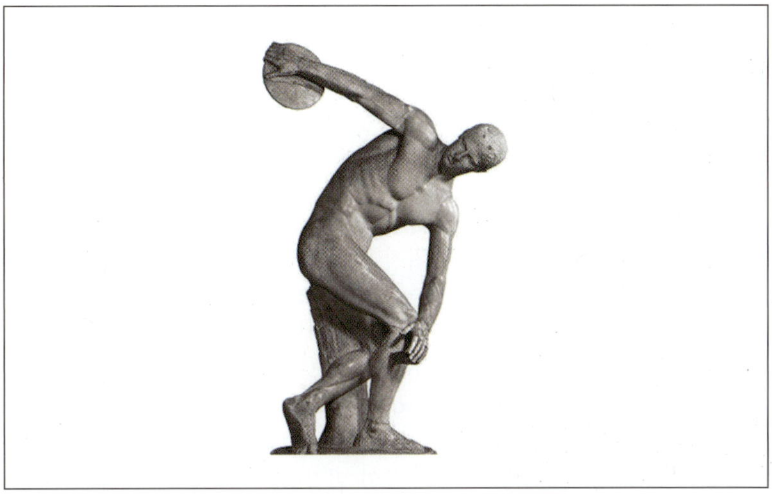

**그림 6.95.** 나선의 운동검증 (Movement verificaiton of spiral)

손과 발의 운동 동작(motor gesture)이 다양함을 감안할 때 각 나선에 대한 특정 운동 검증을 수행하는 것은 사실상 불가능하다.
사지와 체간의 네 개의 나선은 이 책의 7장에 분석되어 있으며, 여기서는 특정 나선에 대해 사용되는 몇 가지 협응 운동 동작을 제안해 본다.

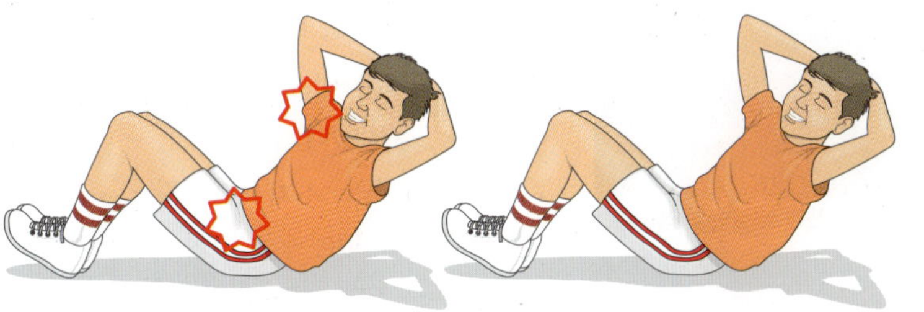

치료 전의 복합 움직임은 사타구니, 견갑골, 상완골 부위에 통증을 유발한다.

치료 후 복합 움직임은 수행하기 쉽고 통증이 없다.

**그림 6.96.** 운동검증

환자는 모든 움직임이 고통스럽다고 하거나 어떤 움직임도 통증이 심해지지 않는다고 표현할 수 있다.
그럼에도 불구하고 특정 복잡한 움직임이나 운동 동작을 시행하도록 하면, 과밀도화(densification)된 콜라겐 섬유에 의해 기능 장애가 강조되어 나타난다.
운동 동작을 통해서 어떤 나선에 문제가 있는지 알아내는 것은 어렵지만, 치료의 결과가 긍정적인지 부정적인지 확인하는 데에는 유용하다.

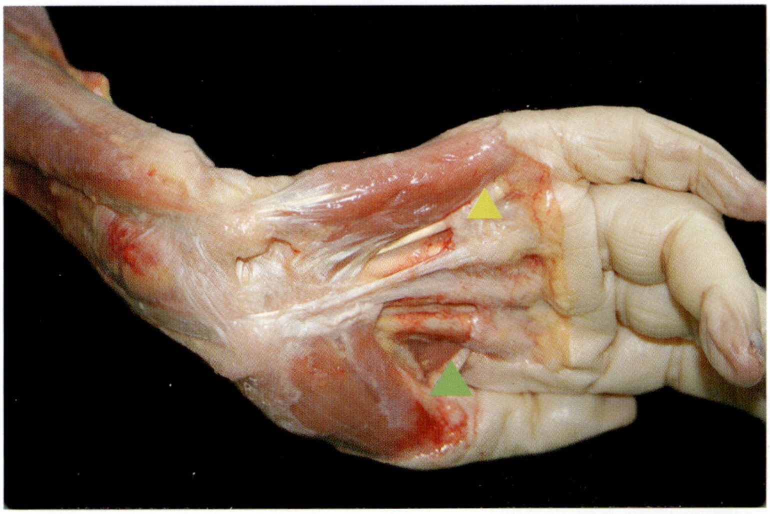

**그림 6.97.** 상지의 전방 나선에 대한 촉진 검증(Palpation verifications for the anterior spirals of the upper limb)

촉진은 환자가 앙와위의 상태로 진행된다:

- an-la-di 2: 무지구(thenar eminence)의 내측, 무지대립근 (opponens pollicis)이 굴근지대(flexor retinaculum) 원위에 부착되는 부분에 위치.
- an-me-di 2: 소지구(hypothenar eminence)의 내측, 소지대립근 (opponens digiti minimi)이 굴근지대(flexor retinaculum)에 부착되는 부분에 위치.

## 근막 나선 치료
## TREATMENT OF THE SPIRALS

## 운동검증과 촉진검증
## MoVe and PaVe

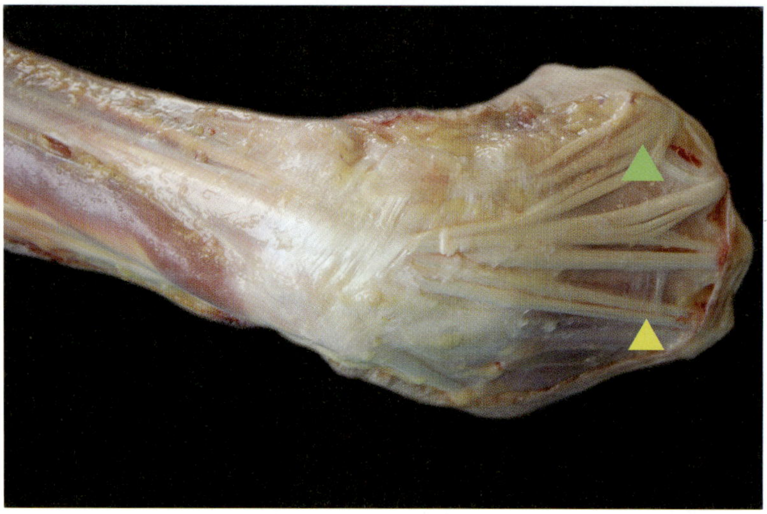

**그림 6.98.** 상지 후방 나선에 대한 촉진검증(Palpation verifications for the posterior spirals of the upper limb)

환자는 앙와위 또는 복와위 자세로:

- re-me-di 2는 4번째와 5번째 손가락 사이 교차점(interdigital commissure)에 위치한다. 촉진 시 4번째 또는 5번째 중수골(metacarpal) 위에서 근막의 민감성이 나타난다.
- re-la-di 2는 2번째와 3번째 손가락 사이 교차점에 위치한다. 촉진 시 3번째 중수골(metacarpal) 위에서 근막의 민감성이 나타난다.

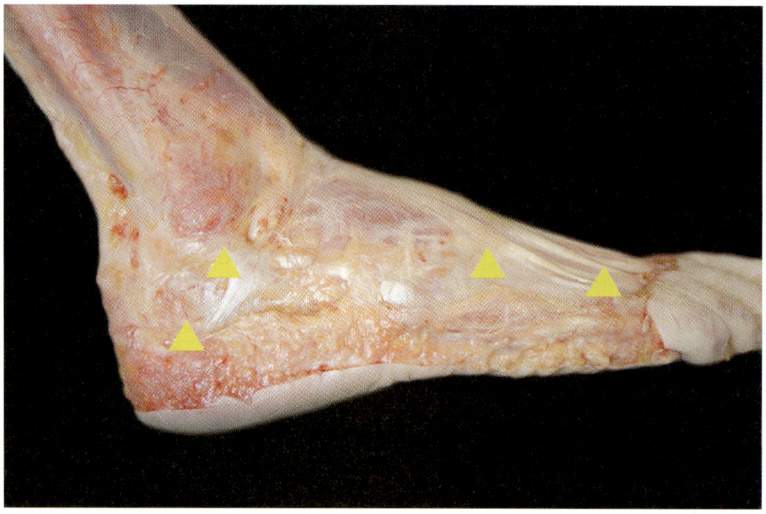

**그림 6.99.** 하지 외측 나선에 대한 촉진검증(Palpation verifications for the lateral spirals of the lower limb)

환자가 오른쪽 발 측면 CF의 촉진을 위해 왼쪽으로 누워있다:

- an-la-pe 3는 소지신근건(extensor digiti minimi tendon)에 위치하고, an-la-pe 2는 같은 힘줄의 바로 옆, 소지외전근(abductor digiti minimi)으로 연결되는 근막 위에 위치해 있다.
- re-la-pe 2는 하부 비골근 지대(inferior peroneal retinaculum)에 위치하며, re-la-pe 3은 이 지대가 신근지대 또는 십자형 지대(extensor or cruciate retinaculum)로 이어지는 부위에 위치한다.

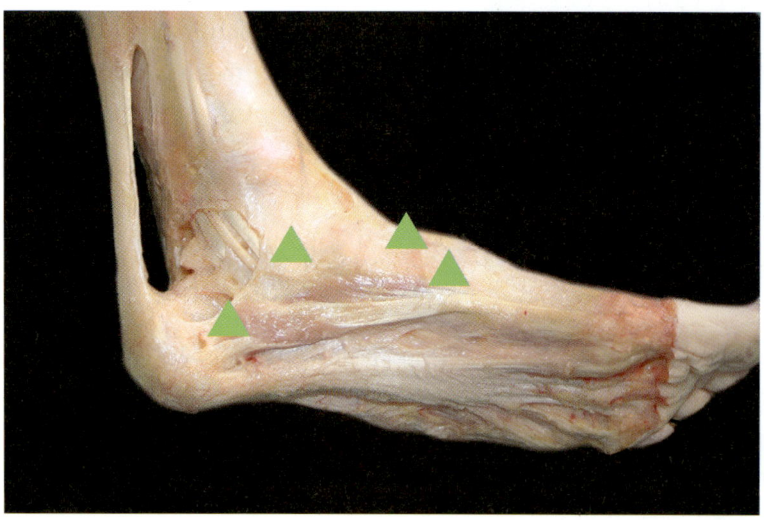

**그림 6.100.** 하지 내측 나선에 대한 촉진검증(Palpation verifications for the medial spirals of the lower limb.)

환자는 왼발 내측 CF 촉진을 위해 왼쪽 측와위 자세:

- an-me-pe 2와 3은 전경골근건(tibialis anterior tendon) 부착부에 위치한다. 이후 나선(sprial)은 심부 십자형 지대(deep cruciate retinaculum)를 따라 진행하여 re-la-ta를 지난다.
- re-me-pe 2와 3은 굴근지대의 표층 섬유(the superficial fibres of the flexor retinaculum)에 위치하며 십자형 지대로 연결된다.

## 근막 나선 치료
## TREATMENT OF THE SPIRALS

## 운동검증과 촉진검증
## MoVe and PaVe

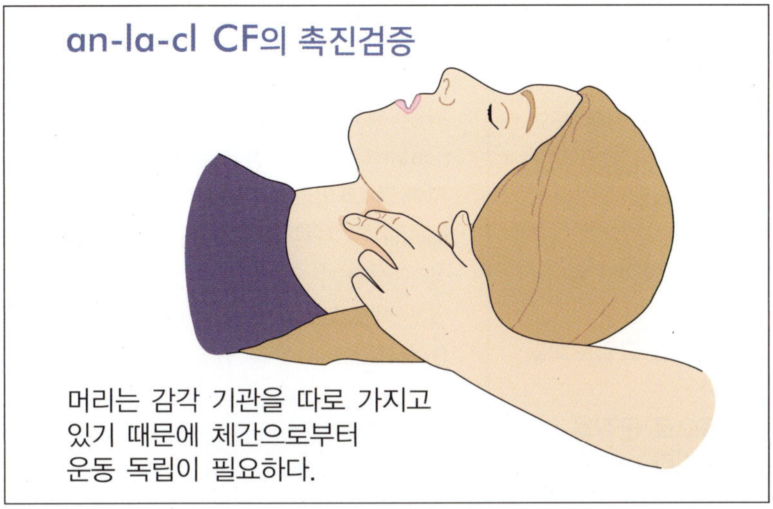


**그림 6.101.** 머리 나선에 대한 촉진검증 (Palpation verifications for the spirals of the head.)

두부 및 경추 분절은 나선(spiral)보다 근막 배열(sequence)에 더 많은 영향을 미친다.
경추 분절의 경우, 나선이 짝을 짓기 때문에 비교촉진검증의 중요성이 떨어진다.
유아의 경우, 비대칭 긴장목반사(asymmetrical tonic neck reflex)는 상지 회전분절에 대한 목의 영향을 보여준다.
손바닥-턱반사(palmomental reflex)는 무지구(thenar eminence)의 자극이 어떻게 턱의 수축을 야기하는지 보여준다 (distal-proximal spiral).

**촉진 검증**
**Palpation Verification**

- 표층 근막 Superficial fascia
  - Hot - cold
  - Hard - oedematous
  - Thickened – gliding
  - Sensibility - anaesthetised
- 관절주위 지대 Periarticular retinacula
  - Compressible - rigid
  - Elastic - densified
  - Uniform - irregular
  - Insensitive - painful

**그림 6.102.** 관절주위 지대의 촉진검증(Palpation verification of the periarticular retinacula)

촉진은 구심성 신경이 최소화됐을 때 효과적이다. 이러한 효과를 얻기 위해서, 치료사는 과도한 압력을 가해서도 안되며, 너무 많은 촉진을 시행해도 안된다.
더 나아가, 다양한 깊이의 촉진방법을 수련하고, 정상 조직과 변형된 조직을 구분할 수 있는 능력 또한 키워야 한다.
협응중심(CC)과 융합중심(CF)의 비교촉진검증 시 항상 동일한 압력을 사용해서는 안되고, 조직의 두께에 따라 압력을 다르게 해야 한다.

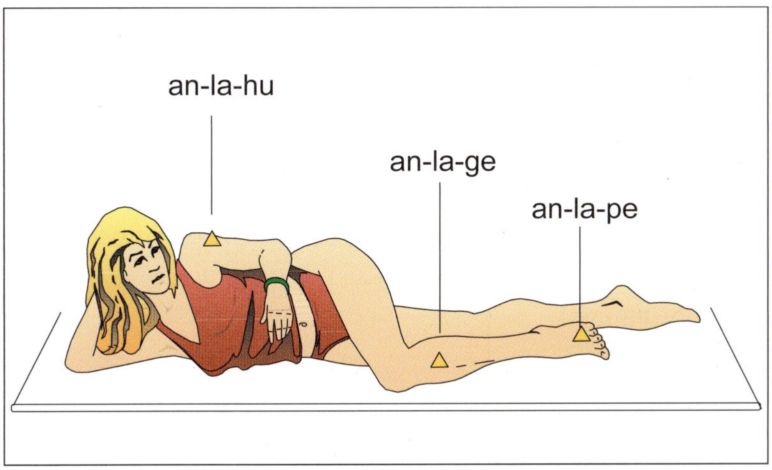


**그림 6.103.** 나선의 융합중심(CF)을 치료하는 방법

나선이 치료되었다는 가정하에, 치료사는 환자에게 누워보라고 요청한다.
만약 치료의 위치가 상지·하지와 ante-latero spiral까지 포함되어 있다면, 환자는 옆으로 누워있는 것이 가장 좋다.
이 자세는 치료사가 다음과 같은 위치를 번갈아가면서 치료할 수 있기 때문이다: an-la-hu, an-la-ge 3, an-la-pe 3.

# 근막 나선 치료
## TREATMENT OF THE SPIRALS

**치료 Treatment**

- 압력 Compression
  - 표층 근막을 넘어
  - 콜라겐 섬유 사이를 투과
  - 육아조직(granular tissue)에 집중
- 운동 Movements
  - 섬유의 가로방향으로 움직인다
  - 세로방향으로 고밀도화를 갈아낸다
  - 회전운동으로 물질을 유동화시킨다.

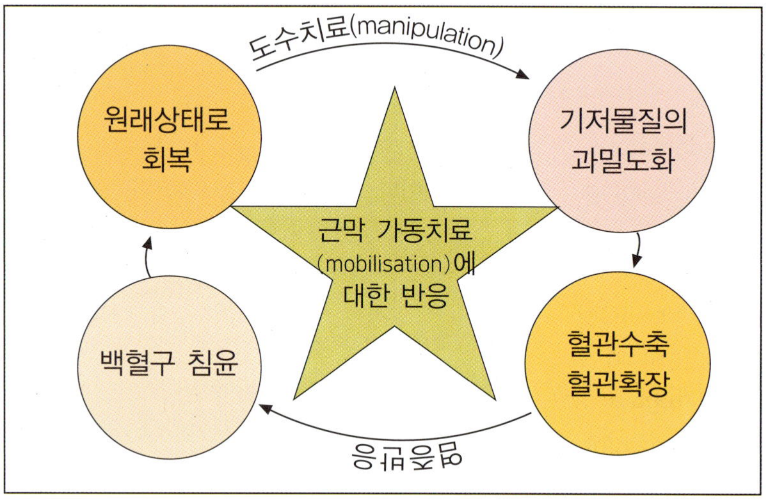


**결과 Results**

- 치료사의 감각 Therapist's sensations
  - 지대가 더 잘 미끄러진다.
  - 건-근 접합부가 부드러워진다.
  - 건초가 더 자유롭다.
- 환자의 감각 Patient's sensations
  - 움직임이 더 부드럽다
  - 근육과 관절이 편안한다
  - 운동 동작은 통증이 없다.

# 치료와 결과
## Treatment and results

**그림 6.104.** 나선의 치료(treatment of spirals)

나선 치료는 관절주위의 융합중심(periarticular CF)에 중점을 둔다. 이 포인트들은 지대의 과밀도화(densification of the retinacula)에 따른 운동 동작(motor gestures)을 수정할 수 있는 곳이다.
일반적으로, 융합중심(CF)의 가동치료(mobilisation)에는 협응중심(CC)의 도수치료(manipulation)에 필요한 것보다 더 적은 압력이 필요하다. 하지만, 근막이나 지대를 유동화(fluidify)하는데 소요되는 시간은 똑같다.

**그림 6.105.** 염증반응

염증은 조직손상에 대한 회복반응이다.
과밀도화된 근막의 도수치료는 혈관수축을 시작으로, 아드레날린을 분비하게 한다. 다른 화학 매개체의 방출에 의한 혈관 확장, 충혈, 혈관신생, 새로운 결합 조직의 생성, 마지막으로 원상회복으로 이어진다.

**그림 6.106.** 나선 치료의 결과

근막의 과밀도화는 천천히 진행되며 환자는 운동 동작의 변화를 인지하지 못한 채 이 변화에 적응한다.
지대의 기저 물질이 과밀도화된 상태에서 유동화된 상태(soluble state)로 복원된 후에, 환자는 수년 동안 겪어온 운동의 제한에서 벗어나 움직임의 자유를 얻게 된다.

# 근막 나선: 상지, 체간, 하지
## Myofascial spirals: upper limb, trunk and lower limb

인간의 운동 동작(motor gesture)이나 복잡한 움직임은 무한하며, 그것은 직업과 행하는 스포츠에 따라 다양하다.

작업이나 스포츠 활동 동안 동작의 반복은 나선(spirals)의 특정한 연관성을 강화시켜 이러한 복잡한 움직임을 용이하게 한다.

나선(spirals)은 절대 혼자 일하지 않는다. 나선은 자신의 이익을 위해 대각선(diagonals)과 배열(sequence)을 이용한다. 따라서 특정 운동 중에 나타나는 통증도 대각선 또는 배열의 치료로 좋아질 수 있다. 그럼에도 불구하고, 통증의 기원이 나선(spiral)인 경우, 환자는 이 과밀도화된 나선을 치료한 후에야 움직임의 완전한 유동성을 회복할 수 있다.

이번 chapter에서는 상지, 목-머리, 체간, 그리고 하지의 나선(spiral)에 대하여 분석할 것이다.

노란색 선은 전-외측 나선(ante-latero spiral)과 후-외측 나선(retro-latero spiral)의 경로를 나타낸다. 나선(spirals)은 길항 융합중심(antagonist CF)도 포함하기 때문에 같은 이름의 diagonal과 다르다. 예를 들어, ante-latero, retro-latero diagonal은 단지 ante-latero 또는 retro-latero CF만을 포함하는 반면, 같은 이름의 spiral은 retro-medio 또는 ante-medio CF까지 포함하고 있다.

녹색 선은 전-내측과 후-내측의 나선(the spirals of ante-medio and retro-medio)을 나타내는데, 이는 그들의 경로에 ante-latero 및 retro-latero 길항 융합중심(antagonist CF)도 포함한다.

두 개의 근막 나선(mf spiral) 사이 시너지효과는 많은 운동 동작(motor gesture)에서 존재한다. 예를 들어, 걷기에서는 전-내측-발(ante-medio-pes)과 전-외측-발(ante-latero-pes) 나선 사이에 연속적이며 느린 교환이 일어나며, 동일한 유형의 교환이 두 개의 후방 나선(posterior spiral) 사이에도 일어난다. 그러나 학생들의 나선 경로에 대한 이해를 돕기 위해, 그것들은 개별적으로 제시될 것이다.

각 나선(spiral)에 대해 다음의 것들이 보고된다:

- 표면 해부학적 이미지에 중첩된 콜라겐 섬유의 전, 후방 경로
- 나선의 과밀도화(densification of spiral)에서 볼 수 있는 가장 흔한 증상(데이터)
- 이러한 증상들을 유발하고(PaMo) 운동검증(movement verification)에도 사용될 수 있는 동작
- 전방 및 후방 융합중심(CF)의 촉진검증과 치료를 위한 자세

인체는 상호작용하는 단위이다. 따라서, 한 분절의 장력 변화는 다른 부분에서 보상될 수 있다. 초기 보상은 주로 같은 사지나 체간에서 이루어진다.

통증분포는 우리가 나선(spiral)의 기능장애를 다루고 있는지 여부를 나타내는 가장 유용한 정보이다. 예를 들어, 환자가 발의 등쪽(dorsum of foot), 슬와(popliteal fossa), 서혜부(inguinal region)에 통증을 호소한다면, 이러한 통증 분포는 배열(sequence)이나 대각선(diagonal) 보다는 나선(spiral)을 따른다. 단방향의 움직임이 아닌 다방향 복합 움직임에서 나타나는 통증이나 제한된 움직임 역시 나선(spiral)의 가설을 의미한다.

분명한 통증 부위를 기준으로, 상지와 체간의 촉진검증 및 치료를 위해서는 앙와위나 복와위 자세로, 하지의 촉진검증을 위해서는 옆으로 누운 자세가 가장 좋은 자세이다.

모든 융합중심(CF)의 위치는 이미 이전 chapter에서 자세하게 설명되었다; 그러므로, 이번 chapter에서는 검사 중인 나선(spiral) 내의 오직 두 융합중심의 촉진이 예로 제시될 것이다. 나선(spiral) 내 두 개의 전방 융합중심을 치료하고 나면 후방의 두 길항 융합중심을 치료하기 위해 환자에게 자세변경을 요청한다.

치료가 끝나면, 환자는 관절 주변의 단단한 밴드가 제거된 것처럼 팔다리 움직임이 자유롭고 부드럽다고 말한다. 이는 나선치료에서 느끼는 전형적인 치료 후 감각이다.

# 상지의 근막 나선
## SPIRALS OF THE UPPER LIMB

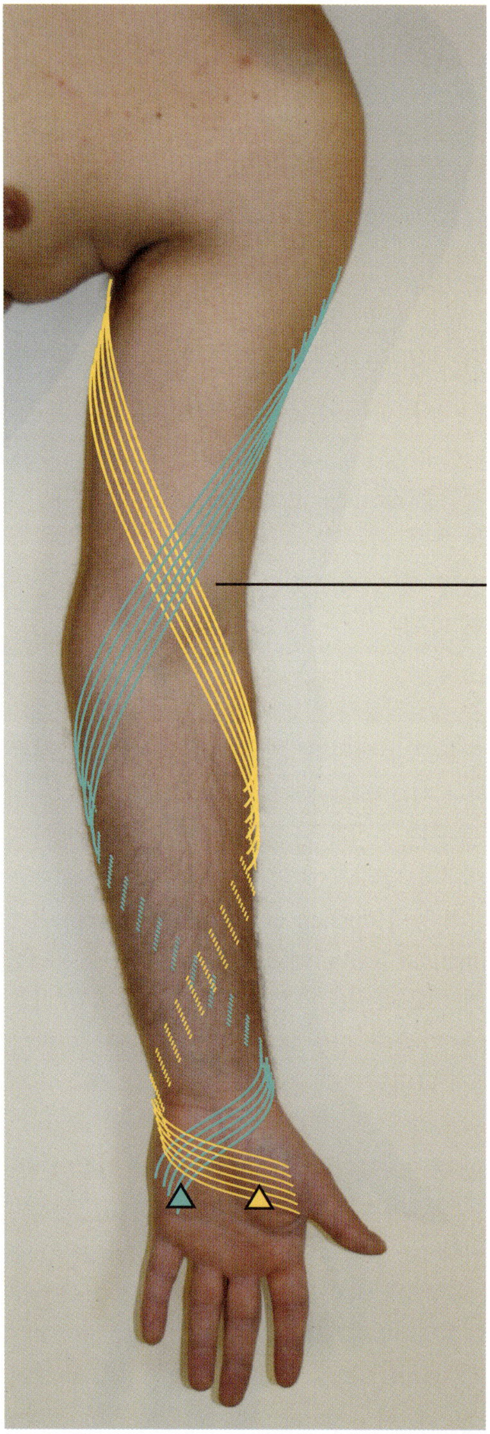


**그림 7.1.** an-la-di (엄지손가락)과 an-me-di (5번째 손가락)의 나선(spiral) 사이 시너지 효과

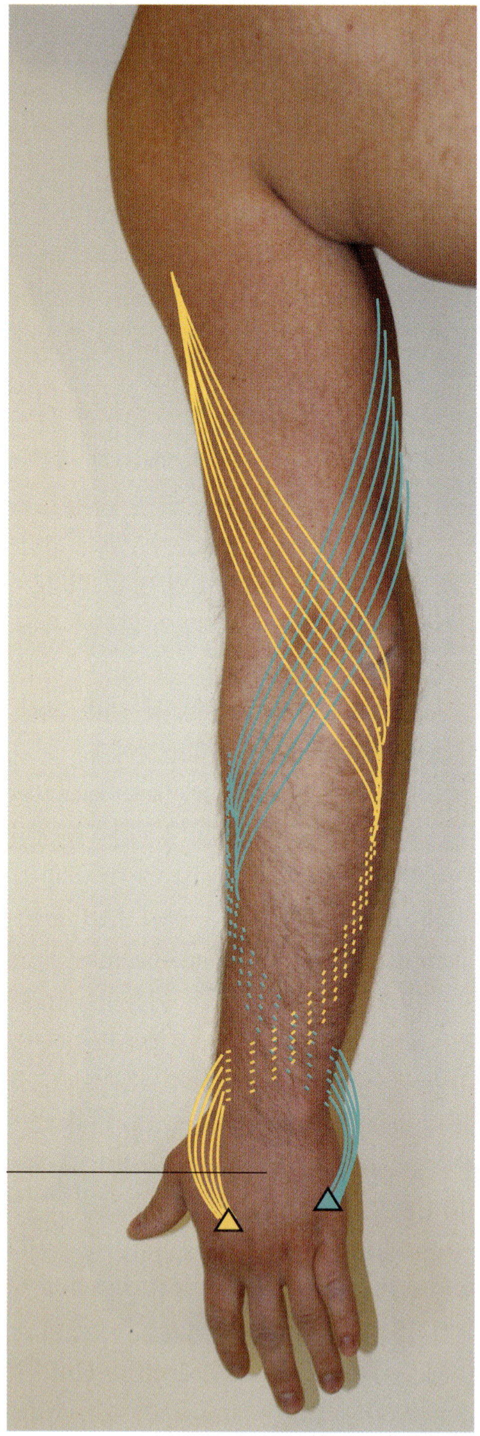


**그림 7.2.** re-la-di과 re-me-di의 나선(spiral) 사이 시너지 효과

어깨에서, 이러한 나선들(spirals)은 체간의 길고 짧은 나선들(long and short spirals)과 연결된다(8장 참고).

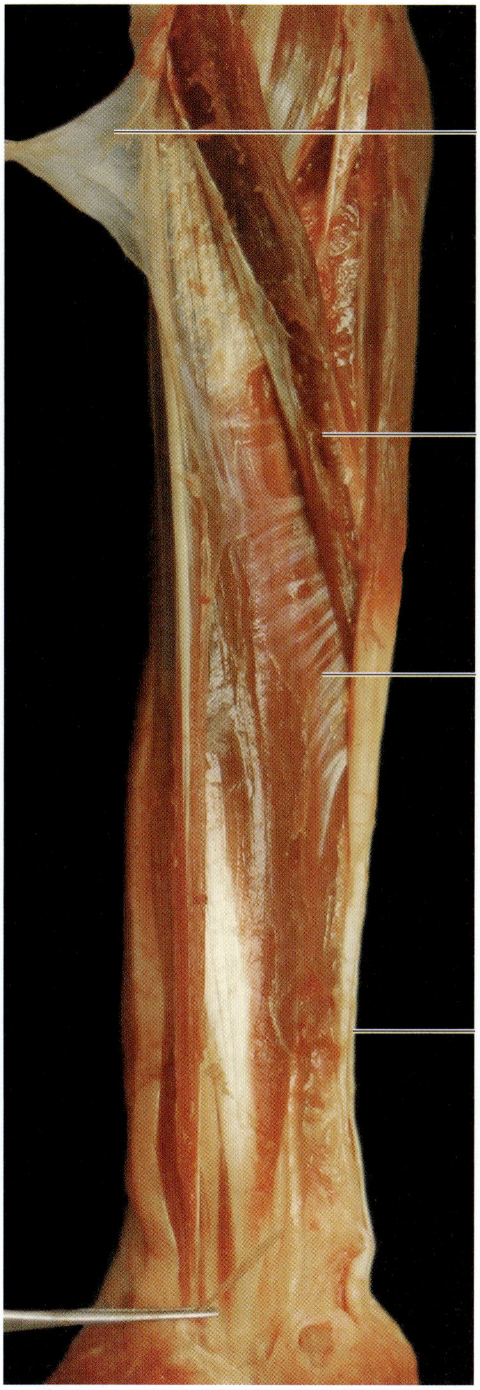


**그림 7.3.** 전완의 전방 건막성 근막과 나선형 섬유

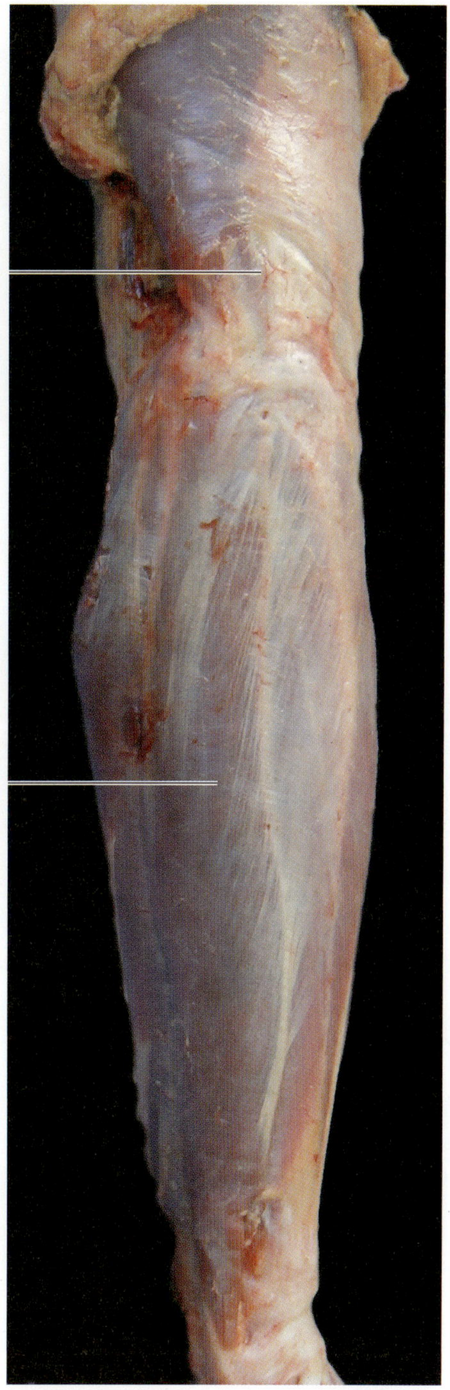


**그림 7.4.** 전완의 후방 건막성 근막과 나선형 섬유

## 전-외측-손 나선
## ANTE-LATERO-DIGITI SPIRAL

## an-la-di 2

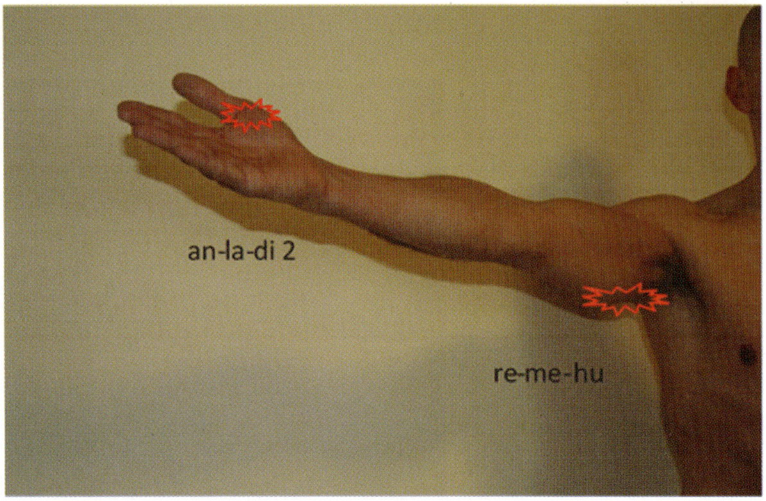


**그림 7.5.** 전-외측-손 나선(an-la-di spiral)의 기능장애

an-la-di spiral의 통증 부위에는 엄지손가락의 기저부가 포함된다.
이 부위 통증은 관절증이 없어도 나타날 수 있고 팔꿈치, 어깨의 문제와도 연관될 수 있다.
이러한 경미한 증상은 종종 광범위하며 오로지 나선 경로(spiral pathways)에 대한 지식만이 촉진검증을 용이하게 할 수 있다.

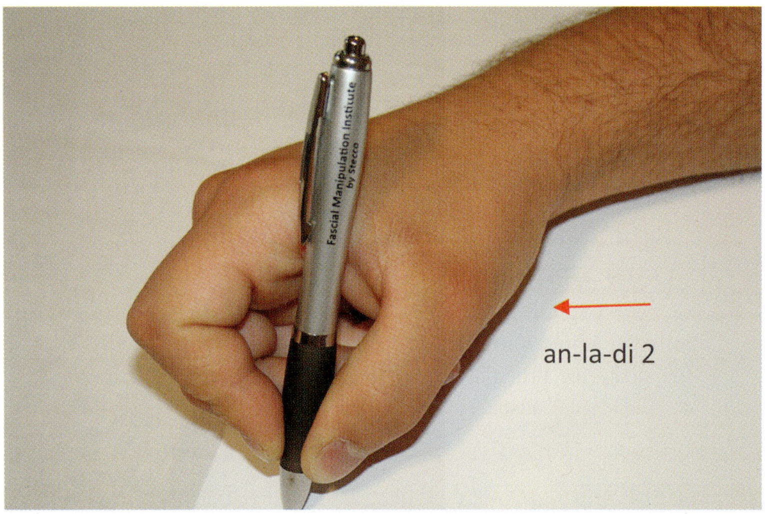


**그림 7.6.** 통증을 유발하는 움직임 또는 운동 동작(motor gesture)

필기경련(Writer's cramp)은
컴퓨터 마우스의 과사용으로 인한 경련에 해당하며, 피아니스트, 바이올리니스트, 손바느질이나 수를 하는 사람에서도 나타난다(task-specific dystonia).
증상은 상지 전체의 연관통이 동반되는 엄지손가락의 구축과 피로이다.

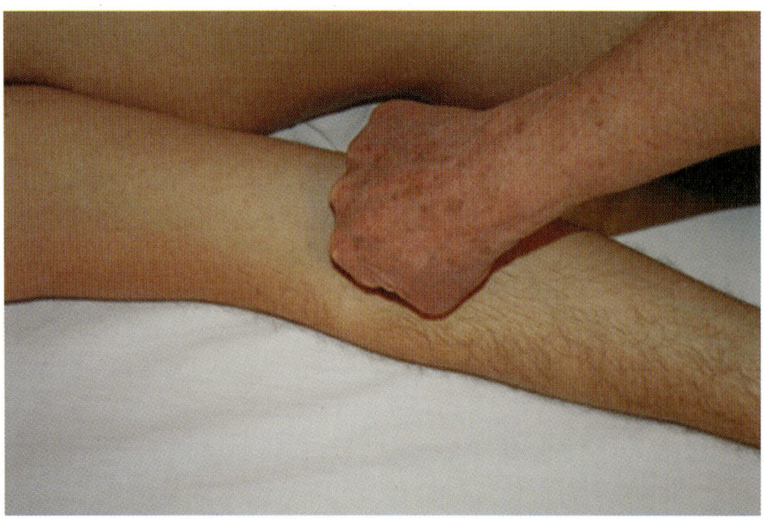

**그림 7.7.** 촉진검증과 치료

통증 부위, 그리고 증상을 악화시키는
통합 운동 동작(the global motor gesture), an-la-di 2로부터 시작하는 나선(spiral)을 따라 시행하는 직접촉진검증.
an-la-di 2와 an-la-cu CF는 환자를 앙와위 자세로 검사한다.
re-me-ca과 re-me-hu CF는 환자를 복와위 자세로 검사한다.
가장 민감한 지점이 확인되면 치료를 시작한다.

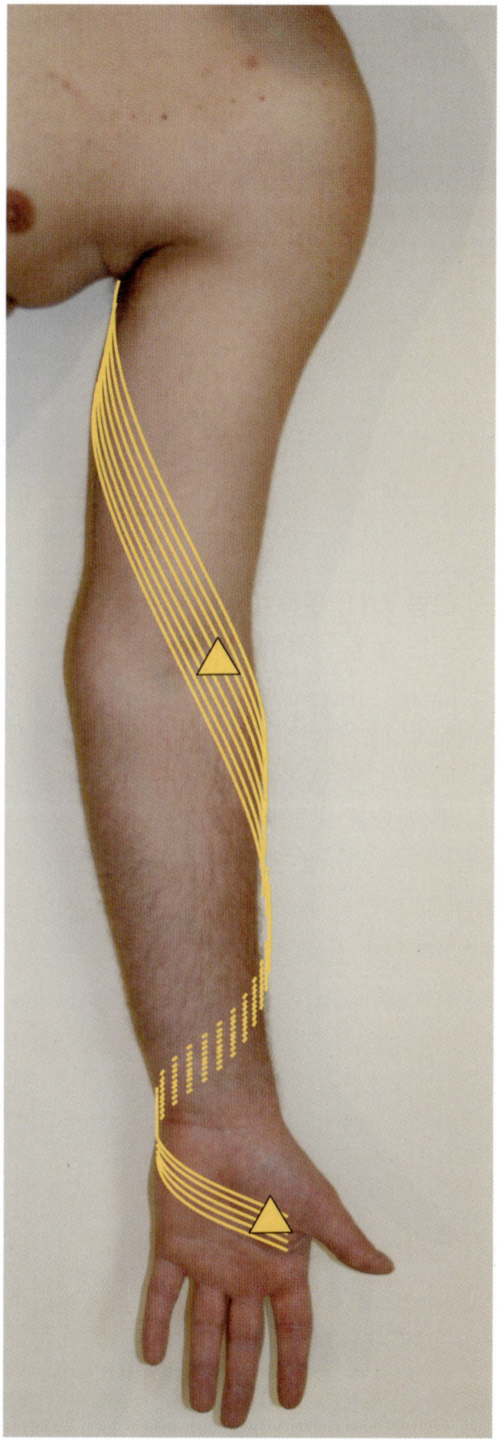

그림 7.8. an-la-di spiral의 전방 경로

삼각근의 후방 경계,
대원근,
상완삼두근의 장두가
교차하는 지점의
re-me-hu

상완이두근 힘줄
외측의 an-la-cu

신근 지대의
re-me-ca 1,2

무지대립근의
an-la-di 2

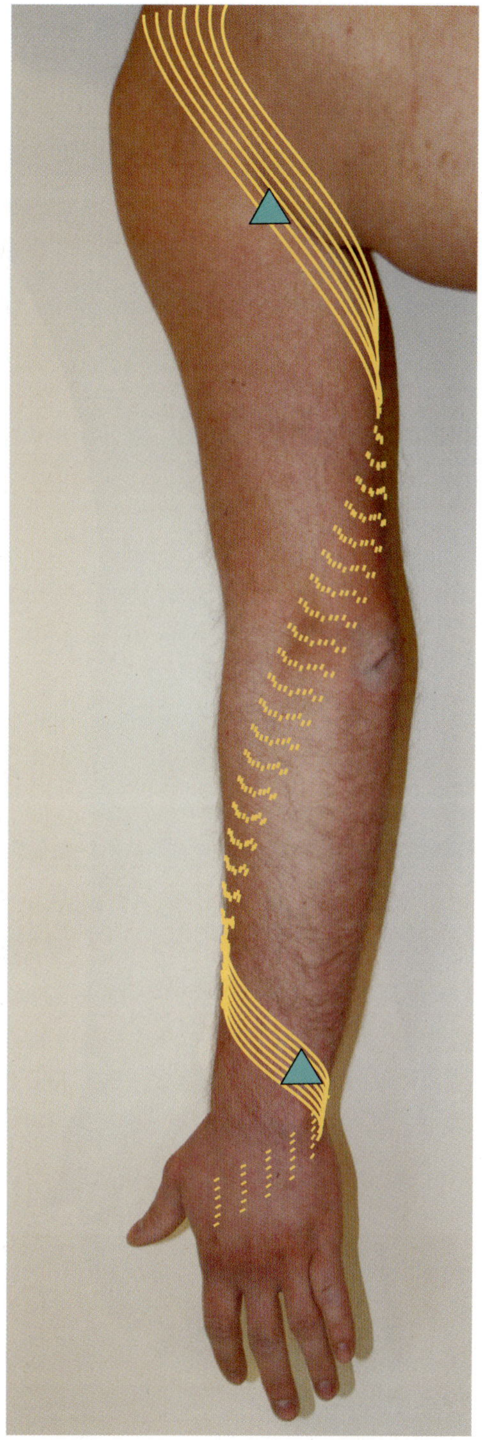

그림 7.9. an-la-di spiral의 후방 경로

## 전-내측-손 나선
## ANTE-MEDIO-DIGITI SPIRAL

## an-me-di 2

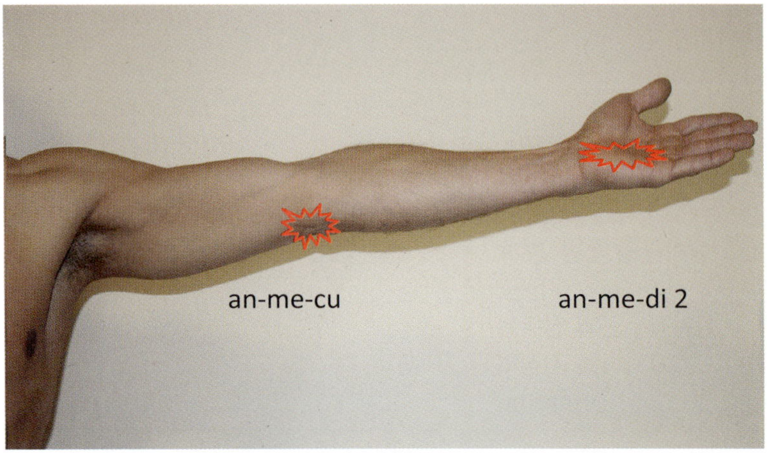


**그림 7.10.** 전-내측-손 나선(an-me-di spiral)의 기능장애

환자는 손의 척측(ulnar portion)에 감각 이상을 호소하며 전완이나 팔꿈치의 전-내측부에 통증 또는 운동제한도 호소한다.

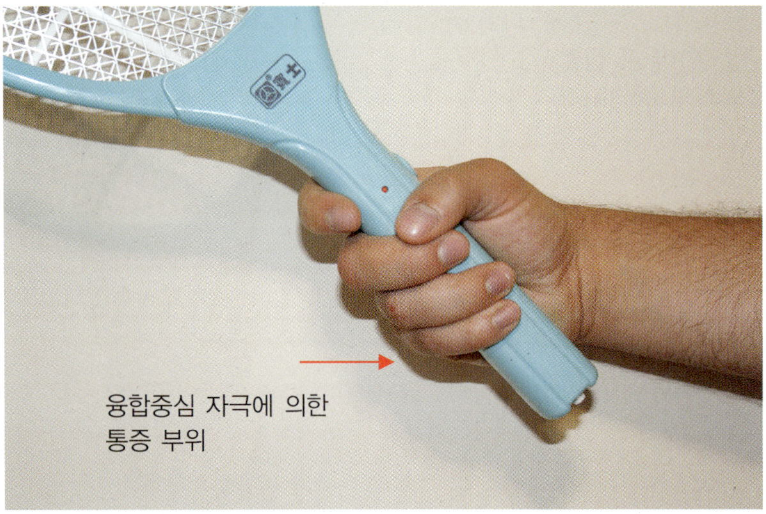


**그림 7.11.** 통증을 유발하는 움직임 또는 운동 동작(motor gesture)

an-me-di spiral의 기능장애는 환자 팔의 움직임을 제한하거나 환자가 테니스 라켓과 같은 물건을 잡을 때 새끼 손가락과 손목에 통증을 유발할 수 있다.

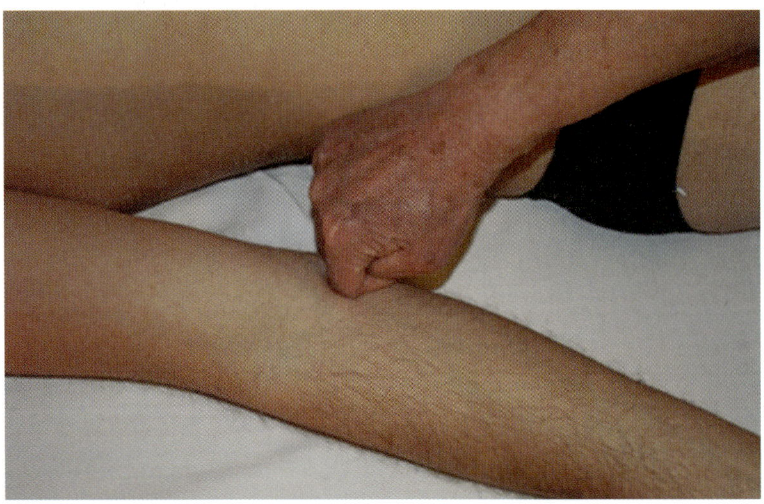

**그림 7.12.** 촉진검증과 치료

an-me-di 2와 an-me-cu CF의 촉진검증은 환자를 앙와위 자세로 검사한다.
만약 이들 중 하나 또는 두 지점 모두가 과밀도화(densification)된 것으로 확인되면, 과밀화된 지점의 치료를 즉시 시행한다.
그런 다음, 환자를 앙와위 자세로 re-la-ca와 re-la-hu CF의 촉진검증과 치료를 시행한다.

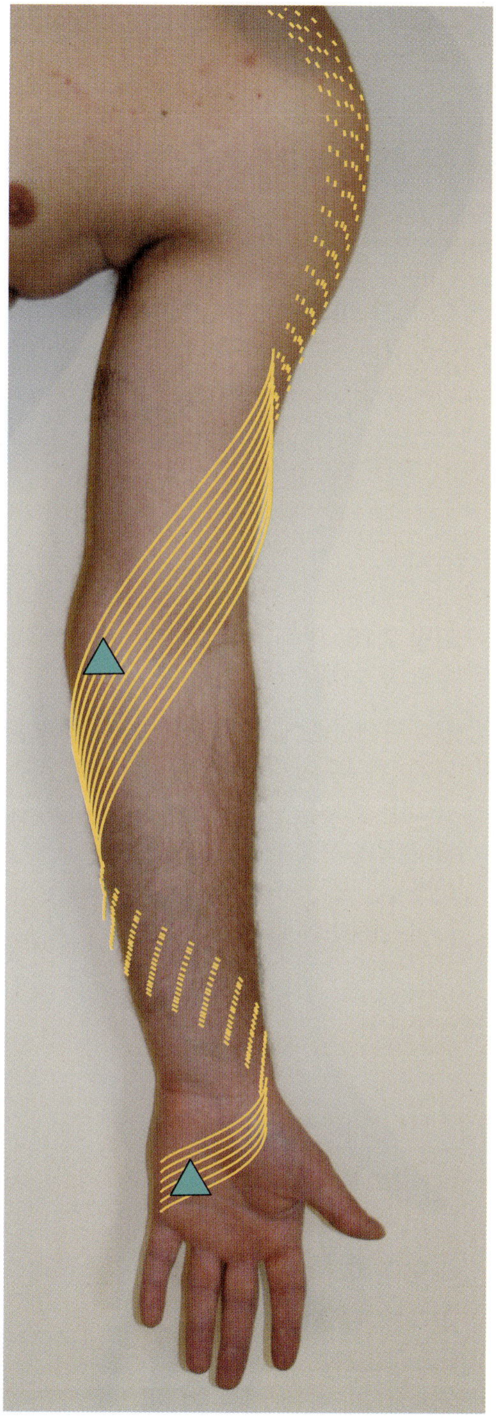

그림 7.13. an-me-di spiral의 앞쪽 경로

삼각근의 힘줄 뒤쪽
re-la-hu

내측상과의 앞쪽
an-me-cu

장무지신전근(extensor longus pollicis)와 장무지외전근(abductor longus pollicis)의 힘줄 사이 re-la-ca 1,2

소지대립근의 부착부
an-me-di 2

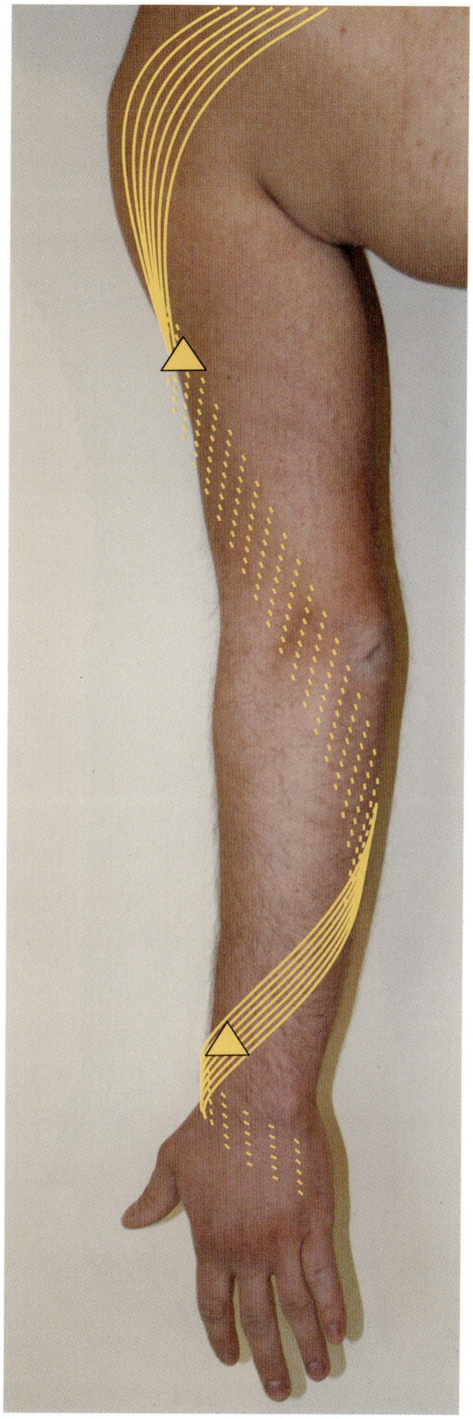

그림 7.14. an-me-di spiral의 뒤쪽 경로

# 후-외측-손 나선
## RETRO-LATERO-DIGITI SPIRAL

## re-la-di 2

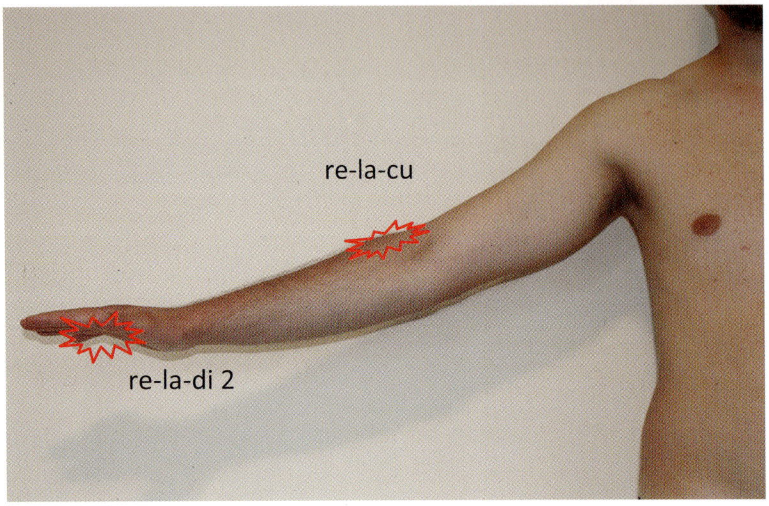


**그림 7.15.** 후-외측-손 나선(re-la-di spiral)의 기능장애

후-외측 운동 중 악화되는 손가락, 팔꿈치의 통증. 이러한 유형의 증상은 근막 대각선의 과밀도화(densification of diagonal)를 암시할 수도 있다.

그러나, 두 개의 ante-medio-carpus CF도 같이 검사하길 추천한다. 왜냐하면 이 지점들은 장력 보상(tensional compensation)에 의해 무증상일 수 있기 때문이다.

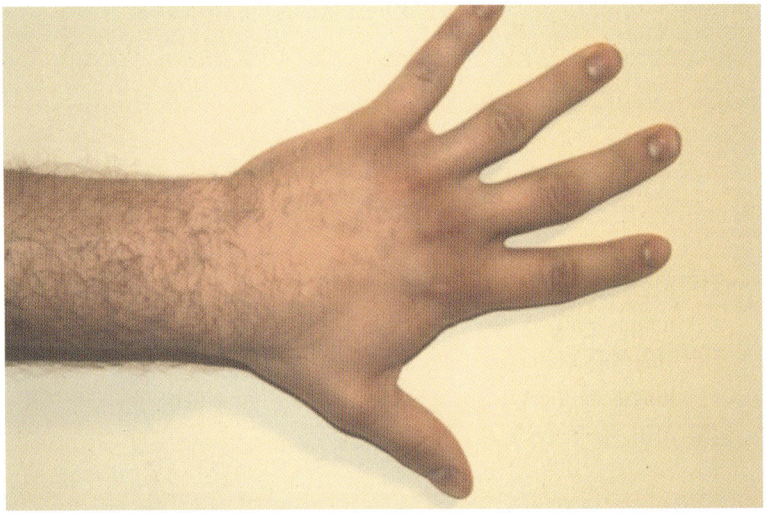

**그림 7.16.** 통증을 유발하는 움직임 또는 운동 동작(motor gesture)

체육관에서 팔굽혀펴기를 하거나 편평한 벤치에서 운동을 하는 것과 같이 어떤 물건을 미는 행동을 할 때 악화되는 검지손가락과 손목의 통증.

이것들은 모두 re-la-di 2, an-me-ca, re-la-cu CF와 관련 있다.

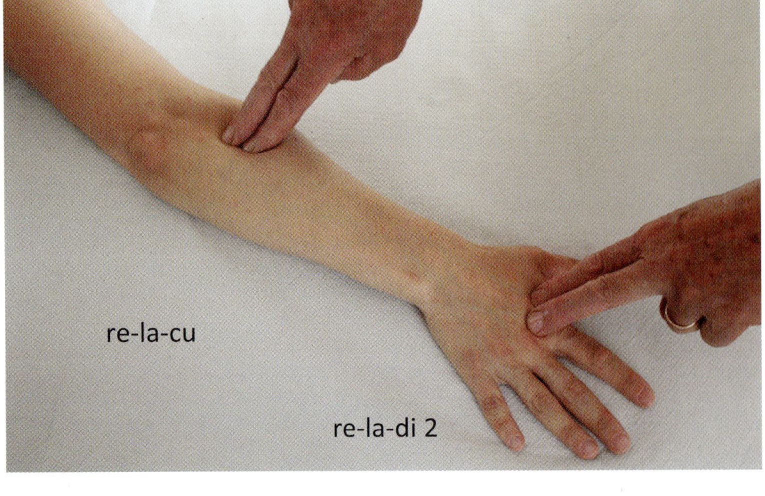


**그림 7.17.** 촉진검증과 치료

환자는 복와위 자세로, re-la-di 2와 re-la-cu CF를 촉진하고 과밀도화가 확인되면 두 지점을 번갈아 가며 가동치료한다(mobilise).

길항 CF(an-me-ca와 an-me-hu)는 앙와위 자세에서 검사한다.

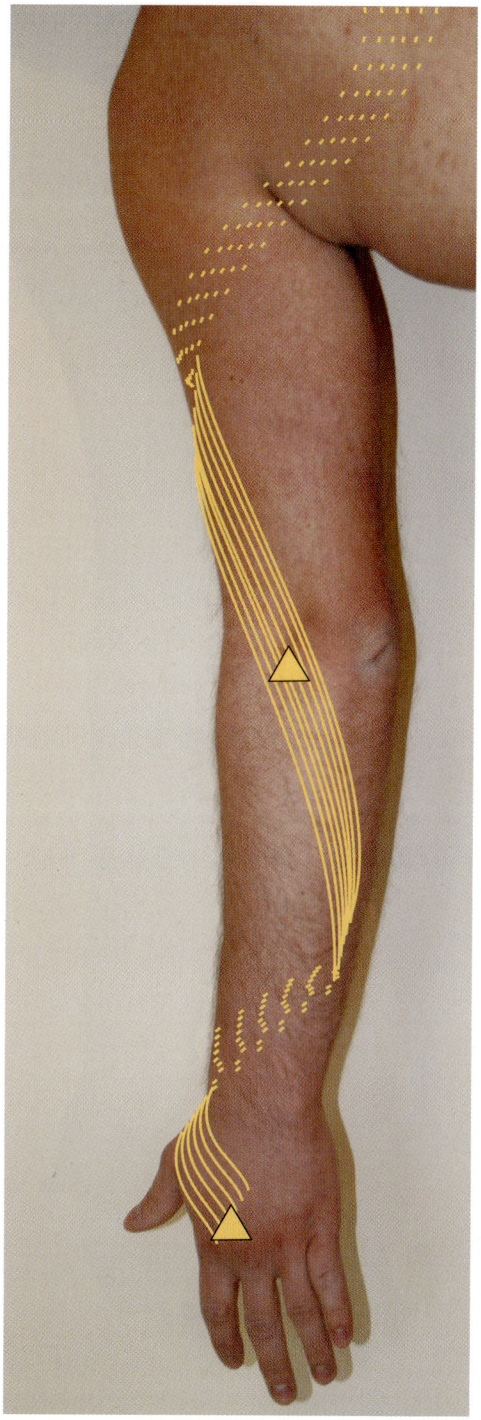


**그림 7.18.** re-la-di spiral의 후방 경로

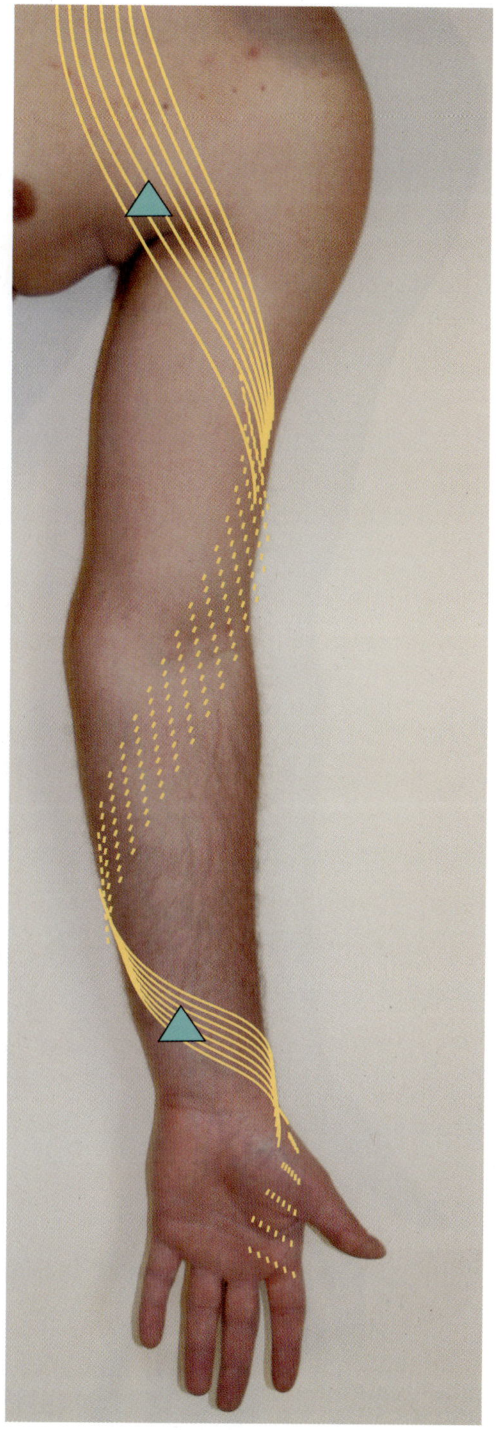


**그림 7.19.** re-la-di spiral의 전방 경로

# 후-내측-손 나선
## RETRO-MEDIO-DIGITI SPIRAL

## re-me-di 2

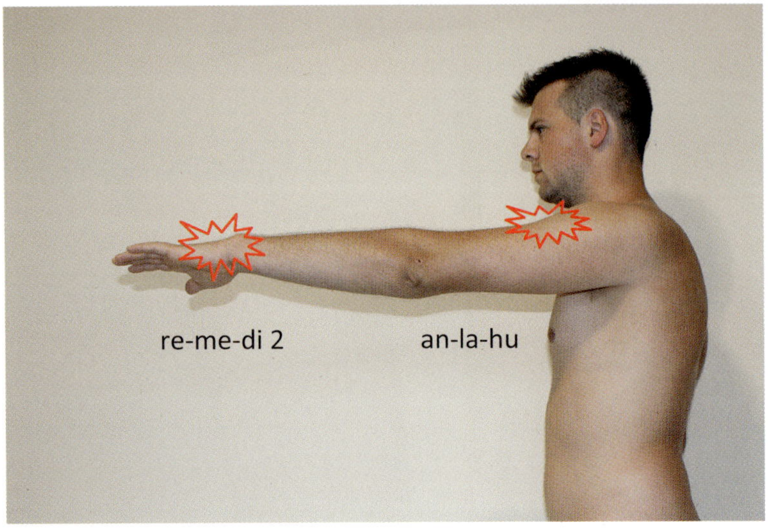


**그림 7.20.** 후-내측-손 나선(re-me-di spiral)의 기능장애

환자는 손의 운동장애 또는 상완의 움직임 제한을 호소한다.
동시에, 손의 척측(ulnar part)에 감각이상을 호소할 수 있다.

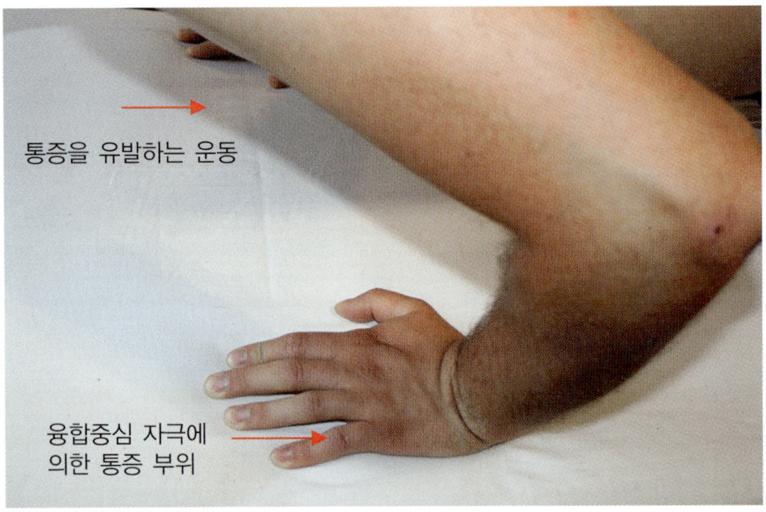


**그림 7.21.** 통증을 유발하는 움직임 또는 운동 동작(motor gesture)

re-me-di spiral의 장애는 종종 상지 전체의 근 위약을 유발한다.
환자는 운동할 때 팔굽혀 펴기를 할 수 없다고 호소하거나 일할 때 가구를 밀거나 옮길 수가 없다고 한다.

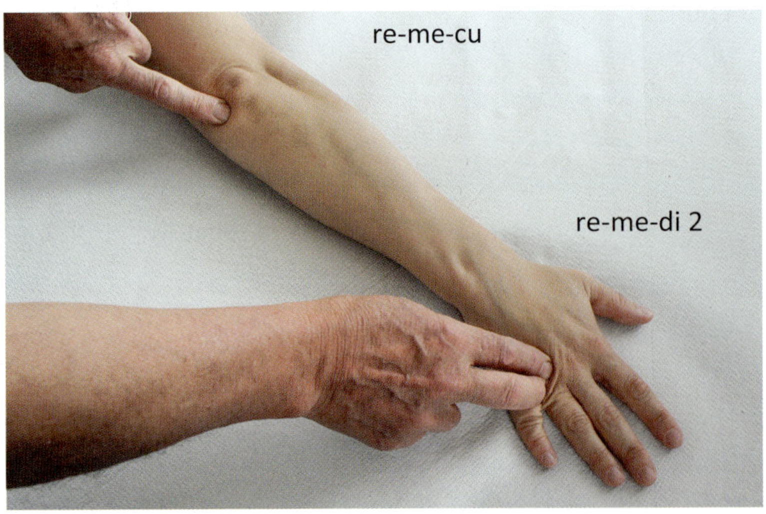


**그림 7.22.** 촉진검증과 치료

re-me-di 2와 re-me-cu CF의 촉진검증과 치료는 환자를 복와위 자세로 수행한다.
이들 CF의 치료는 과밀도화가 발견되는 위치에 따라 몇 cm 연장될 수 있다.
두 개의 길항 CF(an-la-hu 및 an-la-ca)는 환자를 앙와위 또는 옆으로 누운 자세에서 치료할 수 있다.

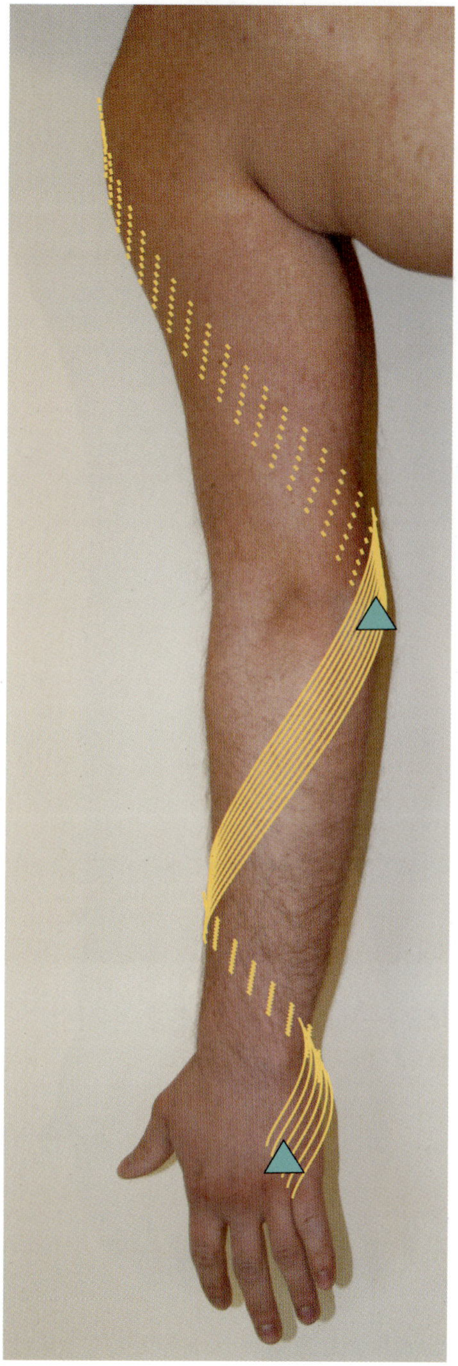

그림 7.23. re-me-di spiral의 후방 경로

삼각근의 힘줄 전방
an-la-hu

주두(olecranon)와
내측상과
(medial epicondyle)
사이 re-me-cu

굴곡근지대의
상-외측(above and lateral)
an-la-ca 1,2

4, 5번째 중수관절의
근위부 re-me-di 2

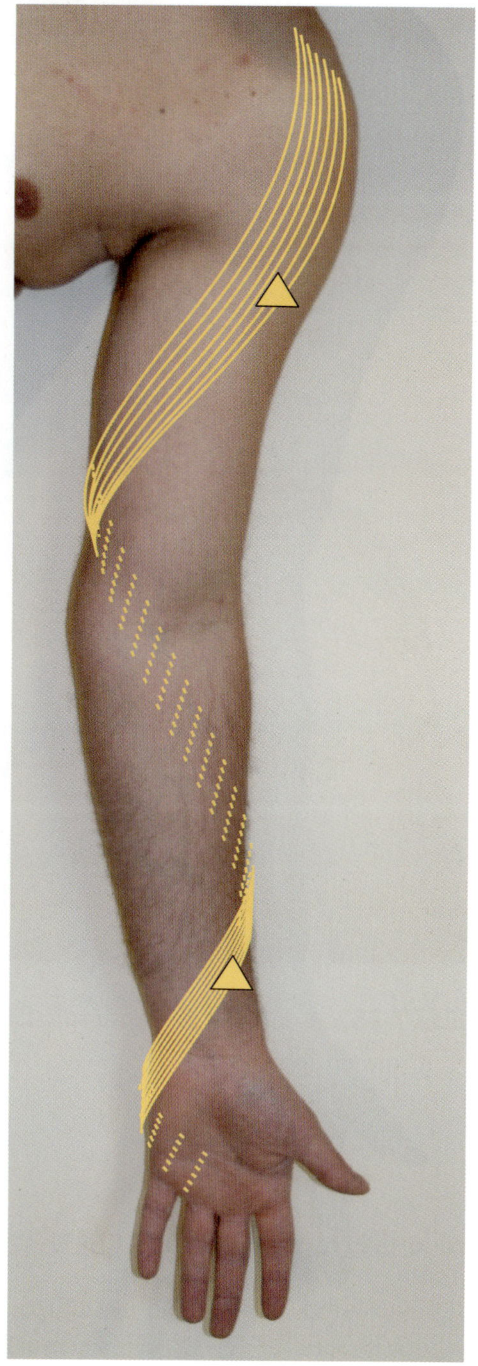

그림 7.24. re-me-di spiral의 전방 경로

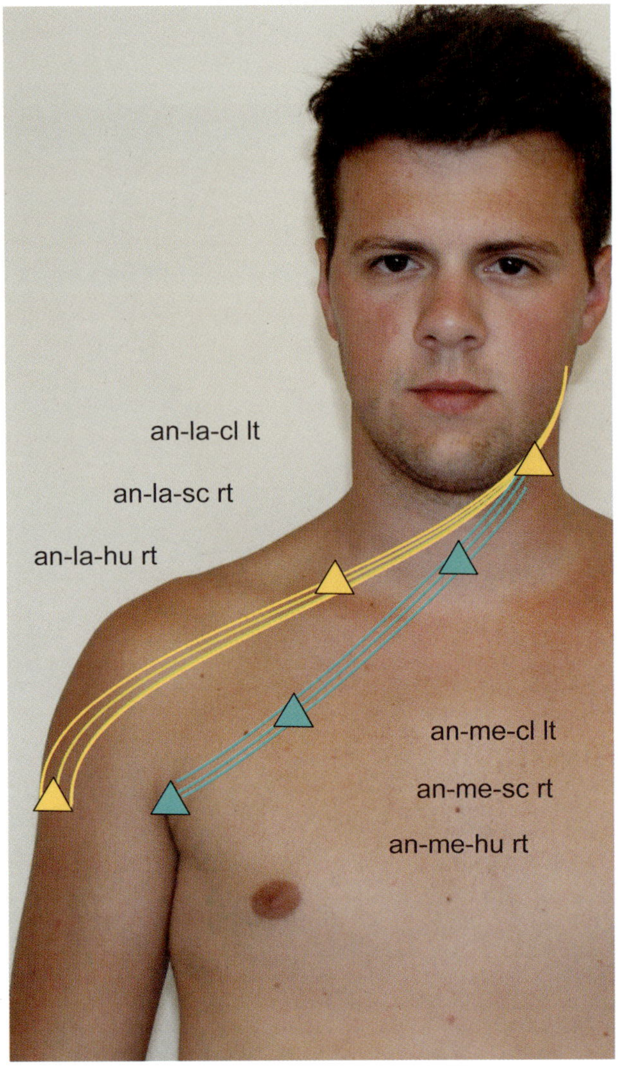


**그림 7.25.** re-la-di 및 re-me-di spiral의 re-la-cp 및 re-me-cp spiral과의 수렴

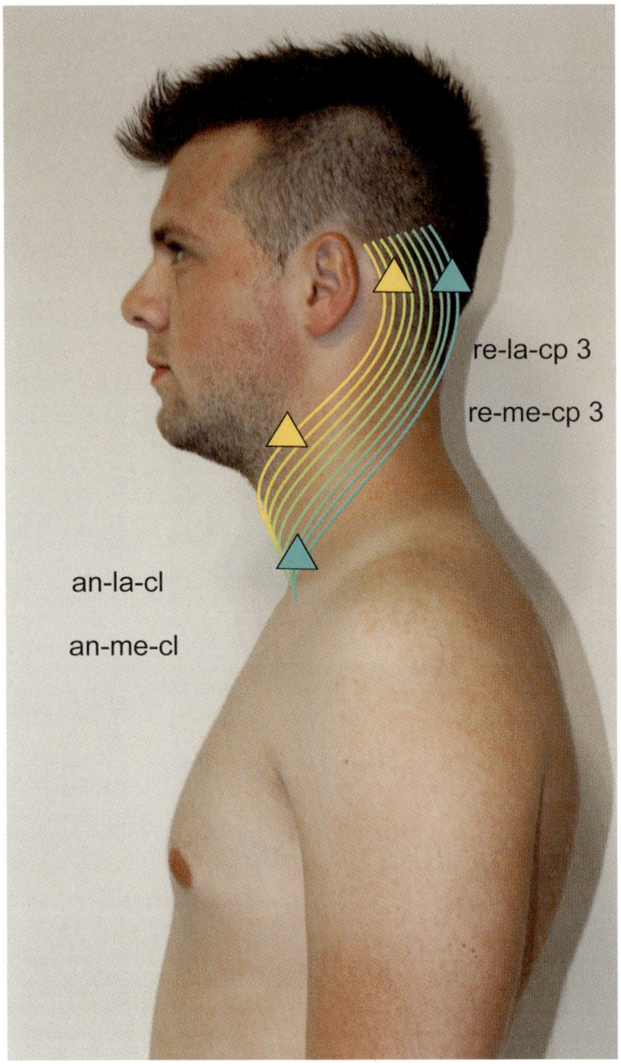


**그림 7.26.** 흉쇄유돌근(an-me-cl)의 전방 섬유는 뒤쪽으로 후두부(re-me-cp 3)로 전달된다.

**re-la-di**와 **re-me-di spiral**은 다음과 같은 방식으로 목과 연결된다:

- an-la-hu CF는 동측 an-la-sc CF와 연결되고,
  나선(spiral)은 견갑설골근(omohyoid)의 근막과 기관 전 근막(pretracheal fascia)을 통해 반대쪽으로 연결된다.
- an-me-hu CF는 대흉근과 연결된다; 이 근육의 상행섬유는 반대측 흉쇄유돌근과 합쳐진다.

흉쇄유돌근은 목의 ante-medio와 ante-latero spiral 경로를 구성하는 역할도 하는데,
이 근육은 retro-medio-caput 3과 retro-latero-caput 3 CF와 연결된다.

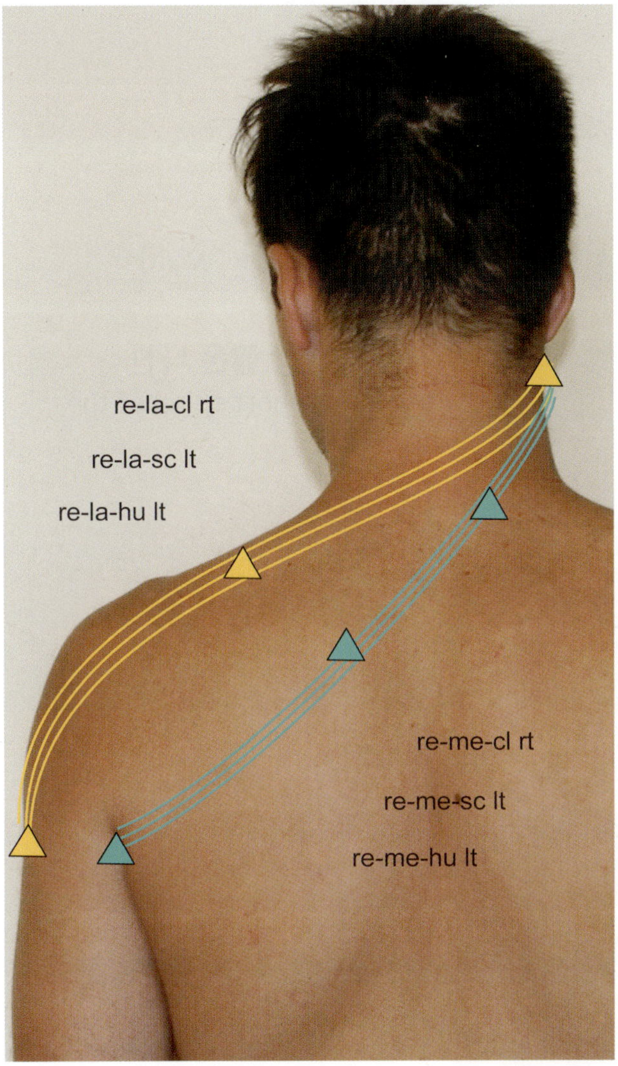


**그림 7.27.** an-la-di 및 an-me-di spiral의 an-la-cp 및 an-me-cp spiral과의 수렴

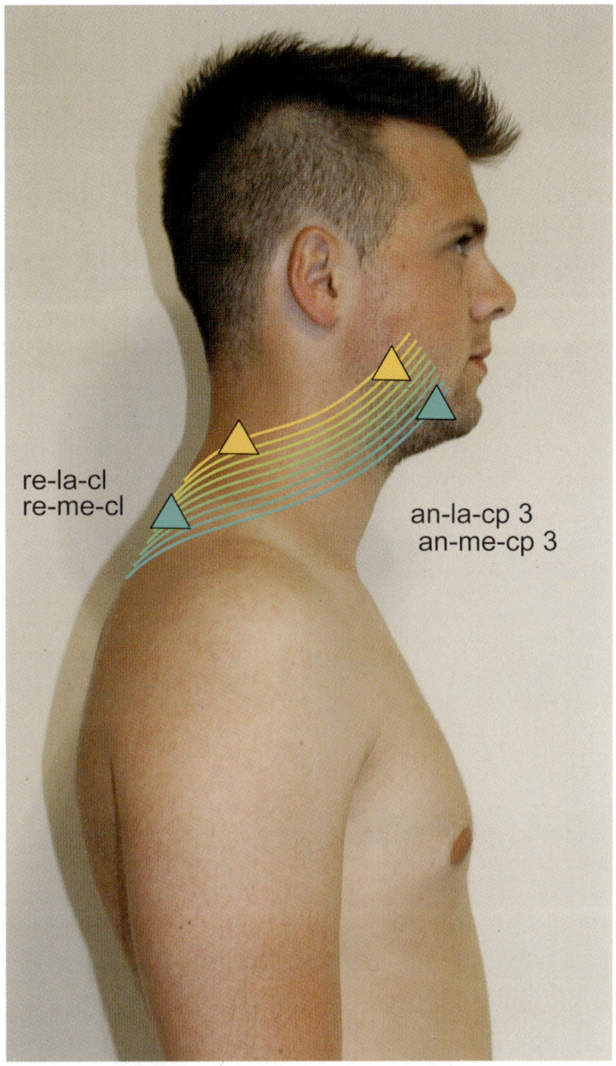


**그림 7.28.** 상지의 나선(spiral)은 머리분절의 전방 융합중심(CF)에서 끝난다.

**an-la-di**와 **an-me-di spiral**은 다음과 같은 방식으로 목과 연결된다:

- re-la-hu CF는 re-la-sc CF와 연결되고, 판상근(splenius)의 근막을 통해 몸의 한쪽에서 반대쪽 re-la-cl로 통과한다.
- re-me-hu CF는 삼각근의 힘줄을 통해 승모근에 연결된다; 승모근의 섬유는 반대쪽 re-me-cl CF와 연결된다.

retro-medio-collum 및 retro-latero-collum CF는 하악골의 각인대(angular ligament of the mandible)를 통해 ante-media-caput 3 및 ante-latero- caput 3 CF로 전달되는 단일 나선(single spiral)으로 합쳐진다.

# 체간의 짧은 근막 나선
## SHORT SPIRALS OF THE TRUNK

### 전방 체간벽의 나선에 의해 형성되는 지대
### (Reticula formed by the spirals in the anterior trunk wall)

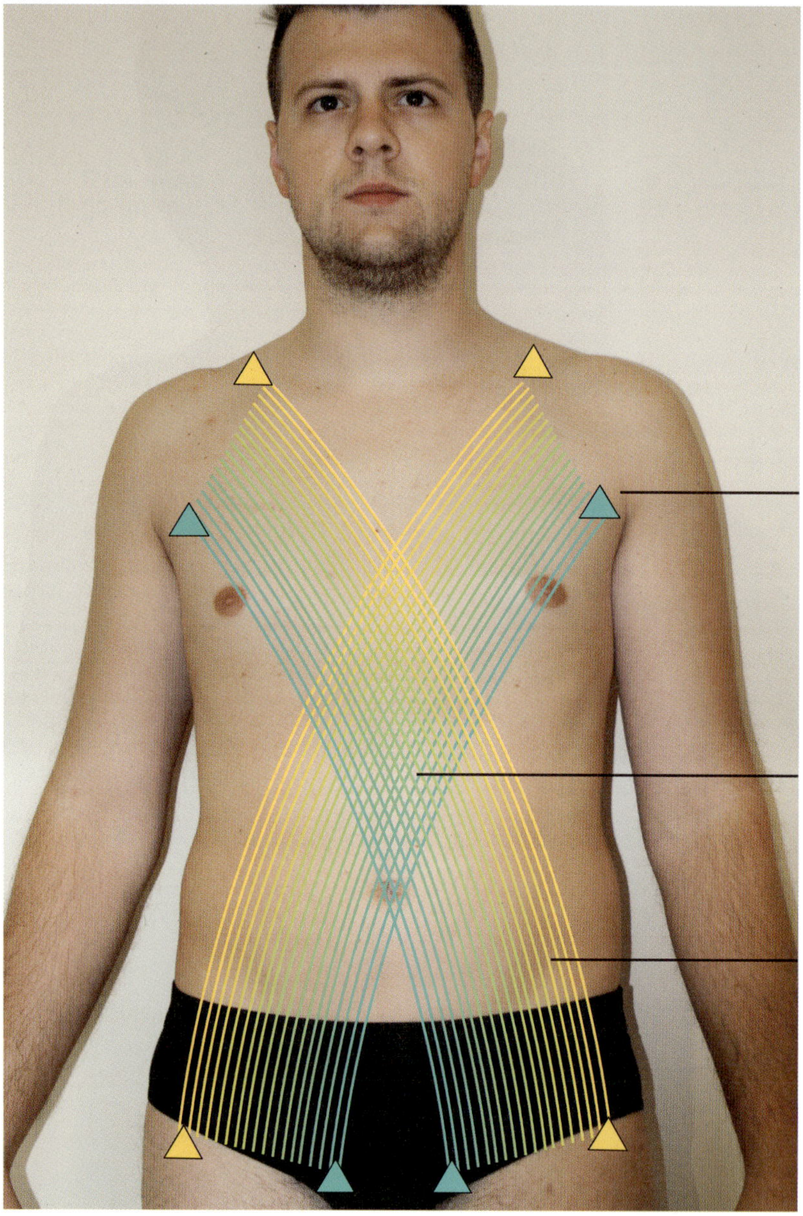


**그림 7.29.** an-me-cx 및 an-la-cx CF와 반대측 an-me-hu 및 an-la-sc CF의 연결은 걷는 동안 반대쪽 상지와 하지를 동기화한다.

앞, 뒤 짧은 나선(short spiral)은 몸의 뒤에서 앞으로 통과하지 않고, 몸의 한쪽에서 반대쪽으로 통과하기 때문에 이러한 이름을 가지게 되었다. 체간의 긴 나선(long spiral)은 짧은 나선과 거의 평행한 경로를 따르지만, 골반과 견갑대 위치에서 그들은 뒤에서 앞으로 또는 그 반대로 통과한다.

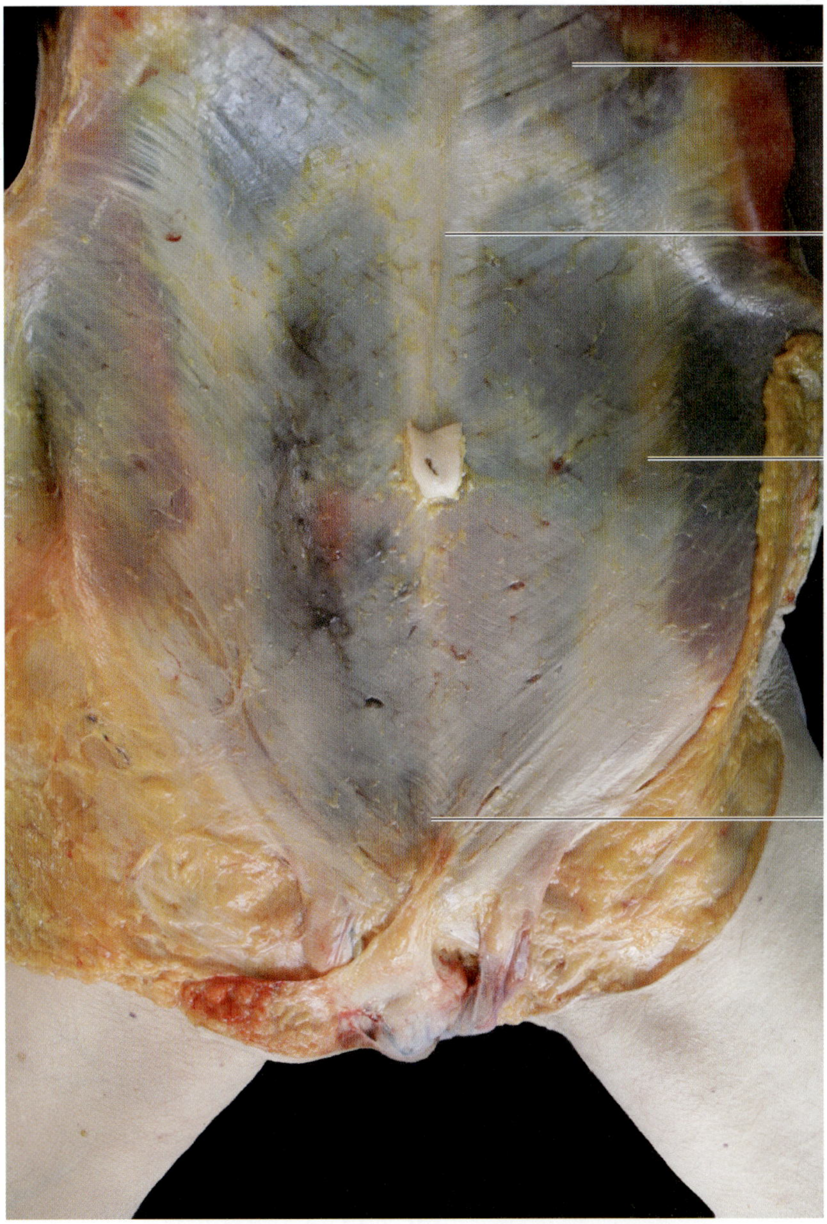


**그림 7.30.** 나선형 콜라겐 섬유가 서로 교차하여 큰 지대를 형성하는 복부 전방의 건막성 근막

# 전방 짧은 나선
## ANTERIOR SHORT SPIRAL

## an-me & re-la-cx
## an-me & re-la-hu

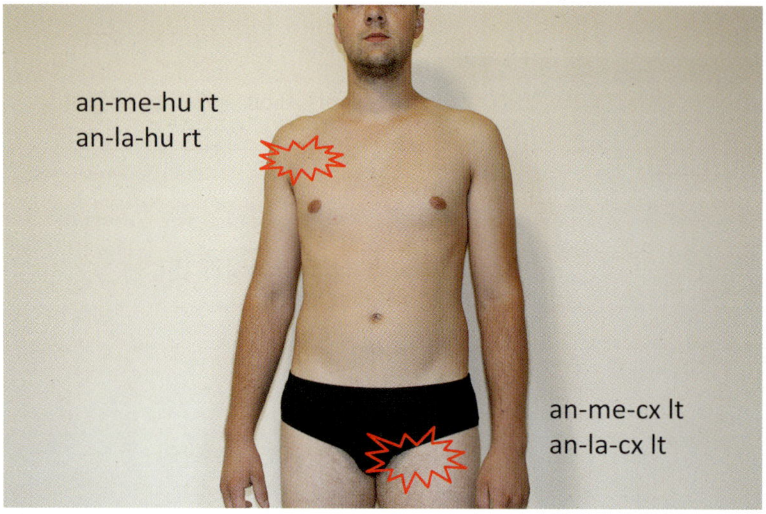


**그림 7.31.** 전방 짧은 나선(anterior short spiral)의 기능장애

환자는 자세에 대한 지각이 변한다.
그들은 한쪽 어깨가 다른 쪽 어깨보다 더 앞쪽에 있다고 느끼거나 골반이 회전된 느낌이 든다고 호소할 수 있다.
때때로, 치료사는 이러한 감지된 변화를 눈으로 확인할 수 없다.

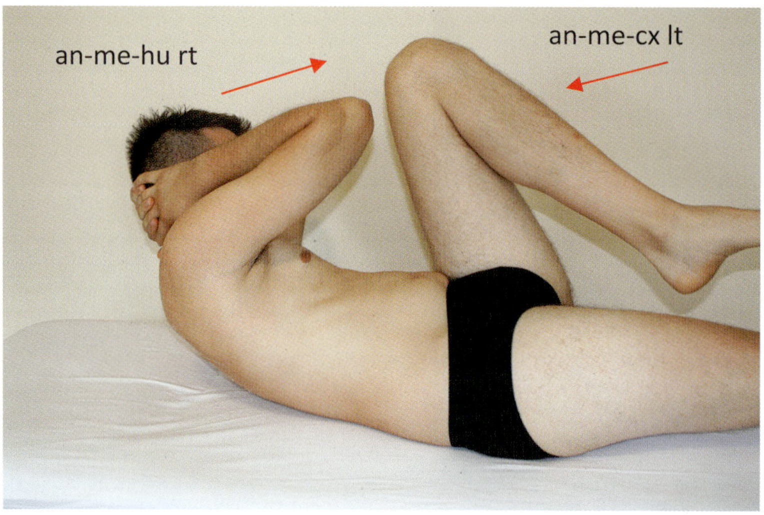


**그림 7.32.** 통증을 유발하는 움직임 또는 운동 동작(motor gesture)

Short spiral은 특히 걷는 동안, 편측 상지와 반대측 하지를 협응(coordinate)한다.
an-me-cx CF가 과밀도화되면 환자는 통증 유발점이 늘어나는 것을 피하기 위해 보폭을 수정한다.

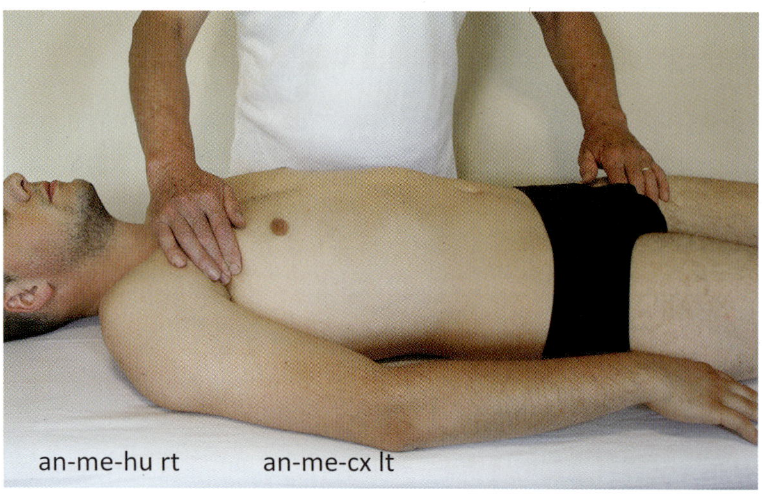


**그림 7.33.** 촉진검증과 치료

환자는 앙와위 자세로,
치료사는 편측 an-me-cx 및 an-la-cx CF와 반대측 an-me-hu, an-la-sc 및 an-la-hu CF의 촉진검증을 수행한다.
또한, 촉진검증은 anterior short spiral을 따라 분포된 중간 CF로 확장된다.
치료는 가장 과밀화된 것으로 밝혀진 CF에 초점을 맞춘다.

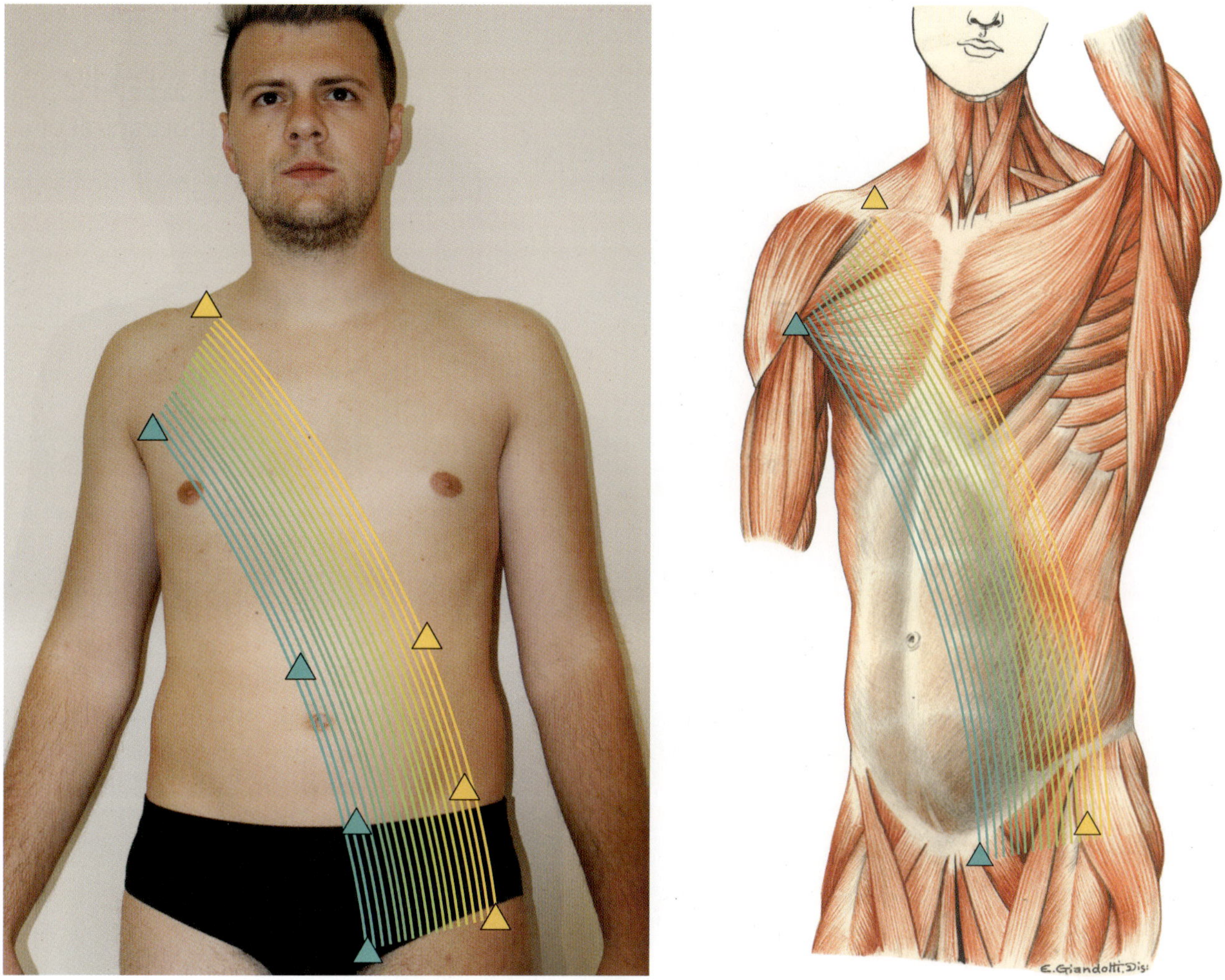


**그림 7.34.** an-me-cx 및 an-la-cx CF에서 시작하는 short spiral은 동측 an-me-pv 및 an-la-pv CF와 연결된다. 그 후 반대측 an-me-lu CF를 지나 an-me-hu, an-la-sc, an-la-hu CF까지 올라간다.

*(Illustration on the right modified from G. Chiarugi and L. Bucciante, Istituzioni di anatomia dell'uomo. Piccin)*

반대측 팔다리의 협응과 관련된 걷기동작 동안, 두 개의 동시 장력이 상지와 하지 사이의 동기화를 지배한다:

- 반대측 백선으로 전달되는 하지의 내전근에 의한 동측 배꼽 아래 백선의 스트레칭
- 대흉근의 하부에 의한 배꼽 위 백선의 스트레칭

두 근육 그룹이 기계적 스트레칭에 의해 동기화되는지 또는 엉덩이, 어깨에서의 변환이 관련 있는지 여부에 대해서는 추가적인 연구가 필요하다. 후자의 경우, 백선이 골반과 견갑대 사이의 생체전기 전위의 전달 선이 될 수 있다.

## 후방 체간벽의 나선에 의해 형성되는 지대 (Reticula formed by the spirals in the posterior trunk wall)

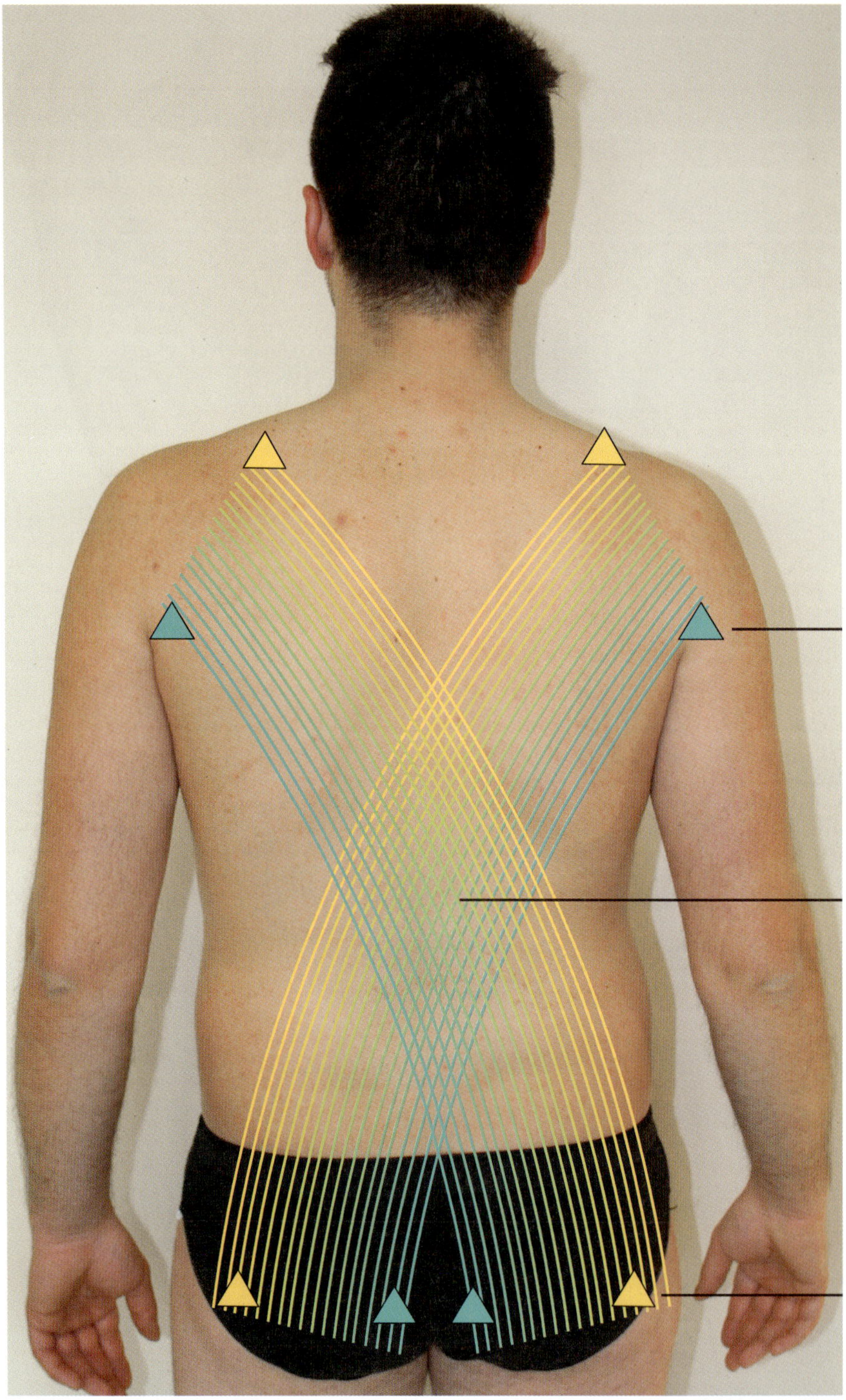


**그림 7.35.** re-me-cx, re-la-cx, re-me-hu의 나선은 반대측 상지와 하지 사이의 동기화에 관여한다.

체간에서, short spiral에 대한 long spiral의 다른 경로는 두 거들(girdle) 사이의 다양한 움직임을 가능하게 한다.

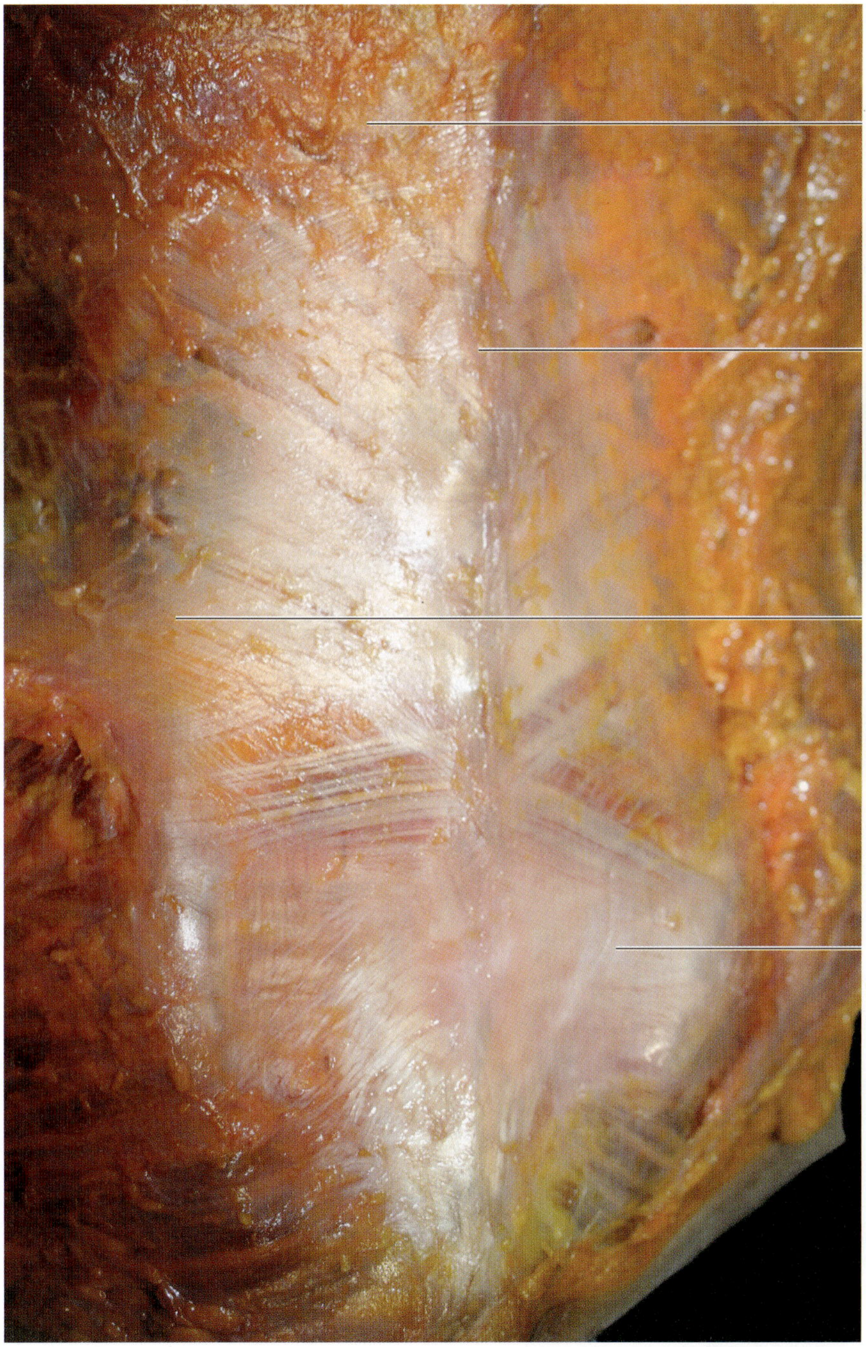


**그림 7.36.** 큰 지대(reticulum)를 만들기 위해 교차하는 콜라겐 섬유에 의해 형성된 흉요추부 건막성 근막

# 후방 짧은 나선
## POSTERIOR SHORT SPIRAL

## re-me & re-la-cx
## re-me & re-la-hu

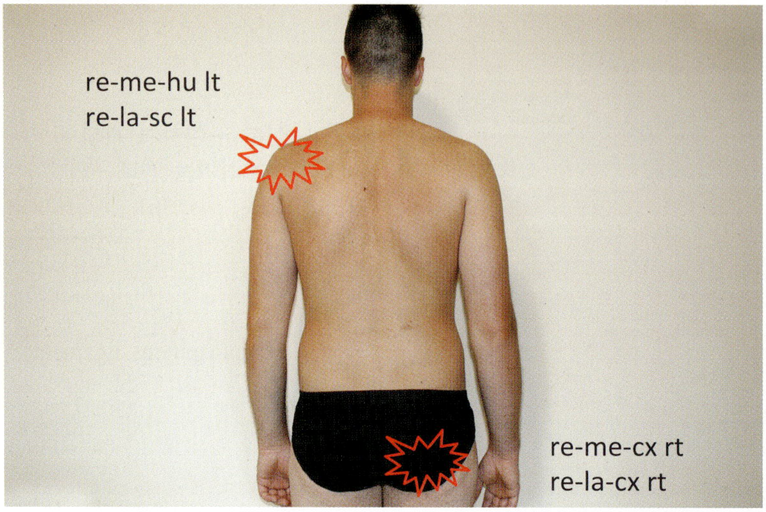


**그림 7.37.** 후방 짧은 나선(posterior short spiral)의 기능장애

posterior short spiral의 기능장애는 심각한 통증을 유발하기보다는 이상감각(paresthesia)과 협응실조감각(sense of incoordination)을 유발한다.

시간이 지남에 따라 이러한 기능장애는 심부 근육과 관련되어 더 큰 강도의 통증을 유발할 수 있다.

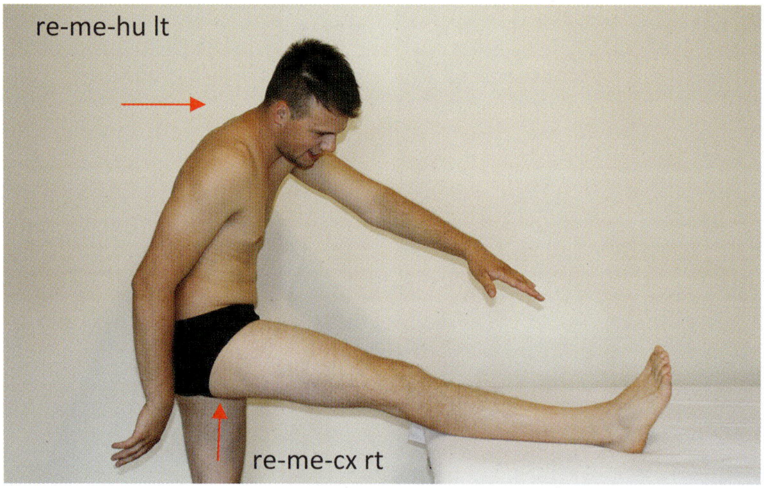


**그림 7.38.** 통증을 유발하는 움직임 또는 운동 동작(motor gesture)

환자에게 한 발을 거치대에 올리고 반대쪽 손으로 올린 발을 향해 뻗는다.

다른 발과 손으로 동일한 테스트를 반복한다. 손과 발 사이의 거리가 어느 한쪽이 크다면, posterior short spiral에 제한이 있음을 나타낸다.

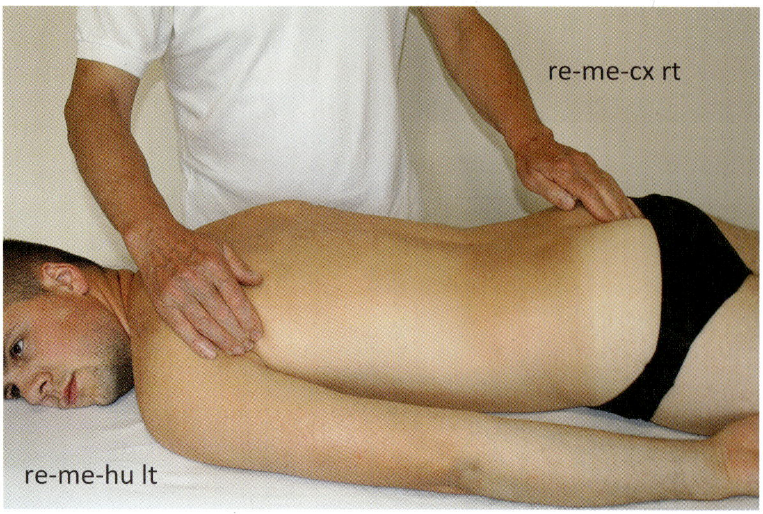


**그림 7.39.** 촉진검증과 치료

촉진검증은 환자가 복와위 자세에서 진행되며, 동일한 위치에서 과밀도화가 있고 통증이 있는 것으로 확인된 CF의 치료를 수행한다.

두 팔다리를 연결하는 short spiral을 따라 위치한 retro-medio CF를 먼저 촉진한 다음 retro-latero CF를 촉진할 수 있다.

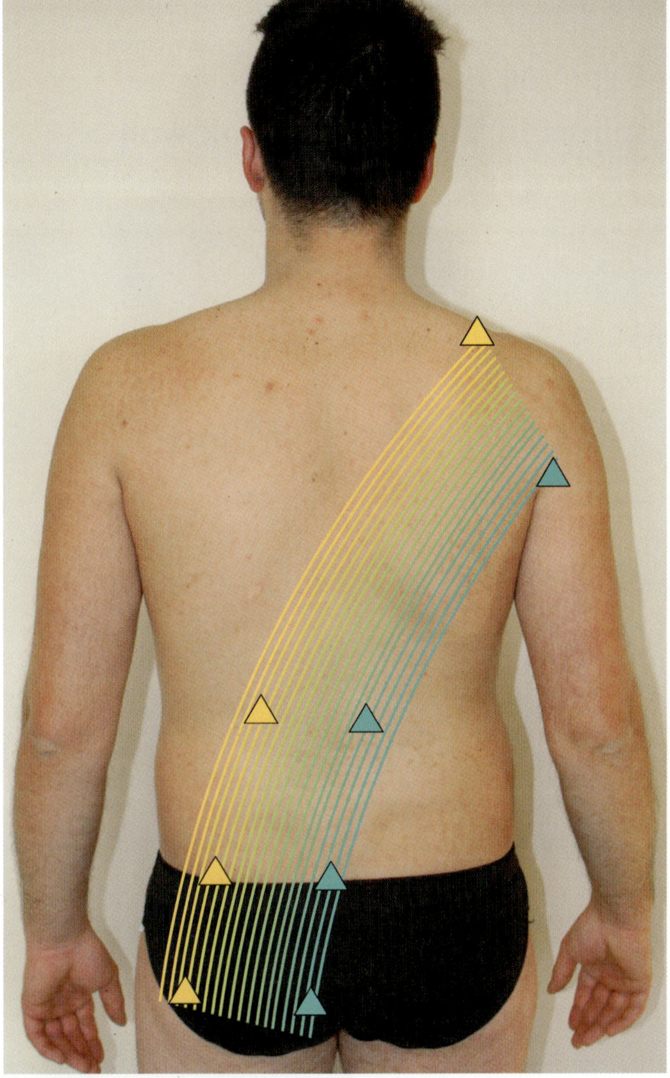

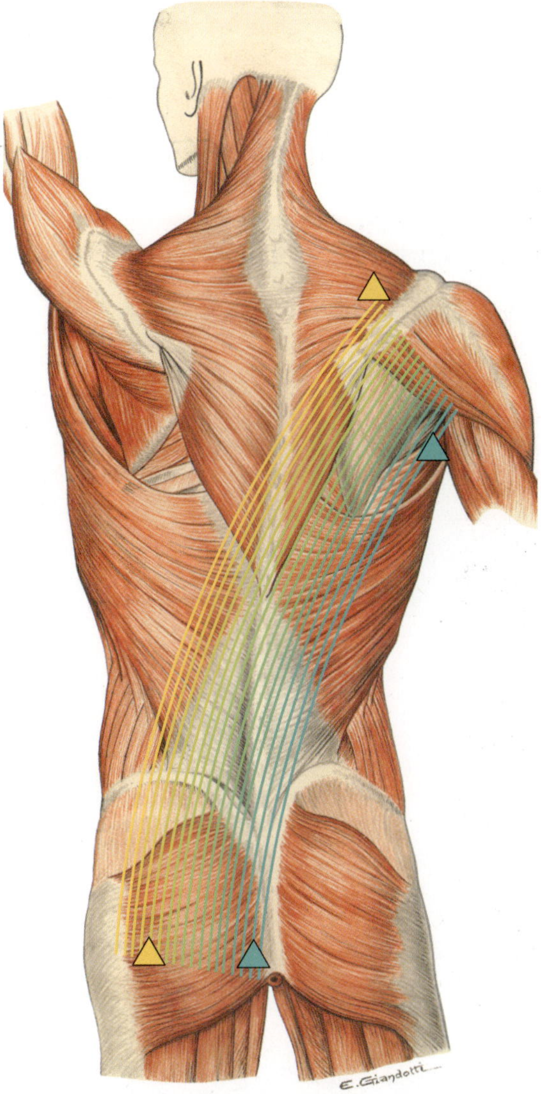


**그림 7.40.** re-me-cx 및 re-la-cx CF로 시작하는 short spiral은 동측 re-me-pv 1 CF로 올라간 다음 반대쪽 re-me-lu CF로 이어진다. 그런 다음 광배근(latissimus dorsi)을 따라 re-me-hu CF에 도달하고 승모근(trapezius)을 따라 re-la-sc CF에 도달한다.
광배근은 상완골의 후굴(retromotion), 내굴(mediomotion), 내회전(intrarotation) 움직임에 관여한다.

*(Illustration on the right modified from G. Chiarugi and L. Bucciante, Istituzioni di anatomia dell'uomo. Piccin)*

때때로 spiral의 운동검증은 spatial plane과 diagonal을 따라 시행하는 운동검증보다 통증의 근원을 더 잘 찾아낼 수 있다. 그럼에도 불구하고 촉진검증이 re-me-cx와 re-me-hu CF 사이에만 국한되어서는 안 된다.
하지와 상지에서의 spiral 경로를 따라 확장해서 촉진검증이 진행되어야 한다.
때때로 문제의 원인이 거골(talus) 분절의 CF에 '숨겨져' 있을 수도 있다.

# 체간의 긴 근막 나선
# LONG SPIRALS OF THE TRUNK

## 외측 체간벽의 긴 나선에 의해 형성되는 지대
## Reticula formed by the long spirals in the lateral trunk wall

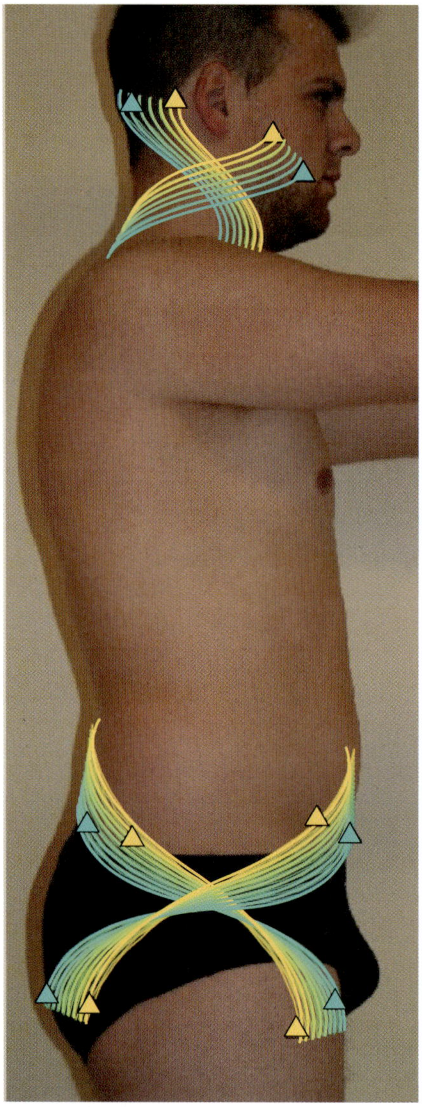

an-la-cp 3,
an-me-cp 3,
re-me-cp 3 and
re-la-cp 3 CF

re-me-pv, re-la-pv,
an-la-pv and
an-me-pv CF

an-me-cx,
an-la-cx,
re-la-cx and
re-me-cx CF

**그림 7.41.** an-la-cp, an-me-cp, re-la-cp, re-me-cp long spiral의 경로

re-la-th,
re-me-th,
an-me-th, and
an-la-th CF

an-la-lu,
an-me-lu,
re-la-lu and
re-me-lu CF

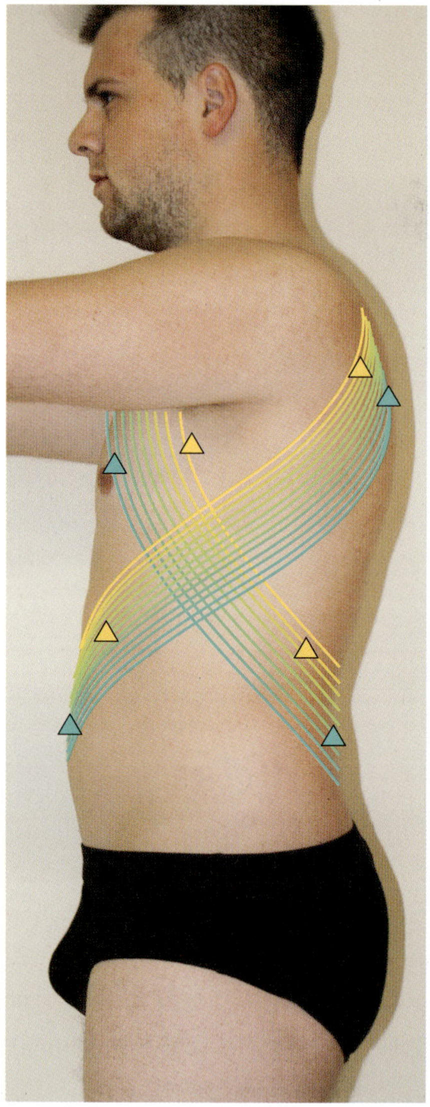

**그림 7.42.** 몸 왼쪽면 long spiral의 경로

직립 자세(upright position)와 하지의 회전(subsequent rotation)으로 인해 체간의 긴 나선(long spiral)은 이 둔부 근막 레벨에서 뒤틀린다(twist).

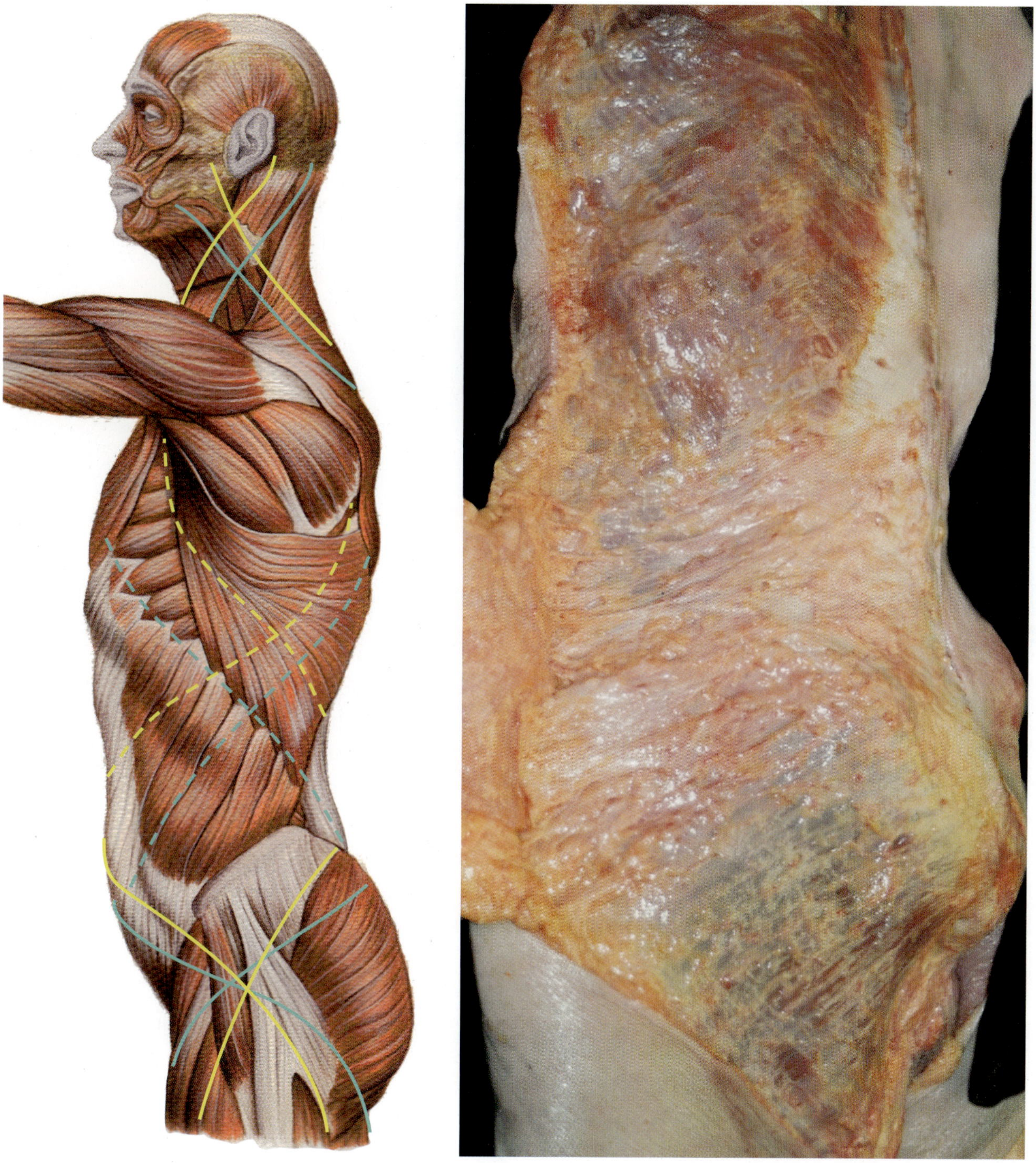

**그림 7.43.** 왼쪽의 그림은 몸 왼쪽 근육의 해부학을 나타내었고, 오른쪽 사진은 같은 쪽의 해부이다. 왼쪽 그림에서는 전거근(serratus anterior)에 결합된 광배근(latissimus dorsi)과 외복사근(external oblique)의 나선형 구조를 보기 쉽게 나타내었다. 상지에서 오는 spiral과 연결될 수 있도록 견갑대 레벨에서 체간의 spiral은 부분적으로는 더 깊고 부분적으로는 더 얕은 경로를 가지고 있다.

# 전-외측 & 전-내측 머리 나선
AN-LA & AN-ME CAPUT SPIRAL

# an-la-cp & an-me-cp

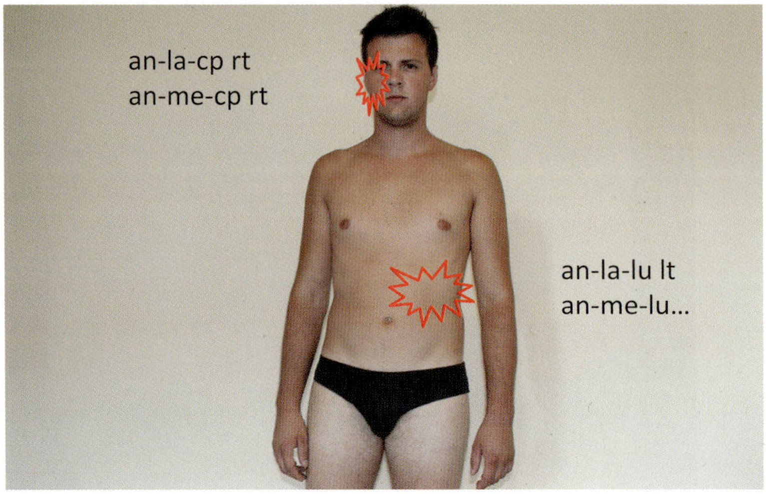


**그림 7.44.** 전-외측 & 전-내측 머리 나선(an-la-cp과 an-me-cp spiral)의 기능장애

이 spiral은 하악(mandible), 목, 견갑골, 흉부, 복부 및 천골에 통증을 나타낼 수 있다.
환자의 병력을 통해 체간 spiral의 기능장애를 짐작할 수 있다.

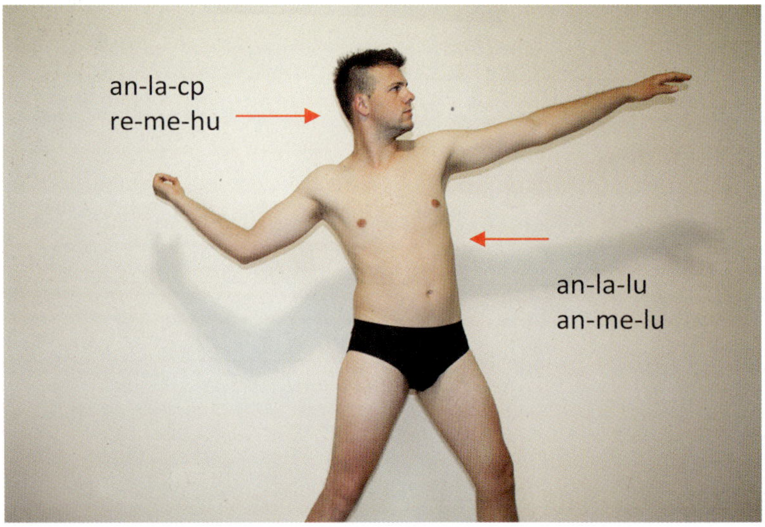


**그림 7.45.** 통증을 유발하는 움직임 또는 운동 동작(motor gesture)

환자는 특히 돌을 던지거나 창을 던지는 것과 같은 비틀림 운동 중에 어깨, 옆구리 및 천골 사이에서 이동하는 통증을 호소한다. 목 회전의 제한도 종종 나타난다.
일반적으로, spiral의 기능장애에는 신체의 양쪽에 위치한 분절이 포함된다.

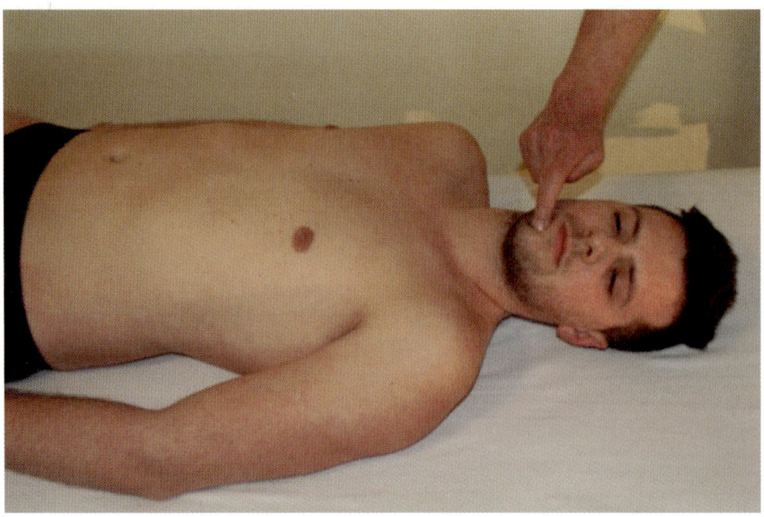

**그림 7.46.** 촉진검증과 치료

an-me-cp 3, an-la-cp 3, an-la-lu 및 an-me-lu CF의 촉진검증은 환자가 앙와위 자세에서 수행된다.
re-la-cl 및 re-me-cl CF는 환자가 앉은 자세에서 촉진할 수 있는 반면,
re-la-cl CF, re-me-cx 및 re-me-cx CF의 촉진 및 치료는 복와위 자세에서 수행된다.

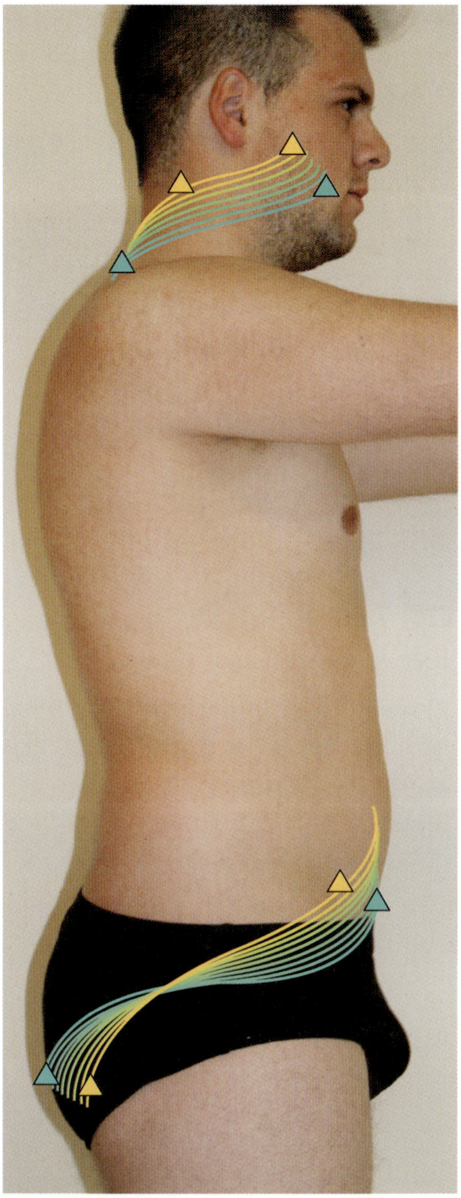

spiral은 an-la-cp 및 an-me-cp CF에서 시작하여 하악의 각인대(angular ligament) 통해 목으로 전달된다.

re-me-th 및 re-la-th CF는 판상근(splenius)에서 an-la-lu 및 an-me-lu CF에서 사선으로 연결되는 전거근(serratus anterior)으로의 통로에 위치한다.

re-la-cx 및 re-me-cx CF는 심부 둔부 근막에 위치하는데, 이는 내복사근(internal obliques)과 중둔근(gluteus medius) 근막과 이어져 있다.

**그림 7.47.** an-la-cp spiral의 경로. 측면 나선의 연속성을 강조하기 위해 an-me-cp는 여기에 표시하지 않았다.

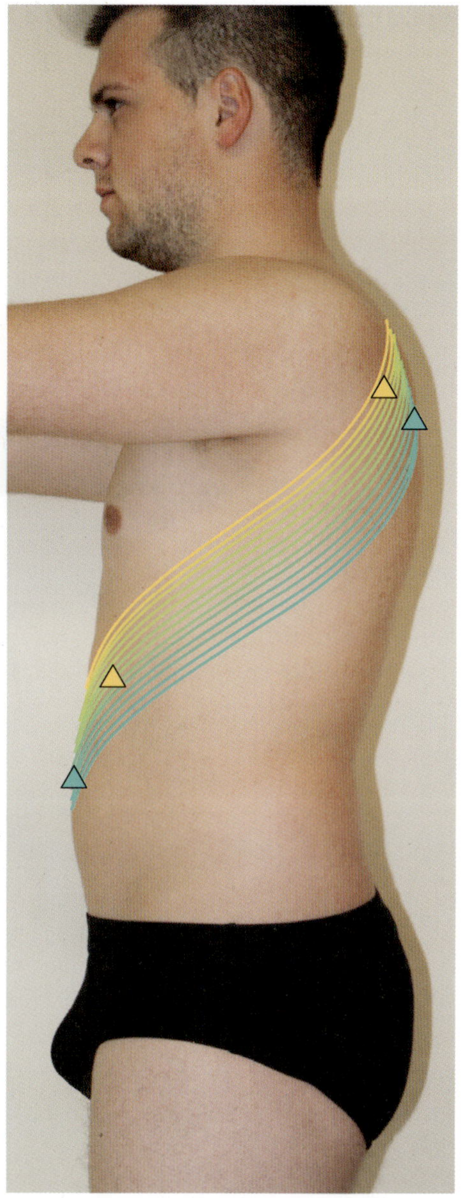

**그림 7.48.** 좌측 체간에서의 우측 an-la-cp spiral 경로

ante-latero-caput 및 ante-medio-caput의 long spiral은 체간에서 이 spiral의 경로를 따라 관련된 CF를 보여준다.

# 후-외측 & 후-내측 머리 나선
## RE-LA & RE-ME-CAPUT SPIRAL

## re-la-cp & re-me-cp

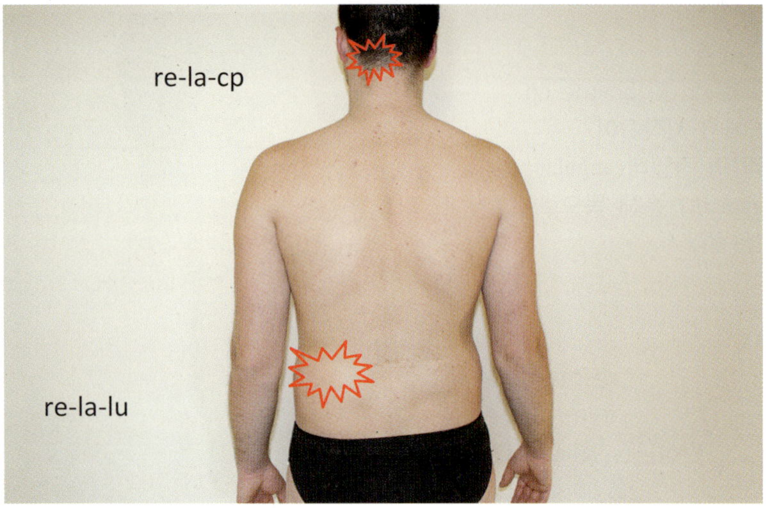


**그림 7.49.** 후-외측 & 후-내측 머리 나선(re-la-cp 과 re-me-cp spiral)의 기능장애

움직이는 통증은 종종 이 나선의 경로를 따라 분포한다.
예를 들어, 목덜미 부위의 두통이 반대쪽의 날카로운 늑간 통증과 연관되어 나타나고 또 반대쪽 하지 내측의 통증과 관련된 서혜부 통증이 번갈아 나타난다.

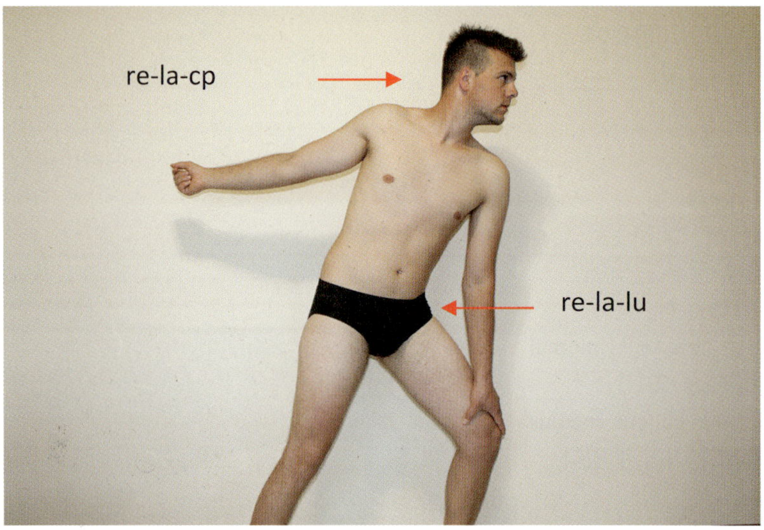


**그림 7.50.** 통증을 유발하는 움직임 또는 운동 동작(motor gesture)

이 spiral의 기능장애는 차에서 안전벨트를 매거나 무거운 물체를 끌고 가는 것과 같은 복잡한 움직임을 수행할 때 나타난다.
이러한 유형의 운동 동안, 신체 분절들은 반대 방향으로 움직이게 된다.

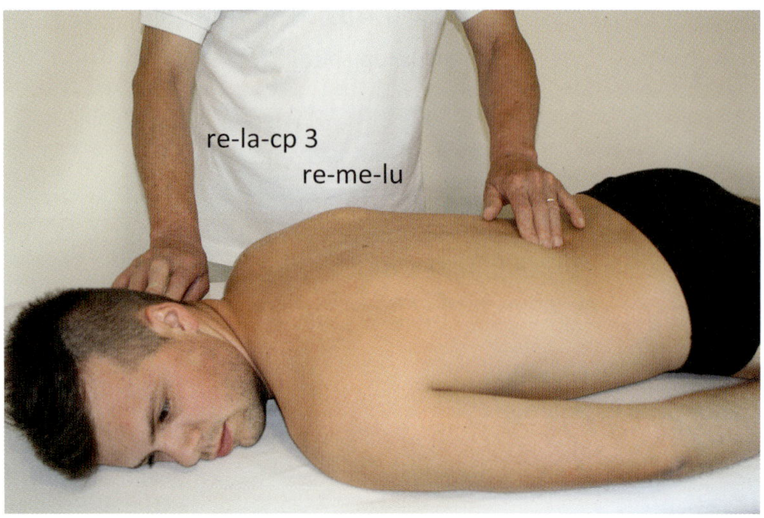


**그림 7.51.** 촉진검증과 치료

re-la-cp 3 및 re-me-lu CF를 환자가 복와위 자세에서 차례로 촉진한다.
그 다음 앙와위 자세에서,
항상 다양한 CF 사이를 번갈아가며 an-la-cl, an-me-th, an-la-cx 및 an-me-cx를 촉진한다.

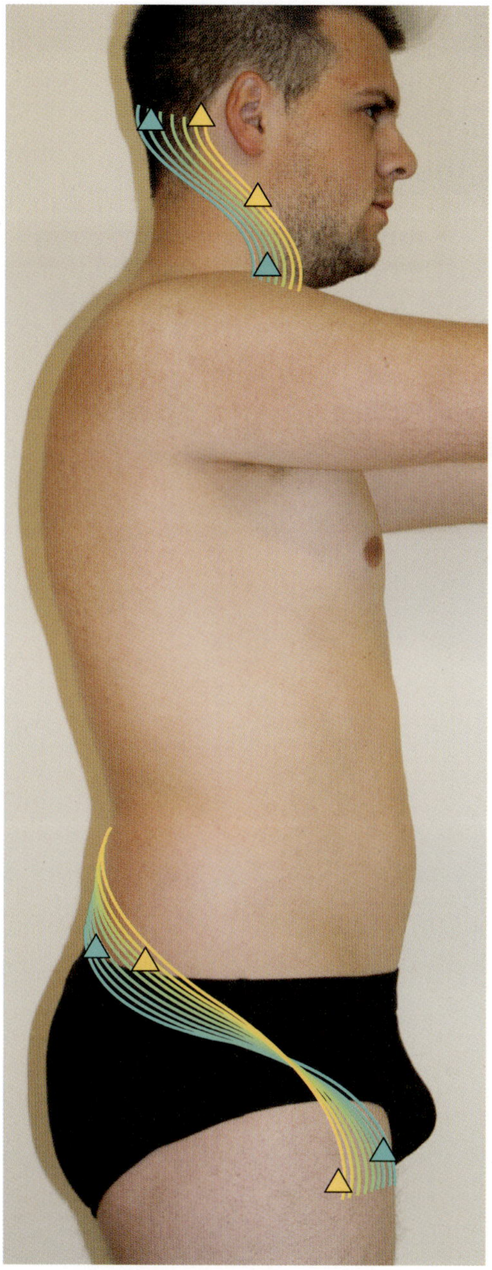

spiral은
re-la-cp와 re-me-cp 3
CF에서 시작하여
흉쇄유돌근
(sternocleidomastoid)
근막을 거쳐
an-la-cl과
an-me-cl로 넘어간다.

an-la-th CF는
전거근(serratus
anterior)에
위치한다.

re-la-lu CF는
하부 늑골
내복사근(internal
oblique)이 부착되는
지점에 위치한다.
내복사근은
서혜인대(inguinal
ligament)로 이어지고
an-la-cx CF까지
연속된다.

**그림 7.52.** 이 나선은 re-la-cp 및 re-me-cp 3 CF에서 시작하여 an-la-cl 및 an-me-cl CF와 연결되는 흉쇄유돌근의 sheath를 지난다.

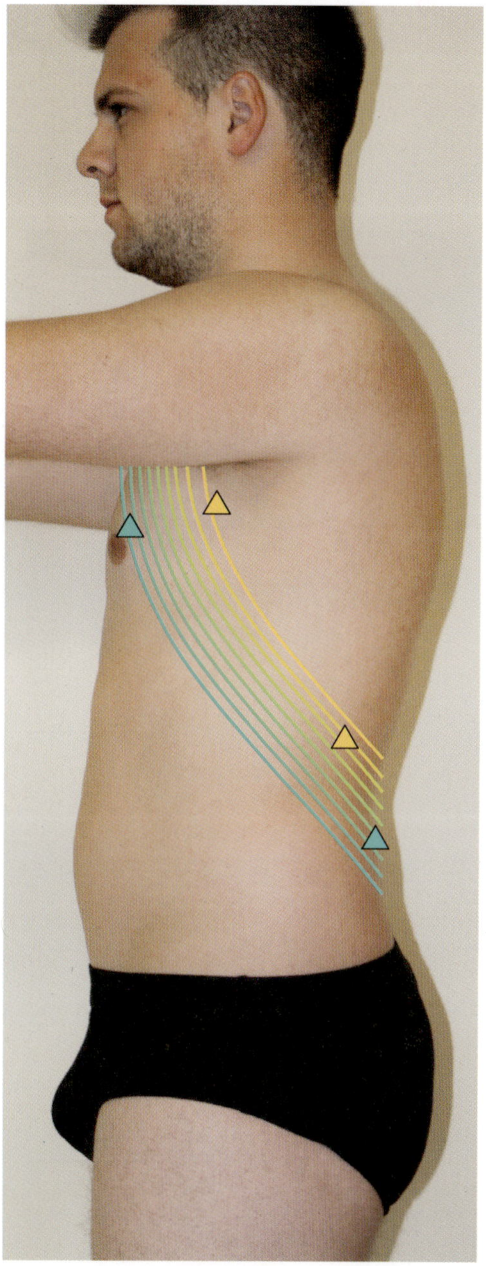

**그림 7.53.** 목의 오른쪽에서 왼쪽의 흉곽과 요추부, 그리고 오른쪽의 골반과 고관절 분절로 이어지는 spiral 경로

한 세션에서 치료사는 체간에 대한 치료를 시행하고 sprial 상 배열된 CF들에 대해 평가하고 차트에 기록한다. 다음 세션에서 체간의 호전이 있지만 사지에서는 그렇지 못하다면, 사지에 대한 치료를 계속할 수 있다.

# 하지의 근막 나선
# SPIRALS OF THE LOWER LIMB

## 하지의 나선에 의해 형성되는 지대
## (Reticula formed by the spirals of the lower limb)

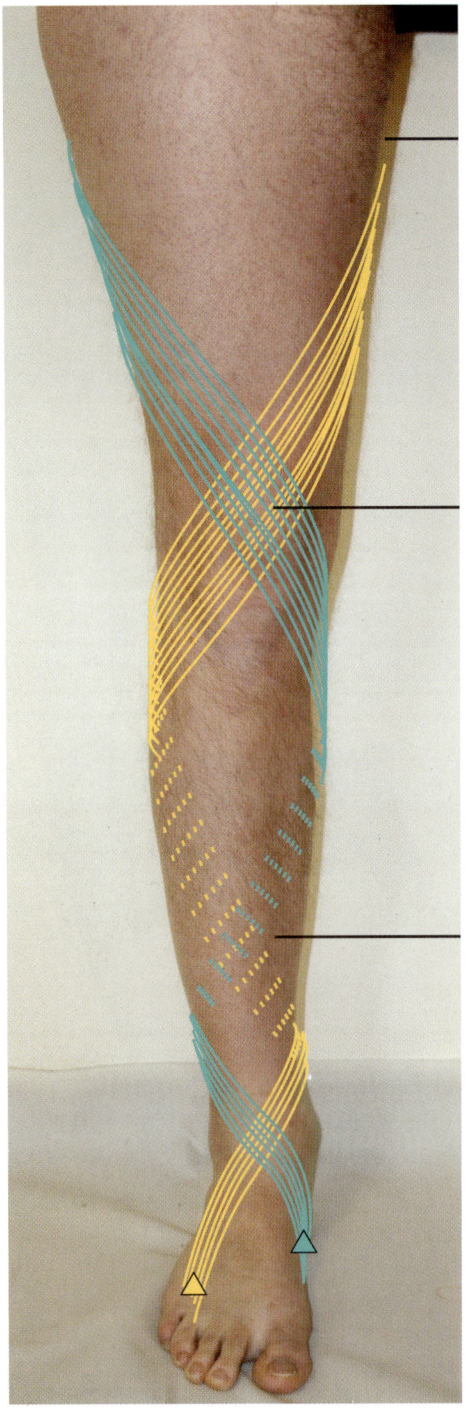


**그림 7.54.** an-me-pe과 an-la-pe spiral의 협동작용(synergy)

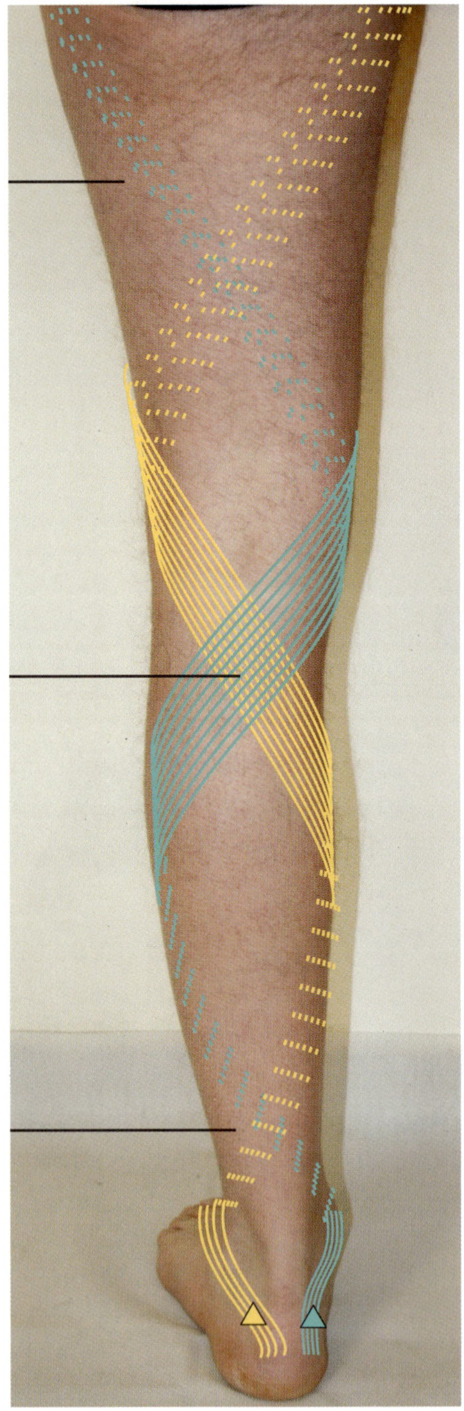


**그림 7.55.** re-me-pe과 re-la-pe spiral의 협동작용(synergy)

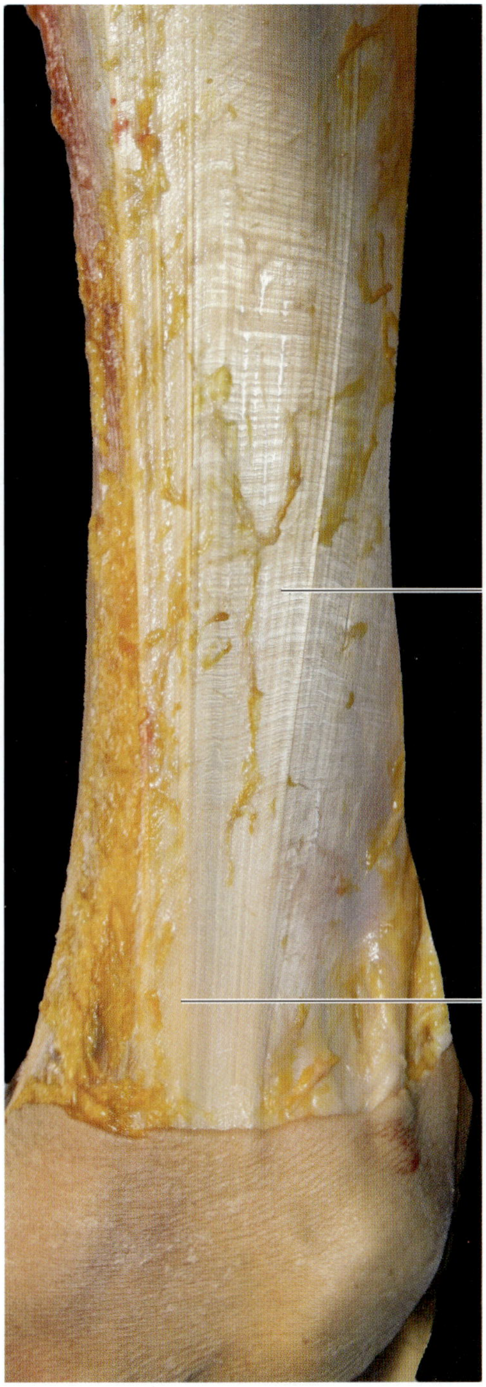


**그림 7.56.** 대퇴의 앞쪽 건막성 근막(aponeurotic fascia)과 나선형 콜라겐 섬유(collagen fibre)

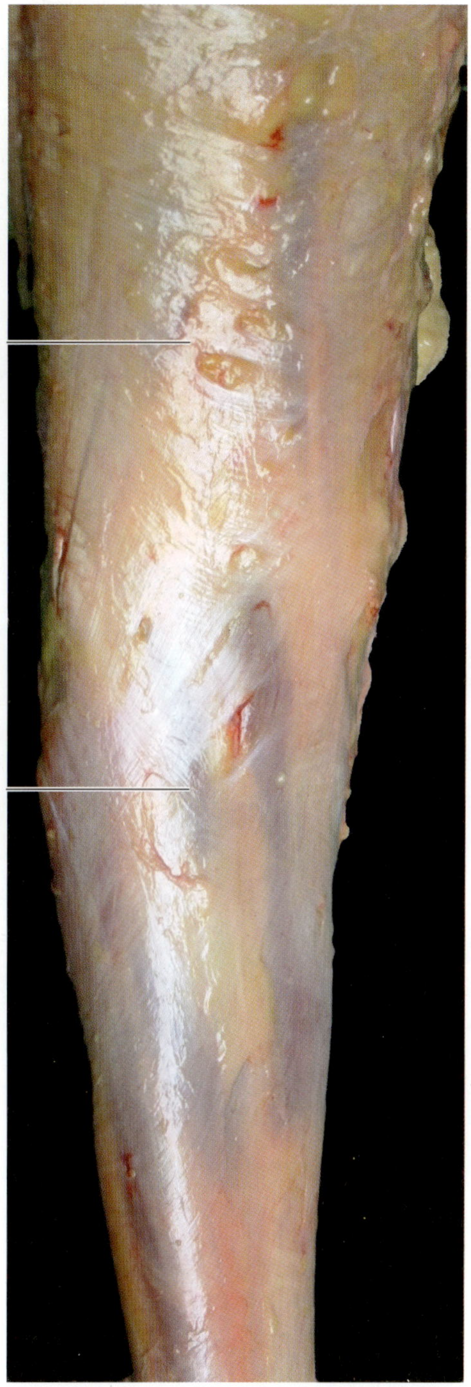


**그림 7.57.** 대퇴의 뒤쪽 건막성 근막(aponeurotic fascia)과 나선형 콜라겐 섬유(collagen fibre)

# 전-외측-발 나선
## ANTE-LATERO-PES SPIRAL

## an-la-pe

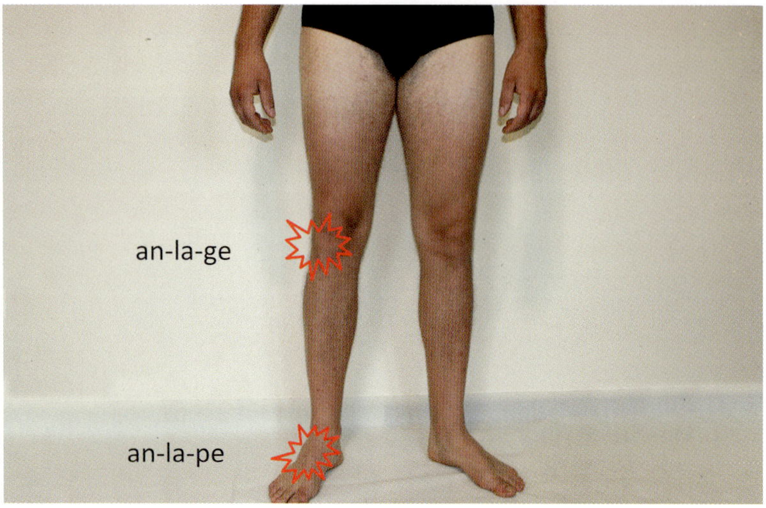


**그림 7.58.** 전-외측-발 나선(an-la-pe spiral)의 기능장애

an-la-pe spiral과 관련된 통증은 mf sequence의 기능장애로 인한 통증만큼 일정하고 강하지 않다.
통증은 복잡하고 다양한 움직임에 의해 유발된다. 다리 주위의 "감싸는 듯한" 느낌이 일반적이다.

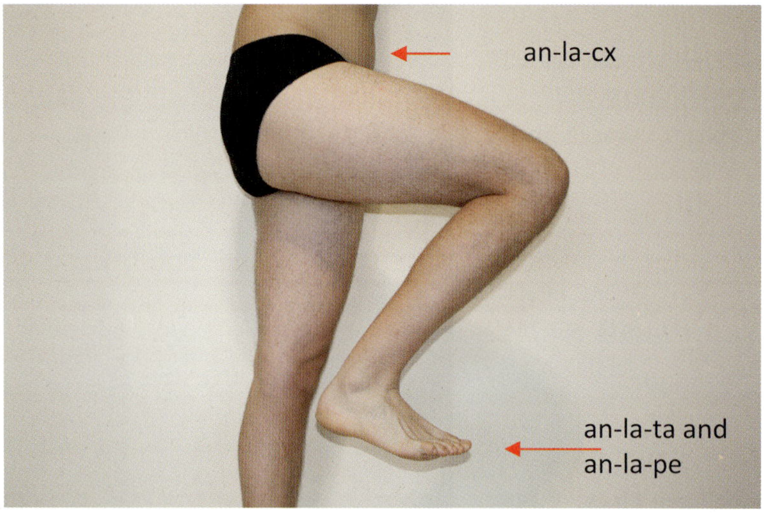


**그림 7.59.** 통증을 유발하는 움직임

사람이 발로 무언가를 치게 되면, 통증 자극이 삼중 굴곡 반사(triple flexion reflex)를 유발한다.
반사는 ante-latero-talus 및 pes(diagonal), retro-medio-genu 및 ante-latero-coxa를 포함하는 움직임을 나타낸다.

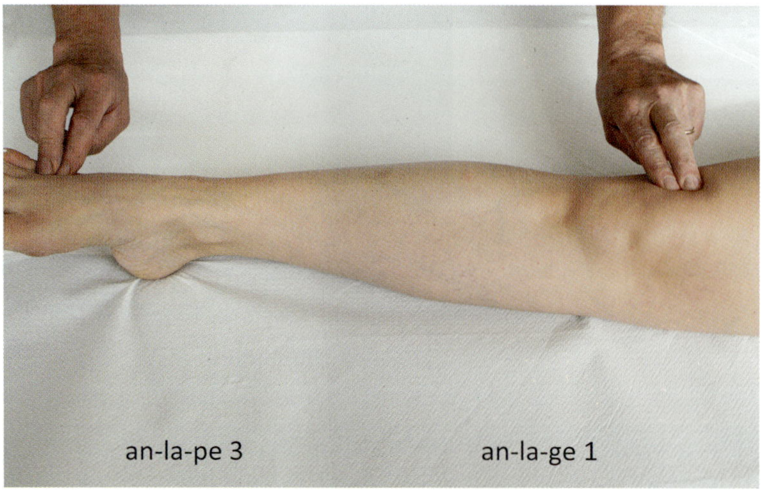


**그림 7.60.** 촉진검증과 치료

an-la-pe 2, 3 및 an-la-ge CF를 환자는 앙와위 자세에서 연속적으로 촉진한다.
그런 다음 민감한(sensitive) 부분을 찾아 치료한다.
환자가 복와위 자세에서 두 개의 re-me-ta CF와 re-me-cx CF를 촉진한다.

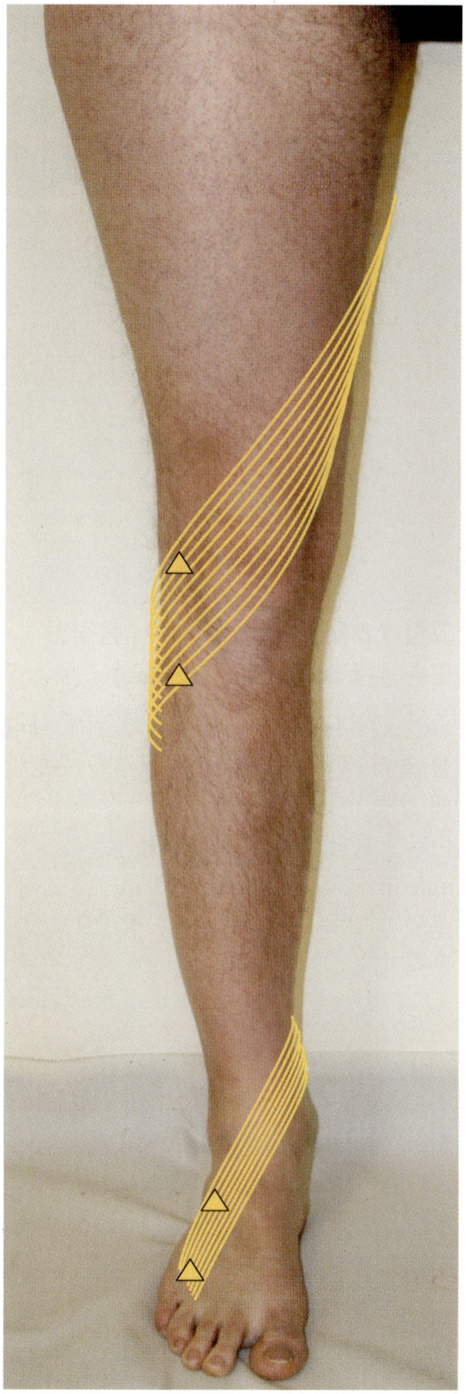

천미인대
(sacrococcygeal
ligament)에
위치한 re–me–cx

외측광근
(vastus lateralis)의
무릎지대
(patellar reticulum)에
위치한 an–la–ge 1, 2, 3

심부 내측 지대
(deep medial reticulum)에
위치한 re–me–ta 1, 2

발등 근막
(dorsal fascia)에 위치한
an–la–pe 2, 3

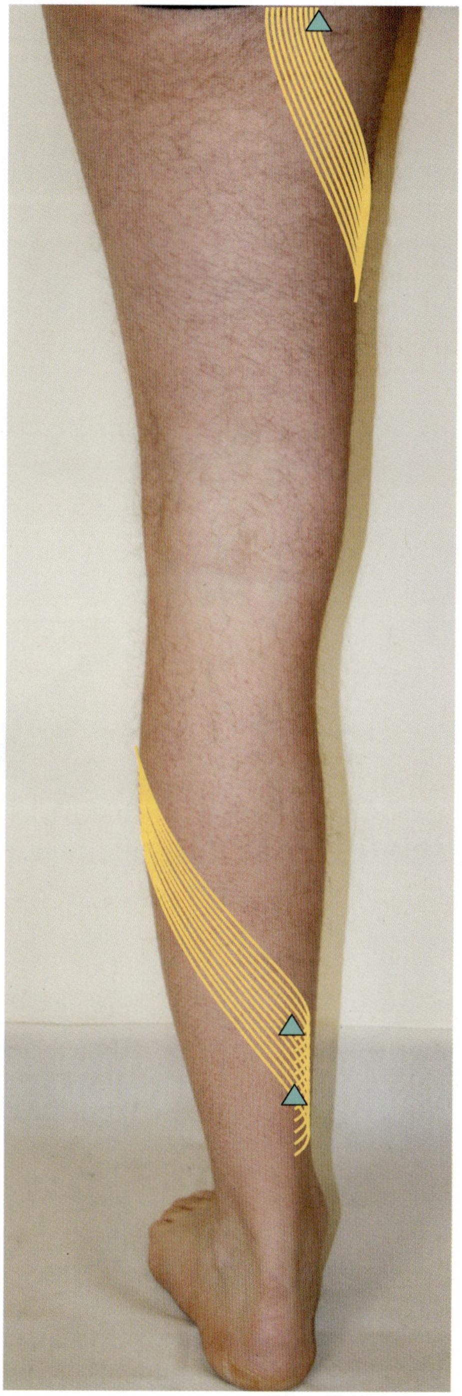

**그림 7.61.** an-la-pe spiral의 앞쪽 경로

**그림 7.62.** an-la-pe spiral의 뒤쪽 경로 (re-me-ta, 초록 삼각형)

## 전-내측-발 나선
## ANTE-MEDIO-PES SPIRAL

## an-me-pe

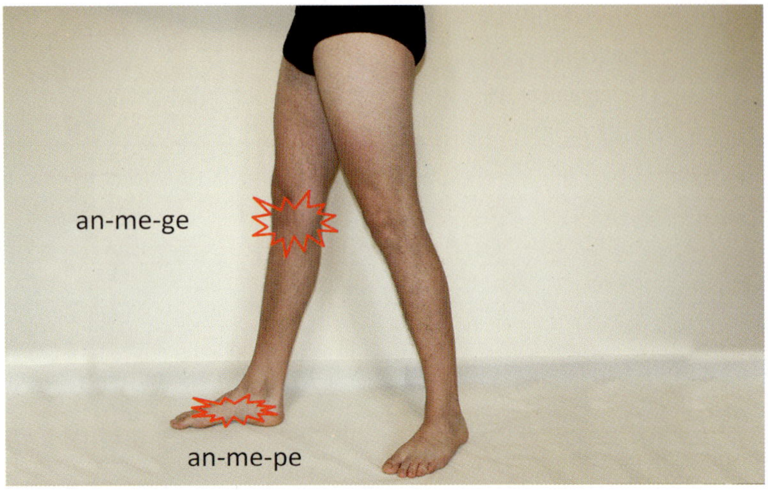


**그림 7.63.** 전-내측-발 나선(an-me-pe spiral)의 기능장애

발의 종방향 아치(longitudinal arch) 통증은 흔하며 무릎 관절의 손상과 관련될 수 있다.
re-la-ta CF는 이러한 유형의 기능장애를 일으킬 수 있는 포인트 중 하나이다.

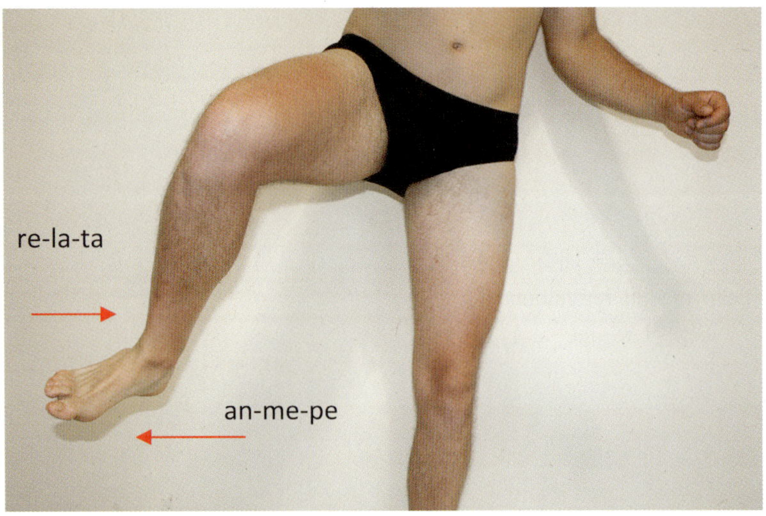


**그림 7.64.** 통증을 유발하는 움직임 또는 운동 동작(motor gesture)

줄을 건너뛰거나 자전거를 타기 위해 다리를 들어 올리는 것과 같은 동작을 수행할 때 통증이 두드러진다.
이러한 움직임 동안 발과 엉덩이는 ante-medio 방향으로 움직이고, 무릎과 발목은 retro-latero 방향으로 움직인다.

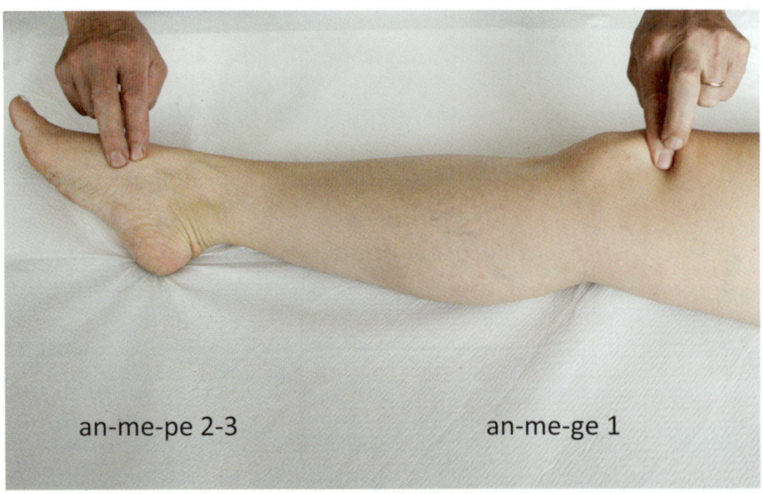


**그림 7.65.** 촉진검증과 치료

환자는 앙와위 자세에서 an-me-pe 2-3 및 an-me-ge 1 CF를 촉진한다.
복와위 자세에서 re-la-ta 1-2 및 re-la-cx CF를 촉진한다.
4개의 진단 포인트에 대한 비교 촉진검증(p.282-283 참고)을 통해 an-me-pe spiral을 유일한 문제로 확인했다면, 치료는 위의 점에서만 한정해서 시행한다.

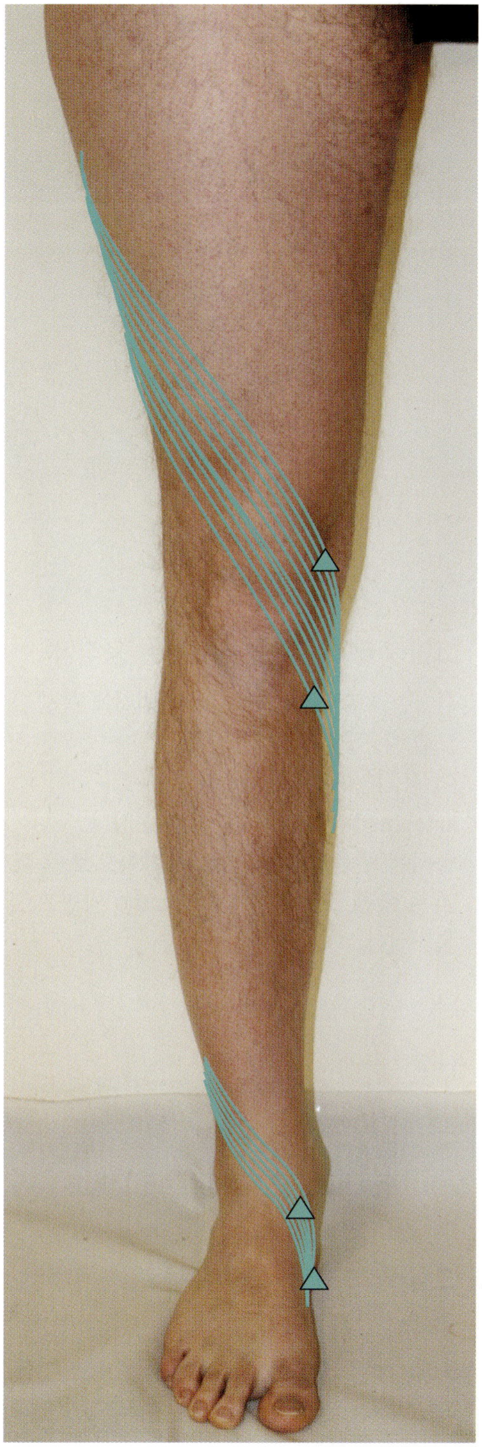


**그림 7.66.** an-me-pe spiral 의 앞쪽 경로

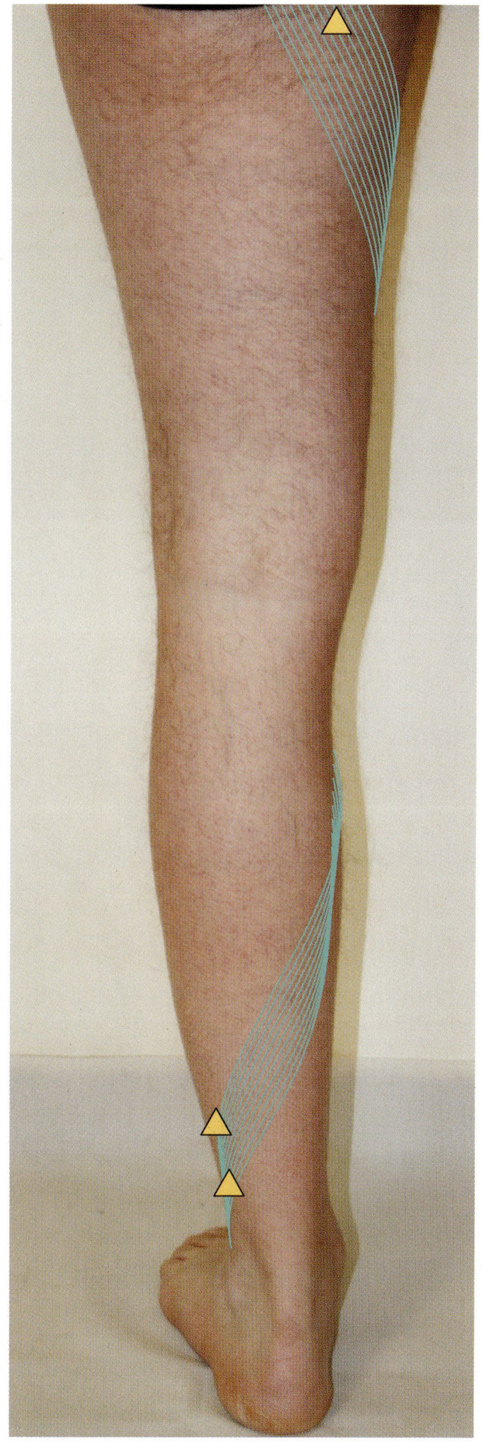


**그림 7.67.** an-me-pe spiral 의 뒷쪽 경로 (re-la-ta, 노란 삼각형)

# 후-외측-발 나선
RETRO-LATERO-PES SPIRAL

## re-la-pe

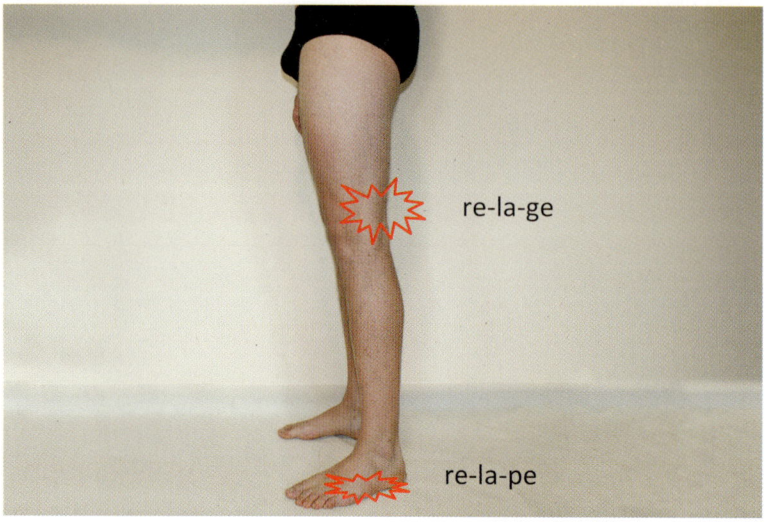


**그림 7.68.** 후-외측-발 나선 (re-la-pe spiral)의 기능장애

때때로 운동 기능장애는 대각선(diagonal)을 따라 발과 발목의 융합중심(CF)을 포함한다. 그런 다음, 무릎과 허벅지의 나선(spiral)으로 이어진다.

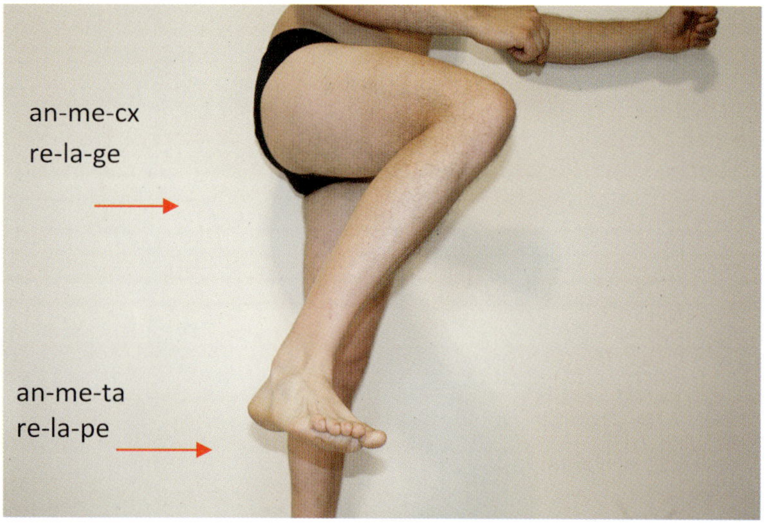


**그림 7.69.** 통증을 유발하는 움직임

환자는 차에 탈 때 발이나 허벅지에 통증을 느낄 수 있다.
이 움직임에는 retro-latero-pes, ante-medio-talus가 포함되어 있다.
동시에 무릎은 retro-latero 방향으로 움직이는 반면, 고관절은 ante-medio 방향으로 움직인다.

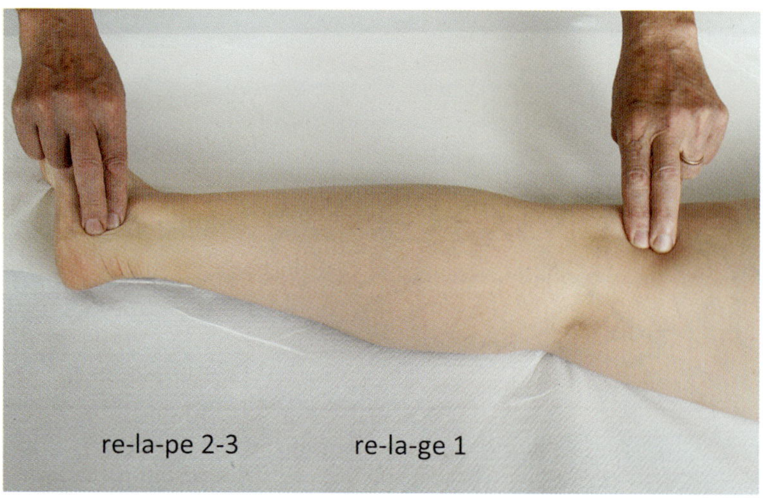


**그림 7.70.** 촉진검증과 치료

환자는 복와위 자세에서,
re-la-pe 2, 3 및 re-la-ge 1 CF을 촉진한다.
an-me-ta 1, 2 및 an-me-cx는 앙와위 자세에서 촉진한다.
촉진검증이 치료가 필요한 CF를 효과적으로 구분할 때 치료는 빠르게 진행될 수 있다.

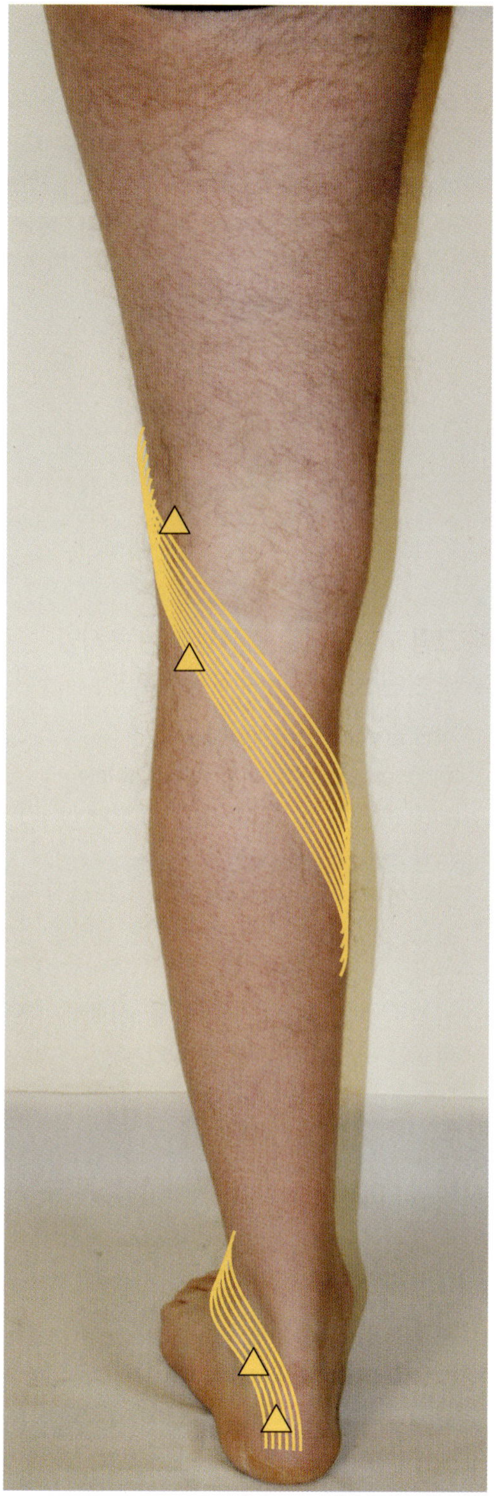

an-me-cx는
체모양 근막
(cribiform fascia)의
지대에 위치

re-la-ge 1, 2는
외측 오금 지대
(popliteal retinaculum)에
위치

an-me-ta 1, 2는
상부 신근지대
(extensor retinaculum)에
위치

re-la-pe 2, 3는
상부 및 하부
비골 지대(peroneal
retinaculum)에
위치

**그림 7.71.** re-la-pe spiral 의 뒷쪽 경로

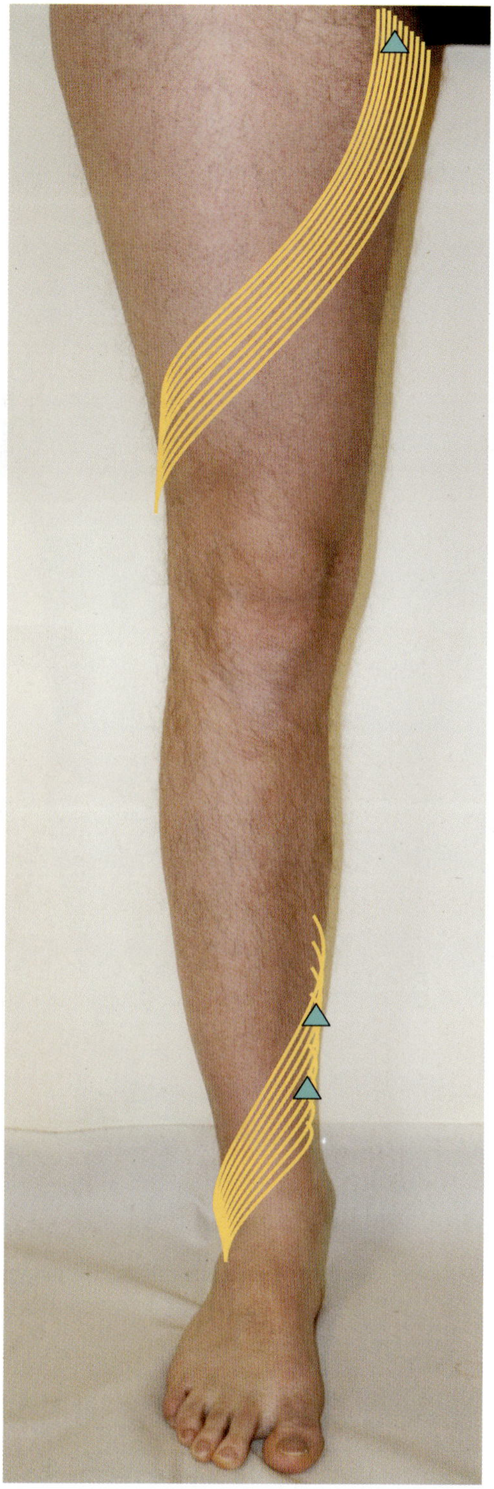

**그림 7.72.** re-la-pe spiral 의 앞쪽 경로 (an-me-ta, 초록 삼각형)

# 후-내측-발 나선
## RETRO-MEDIO-PES SPIRAL

## re-me-pe

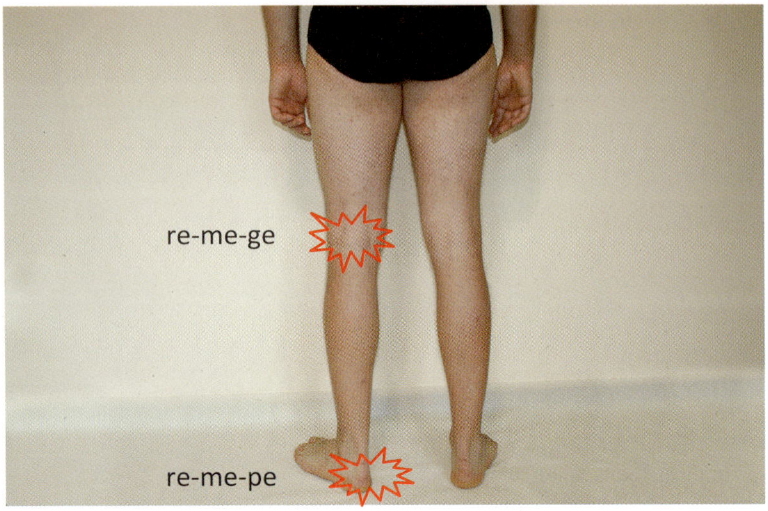


**그림 7.73.** 후-내측-발 나선(re-me-pe spiral) 기능장애

특히 운동선수나 팔다리에서 복잡한 움직임을 수행해야 하는 사람들에서 spiral의 기능장애가 많다.
이 사람들은 반복적인 염좌, 좌상, 경련 등을 겪는다.

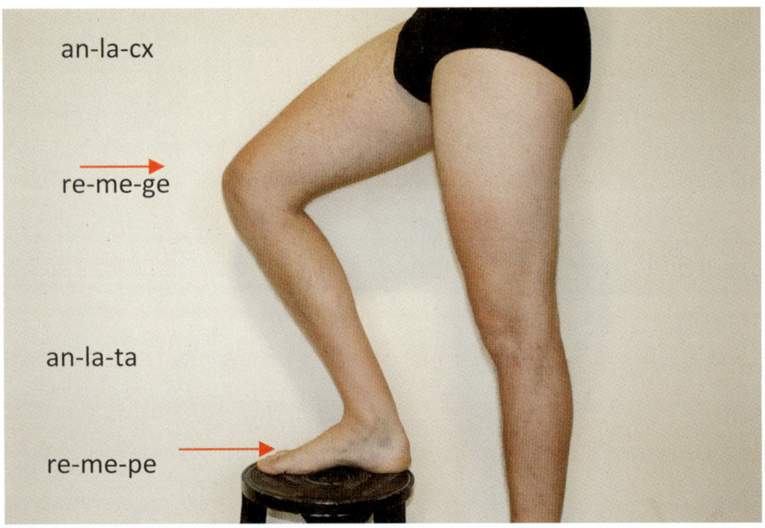


**그림 7.74.** 통증을 유발하는 움직임 또는 운동 동작(motor gesture)

계단을 오르는 움직임에는 retro-medio-pes, ante-latero-talus, retro-medio-genu 및 ante-latero-coxa가 포함된다.
따라서 이 움직임 동안 통증이 느껴질 때 치료사는 해당 나선의 문제를 생각할 수 있다.
이들 CF에 대한 촉진검증을 시행해야만 적절한 치료로 이어질 수 있다.

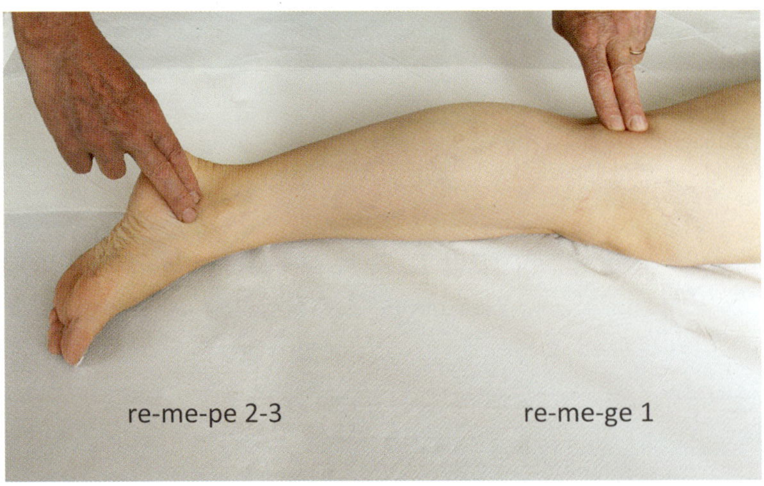


**그림 7.75.** 촉진검증과 치료

환자는 복와위 자세로,
re-me-pe 2, 3 및 re-me-ge 1 CF 촉진검증을 시행한다.
an-la-ta 1, 2 및 an-la-cx CF는 앙와위 자세로 시행한다.
이들 CF의 치료는 깊은 도수치료(deep manipulation)보다 지대에 대한 넓은 가동치료(wider mobilization)가 필요하다.

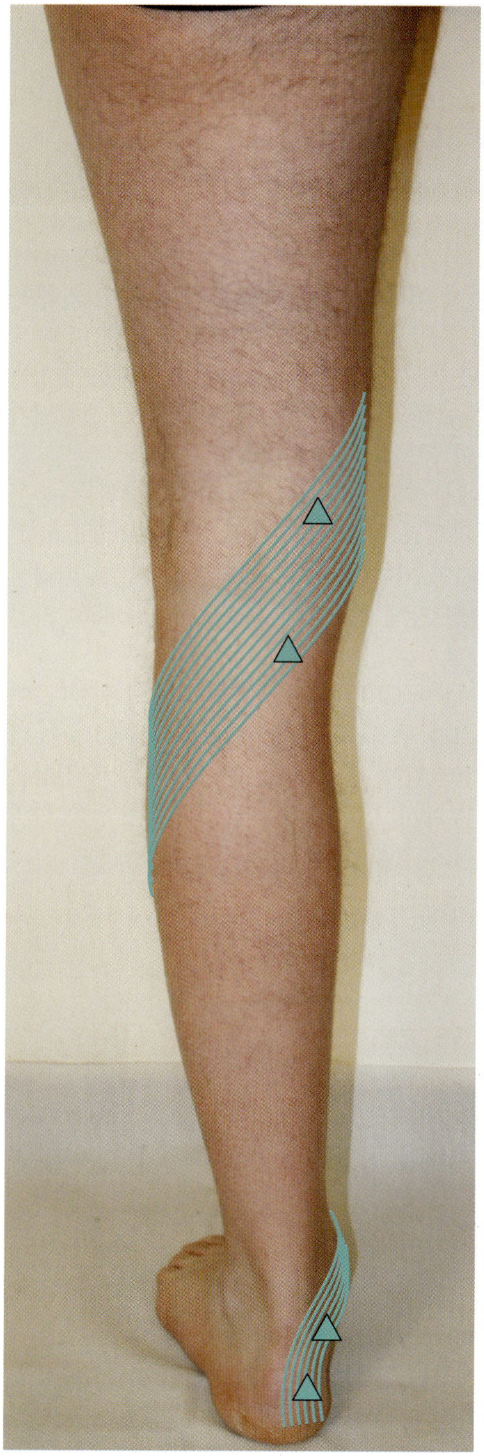

re-me-ge 1, 2는 오금 지대(popliteal retinaculum)가 봉공근초(sartorius sheath)와 만나는 지점에 위치

re-me-pe 2는 굴근지대에 위치

**그림 7.76.** re-me-pe spiral의 후방 경로

an-la-cx는 봉공근 건초(sartorius sheath)의 시작점에 위치

an-la-ta 1, 2는 상부 지대의 외측 부분(external part)에 위치

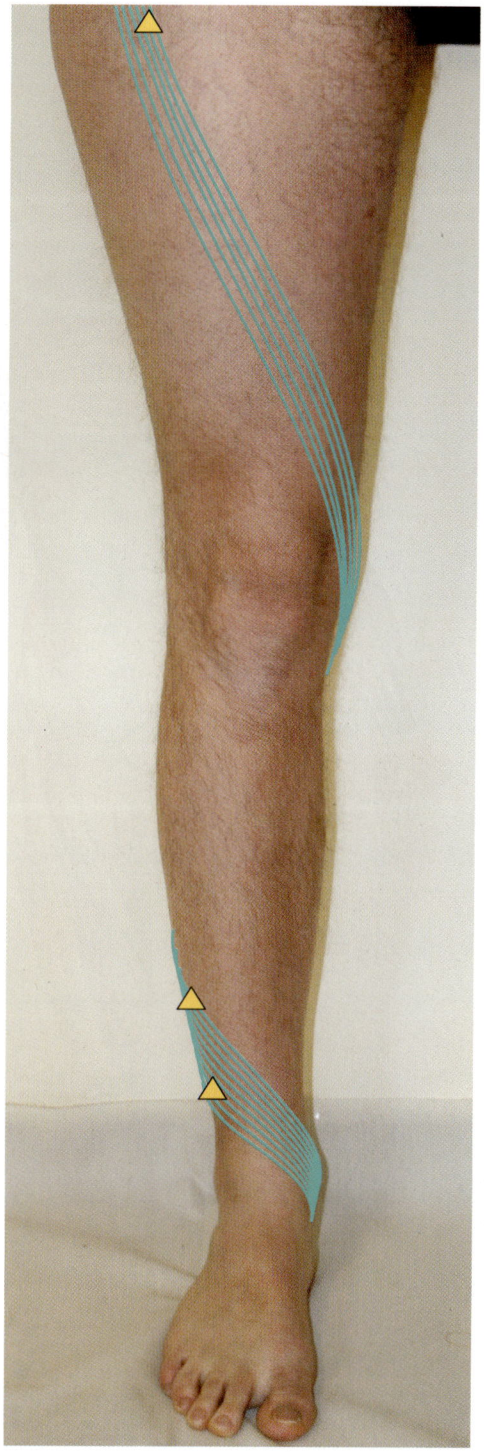

**그림 7.77.** re-me-pe spiral의 전방 경로 (an-la-ta, 노란색 삼각형)

# 근막 나선의 치료 전략

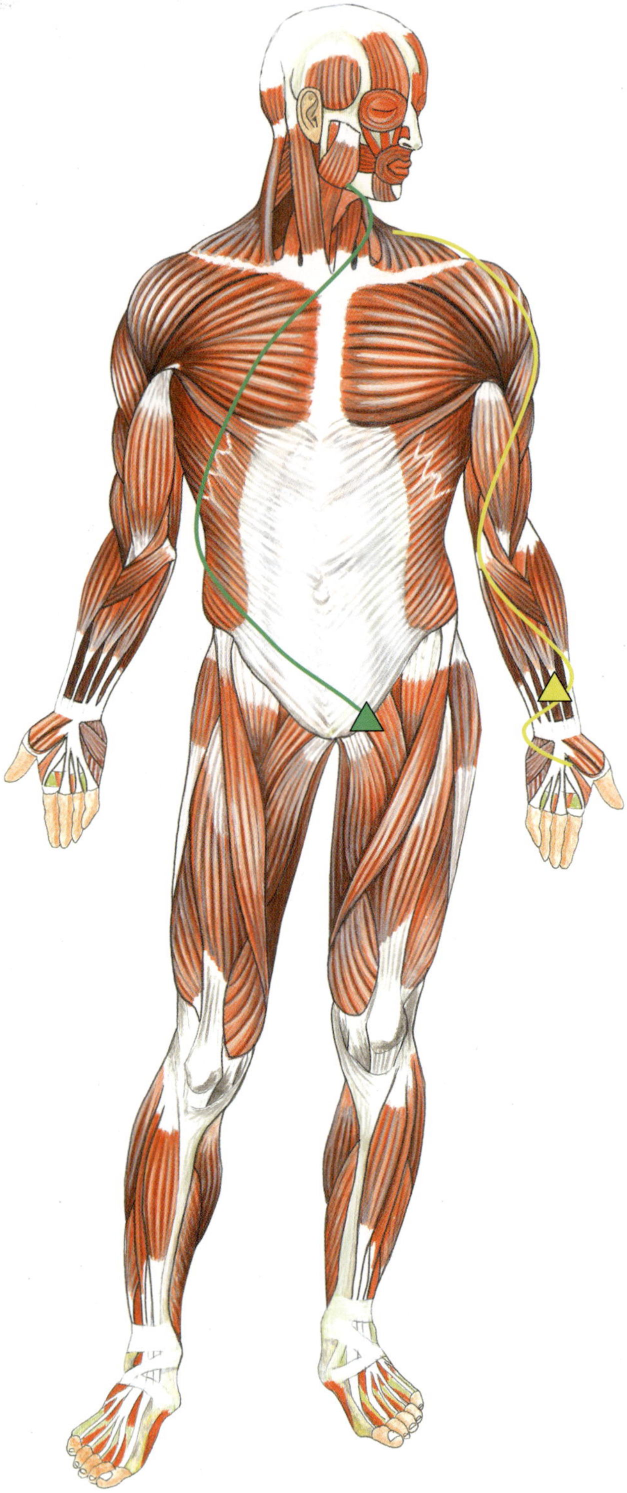

**그림 7.78.** 나선의 과밀도화(Densification in a spiral)

## 사례 리포트: 체간
## CASE REPORT: TRUNK

Mr. G는 80세이며 지난 두 달 동안 왼쪽 목에 극심한 통증이 있어 목을 제대로 움직이지 못했다.

병력청취에서 Mr.G는 좌측 인공 고관절 수술을 받은 지 15일 후에 이 통증이 시작되었다고 말한다. 이 수술은 그가 1년 동안 사타구니 통증을 겪었기 때문에 시행되었다. 통증에 의해서 목의 모든 움직임이 제한되기 때문에 목의 운동검증은 수행할 수 없다.
촉진검증에서 왼쪽 판상근(splenius)의 강한 수축이 확인된다. 왼쪽 re-la-cl CF의 도수치료(manipulation)를 시행했지만 어떠한 완화도 나타나지 않는다. 따라서 spiral을 통한 장력 보상(tensional compensation) 가정하였다.
오른쪽 re-la-th CF의 촉진은 특히 통증이 심했다. 이 지점의 치료를 통해 목 통증이 50% 감소했고, 좀 더 자유로운 움직임이 가능했다. 사타구니 부위의 긴장은 오른쪽 흉부에서 보상되어 나타났고, 이는 왼쪽 목의 이차 보상적 수축을 발생시켰다고 추론했다.

## 사례 리포트: 상지
## CASE REPORT: UPPER LIMB

40대 직장인 A씨가 최근 9개월째 경완통증(cervico-brachialgia)을 앓고 있다.

통증은 팔꿈치에서 시작되어 어깨로 퍼졌다. 지난 2개월 동안 엄지와 검지에 통증이 있어 익숙한 손의 움직임이 어렵게 되었다. 근전도 검사에서는 신경의 약간의 자극(irritation)이 나타났다.
운동검증에서는 목과 상지 부분에 제한이 없었다.
CC의 촉진 검진에서도 특별한 사항은 없었다. 따라서, 머리 분절에서 CF의 촉진검증이 시행되었다.
re-la-ca 1 및 2 CF에서 강한 통증이 나타났다. 이러한 점들을 치료한 후 환자는 자신의 엄지와 검지가 '바이스에서 풀려난' 느낌을 받았다.

# 종합개요표
# Synoptic tables

근막 내의 수용체는 내외부 현실을 인식한다. 따라서, 근막은 개인의 자아 또는 자아인식을 위한 정보의 원천이다. 중추신경계는 이 정보를 처리하여 정신 형성에 기여한다.

**외부감각(Exteroception)** – 외부 환경에 대한 인식은 표층 근막(superficial fascia)를 통해 개인에게 전달된다. 냉–온, 연질–경질 등의 감각은 외부 환경의 변화를 감지하는 표층 근막의 적응력에 달려있다. 만약 피하조직에 경직된 구조가 있다면, 피부에 내장된 수용체는 이런 모든 변수를 인식할 수 없다.

**고유감각(Proprioception)** – 사람은 자신의 몸을 전체적으로 느낄 때 자아인식을 가진다. 이러한 인식은 Ruffini, Pacini corpuscle, 기타 수용체가 내장된 근막에서 비롯된다.

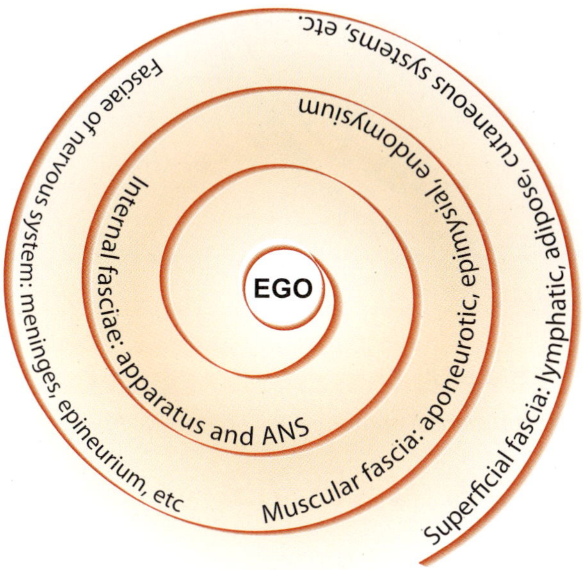


**그림 8.1.** 인체의 근막은 자아(Ego) 또는 자아개념에 수렴한다.

근막은 sequence대로 배열되고, 차례로 세 개의 공간평면(three spatial plane)에 따라 배열된다. 근육의 기저 근긴장도(basal tone)는 활동상태에서 자신의 신체에 대한 지각과 3차원 공간에서 신체가 어떻게 위치하는지에 대한 지각을 유지한다. 움직임은 sequence, diagonal, spiral을 스트레칭하며, 자세(posture), 운동계획(motor scheme), 운동 동작(motor gesture)과 관련된 감각 또는 고유감각을 활성화 시킨다(그림 8.1).

**내부감각(Interoception)** – 내부 근막은 내부장기를 감싸고 자율신경계를 자극한다. 내장(splanchnic), 미주(vagus), 횡격(phrenic)신경은 배고픔, 갈증, 행복, 불안 등의 감각을 시상하부와 뇌로 전달한다.

유아(infant)에서 이러한 감각은 성인이 되었을 때 아이의 성격과 행동을 결정하는 감정적 상태로 전환된다. 척추주변신경절과 척추전신경절(흉부, 복강, 장간막 등)은 표층 근막에서 전달되는 요구에 따라 내부기능을 조절한다.

**기억(Memory)** – 뇌수막(meninges)에는 중배엽(mesoderm) 기원의 경막(dura mater)과 신경능선세포(cells of the neural crest)에서 유래된 수막(arachnoid) 및 연막(pia mater)으로 구성된 연수막(leptomeninges)이 포함된다. 이 모든 근막 구조는 기억에 역할을 한다.

뇌수막의 부종과 염증이 있는 환자에서 기억력 결핍이 발견되었다(Hudhud K.H. 2008). 뇌가 학습하고 기억함에 따라 외부 자극에 대한 뇌수막세포의 면역 반응을 긍정적으로 조절하는 항염증 분자인 Interleukin 4(IL–4)의 도움을 받는다(Dereckin N. 2010).

# 머리와 체간의 협응중심과 융합중심
CC and CF of the head and trunk

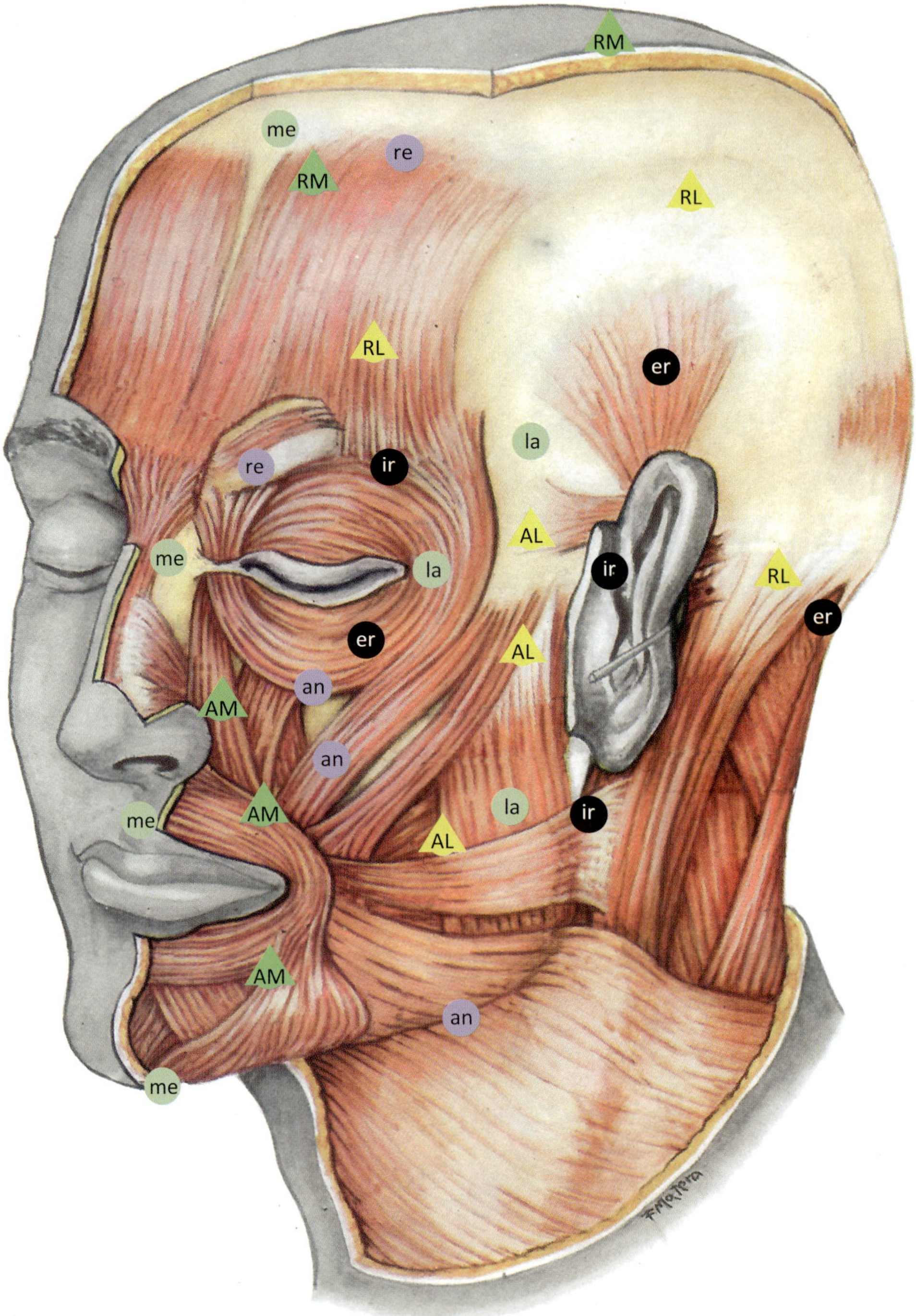


**그림 8.1.** 머리 앞 분절의 협응중심(CC)과 융합중심(CF)

*(Modified from G. Chiarugi and L. Bucciante, Istituzioni di anatomia dell'uomo. Piccin)*

## 종합개요표(synoptic tables)에 사용된 기호

- an re ante, retro, sagittal plane
- ir er intra, extra, horizontal plane
- me la medio, latero, frontal plane
- AM ante-medio, CF of anterior diagonals
- AL ante-latero, CF of anterior diagonals
- RM retro-medio, CF of posterior diagonals
- RL retro-latero, CF of posterior diagonals

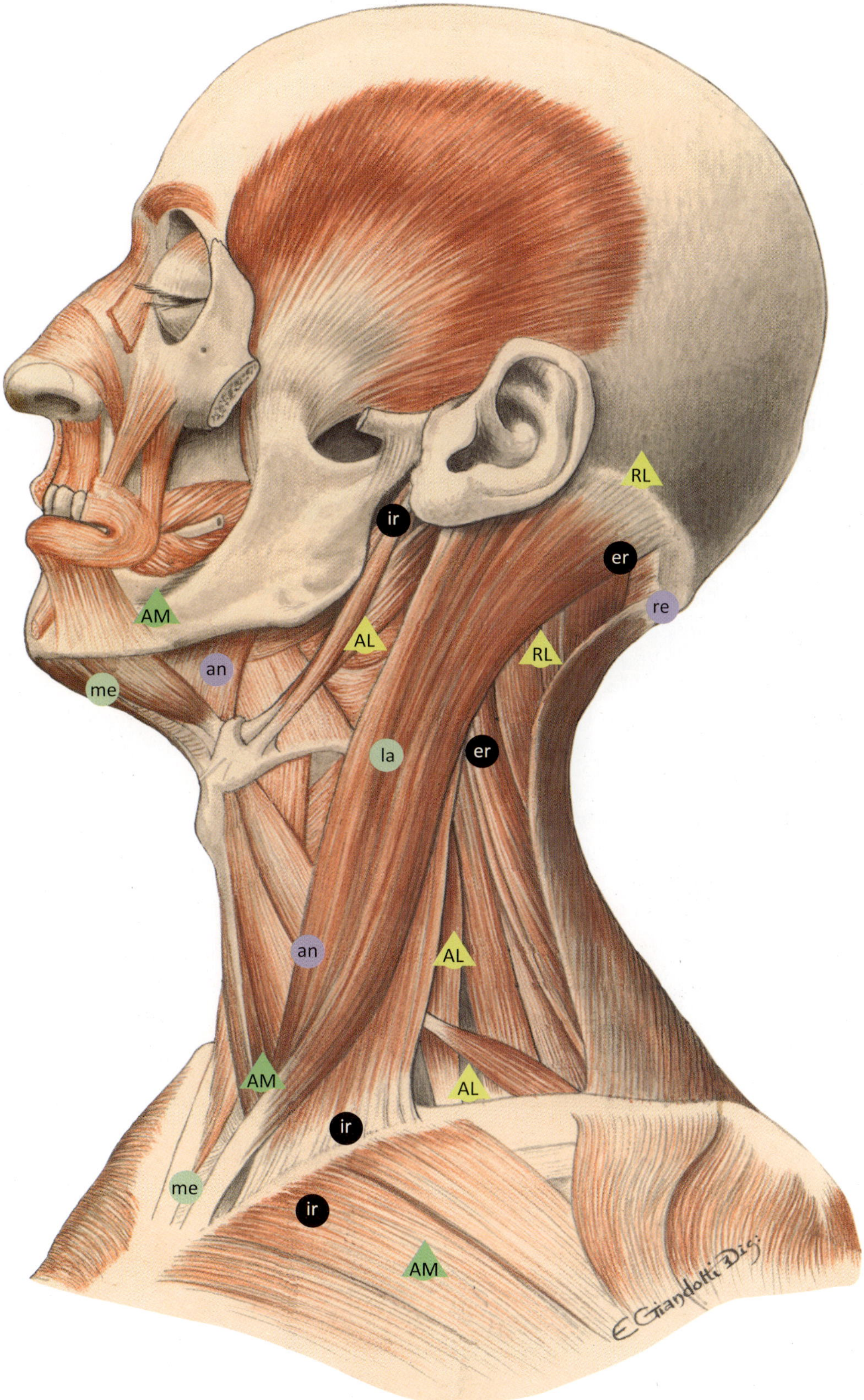


**그림 8.2.** 전-외측 목 부위 협응중심(CC)과 융합중심(CF)

*(Modified from G. Chiarugi and L. Bucciante, Istituzioni di anatomia dell'uomo. Piccin)*

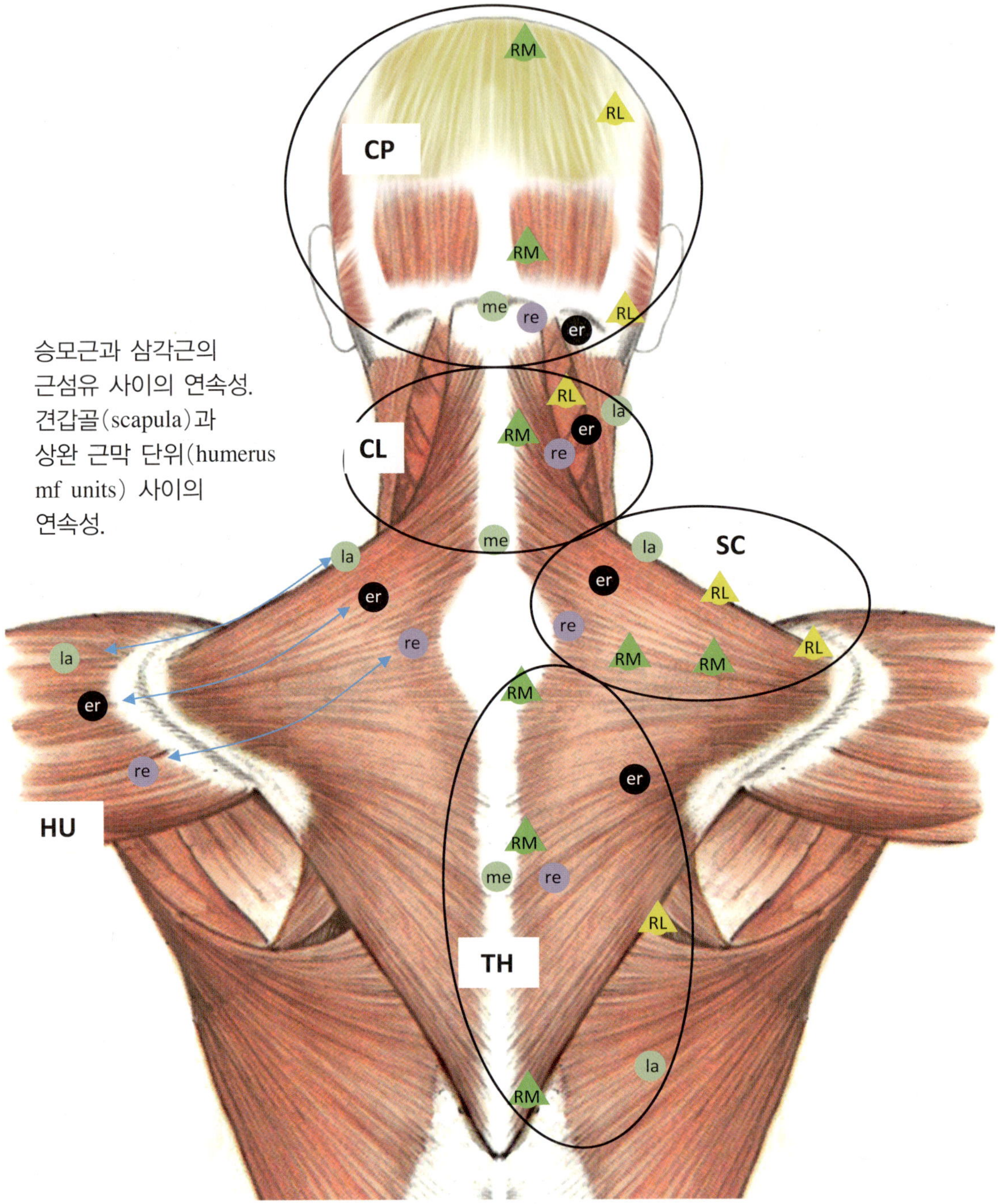


**그림 8.4.** 뒷머리, 목, 가슴, 견갑 분절의 협응중심(CC)과 융합중심(CF)

*(Modified from G. Chiarugi and L. Bucciante, Istituzioni di anatomia dell'uomo. Piccin)*

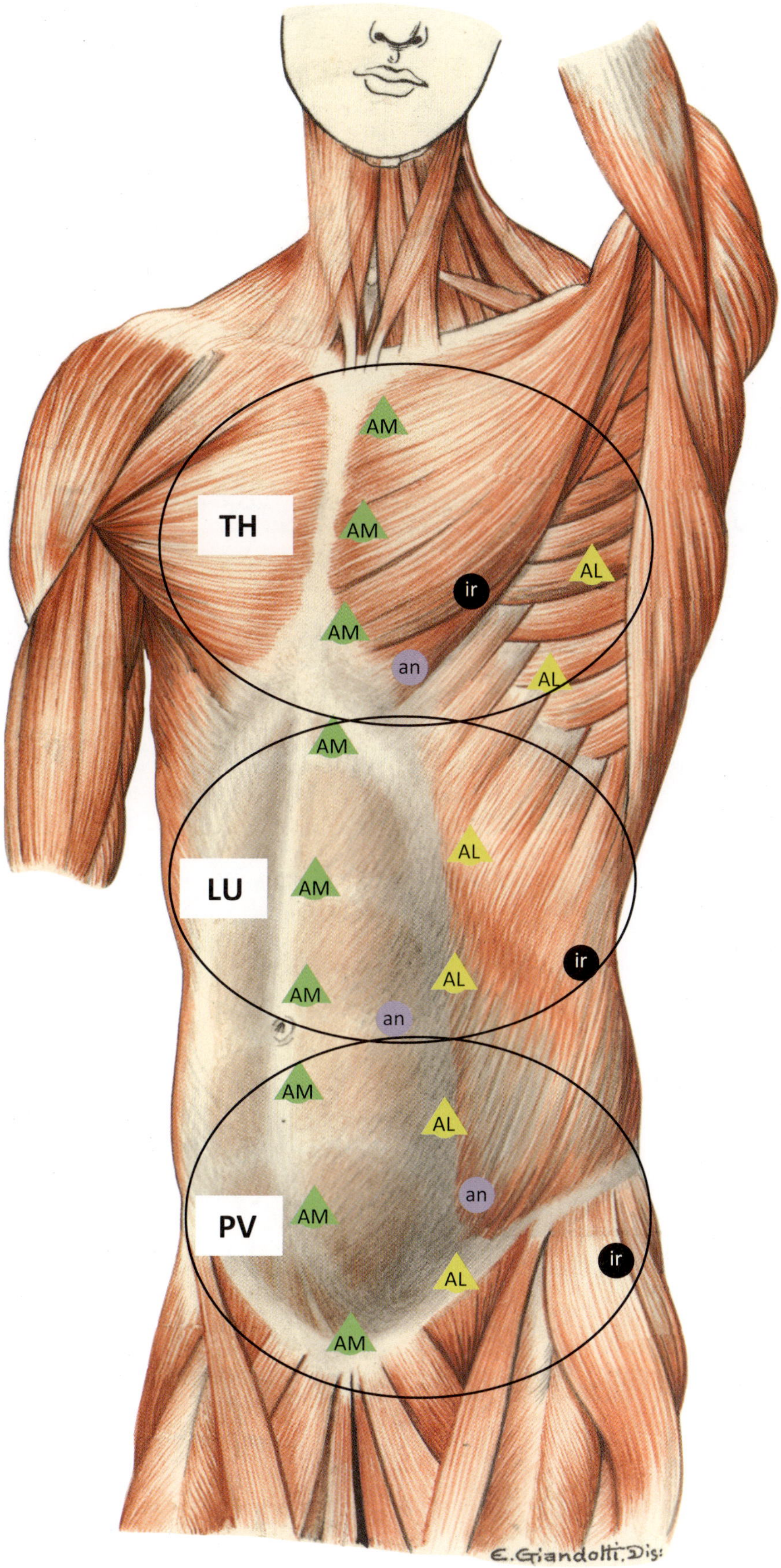


**그림 8.5.** 체간 전면의 협응중심(CC)과 융합중심(CF)

*(Modified from G. Chiarugi and L. Bucciante, Istituzioni di anatomia dell'uomo. Piccin)*

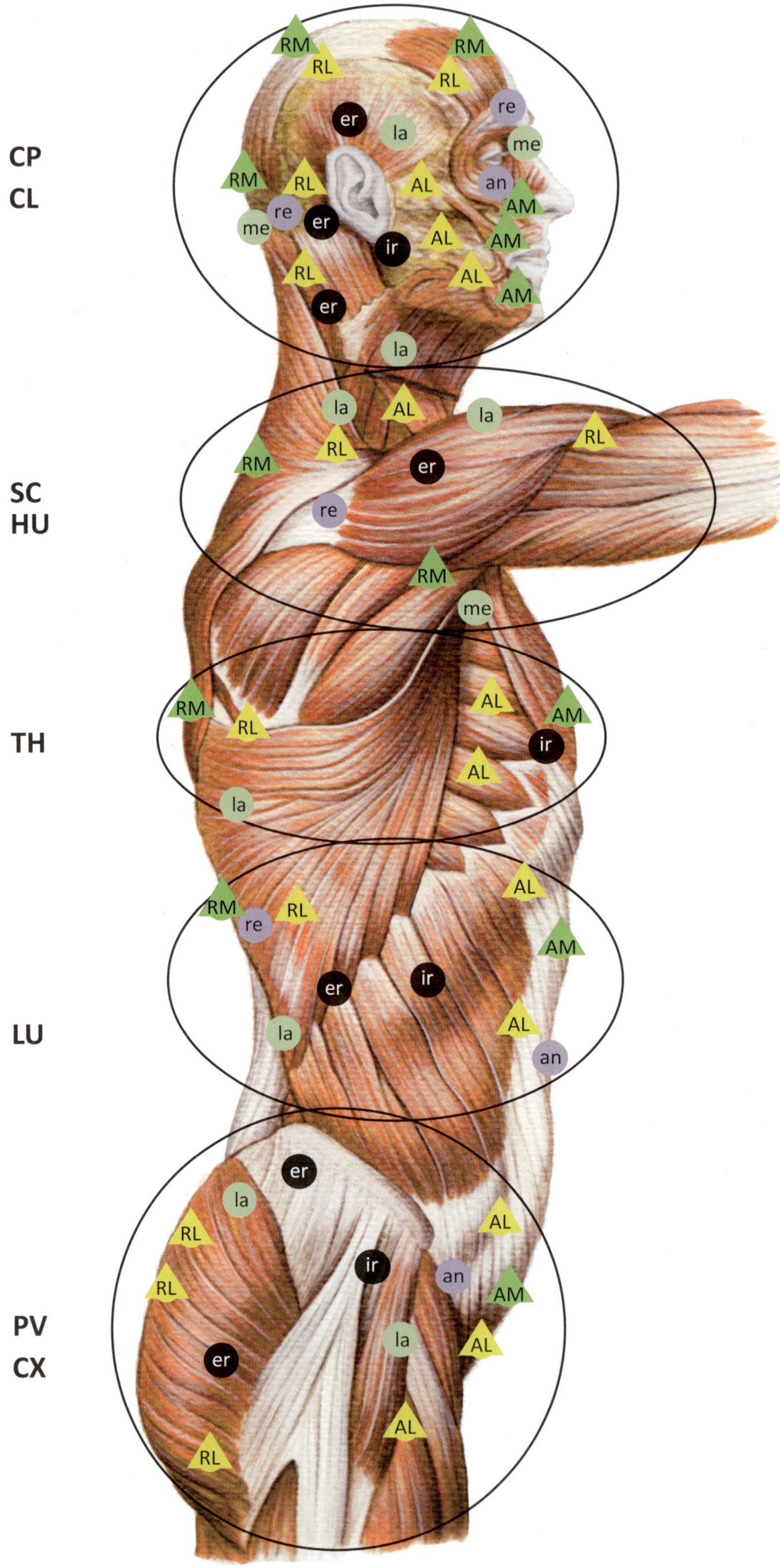


**그림 8.6.** 체간 측면의 협응중심(CC)과 융합중심(CF)

*(Modified from G. Chiarugi and L. Bucciante, Istituzioni di anatomia dell'uomo. Piccin)*

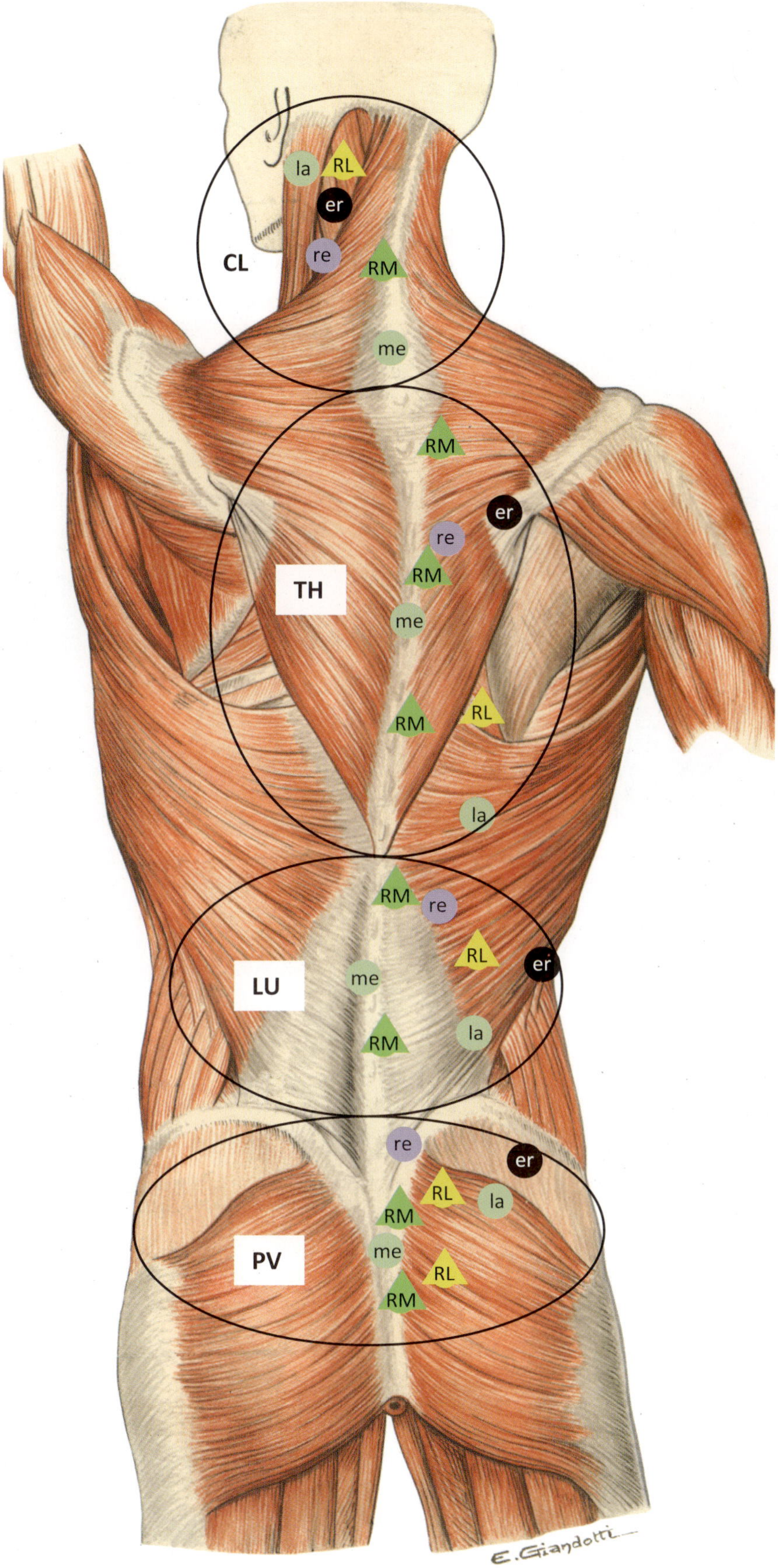


**그림 8.7.** 체간 후면의 협응중심(CC)과 융합중심(CF)

*(Modified from G. Chiarugi and L. Bucciante, Istituzioni di anatomia dell'uomo. Piccin)*

# 상지의 협응중심과 융합중심
## CC and CF of the upper limb

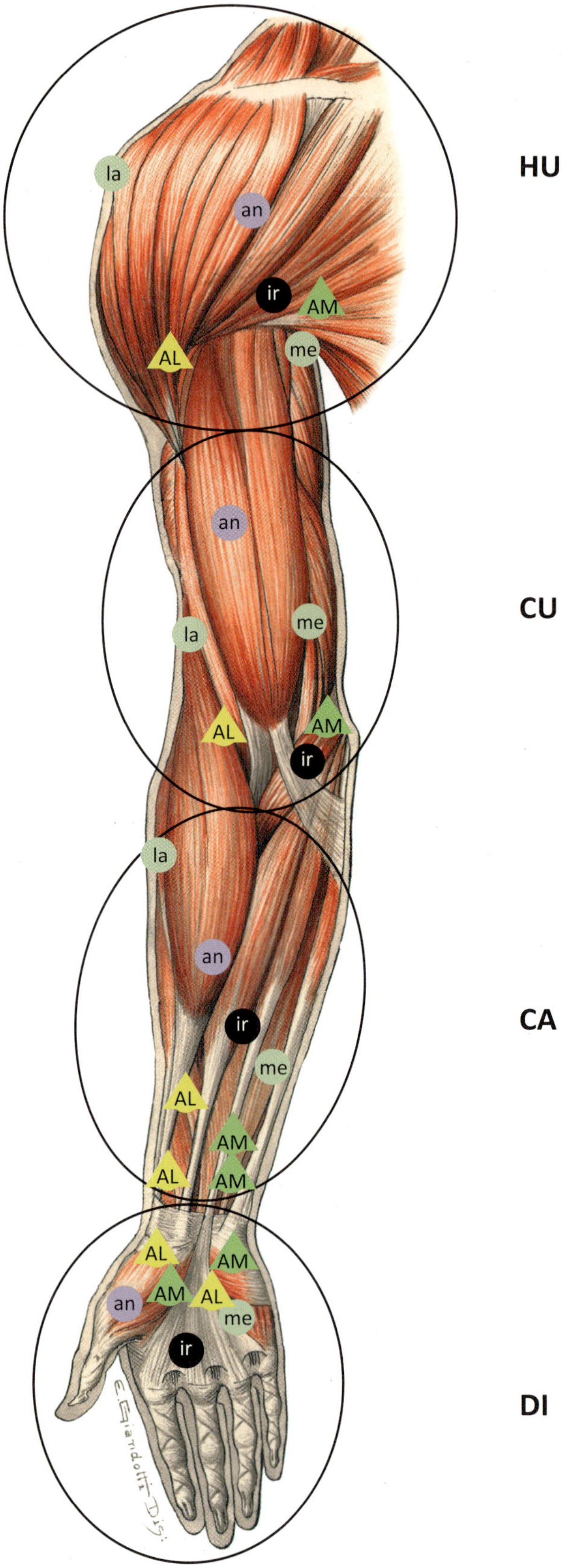


**그림 8.8.** 상완 전면의 협응중심(CC)과 융합중심(CF)
*(Modified from G. Chiarugi and L. Bucciante, Istituzioni di anatomia dell'uomo. Piccin)*

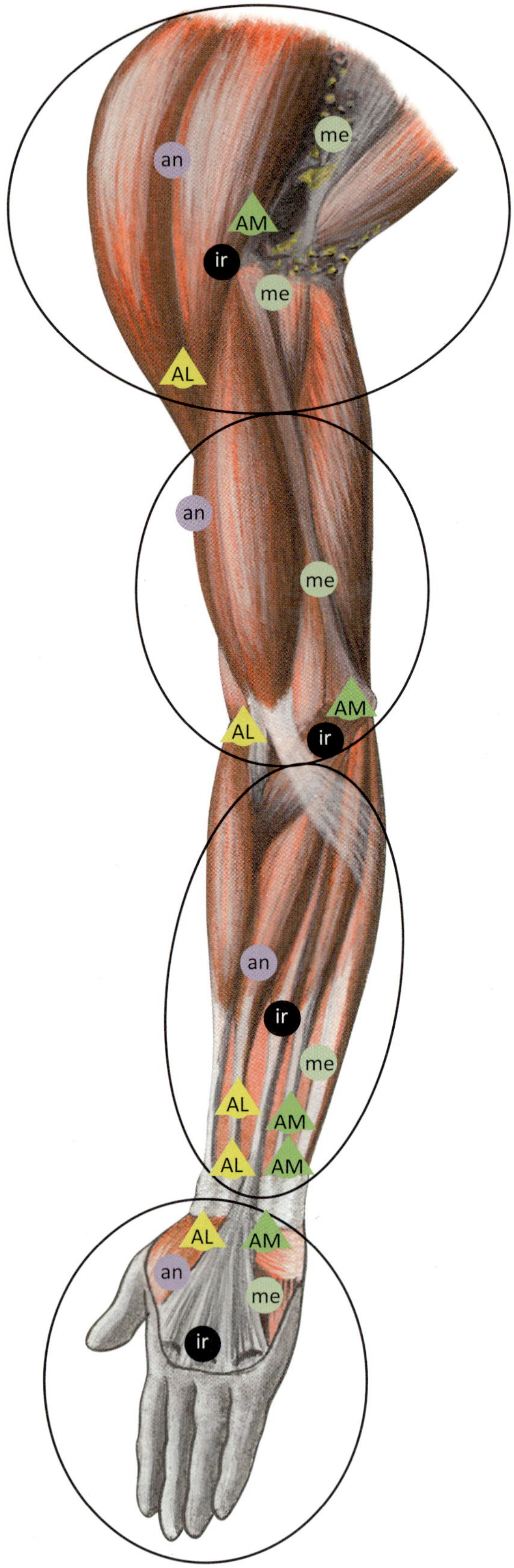


**그림 8.9.** 상완 전-내측면의 협응중심(CC)과 융합중심(CF)

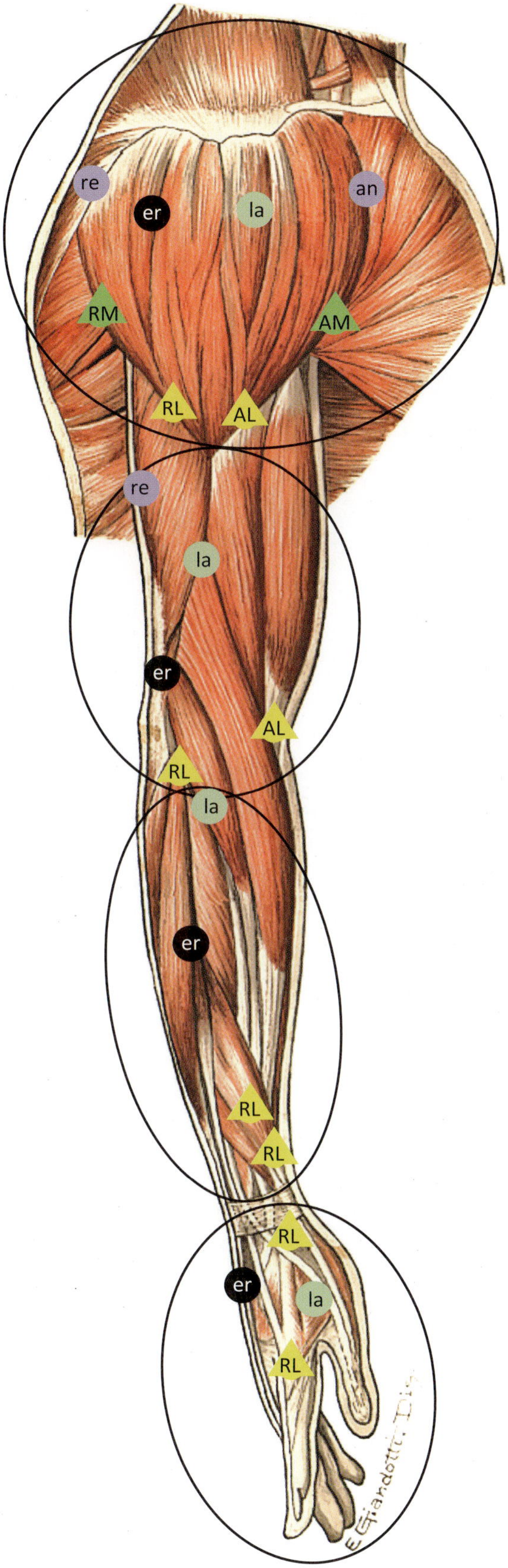


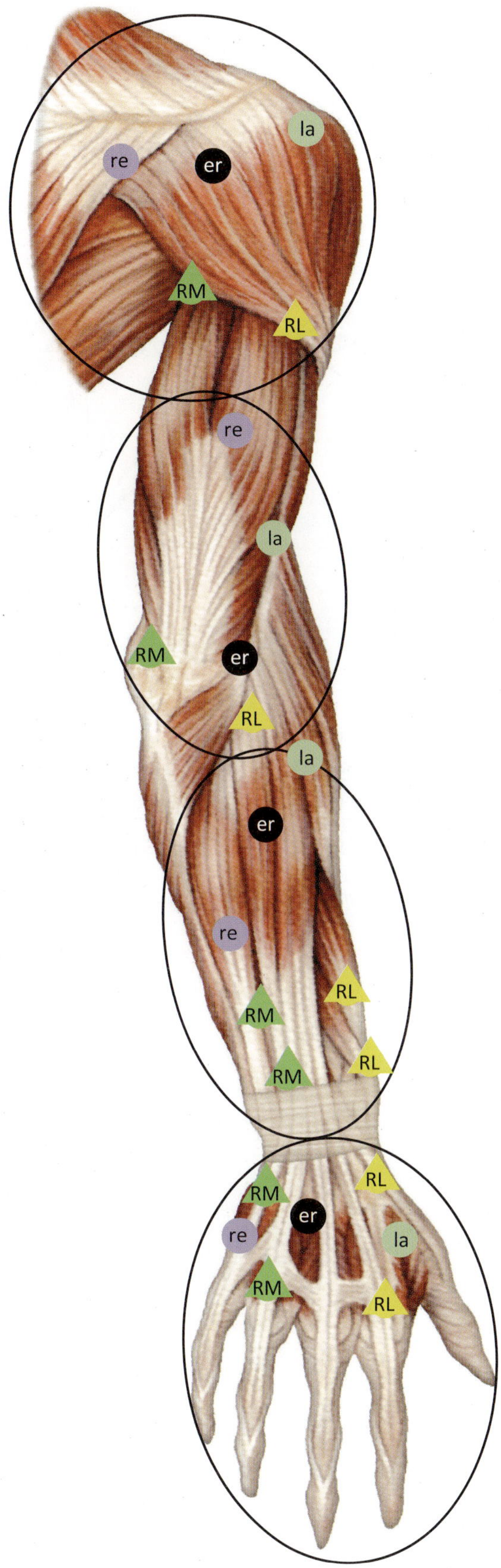


**그림 8.10.** 상완 외측면의 협응중심(CC)과 융합중심(CF)

*(Modified from G. Chiarugi and L. Bucciante, Istituzioni di anatomia dell'uomo. Piccin)*

**그림 8.11.** 상완 후면의 협응중심(CC)과 융합중심(CF)

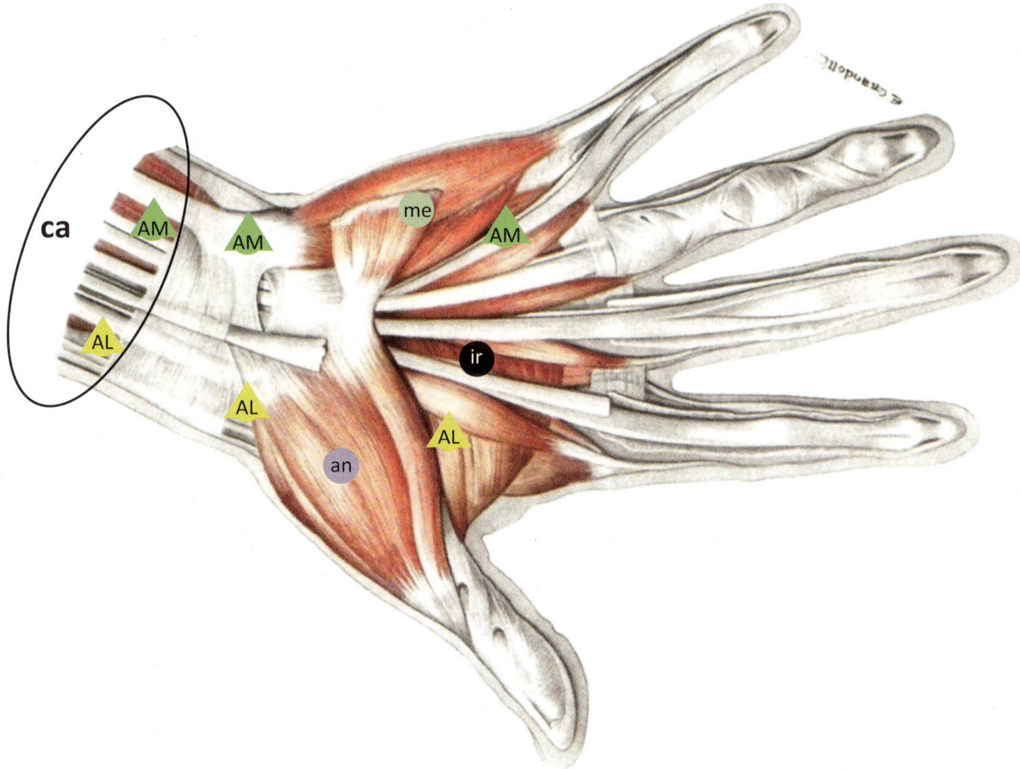


**그림 8.12.** 손, 손바닥의 협응중심(CC)과 융합중심(CF). an-la-di 2 CF는 엄지손가락의 대립운동(opposition)에서 시작하는 나선(spiral)에 특화되어 있다. an-me-di 2 CF는 예를 들어, 물건을 잡을 때와 같이, 다른 손가락과 함께 5번째 손가락의 대립운동(opposition)에서에서 시작하는 나선(spiral)에 특화되어 있다.

*(Modified from G. Chiarugi and L. Bucciante, Istituzioni di anatomia dell'uomo. Piccin)*

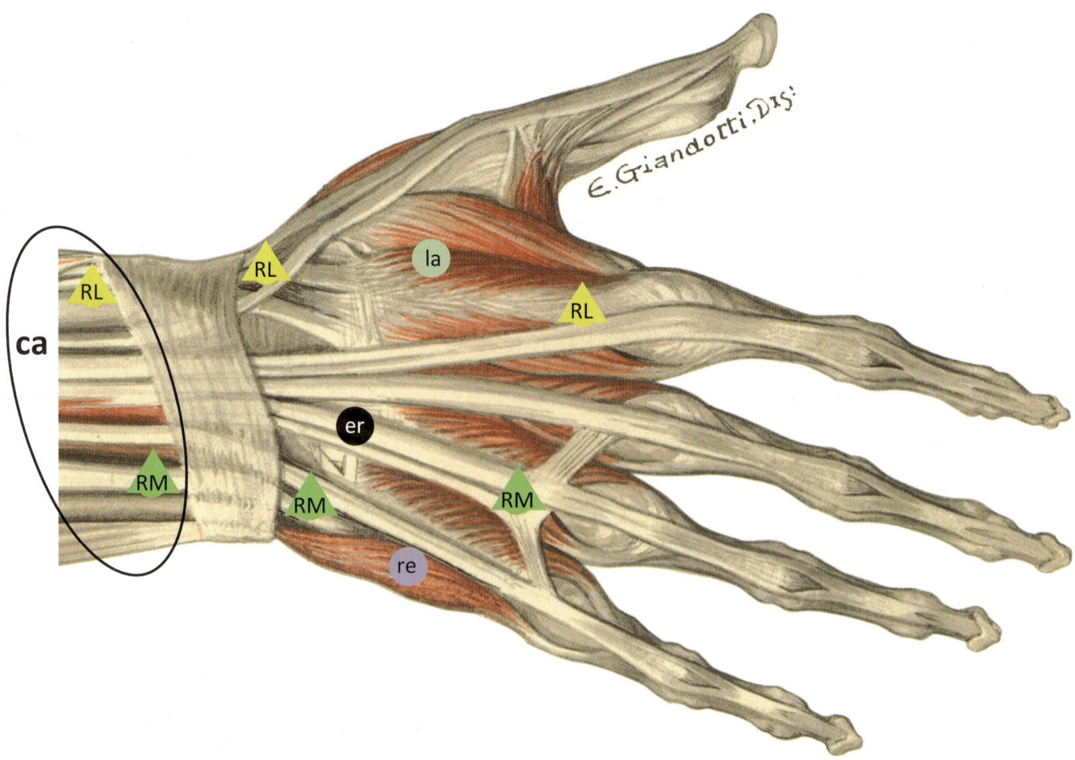


**그림 8.13.** 손등의 협응중심(CC)과 융합중심(CF)

*(Modified from G. Chiarugi and L. Bucciante, Istituzioni di anatomia dell'uomo. Piccin)*

# 하지의 협응중심과 융합중심
## CC and CF of the lower limb

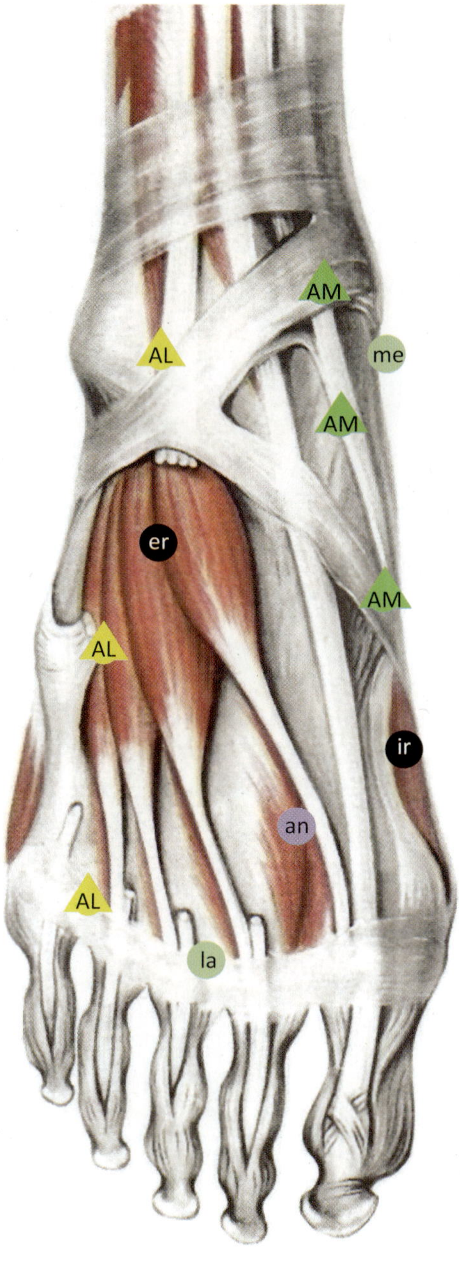


**그림 8.14.** 발등의 협응중심(CC)과 융합중심(CF)

*(Modified from G. Chiarugi and L. Bucciante, Istituzioni di anatomia dell'uomo. Piccin)*

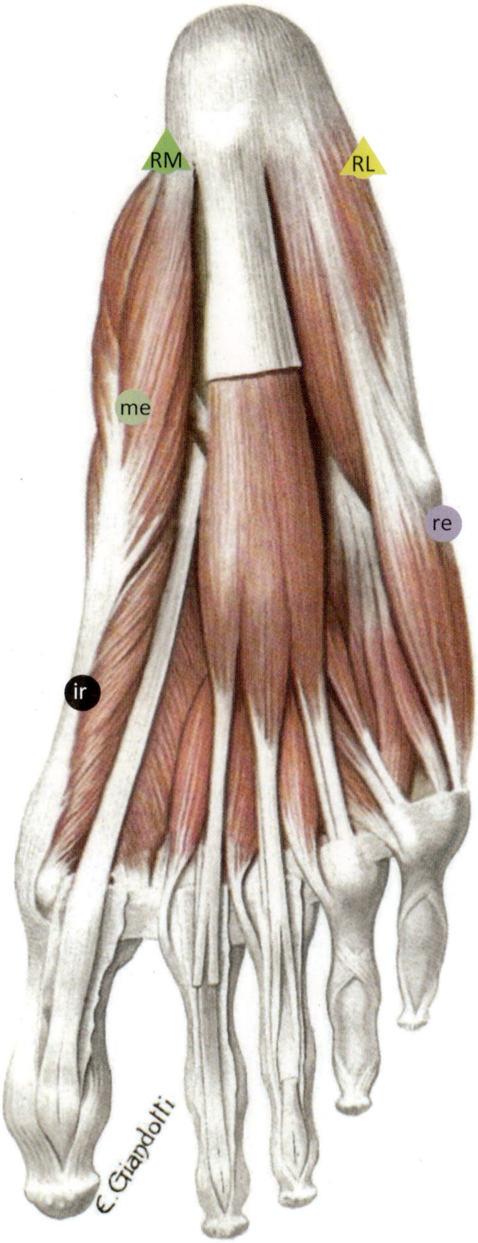


**그림 8.15.** 발바닥의 협응중심(CC)과 융합중심(CF)

*(Modified from G. Chiarugi and L. Bucciante, Istituzioni di anatomia dell'uomo. Piccin)*

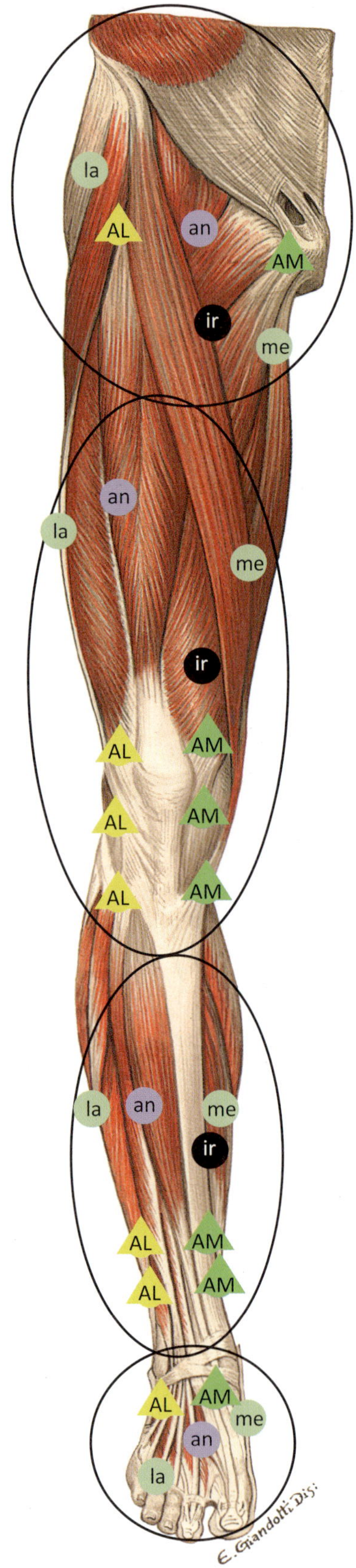


CX

GE

TA

PE

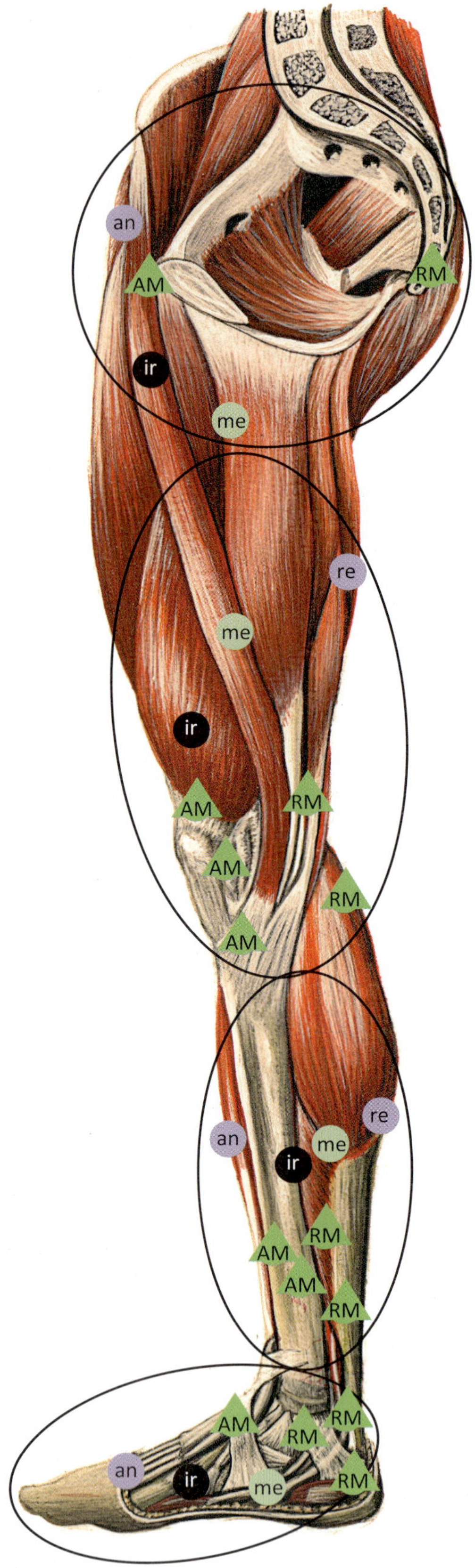


**그림 8.16.** 하지 전면의 협응중심(CC)과 융합중심(CF)

*(Modified from G. Chiarugi and L. Bucciante, Istituzioni di anatomia dell'uomo. Piccin)*

**그림 8.17.** 하지 내측면의 협응중심(CC)과 융합중심(CF)

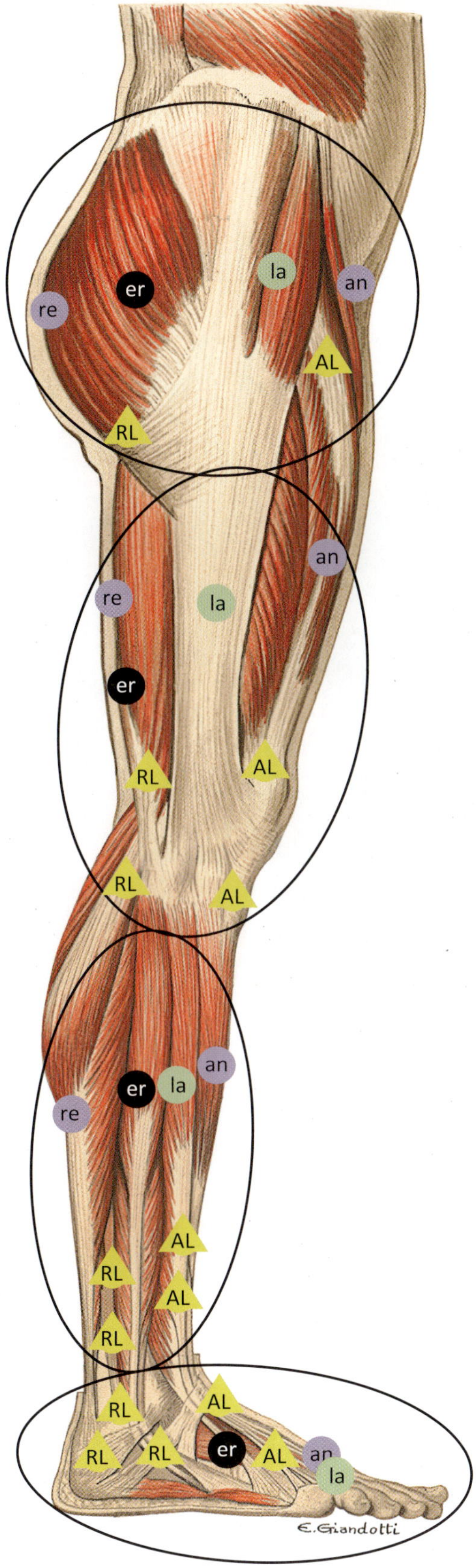


그림 8.18. 하지 외측면의 협응중심(CC)과 융합중심(CF)

*(Modified from G. Chiarugi and L. Bucciante, Istituzioni di anatomia dell'uomo. Piccin)*

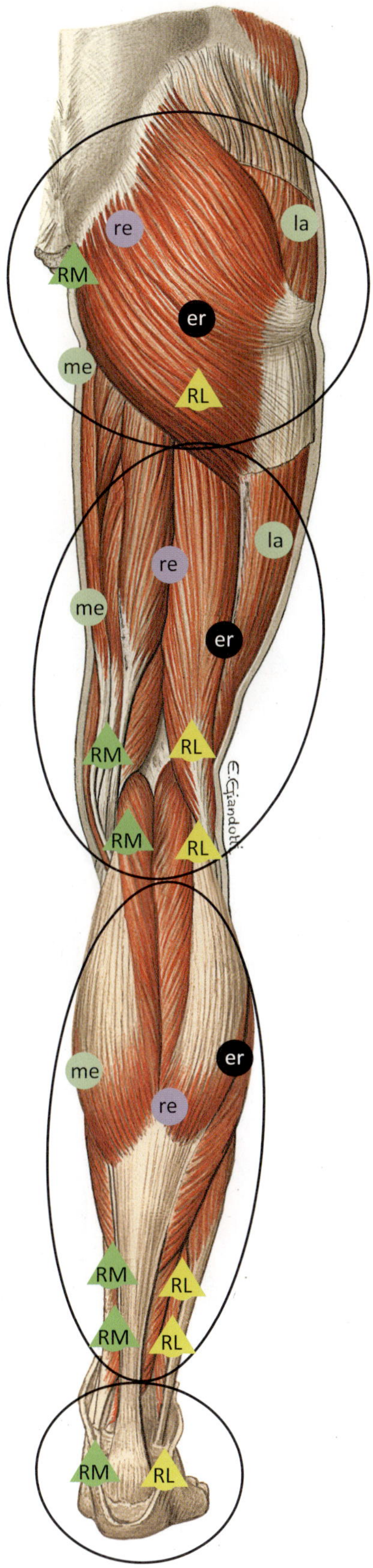


그림 8.19. 하지 후면의 협응중심(CC)과 융합중심(CF)

*(Modified from G. Chiarugi and L. Bucciante, Istituzioni di anatomia dell'uomo. Piccin)*

# 사람 몸의 근막 대각선
## Diagonals of the human body

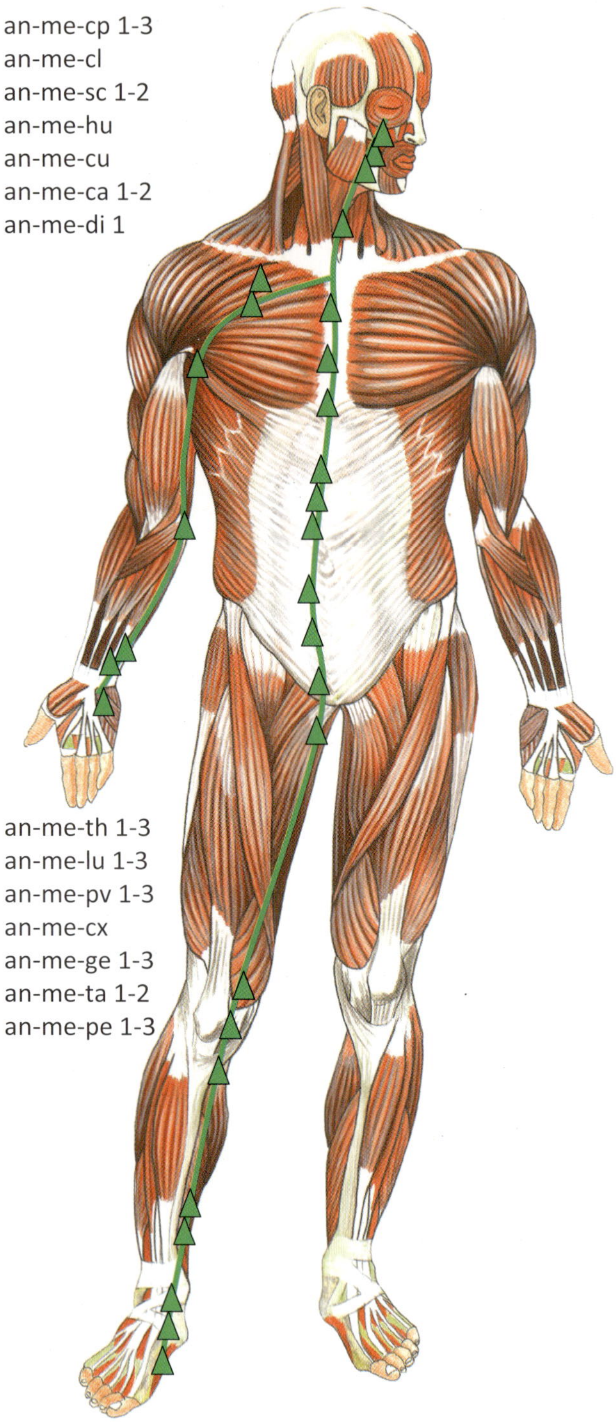


**그림 8.20.** 체간과 사지의 ante-medio diagonal.

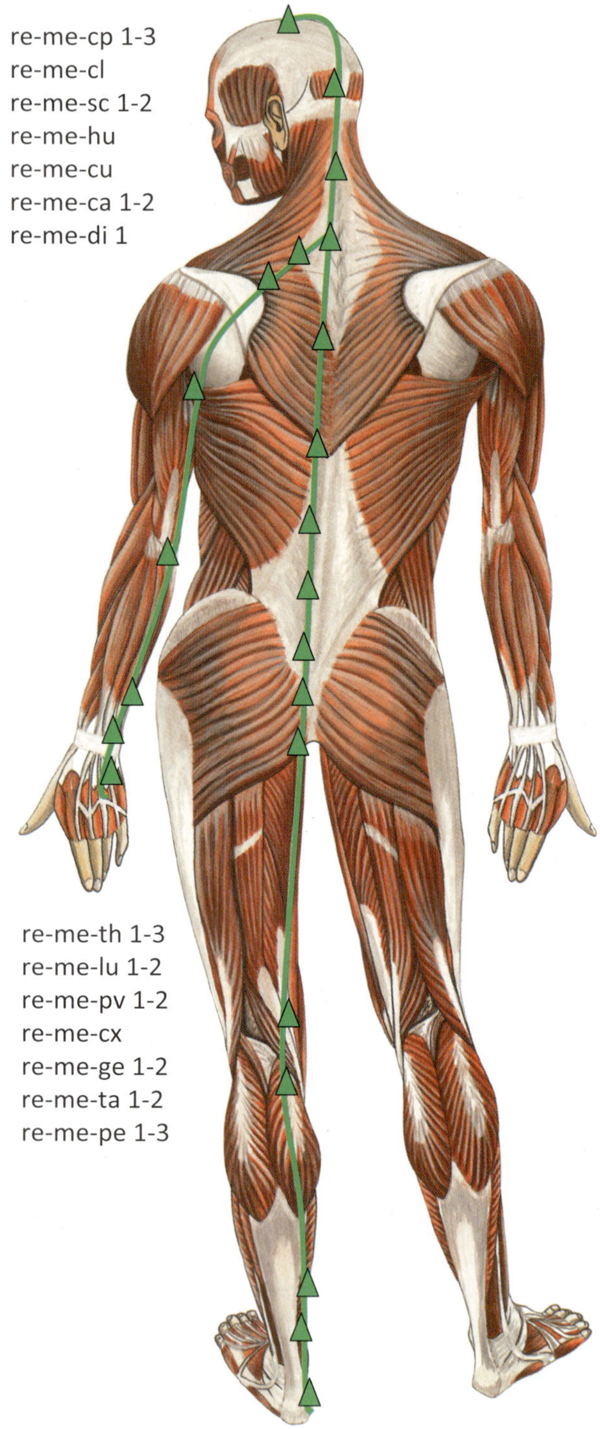


**그림 8.21.** 체간과 사지의 retro-medio diagonal.

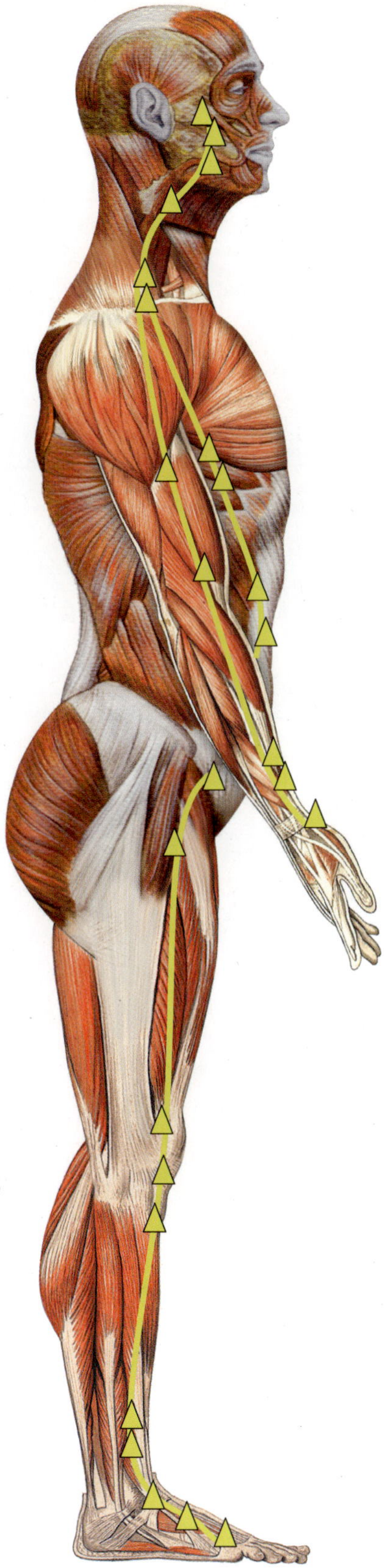


**그림 8.22.** 체간과 사지의 ante-latero diagonal.

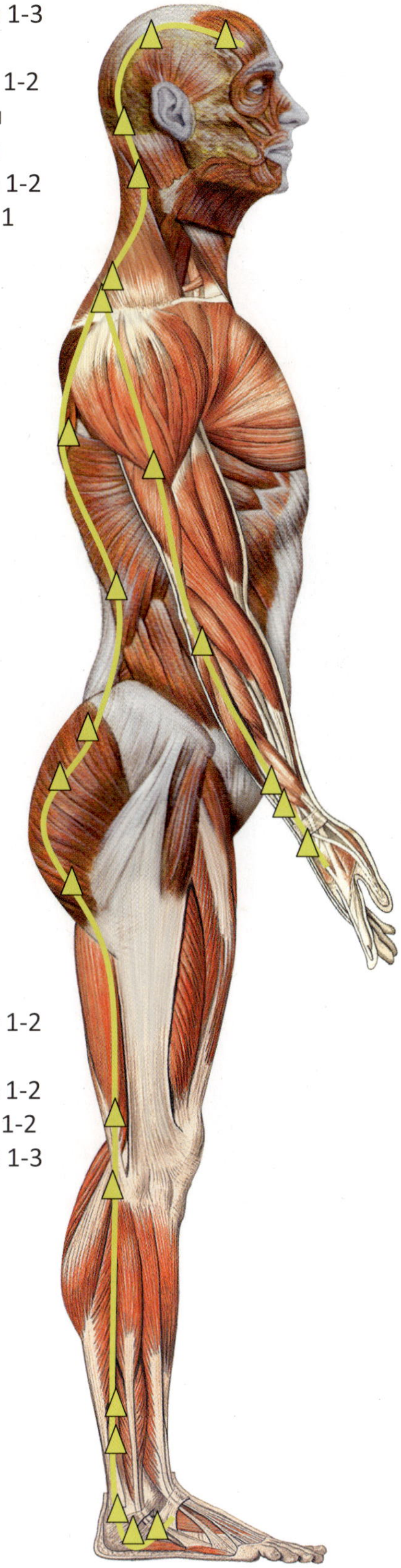


**그림 8.23.** 체간과 사지의 retro-latero diagonal.

## 체간과 사지의 근막 나선
## MF spirals of the trunk and limbs

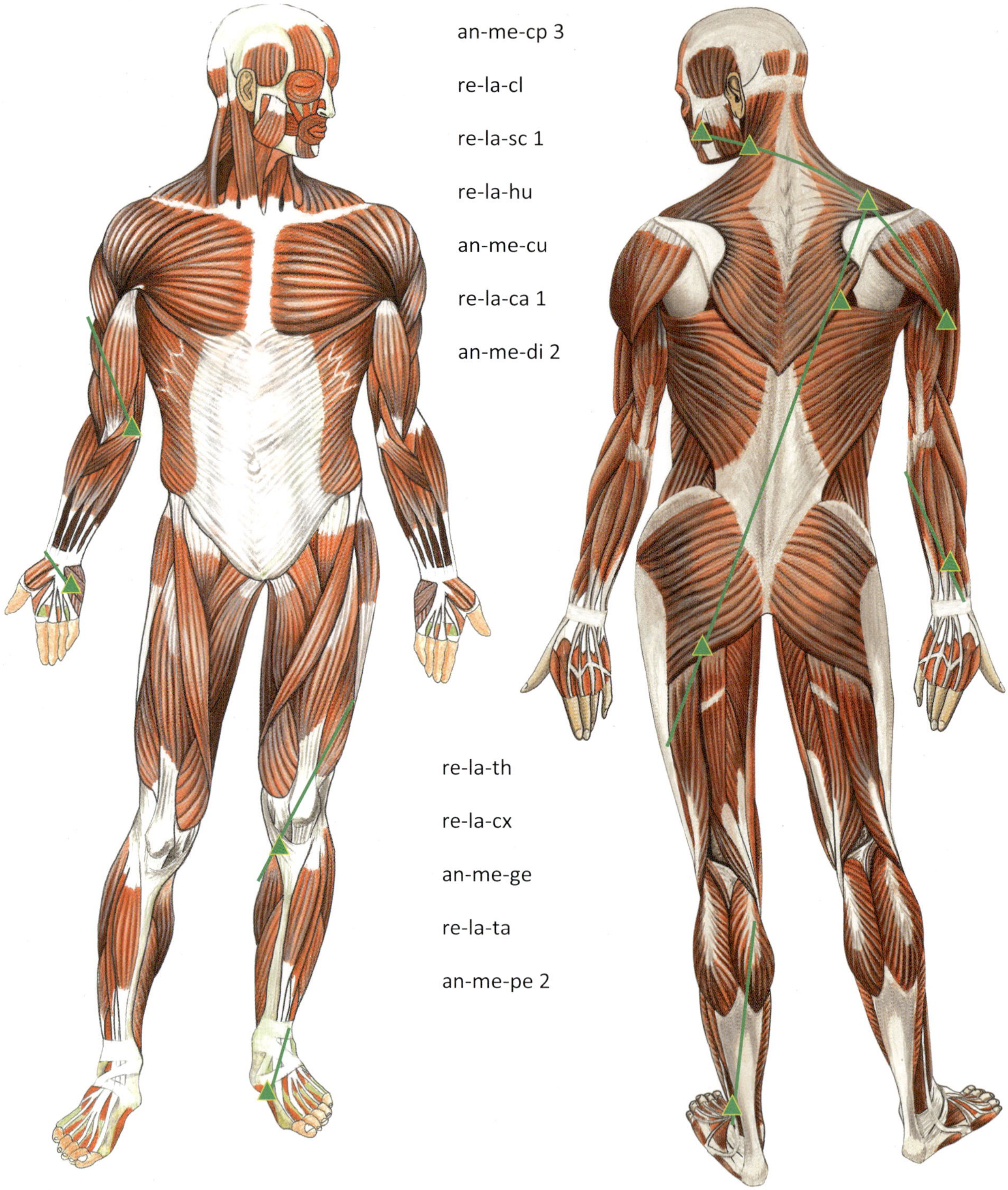


**그림 8.24.** an-me-pe 및 an-me-di spiral에 합쳐지는 체간의 an-me-cp spiral

4족보행 동물의 체간에는 한쪽의 상지와 반대쪽 하지를 연결하는 전방, 후방 짧은 나선(short spirals)이 있다. 사람은 던지기, 점프와 같은 운동 동작(motor gesture)의 발달로 긴 나선(long spiral)이 광범위하게 진화되어 있으며 그들은 협응중심(CF)과 다른 연관성을 가진다.

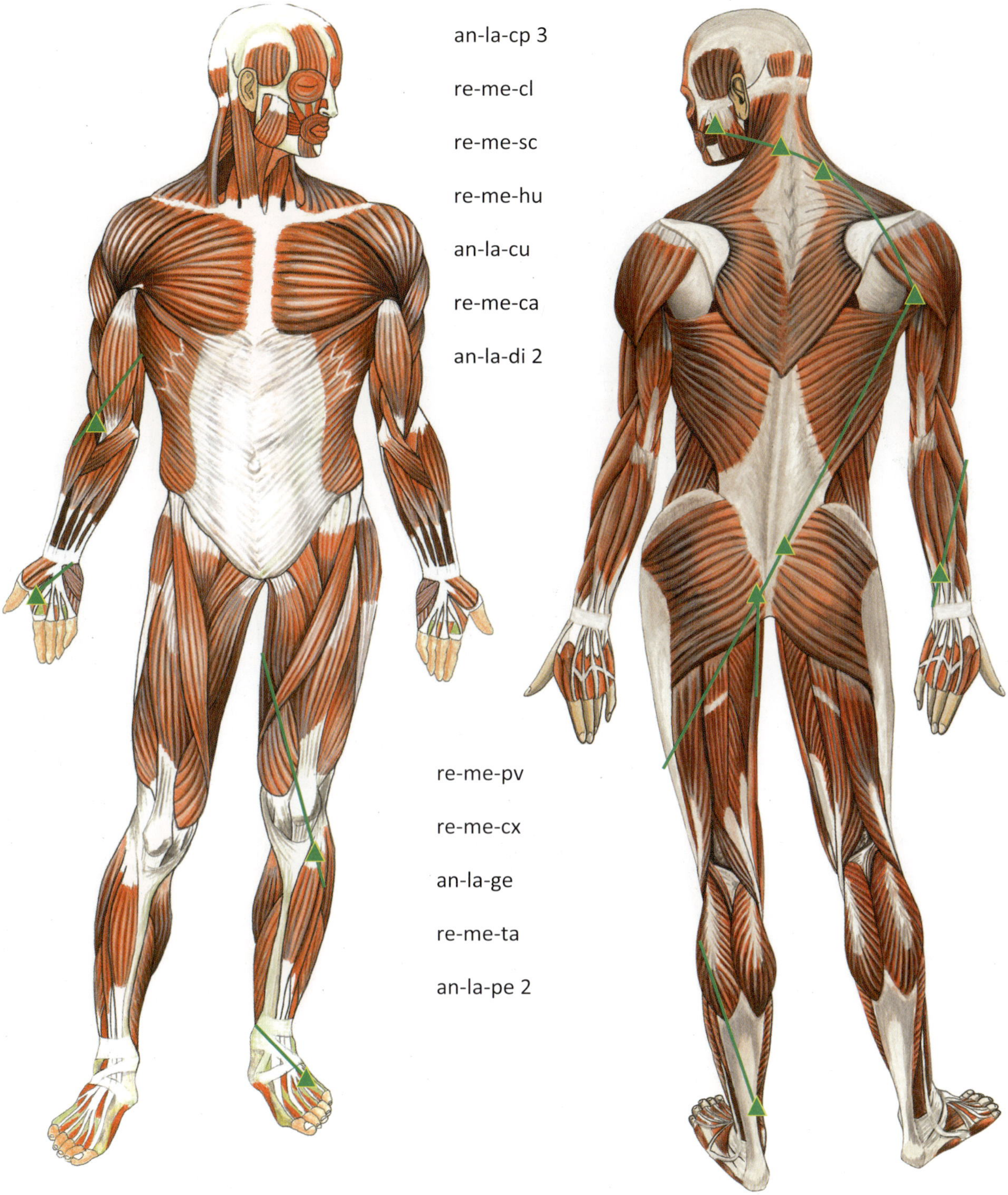


**그림 8.25.** an-la-pe 및 an-la-di spirals와 합쳐지는 체간의 an-la-cp spiral

상완에서는, 체간의 anterior, posterior short spiral이 상지에서 오는 spiral과 연결된다. 목에서는, spiral 간의 추가적인 융합이 발생한다. 이러한 방식으로 두 전방 나선(an-me-cl, an-la-cl)과 두 후방 나선(re-me-cl, re-la-cl)이 머리에 도착할 때 합쳐진다.

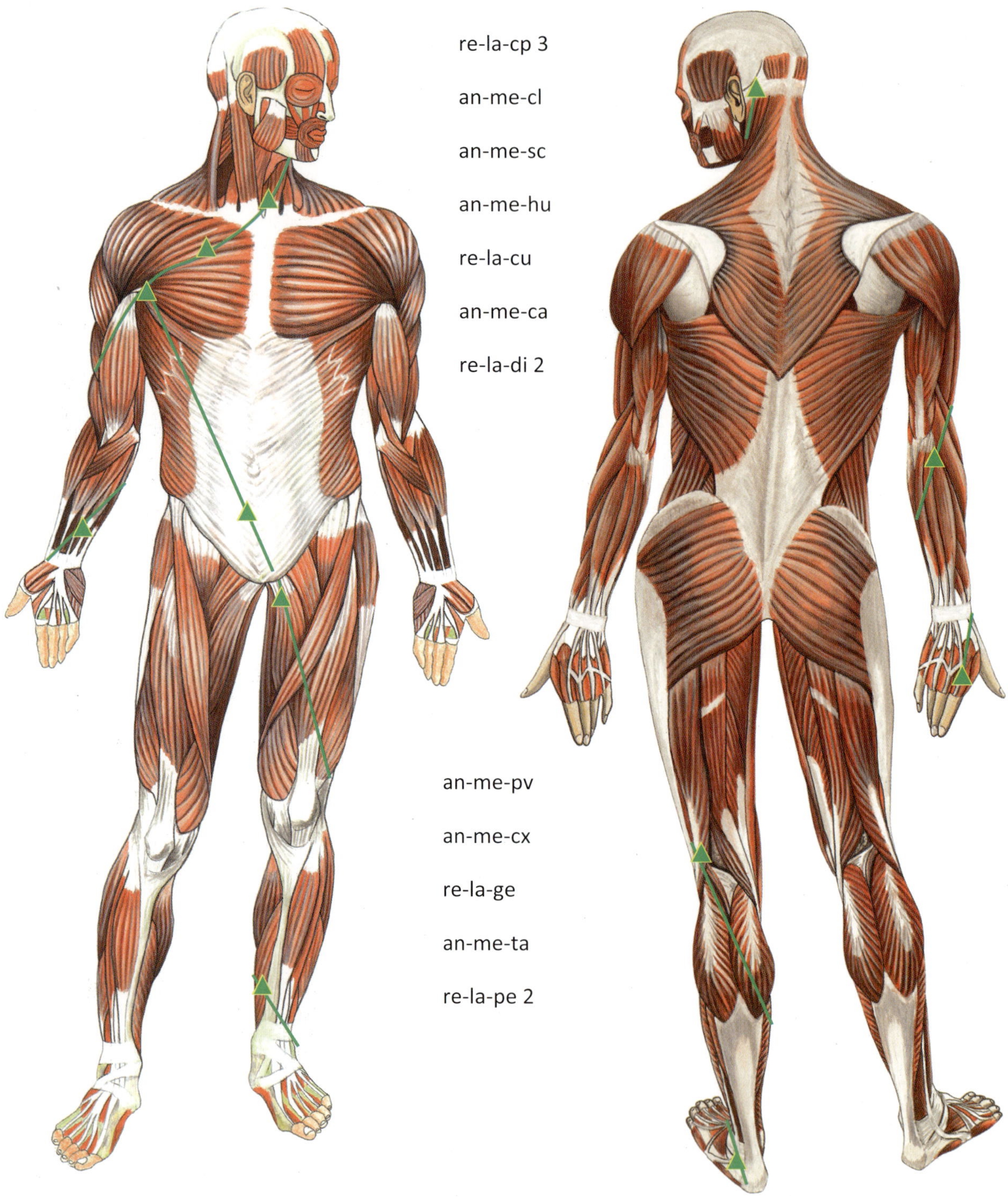


**그림 8.26.** re-la-pe 및 re-la-di spiral에 합쳐지는 체간의 re-la-cp spiral.

Spiral은 사지에서 시작한다: 머리에서는 세 번째 협응중심(CF)에서 시작하는 반면, 사지에서는 손, 발의 균일성을 위해 두 번째 협응중심(CF)에서 시작한다. 손목, 체간, 무릎의 중간 협응중심(CF)에서는 spiral이 모두 합쳐지기 때문에 숫자를 명시하지 않는다.

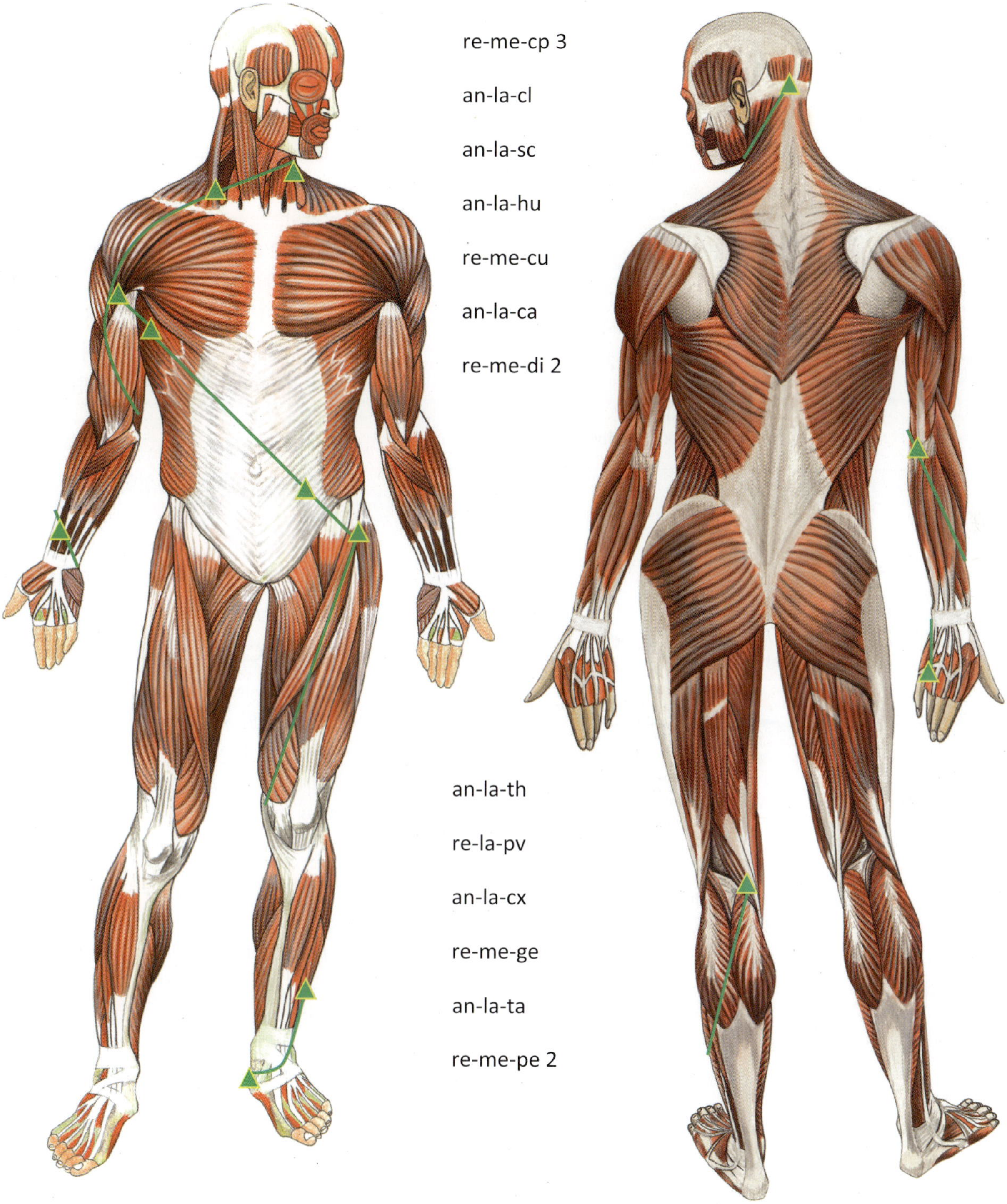


**그림 8.27.** re-me-pe와 re-me-di spiral에 합쳐지는 re-me-cp spiral

전방 삼각근(an)과 견갑골 척추에서 기시하는 부분의 삼각근(er)은 둘다 an-la-hu CF에 기여한다. an-la-cx CF는 ante-coxa와 extra-coxa 운동을 수행하는 봉공근(sartorius)과 연결된다. 이러한 방식으로, 상완 분절과 고관절 분절은 같은 운동계획(motor scheme)을 수행한다.

# 상지 근막 대각선과 근막 나선의 기시부
## Origin of the upper limb diagonals and spirals

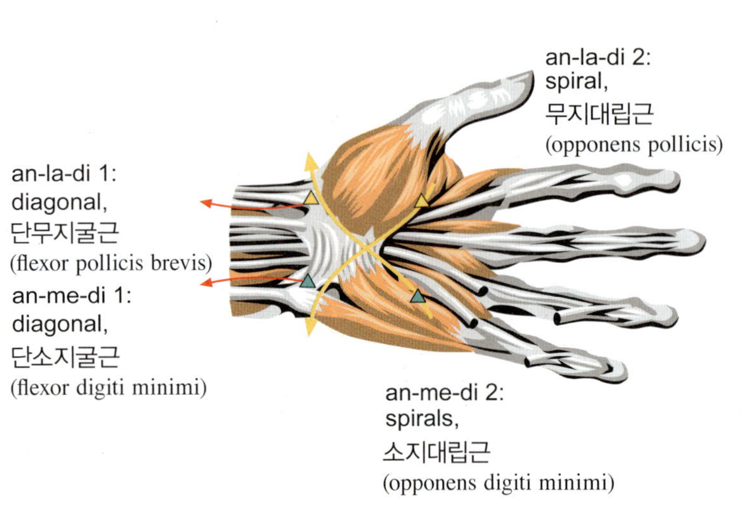


**그림 8.28.** 손바닥 대각선(diagonal)과 나선(spiral)의 기시부

an-la-di 1 CF는 무지구 기저부(base of the thenar eminence)에 위치하며, an-la diagonal에서 세로방향의 견인력을 생성한다.
an-la-di 2 CF는 an-la spiral에서 사선방향의 견인력을 생성한다.
an-me-di 1 CF는 소지구 기저부(base of the hypothenar eminence)에 위치하며, an-me diagonal에서 세로방향 견인력을 생성한다.
a-me-di 2 CF는 an-me spiral에서 사선방향의 견인력을 생성한다.

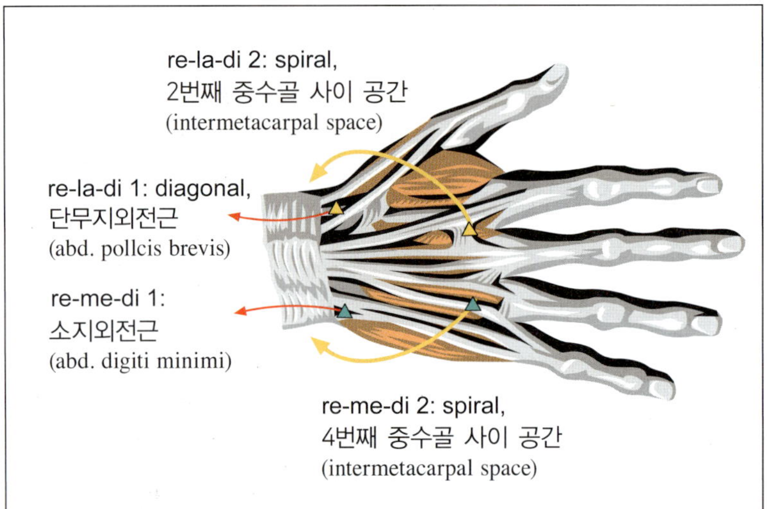


**그림 8.29.** 손등 대각선(diagonal)과 나선(spiral)의 기시부

re-la-di 1 CF는 단무지외전근(abductor pollicis brevis)에 연결되어 re-la diagonal에서 세로방향 견인력을 생성한다.
re-la-di 2 CF는 두 번째 수지골 기저부에 위치하며, re-la spiral에서 사선방향의 견인력을 생성한다.
re-me-di 1 CF는 손목 기저부에 위치하며, re-me diagonal에서 세로방향 견인력을 생성한다.
re-me-di 2 CF는 5번째 수지골 기저부에 위치하며, re-me spiral에서 사선방향의 견인력을 생성한다.

상지 나선(spiral)의 촉진검증을 위한 진단 포인트:

- an-la-di 2, 무지구(thenar eminence)의 내측면에 위치.
- an-me-di 2, 소지구(hypothenar eminence)의 내측면에 위치.
- re-la-di 2, 제2 중수지관절(2nd metacarpophalangeal joint)에 위치.
- re-me-di 2, 제4 중수지관절(4th metacarpophalangeal joint)에 위치.

상지 대각선(diagonal)의 촉진검증을 위한 진단 포인트:

- an-la-di 1, 손목의 전-요측에 위치.
- an-me-di 1, 손목의 전-척측에 위치.
- re-la-di 1, 손목의 후-요측에 위치.
- re-me-di 1, 손목의 후-척측에 위치.

# 하지 근막 대각선과 근막 나선의 기시부
## Origin of the lower limb diagonals and spirals

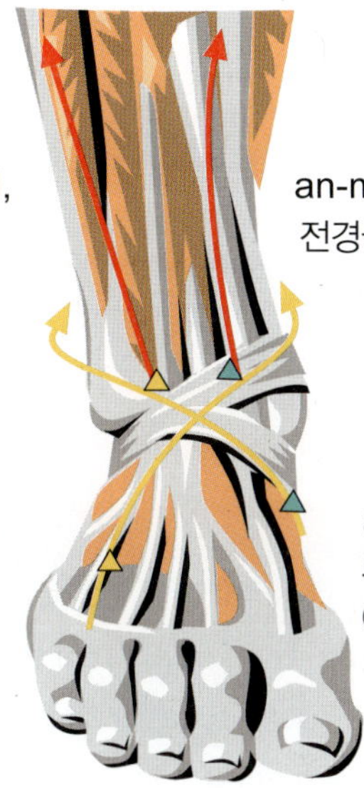


**그림 8.30.** 발등에서 대각선(diagonal)과 나선(spiral)의 기시부

an-la-pe 1 CF는 신전근의 힘줄에 위치하며, an-la diagonal의 세로방향 견인력을 결정한다.

an-la-pe 2 CF는 4번째와 5번째 중족골 사이에 위치하며, an-la spiral에서 사선방향의 견인력을 생성한다.

an-me-pe 1 CF는 전경골근의 힘줄에 위치하며, an-me diagonal에서 세로방향 견인력을 생성한다.

an-me-pe 2 CF는 무지외전근 근처에 위치하며, 신근지대에 연속되는 사선방향의 견인력을 결정한다.

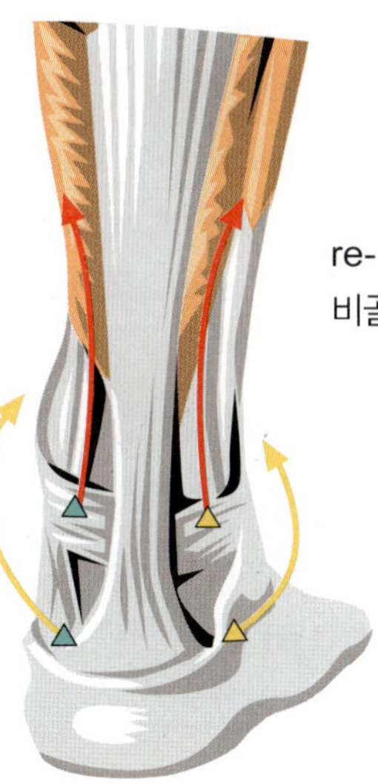


**그림 8.31.** 발바닥에서 대각선(diagonal)과 나선(spiral)의 기시부

re-la-pe 1 CF는 비골근의 힘줄에 위치하며, re-la diagonal에서 세로방향 견인력을 생성한다.

re-la-pe 2 CF는 하부 비골지대(inferior peroneal retinaculum)에 위치하며 신근지대에 연속되는데, re-la spiral에서 사선방향의 견인력을 생성한다.

re-me-pe 1 CF는 굴곡근의 힘줄에 위치하며, re-me-diagonal에서 세로방향 견인력을 생성한다.

re-me-pe 2 CF는 신근지대와 연결되는 굴근지대(또는 laciniate)의 섬유에 위치하며 re-me spiral에서 견인력을 생성한다.

하지 나선(spiral)의 촉진검증을 위한 진단 포인트:

- an-me-pe 2-3, an-la-pe 2-3, re-me-pe 2-3, re-la-pe 2-3.

하지 대각선(diagonal)의 촉진검증을 위한 진단 포인트:

- an-me-pe 1, an-la-pe 1, re-me-pe 1, re-la-pe 1.

# 신경, 협응중심, 융합중심 사이의 상관관계
## Correlation between nerves and Centres of Coordination (CC) and Centres of Fusion (CF)

각 신경에는 적어도 두 개의 분절을 지배하는 단방향 운동 섬유가 있다. 예를 들어, 대퇴 신경에는 고관절의 antemotion(장요근)과 무릎의 antemotion(사두근)을 위한 섬유가 있다. 각 신경은 근육, 고유감각, 자율신경지배 및 외부감각에 특화된 지점에서 나타난다.

예를 들어, 대퇴 신경(femoral nerve)은

1) an-ge CC에 사두근의 운동 포인트를 가진다.
2) ante-genu mf unit의 CP에 고유감각신경 말단들(proprioceptive endings)이 존재한다.
3) an-la-cx CF에서 나타나 an-la-ge 사분면에 자율신경을 공급하는 대퇴 피부 신경(femoral cutaneous nerve)을 가진다.
4) an-la-ge 사분면(Q-an-la-ge)의 피부에서 외부감각 지각을 위한 자율적 또는 배타적 신경지배를 가진다.

### 하지 — 천골, 요추 신경총(LOWER LIMB - Sacral and lumbar plexuses)

| 대퇴신경 (femoral nerve) | |
|---|---|
| Motor points of iliopsoas and quadriceps muscles | CC of ante-coxa mf unit, CC of ante-genu mf unit |
| Area of motor or proprioceptive afferents | CP of the an-cx mf unit, CP of the an-ge mf unit |
| Quadrant (Q) in autonomic dysfunction | CF of ante-latero-coxa for the Q-an-la-ge |
| Point where cutaneous innervation emerges | Q-ante-latero-genu |
| **폐쇄신경(Obturator nerve)** | |
| Motor points of adductor magnus and gracilis muscles | CC of medio-coxa mf unit, CC of medio-genu mf unit |
| Area of motor or proprioceptive afferents | CP of me-cx mf unit, CP of me-ge mf unit |
| Quadrant (Q) in autonomic dysfunction | CF of ante-medio-coxa for the Q-an-me-ge |
| Point where cutaneous innervation emerges | Q-ante-medio-genu |
| **좌골신경 (Sciatic nerve)** | |
| Motor points of hamstring muscles | CC of retro-coxa mf unit, CC of retro-genu mf unit |
| Area of motor or proprioceptive afferents | CP of re-cx mf unit, CP of re-ge mf unit |
| Quadrant (Q) in autonomic dysfunction | CF of retro-latero-coxa for the Q-re-la-ge |
| Point where cutaneous innervation emerges | Q-retro-latero-genu |
| **표재비골신경 (Superficial peroneal nerve)** | |
| Motor points of peroneus longus and brevis muscles lungo, breve | CC of extra-talus mf unit, CC of latero-pes mf unit |
| Area of motor or proprioceptive afferents | CP of the er-ta mf unit, CP of the la-pe mf unit |
| Quadrant (Q) in autonomic dysfunction | CF of ante-latero-talus for the Q-an-la-pe |
| Point where cutaneous innervation emerges | Q-ante-latero-pes |
| **심비골신경 (Deep peroneal nerve)** | |
| Motor points of ext. digitorum and hallucis longus | CC of ante-talus mf unit, CC of ante-pes mf unit |
| Area of motor or proprioceptive afferents | CP of an-ta mf unit, CP of an-pe mf unit |
| Quadrant (Q) in autonomic dysfunction | CF of ante-medio-talus for the Q-an-me-pe |
| Point where cutaneous innervation emerges | Q-ante-medio-pes |
| **경골신경(Tibial nerve)** | |
| Motor points of triceps surae muscles | CC of retro-talus mf unit, CC of retro-pes, CC of me-pe |
| Area of motor or proprioceptive afferents | CP of re-ta mf unit, CP of re-pe, CP of me-pe |
| Points where autonomic innervation emerges: ge | re-la-ge 3 CF (sural n.) re-me-ge CF (saphenous n.) |
| Points where autonomic innervation emerges: pe | re-la-ta CF (med. plantar n.), re-me-pe (lat. plantar n.) |
| Point where cutaneous innervation emerges | Q-retro-medio-pes, Q-retro-latero-pes |

## 상지—상완신경총(UPPER LIMB – Brachial plexus)

| **근피신경(Musculocutaneous nerve)** | |
|---|---|
| Motor point of biceps and brachialis muscles | CC of ante-cubitus mf unit |
| Area of motor or proprioceptive afferents | CP of an-cu mf unit |
| Quadrant (Q) in autonomic dysfunction | CF of ante-latero-cubitus for the Q-an-la-ca |
| Point where cutaneous innervation emerges | Q-ante-latero-carpus |
| **요골신경(Radial nerve)** | |
| Motor points of triceps and extensor carpi muscles | CC of retro-cubitus mf unit, CC of retro-carpus mf unit |
| Area of motor or proprioceptive afferents | CP of re-cu mf unit, CP of re-ca mf unit |
| Quadrant (Q) in autonomic dysfunction | CF of retro-latero-cubitus for the Q-re-la-ca |
| Point where cutaneous innervation emerges | Q-retro-latero-carpus, Q-retro-latero-digiti |
| **정중신경(Median nerve)** | |
| Motor points of flexor carpi and digitorum muscles | CC of ante-carpus mf unit, CC of ante-digiti mf unit |
| Area of motor or proprioceptive afferents | CP of an-ca mf unit, CP of an-di mf unit |
| Quadrant (Q) in autonomic dysfunction | CF of ante-latero-carpus for the Q-an-la-di |
| Point where cutaneous innervation emerges | Q-ante-latero-digiti |
| **척골신경(Ulnar nerve)** | |
| Motor points of flexor carpi ulnaris muscle | CC of medio-carpus mf unit, CC of medio-digiti mf unit |
| Area of motor or proprioceptive afferents | CP of me-ca mf unit, CP of me-di mf unit |
| Quadrant (Q) in autonomic dysfunction | CF of ante-medio-carpus for the Q-an-me-di |
| Point where cutaneous innervation emerges | Q-ante-medio-digiti |

## 머리와 체간 — 뇌신경, 경신경총, 척추신경(HEAD and TRUNK – Cranial nerves, cervical plexus and spinal nerves)

| **삼차신경(Trigeminal nerve), 5th** | |
|---|---|
| Ophthalmic sensory-autonomic branch | re-me-cp 1 CF: frontal n., re-la-cp 1 CF: supraorbital n. |
| Maxillary sensory-autonomic branch | CF of ante-latero-caput 1 |
| Mandibular sensory-autonomic branch | CF of ante-latero-caput 2, 3 |
| Mandibular motor branch (temporal, masseter mm.) | CC of latero-caput 2, la-cp 3, ir-cp 3 (pterygoids) |
| **안면신경(Facial nerve), 7th** | |
| Motor point of the temporal branch | CC of ante-caput 1 mf unit, Orbicularis oculi |
| Motor point of the zygomatic branch | CC and CP of an-cp 2 mf unit, zygomatic muscle, etc. |
| Motor point of the mandibular branch | CC and CP an-cp 3 mf unit, platysma and risorius muscles |
| Autonomic branches of the facial nerve | Q-ante-medio-carpus |
| **경신경총(Cervical plexus) C1-C4** | |
| From first dorsal branch: suboccipital nerve | CC of re-cp for the small suboccipital muscles |
| From second dorsal branch: greater occipital nerve | re-me-cp 3 CF + Q-re-me-cp |
| Ventral branches, superior root: lesser occipital nerve | re-la-cp 3 CF + Q-re-la-cp |
| Ventral branches, inferior root: punctum nervosum | an-la-cl CF + Q-an-la-cp (great auricular nerve) |
| **척추신경(Spinal nerve)** | |
| Motor-perceptive point, posterior medial branch | retro-medio-thorax, lumbi-pelvis CF + Q-re-me-th, lu |
| Motor-perceptive point, posterior lateral branch | retro-latero-thorax, lumbi-pelvis CF + Q-re-la-th,lu |
| Motor-perceptive point, anterior medial branch | ante-medio-thorax, lumbi-pelvis CF + Q-an-me-th,lu,pv |
| Motor-perceptive point, anterior lateral branch | ante-latero-thorax, lumbi-pelvis CF + Q-an-la-th,lu,pv |

# 운동기관 기능장애 : 근막도수치료의 적응증
Locomotor apparatus dysfunctions: some indications for Fascial Manipulation

## 분절성 기능장애

| 분절 | 기능장애 |
|---|---|
| **머리(Caput, cp)** | 긴장성 두통, 군발성 두통, 편두통, 뇌신경의 신경통 |
| **경부(Collum, cl)** | 경추통, 사경, 현기증, 편타성 손상, 추운 날씨로 인한 근육수축 |
| **견갑(Scapula, sc)** | 견봉하 충돌, 상완에서 견갑으로 통증 전이 또는 그 반대 |
| **상완(Humerus, hu)** | 견갑상완관절주위염, 회전근개병증, 힘줄부종 |
| **팔꿈치(Cubitus, cu)** | 상과염/테니스엘보, 상완 상과 통증, 내측상과염, 골부착부병증 |
| **손목(Carpus, ca)** | 수근관 증후군, 힘줄 내 낭종, 동통성 영양장애, 건초염(드퀘르뱅) |
| **손(Digiti, di)** | 방아쇠 손가락, 첫번째 중수지관절 관절염, 손등 통증, 손바닥 구축(Dupuytren's) |
| **흉부(Thorax, th)** | 전방/후방 흉통, 진통성 척추측만증, 후만증, 골연화증(Scheuermann's) |
| **요부(Lumbi, lu)** | 요통, 골관절염, 골다공증, 류마티스관절염, 강직성척추염(Bechtr) |
| **골반(Pelvis, pv)** | 천장관절염, 치골염, 회음부로 전이되는 자궁내막증 통증, 전립선염, 난소 낭종 |
| **고관절(Coxa, cx)** | 고관절 통증, 고관절 관절염, 신체화 장애, 신경병성 통증, 괴사(Perthes) |
| **무릎(Genu, ge)** | 무릎 통증, 슬개골 이탈, 수술 결과: 인대, 반월판 및 무릎 치환술 |
| **발목(Talus, ta)** | 발뒤꿈치 통증, 아킬레스통증, 발뒤꿈치 돌기, 아킬레스건 부착부병증 |
| **발(Pes, pe)** | 발 통증, 족저근막염, 몰톤신경통, 발목 터널 증후군, 무지외반증 |

## 근막 배열(sequence)를 따라 분포하는 기능장애

| 사지 또는 체간 | 기능장애 |
|---|---|
| **체간(Trunk)** | 섬유 근육통 : 목, 흉부, 요추 및 골반에 통증이 퍼지는 류마티스 증후군 |
| **하지(Lower limb)** | 좌골신경통 : 허리와 다리에 전반적인 통증, sequence에 따라 분포 |
| **상지(Upper limb)** | 경부상완통증(cervicobrachialgia) : 근막절(fasciatome)을 따라 분포되는 목에서 확장되는 감각 이상(paraesthesia) |

## 근막 대각선(diagonal)을 따라 분포하는 기능장애

| 사지 또는 체간 | 기능장애 |
|---|---|
| **체간(Trunk)** | 자세성 척추 측만증 또는 변형, 보상으로 인한 통증 자세 |
| **하지(Lower limb)** | 내반족(club-foot), 근막 대각선의 보상 : retro-medio-intrarotation |
| **상지(Upper limb)** | 굴곡, 내전, 내회전 또는 ante-medio-intra diagonal의 경직 |

## 근막 나선(spiral)을 따라 분포하는 기능장애

| 사지 또는 체간 | 기능장애 |
|---|---|
| **체간(Trunk)** | 체간 근막 나선의 인식 불량으로 인한 부적절한 자세와 운동 동작 |
| **하지(Lower limb)** | 무릎, 발목, 발의 불안정성에 따른 보행장애 |
| **상지(Upper limb)** | 운동 장애 또는 능숙한 손 움직임의 협응 장애(쥐는 힘의 위약감) |

# 융합중심의 치료 전략
## Strategies for treatment of the CF

이 책에서 융합중심(CF)은 상지, 하지, 체간의 해부학적 구조에 따라 제시되었다. 그러나, 임상에서는 근막의 과밀도화로 인한 장력 보상이 종종 다른 방향을 취하는 경우가 있다.

때때로:

- 견갑대(shoulder girdle) CF의 기능장애는 목과 머리 쪽으로 분포하지만, 다른 경우에는 상지에서 보상한다.
- 골반대(pelvic girdle) CF의 기능장애는 요추 쪽으로 분포하지만, 다른 경우에는 하지 쪽으로 분포한다.
- 손목, 발목 CF의 기능장애는 원위 방향(손과 발)에서 보상하지만, 다른 경우에는 근위 방향에서 보상한다.
- 목 CF의 기능장애는 두부 방향(머리)으로 보상하지만, 다른 경우에는 꼬리 방향(견갑골 및 상지)으로 보상한다.
- CF의 기능장애는 두 개의 관련된 CC를 포함할 수 있지만, 다른 경우에는 CF가 일부인 대각선(diagonal) 또는 나선(spiral)을 따라 보상이 분포한다.

이러한 모든 변수로, 치료사는 완벽한 균형을 재현하지 않고 diagonal과 spinal에서도 부분적인 이득만 얻으며 CC와 mf sequence만 치료하려는 유혹에 빠질 수 있다.

만약 데이터가 CF의 기능장애 가설을 나타내는 경우 치료사는 환자에게 통증이 악화되는 동작을 수행하도록 요청해야 한다.

- 때때로 운동검증은 운동계획(diagonal)에서 통증을 강조하고, 다른 때에는 운동동작(spiral)에서 통증을 강조한다.
- 통증이 있는 움직임이 다방향이고 diagonal이나 spiral을 의미하지 않는 경우 치료 후 검증으로 여전히 유용할 수 있다.

데이터와 운동검증이 diagonal의 기능장애를 강조하는 경우, 치료사는 다음 CF의 촉진검증을 통해 기능장애가 있는 diagonal로 역추적해야 한다:

- 장애가 하지와 관련된 경우, 발의 첫 번째 CF(예: re-la-pe 1)와 발목의 두 CF가 촉진된다.
- 장애가 상지와 관련된 경우, 손의 첫 번째 CF와 손목의 두 CF가 촉진된다.
- 장애가 머리와 체간을 포함하는 경우, 목과 머리의 CF가 촉진된다.

데이터와 운동검증이 spiral의 기능장애를 강조하는 경우, 치료사는 사지 CF의 촉진검증을 통해 기능장애 있는 spiral로 역추적해야 한다:

- 장애가 하지와 관련된 경우, an-me-pe 2-3, an-la pe 2-3, re-me-pe 2-3, re-la-pe 2-3 CF가 촉진된다.
- 장애가 상지와 관련된 경우, an-me-di 2, an-la-di 2, re-me-di 2, re-la-di 2 CF가 촉진된다.
- 장애가 머리와 체간과 관련된 경우, 머리와 목의 CF가 촉진된다.

기능장애가 있는 diagonal 이나 spiral이 확인되면 치료를 시작한다:

- 치료가 필요한 CF에 따라, 환자에게 앙와위, 복와위 또는 측와위 자세를 요청한다.
- 염증 반응이 CF의 해결을 촉진하기 위해, 치료는 2개 또는 3개의 CF 사이에서 교대로 시행한다.
- 치료사는 국소 통증, 연관통 및 전반적인 웰빙과 같은 환자의 감각과 항상 상호 작용한다.
- 치료사가 조직에서 더 큰 유동성을 감지하고 환자가 더 이상 통증을 느끼지 않을 때 치료를 중단한다.
- 치료 후 운동검증은 더 자유로운 움직임을 입증해야 한다.

여기에 제시된 조언이 치료사가 직면할 수 있는 모든 변수를 포함할 순 없지만, 목표는 따라야 할 치료의 일부를 보여주는 것이다.

# 경혈(Acupuncture points), 협응중심(CC), 융합중심(CF)

## 경혈과 협응중심(CC)의 비교

| 상지(Upper limb) | | 체간(Trunk) | | 하지(Lower limb) | |
|---|---|---|---|---|---|
| CC | Acu. points | CC | Acu. points | CC | Acu. points |
| **AN-SC** | **LU 1** | *AN-CP 1* | *ST 2* | **AN-CX** | **P 12** |
| **AN-HU** | **LU 2** | *AN-CP 2* | *ST 3* | **AN-GE** | **ST 32** |
| **AN-CU** | **LU 4** | *AN-CP 3* | *ST 5* | **AN-TA** | **ST 38** |
| **AN-CA** | **LU 6** | *AN-CL* | *ST 9* | **AN-PE** | **LR 3** |
| **AN-DI** | **LU 10** | *AN-TH* | *ST 19* | | |
| | | *AN-LU* | *ST 24* | **RE-CX** | **BL 34** |
| **RE-SC** | **SI 14, 15** | *AN-PV* | *SP 13* | **RE-GE** | **BL 37** |
| **RE-HU** | **SI 11** | *RE-CP 1* | *BL 2* | **RE-TA** | **BL 58** |
| **RE-CU** | **TE 12** | *RE-CP 2* | *BL 4* | **RE-PE** | **BL 64** |
| **RE-CA** | **SI 7** | *RE-CP 3* | *BL 10* | | |
| **RE-DI** | **SI 4** | *RE-CL* | *SI 16* | **ME-CX** | **LR 10** |
| | | *RE-TH* | *BL 14* | **ME-GE** | **SP 11** |
| **ME-SC** | **GB 22** | *RE-LU* | *BL 22* | **ME-TA** | **KI 9** |
| **ME-HU** | **HT 1** | *RE-PV* | *BL 26* | **ME-PE** | **KI 2** |
| **ME-CU** | **HT 2** | *ME-CP 1* | *BL 1* | | |
| **ME-CA** | **HT 4** | ***ME-CP 2 and r*** | *GV 26, GV 24* | LA-CX | **EX** |
| **ME-DI** | **HT 8** | *ME-CP 3 and r* | *CV 23, GV 16* | **LA-GE** | **GB 31** |
| | | *ME-CL and r* | *CV 22, GV 14* | **LA-TA** | **ST 40** |
| **LA-SC** | **LI 17** | *ME-TH and r* | *CV 16, GV 12* | **LA-PE** | **ST 44** |
| **LA-HU** | **LI 15** | *ME-LU and r* | *CV 9, GV 4* | | |
| **LA-CU** | **LI 12** | *ME-PV and r* | *CV 3, GV 2* | **IR-CX** | **LR 11** |
| **LA-CA** | **LI 9** | *LA-CP 1* | *GB 1* | **IR-GE** | **LR 9** |
| **LA-DI** | **LI 4** | *LA-CP 2* | *ST 8* | **IR-TA** | **LR 6** |
| | | *LA-CP 3* | *ST 6* | **IR-PE** | **SP 3** |
| **IR-SC** | **ST 13** | *LA-CL* | *LI 18* | | |
| **IR-HU** | **PC 2** | *LA-TH* | *BL 46* | **ER-CX** | **GB 30** |
| **IR-CU** | **PC 3** | *LA-LU* | *BL 52* | **ER-GE** | **GB 32** |
| **IR-CA** | **PC 4** | *LA-PV* | *BL 54* | **ER-TA** | **GB 36** |
| **IR-DI** | **PC 8** | *IR-CP 1* | *TE 23* | **ER-PE** | **GB 40** |
| | | *IR-CP 2* | *TE 21* | | |
| **ER-SC** | **TE 15** | *IR-CP 3* | *GB 2* | | |
| **ER-HU** | **TE 14** | *IR-CL* | *ST 11* | | |
| **ER-CU** | **TE 10** | *IR-TH* | *LR 14* | | |
| **ER-CA** | **TE 8, 9** | *IR-LU* | *LR 13* | | |
| **ER-DI** | **TE 4** | *IR-PV* | *GB 27* | | |
| | | *ER-CP 1* | *ST 1* | | |
| | | *ER-CP 2* | *GB 8* | | |
| | | *ER-CP 3* | *GB12* | | |
| | | *ER-CL* | *TE 16* | | |
| | | *ER-TH* | *BL 42* | | |
| | | *ER-LU* | *GB 25* | | |
| | | *ER-PV* | *GB 29* | | |

## 경혈과 융합중심(CF)의 비교

| 상지(Upper limb) | | 체간(Trunk) | | 하지(Lower limb) | |
|---|---|---|---|---|---|
| CF | Acu. points | CF | Acu. points | CF | Acu. points |
| an-me-sc 1, 2 | ST 14-16 | *an-me-cp 1, 2, 3* | *ST 3, 4, EX 5 {20}* | AN-CX | P 12 |
| an-me-hu | GB 23 | *an-me-cl* | *ST 10* | an-me-cx | LV 12 |
| an-me-cu | HT 3 | *an-me-th 1, 2, 3* | *KI 27, 24, 22* | an-me-ge 1, 2, 3 | SP 10, SP 9, SP 8 |
| an-me-ca 1, 2 | PC 5, 6, | *an-me-lu 1, 2, 3* | *KI 21, 19, 17* | an-me-ta 1, 2 | LV 5, SP 6 |
| an-me-di 1 | HT 5, 6 | *an-me-pv 1, 2, 3* | *KI 15, 13, 11* | an-me-pe 1, 2, 3 | LV 4, SP 5, 4 |
| an-me-di 2 | HT 7 | | | | |
| an-la-sc 1, 2 | LI 17, ST 12 | *an-la-cp 1, 2, 3* | *GB 3, ST 7, SI 18* | RE-GE | BL 37 |
| an-la-hu | LI 14, LU 3 | *an-la-cl* | *SI 17* | an-la-cx | ST 31 |
| an-la-cu | LU 5 | *an-la-th 1, 2* | *SP 18, 21* | an-la-ge 1, 2, 3 | ST 34, 35, 36 |
| an-la-ca 1, 2 | LU 7, 8 | *an-la-lu 1, 2* | *SP 16, 15* | an-la-ta 1, 2 | GB 37, 38 |
| an-la-di 1 | LU 9 | *an-la-pv 1, 2* | *SP 14, ST 30* | an-la-pe 1, 2, 3 | ST 41, GB 41, 42 |
| an-la-di 2 | PC 7 | | | | |
| re-me-sc 1, 2 | SI 12, 13, 14 | *re-me-cp 1, 2, 3* | *BL 3, 7, 9* | ME-TA | KI 9 |
| re-me-hu | SI 9, 10 | *re-me-cl* | *JJ 1-7 cl* | re-me-cx | BL 35 |
| re-me-cu | SI 8 | *re-me-th 1, 2, 3* | *JJ 1-12 th* | re-me-ge 1, 2 | KI 10, LR 7 |
| re-me-ca 1, 2 | TE 7, SI 6 | *re-me-lu 1, 2* | *JJ 1-5 lu* | re-me-ta 1, 2 | KI 7-8 |
| re-me-di 1 | SI 5, | *re-me-pv 1, 2* | *BL 31, 33* | re-me-pe 1, 2, 3 | KI 3, 4, 5, 6 |
| re-me-di 2 | TE 3, 2, SI 3, 2 | | | | |
| re-la-sc 1, 2 | GB 21, LI 16 | *re-la-cp 1, 2, 3* | *GB 14, 16, 19* | LA-PE | ST 44 |
| re-la-hu | TE 13 | *re-la-cl* | *LI 17* | re-la-cx | BL 36 |
| re-la-cu | LI 11 | *re-la-th* | *BL 45,46* | re-la-ge 1, 2 | BL 38, 39, 55 |
| re-la-ca 1, 2 | LI 6, 7, TE 5 | *re-la-lu* | *BL 50* | re-la-ta 1, 2 | BL 59, GB 39 |
| re-la-di 1 | LI 5 | *re-la-pv 1, 2* | *BL 53, BL 30* | re-la-pe 1, 2, 3 | BL 60, 61, 62, 63 |
| re-la-di 2 | LI 3, 2 | | | | |

상지에는 30개의 CC와 약 30개의 경혈이 있다. 체간에는 48개의 CC와 48개의 경혈이 있다. 하지에는 24개의 CC와 약 24개의 경혈이 있다. 이는 총 102개의 CC와 경혈이 된다.

상지에는 30개의 CF와 34개의 경혈이 있다. 체간에는 42개의 CF와 43개의 경혈이 있다. 하지에는 34개의 CF와 38개의 경혈이 있다. 이는 총 106개의 CF와 약 115개의 경혈이 된다.

CF와 경혈의 수치적 차이는 Extraordinary acupuncture point (EX)와 Huatuojiaji 또는 paravertebral point를 포함하기 때문이며, 우리는 이를 Tendinomuscular Meridians (JJ = Jing Jin)과 연관시켜왔다.

# 결론 Conclusion

건막성 근막(aponeurotic fascia) 내의 사선의 콜라겐 섬유(oblique collagen fibre)는 해부학 문서에서 논의된다.

이 섬유의 배열을 관찰하면 손목과 발목의 지대(retinaculum)에서 시작하여 팔, 다리를 따라 나선형으로 이어지는 것을 알 수 있다.

고대 중국 침술사들은 점들의 자극을 통해 'deqi'의 확산이 주요 경락(meridian)의 경로를 따라 세로(longitudinal) 방향으로, 또는 근건 경선(Tendinomuscular meridian, TMM)의 경로를 따라 나선형(helicoidal) 방식으로 일어날 수 있다는 것을 발견했다. 게다가, 이 침술사들은 관절 주위 지점(TMM의 삽입 지점)의 자극이 연관된 감각의 비스듬한 패턴을 생성한다는데 주목했다.

근막 도수치료(Fascial manipulation)에서 이들 포인트들은 retinacula에 위치한 centres of fusion(CF)에 해당한다.

Centres of fusion은 diagonal에 의해 종방향으로, spiral을 통해 사선 방향으로 서로 연결된다.

건근 경선(TMM)과 마찬가지로 diagonal과 spiral은 손과 발에서 시작하여 팔다리를 따라 체간과 머리까지 올라간다.

diagonal을 따라 연결된 CF는 두 공간 평면 사이에서 발생하는 중간 운동 체계를 조정(coordinate)한다.

spiral을 따라 연결된 CF는 두 인접한 분절(segment) 사이의 반대 움직임을 포함하는 복잡한 움직임 또는 운동 동작(complex movements or motor gestures)을 조정(coordinate)한다. 손과 발에는 손가락과 손목, 전족부와 후족부의 독립적인 움직임을 허용하는 중간 위치에 뼈가 형성되어 있다.

짧은 나선(short spiral)을 따라 연결된 체간의 CF는 보행 중 반대쪽 상지와 하지 움직임이 일어나는 것과 같은 원시성 운동 동작을 구성하는 역할을 한다.

긴 나선(long spiral)을 따라 연결된 CF는 던지기 또는 점프와 같은 복잡한 운동 동작(complex motor gesture)을 구성한다.

이 해부학적 및 생리학적 지식은 병력 청취 또는 데이터 수집뿐만 아니라 치료 계획 수립을 용이하게 한다. spiral을 따라 CF가 과밀도화(densification)되면 관절 주변의 통증과 운동장애(dyspraxia)가 발생할 수 있다. 이러한 경우, 치료사는 운동검증과 촉진검증을 통해 spiral의 기능장애를 찾아내야 한다.

운동검증은 환자가 일상활동에서 고통스럽다고 말하는 움직임을 사용한다. 촉진검증은 손–손목(carpus–hand)과 발–발목(talus–pes) 분절에 위치한 지점을 사용한다. densification이 있는 spiral이 확인되면 가장 민감하고 가장 densification이 심한 CF를 찾기 위해 촉진을 원위 및 근위 방향으로 확장한다.

머리와 목이 체간의 말단이긴 하지만, 머리와 목의 CF는 문제가 발생한 diagonal 또는 spiral을 역추적하는 데에는 적절하지 않다. 머리와 목의 CF는 이 분절 내 기관의 기능과 상호 작용함에 있어 유용하다. 그러나 목의 근막과 근육이 쇄골과 견갑골에 부착됨으로 인해 체간에 대한 목의 움직임에 어느 정도 독립성을 가진다. 일반적으로 체간 긴 나선 또는 짧은 나선(long or short spiral)의 선택은 팔다리 spiral과의 연속성에 의해 결정된다.

CF의 치료 목표가 지대를 형성하는 콜라겐 섬유의 그물망을 가동화(mobilization)하는 것이라는 점을 감안할 때, CC의 치료에 필요한 것보다 더 적은 압력이 사용된다. 하지만 이 낮은 압력으로의 치료는 문제 지점의 정확한 위치를 포착하는 것으로 보상되어야 한다.

치료 후에는 움직임이 더 자유롭고, 향상된 관절 범위 및 협응력이 나타나야 한다.

# 참고문헌 References


Accademia di medicina tradizionale cinese di Pechino. Manuale di agopuntura. La città del Sole, Roma, 1979.

Adstrum S, Hedley G, Schleip R, Stecco C, Yucesoy CA. Defining the fascial system, J. of Bodywork and M. Therapies 2017;21:173-177.

Carlsen AN, Chua R, Timothy Inglis J, Sanderson DJ, Franks IM. Motor preparation in an anticipation-timing task. Exp Brain Res 2008;190(4):453-461.

Chusid JG, McKonald JJ. Neuroanatomia correlazionistica e neurologia funzionale. Piccin, Padova, 1968.

Dawidowicz J, Matysiak N, Szotek S, Maksymowicz K. Telocytes of fascial structures. Adv Exp Med Biol 2016;913:403-424.

Derecki NC,Cardani AN, Yang CH, Quinnies KM, Crihfield A, Lynch KR, Kipnis J. Regulation of learning and memory by meningeal immunity: a key role for IL-4. J Exp Med. 2010; 207(5):1067-80.

Di Concetto G. et al. Trattato di agopuntura e di medicina cinese. UTET, Scienze mediche, Torino, 1992.

Dorland's Illustrated medical dictionary, 32 ed, Williams & Wilkins, Baltimore, 2012

Edelman GM, Gally JA. Reentry: a key mechanism for integration of brain function. Front Integr Neurosci 2013;7:63.

Gray H. Anatomia. Zanichelli, Bologna, 1993.

Hagert E. Wrist ligaments innervation patterns and ligamento-muscular reflexes. Karolinska Inst, Stockholm, 2008.

Hudhud KH, Masood A, Oh Y, Hegazi A. Neurocognitive deficits in a patient with small cell lung cancer: a case report. Cases J 2008;1(1):278.

Kabat in Licht S. L'esercizio terapeutico. Longanesi, Milano, 1971.

Kamina P. Atlante di anatomia. Piccin, Padova, 2014.

Lurija AR. Una memoria prodigiosa: viaggio tra i misteri del cervello umano. Arnoldo Mondadori Editore, Milano, 2002.

Stecco C, Stern R, Porzionato A, Macchi V, Masiero S, Stecco A, De Caro R. Hyaluronan within fascia in the etiology of myofascial pain. Surg Radiol Anat 2011;33(10):891-896.

Stecco C. Functional atlas of the human fascial system. Churchill L. Elsevier, Edinburg, 2015.

Stecco L. Atlante di fisiologia della fascia muscolare. Piccin, Padova, 2016.

Stedman's Medical Dictionary, 26th ed. Williams & W. Baltimore, 1995.

Travell JG, Simons DG. Dolore muscolare. Ghedini, Milano, 1998.

Venturelli A. Come imparare il gesto grafico. Lo Scarabeo, Bologna, 2000.

Viladot A, Lorenzo JC, Salazar J, Rodrfguez A. The subtalar joint: embryology and morphology. Foot Ankle 1984;5(2):54-66.

Vleeming A, Schuenke MD, Danneels L, Willard FH. The functional coupling of the deep abdominal and paraspinal muscles: the effects of simulated paraspinal muscle contraction on force transfer to the middle and posterior layer of the thoracolumbar fascia. J Anat 2014;225(4).

Voss DE, Ionta MK, Myers BJ. Facilitazione neuromuscolare propriocettiva. Piccin, Padova, 1992.

Zenke F, Gerstner W. Hebbian plasticity requires compensatory processes on multiple timescales. Philos Trans R Soc Lond B Biol Sci 2017;372(1715).



Finito di stampare
nel mese di marzo 2019
presso Arti Grafiche Casagrande, Colognola ai Colli (Verona) per conto di
Piccin Nuova Libraria S.p.a., Padova